W0324279

Das Muskelbuch

Anatomie · Untersuchung · Bewegung

Klaus-Peter Valerius
Astrid Frank
Bernard C. Kolster
Christine Hamilton
Enrique Alejandre Lafont
Roland Kreutzer

850 Abbildungen und 9 Tabellen

KVM
Der Medizinverlag

Die Deutsche Nationalbibliothek – CIP-Einheitsaufnahme
Ein Titeldatensatz für diese Publikation ist bei
Der Deutschen Nationalbibliothek erhältlich.

Anschriften der Verfasser:
Dr. rer. nat. Dr. med. K.-P. Valerius
AG Medizinische Zellbiologie
Institut für Anatomie und Zellbiologie
Justus-Liebig-Universität Gießen
Aulweg 123
35385 Gießen

Astrid Frank
Weiershäuser Str. 19
35096 Weiershausen

Dr. med. Bernard C. Kolster
Gabelsberger Str. 24
35037 Marburg

Christine Hamilton
Anna-Rosenthal-Weg 41
91052 Erlangen

Dr. med. Enrique Alejandre Lafont
Sandfeld 23
35396 Gießen

Roland Kreutzer
Unter den Eichen 37
35041 Marburg

Genehmigter Sonderdruck 2011

Printed in Germany

Fotos: Peter Mertin, Köln
Grafiken: David Kühn, Marburg
Umschlaggestaltung: David Kühn, Marburg
Redaktion: Martina Kunze, Sabine Poppe,
Astrid Waskowiak, Katrin von der Decken; Marburg
Satz und Layout: FROMM MediaDesign GmbH,
Selters/Ts., Anja Bruun, David Kühn; Marburg
Druck: AZ Druck und Datentechnik GmbH, Kempten

Bestell-Nr.: 30078

Vorwort

Diese Darstellung der Muskeln des Bewegungsapparates des Menschen wendet sich an Mediziner, die schnell einen Überblick über einen bestimmten Muskel suchen, aber vor allem an Physiotherapeuten und auch an Mitglieder aller anderen Berufsgruppen, die sich mit dem Bewegungsapparat des Menschen, seinem Training, seinen Störungen sowie möglichen Therapien beschäftigen.
Der Aufbau orientiert sich gerade an den Bedürfnissen der letztgenannten Leser und folgt sehr viel stärker funktionellen und auf die Bewegungen in den einzelnen Gelenken bezogenen Kriterien als systematischen Gruppierungen. Mit Hilfe des Inhaltsverzeichnisses ist aber jeder gesuchte Muskel schnell gefunden.
Die physiotherapeutische Arbeit erfordert nicht nur eine genaue Kenntnis der Anatomie eines Muskels, sondern vor allem ein Verständnis der verschiedensten Bewegungsabläufe, an denen ein Muskel beteiligt ist. Deshalb müssen die Muskelfunktionen auf die einzelnen Gelenke und Bewegungsachsen bezogen werden. Auch sind die Synergisten und Antagonisten eines Muskels für die einzelnen Bewegungsmöglichkeiten in den verschiedenen Gelenken für jeden Muskel einzeln aufgezählt. Dieses zunächst vielleicht etwas redundant wirkende Konzept erspart aber das Nachschlagen in umständlichen Tabellen und liefert umfangreiche Informationen auf einen Blick, die sich der Leser sonst erst erarbeiten müsste.
Ein solches Konzept hat freilich auch Grenzen. So haben Muskeln meist viele verschiedene Funktionen. Einige Bewegungen erfolgen so schwach oder mit so geringem Ausschlag, dass Ihre Berücksichtigung zu weit führen und den Leser nur verwirren würde. Insbesondere aus den Extremstellungen der Gelenke heraus besitzen Muskeln häufig völlig andere Funktionen als aus der Neutralstellung. Die Darstellung in diesem Buch bezieht sich deshalb zumeist auf die Neutralstellung und berücksichtigt die Wirkungen in anderen Ausgangsstellungen der Gelenke nur dort, wo sie für die Bewegungsabläufe der Patienten wirklich relevant werden. In der Literatur umstrittene Funktionen blieben zumeist unberücksichtigt.

Einen Funktionsbereich der Muskeln des Halses und des Thorax klammert dieses Buch bewusst aus, da dessen detaillierte Abhandlung den gegebenen Rahmen sprengen würde: die Darstellung der akzessorischen Atemfunktionen, die bei der Orthopnoe zum Einsatz kommen.
Ein besonderer Wert wurde auf die Oberflächenanatomie des aktiven Bewegungsapparates gelegt, um die Orientierung am Patienten zu erleichtern und das Aufsuchen und Ertasten der Muskeln zu ermöglichen. Nicht jeder Muskel springt jedoch mit der Kontur seines angespannten Bauches durch die Haut und das Unterhautfettgewebe hindurch sofort ins Auge. Einzelne Muskeln liegen zwar unter der Haut und sind dort auch gut tastbar, werden aber dennoch nicht sichtbar. Andere Muskeln entspringen zu einem großen Teil an der Körperfaszie und ziehen diese, insbesondere bei isometrischer Anspannung, nach innen ein. Der Muskel konturiert sich dann als Einsenkung an der Haut. Um diese Problematik zu minimieren, wurden die Randkonturen dieser Muskeln oder der Hautareale, unter denen sie liegen, mit Pfeilen abgegrenzt. Teilweise wurden auch Punkte an die Stellen gesetzt, an denen die Kontraktion palpiert werden kann.
Die unerschöpfliche Geduld der Fotomodelle, die sich tagelang in anstrengender Pose fotografieren ließen, verdient unseren aufrichtigen Dank. Die detaillierte Darstellung der Oberflächenanatomie der Muskulatur, wie sie in dieser systematischen Form kaum an anderer Stelle zu finden ist, wäre ohne Peter Düsing und E. Lafont nicht möglich gewesen.
Unser herzlicher Dank gilt auch Frau Sabine Rasel sowie den Mitarbeitern des KVM-Verlages, namentlich Herrn Bernard Kolster, Frau Martina Kunze, Frau Sabine Poppe und Frau Astrid Waskowiak für ihre hingebungsvolle und stets freundliche und kompetente Hilfe sowie Herrn Peter Mertin für die hochwertigen Fotoaufnahmen.

Gießen, im Juli 2009

Klaus-Peter Valerius

(im Namen der Autoren)

Hinweise zum Aufbau des Buches

In diesem Buch ist jeder Muskel aus didaktischen Überlegungen heraus jeweils auf einer eigenen Seite dargestellt. Besteht eine Fragestellung bezüglich eines einzelnen isolierten Muskels, so findet man diesen Muskel direkt über den Index.

Jeder Muskel wird mit einem kurzen Einleitungstext beschrieben: seine Funktionen im funktionellen Kontext mit anderen Muskeln. Die Tabelle „Funktionen" benennt die Synergisten und Antagonisten. Die hier aufgeführten Muskeln sind noch einmal differenziert: nach Funktionen und zusätzlich in der Reihenfolge ihrer Stärke oder Kraft im Vergleich zu den anderen Muskeln. An oberster Stelle stehen diejenigen Muskeln, die bei der betreffenden Bewegung am meisten Kraft aufbringen.

Ein wichtiges Anliegen war die Darstellung der Oberflächenanatomie. So oft wie möglich wurden daher gezeichnete anatomische Darstellungen den entsprechenden in-vivo-Aufnahmen gegenübergestellt. Die Abgrenzung des Muskels erfolgte in der Regel durch Markierungen.

Fazit: Die Einzeldarstellung des Muskels stellt diesen stets im Zusammenspiel mit den anderen Muskeln, die ebenfalls auf das Gelenk einwirken, dar.

Wenn man sich gezielt eine Übersicht über die Muskeln verschaffen möchte, die an einer bestimmten Bewegungsrichtung (z. B. Außenrotation im Hüftgelenk) beteiligt sind, so findet man in der Tabelle „Hauptmuskeln für die einzelnen Bewegungsmöglichkeiten" im Anhang eine Auflistung der Muskeln für die Gelenke der oberen und unteren Extremität.

Für klinische Fragestellungen ist die Beurteilung der Funktion und Kraft bedeutsam. So wurden Muskelfunktionstests für fast jeden Muskel dargestellt (Ausnahme: Diaphragma und Beckenbodenmuskeln). Die Gegenüberstellung der Anatomie und der „Funktionsweise" des Muskels zur Muskelfunktionsprüfung vermittelt dem Anwender ein faktisches und visuelles Grundverständnis für die Funktionsprüfung. Dabei ist es von entscheidender Bedeutung, den Patienten eindeutige und vor allem verständliche Anweisungen für die Durchführung zu geben.

Aus diesem Grund wurden die von uns vorgeschlagenen Formulierungen in direkter Rede wiedergegeben. „Heben Sie Ihre Schulter von der Unterlage ab" ist eine kurze, treffende Anweisung für eine bestimmte Bewegungsrichtung. Orientieren Sie sich in Ihrem Praxisalltag an diesen hilfreichen Anweisungen.

Weiterhin ist zu beachten, dass es nicht für alle Muskeln eine separate Muskelfunktionsprüfung gibt. Folgt eine Muskelfunktionsprüfung nach der Darstellung mehrerer Einzelmuskeln, so bezieht sich die Funktionsprüfung auf diese vorangegangenen Muskeln.

Funktionen der Skelettmuskulatur – Einstufung und Dehnfähigkeit

Bei den Muskelfunktionsprüfungen haben wir uns an der gebräuchlichen Einteilung von Hislop und Montgomery (2000) orientiert und die zu prüfenden Kraftgrade in 6 Stufen unterteilt:

Muskelstatus 5 (normal)

Der Muskelstatus 5 entspricht der vollen Kraft, die ein Muskel entwickeln kann. Beim Test dieses Status muss der gesamte Bewegungsweg, den der Muskel während der Kontraktion durchführen kann, gegen einen submaximalen äußeren Widerstand durch den Therapeuten möglich sein. Zudem soll die Bewegung gegen die Eigenschwere des zu testenden Körperteils erfolgen.

Muskelstatus 4 (gut)

Der Muskelstatus 4 entspricht ca. 75 % des normal kräftigen Muskels. Bei der Überprüfung wird wie beim Muskelstatus 5 der gesamte Bewegungsweg gefordert. Auch hier wird der Test gegen die Eigenschwere des zu testenden Körperteils ausgeführt, jedoch nur gegen einen gemäßigten Widerstand durch den Therapeuten.

Muskelstatus 3 (schwach)

Der Muskelstatus 3 entspricht ca. 50 % der normalen Muskelfunktion. Getestet wird der gesamte Bewegungsweg, wiederum gegen die Eigenschwere des betroffenen Körperteils, jedoch ohne zusätzlichen Widerstand durch den Therapeuten.

Muskelstatus 2 (sehr schwach)

Der Muskelstatus 2 entspricht etwa 25 % der normalen Muskelkraft. Zum Erreichen von Muskelstatus 2 muss der Muskel die gesamte Bewegungsbahn nur noch unter Abnahme der Eigenschwere des zu testenden Körperteils durchführen, d. h. der Muskel kann bereits einen so geringen Widerstand, wie ihn die Eigenschwere darstellt, nicht mehr überwinden.

Muskelstatus 1 (Anspannung kaum zu erkennen)

Der Muskelstatus 1 besagt, dass nur noch ca. 10 % der normalen Muskelkraft vorhanden sind. Zu erkennen oder zu tasten ist lediglich noch eine Kontraktion des Muskels z. B. in Form von Zuckungen. Dass heißt, der Muskel kontrahiert noch, aber die Kraft reicht nicht mehr aus, um das Körperteil zu bewegen. Der Test kann in der selben Ausgangsstellung wie für den Muskelstatus 2 ausgeführt werden (ohne Eigenschwere), oft ist jedoch der Versuch einer Anspannung gegen die Eigenschwere (siehe Status 5–3) wirkungsvoller und führt eher zur Kontraktion des Muskels.

Muskelstatus 0 (Funktionsausfall)

Der Muskelstatus 0 ist dann erreicht, wenn keine Bewegung oder Kontraktion sicht- oder tastbar ist.

Der Therapeut sollte generell darauf achten, dass der Widerstand graduell und langsam erzeugt wird, um Verletzungen vorzubeugen. Die Stärke des Widerstandes, beispielsweise beim Test des Muskelstatus 5, sollte je nach Größe und Funktion des zu testenden Muskels variiert sowie der Gesamtkonstitution des Patienten angepasst werden. Sicherlich sind es teilweise Erfahrungswerte, mit denen der Therapeut arbeiten muss. Kann ein zu testender Muskel lediglich einen Teilabschnitt der gesamten Bewegungsbahn ausführen, wird er vom Kraftniveau her niedriger eingestuft; ein entsprechender Zusatzvermerk ist dann sinnvoll.

Des Weiteren muss abgeklärt werden, ob andere Faktoren wie beispielsweise mangelnde Dehnfähigkeit der Antagonisten oder Störungen des Gelenkes, einschließlich Kapsel- und Bandstrukturen, die Beweglichkeit einschränken. Es ist ratsam, die Bewegung in einem solchen Fall vorsichtig passiv durchzuführen, um diese Faktoren eingrenzen zu können. Kann auf diese Weise der gesamte Bewegungsweg ausgeführt werden, ist die Störung im Bereich der Innervation zu suchen.

Bei kleinen Muskeln im Hand- und Fingerbereich sowie im Fuß- und Zehenbereich wird bei der Ausgangsstellung nicht mehr zwischen Muskelstatus 2 und 3 unterschieden. Die Eigenschwere des zu untersuchenden Körperteils spielt hier nur noch eine untergeordnete Rolle.

Bei den Muskeln im Kopfbereich (z. B. mimische Muskulatur) wird nicht der Muskelstatus und die Dehnfähigkeit, sondern lediglich die Muskelaktivität getestet, da der Muskelstatus bei diesen Muskeln nur schwer zu bestimmen ist. Eine Unterteilung in deutliche, leichte oder keine Kontraktion wäre hier denkbar.

Manche Bewegungen sind schwer bewusst auszuführen. Geben Sie daher dem Patienten zunächst die Möglichkeit, die Bewegung „vorzuüben“, erst die zweite oder dritte Durchführung sollte dann bewertet werden.

Neben der Muskelkraft ist eine optimale Dehnfähigkeit der Muskulatur von Nöten, um eine harmonische und effiziente Bewegung ausführen zu können. Eingelenkige Muskeln sollten über das gesamte Bewegungsausmaß des Gelenkes dehnfähig sein. Bei zwei- oder mehrgelenkigen Muskeln hängt die Dehnfähigkeit von der Stellung der Gelenke ab, die der zu testende Muskel überzieht. Es kann eine passive Insuffizienz auftreten, wenn ein Muskel gleichzeitig über zwei oder mehr Gelenke gedehnt wird. In diesem Fall werden die potenziellen Gelenkbeweglichkeiten bei dem Muskeldehntest nicht voll ausgeschöpft (z.B. Dehnfähigkeit der Ischiocruralen Muskulatur s.S. 184). In diesen Fällen werden die zu erwartenden Winkelgrade der betroffenen Gelenke angegeben.

Inhalt

Abkürzungen und Symbole

In diesem Werk wurden folgende Abkürzungen und Symbole verwendet:

Gelenke

DIP	distales Interphalangealgelenk
PIP	proximales Interphalangealgelenk
MCP	Metacarpophalangealgelenk
CMC	Carpometacarpalgelenk
MTP	Metatarsophalangealgelenk

Wirbelsäulensegmente

C	Bezeichnung für die zervikalen Wirbel
T	Bezeichung für die thorakalen Wirbel
L	Bezeichnung für die lumbalen Wirbel
S	Bezeichnung für die Abschnitte der Sakralregion

Sonstige

M.	Musculus
Mm.	Musculi
N.	Nervus
Nn.	Nervi
●	Punkte bezeichnen Zonen, an denen die Kontraktion des betreffenden Muskels tastbar ist
● (orange)	Farbe für den Muskelursprung
● (blau)	Farbe für den Muskelansatz
→	Pfeilspitzen verdeutlichen die Begrenzung der im Text beschriebenen Strukturen.
(Schraffur)	Schraffiert werden Flächen dargestellt, die nicht tastbar sind bzw. nicht in der Betrachtungsebene liegen.

1 Theorie

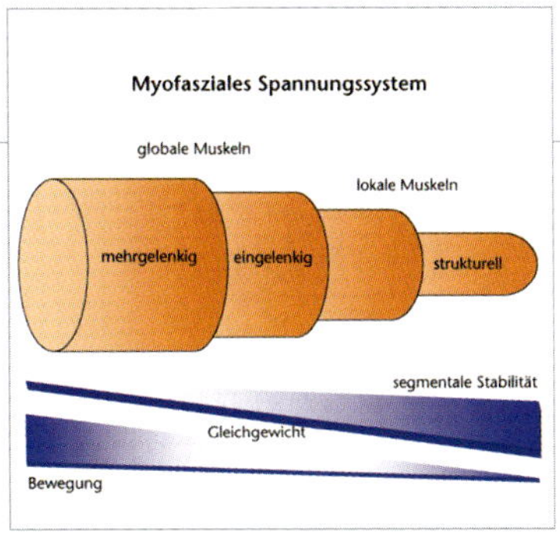
Myofasziales Spannungssystem
globale Muskeln
lokale Muskeln
mehrgelenkig
eingelenkig
strukturell
segmentale Stabilität
Gleichgewicht
Bewegung

1.1 Funktionen der Skelettmuskulatur

Die skelettale Muskulatur erfüllt zusammen mit dem osseoligamentären System (Knochen-Kapsel-Band-System) zwei wichtige Aufgaben des Bewegungsapparats: Bewegung und Schutz. Dabei übt die Muskulatur scheinbar gegensätzliche Funktionen aus, indem sie die Bewegung gleichzeitig einleitet und kontrolliert (Twomey und Taylor 1979). Die Kontrolle der Bewegung wird als Stabilität bezeichnet (White und Panjabi 1990). Die Bewegung des Körpers findet auf drei unterschiedlichen Ebenen statt:

1. die Bewegung des Körpers im Raum (z. B. Springen),
2. die Bewegung zwischen verschiedenen Körperteilen (z. B. Brustkorb und Becken) und
3. die intraartikuläre Bewegung (Arthrokinematik).

Alle Bewegungen der drei Ebenen beeinflussen sich wechselwirkend und müssen kontrolliert werden, um eine Gesamt-Stabilität und somit einen optimalen Schutz zu erreichen (s. Abb 1) modifiziert nach Hodges in (Richardson, Hodges et al. 2009)

Das Gleichgewicht definiert sich aus der Kontrolle über die Bewegung der Körpermasse im Raum und der Kontrolle über die Bewegung der Körperabschnitte untereinander. Dabei richten sich verschiedenen Körperabschnitte gegeneinander, als auch gegen die Schwerkraft aus. Die Kontrolle intraartikulärer Bewegungen, wie das Rollen und Gleiten von Gelenkflächen, repräsentiert die segmentale Stabilität. Diese trägt wesentlich zum Schutz der schmerzempfindlichen Strukturen der Gelenke und der umliegenden Gewebe, z. B. Nerven und Organe, bei. Die Muskulatur ist in allen drei Ebenen an der Durchführung der Bewegung und an der Erhaltung der Stabilität beteiligt.

Somit ist die Skelettmuskulatur verantwortlich für:

- die Einleitung und Durchführung der Bewegung,
- die Erhaltung des Gleichgewichts und
- der Erhaltung der segmentalen Stabilität (s. Abb. 1).

Jede dieser drei Funktionen benötigt bestimmte anatomische, biomechanische und physiologische Eigenschaften der Musku latur. Grundsätzlich sind fast alle Muskeln in der Lage, alle drei Funktionen zu erfüllen. Die Muskeln unterscheiden sich dabei jedoch in ihrer Effizienz.

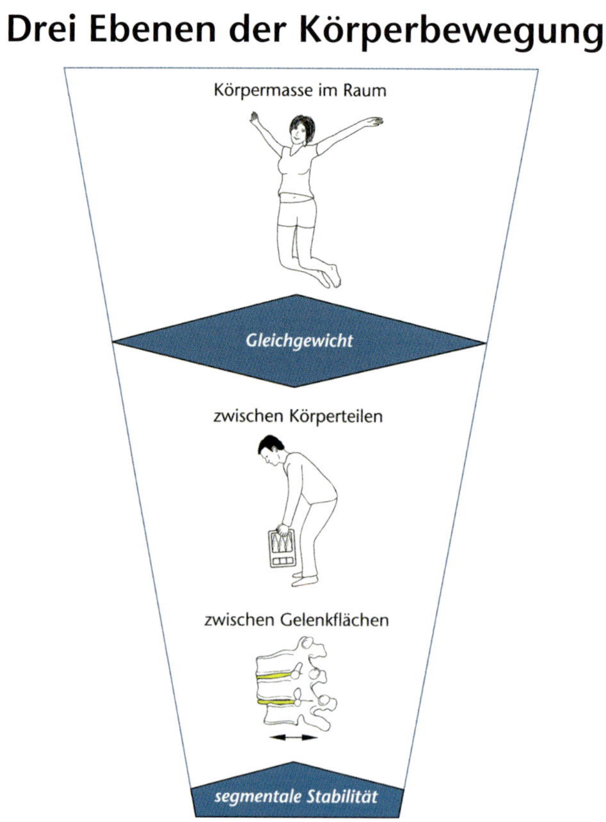

Abb. 1: Drei Ebenen der Körperbewegung und Stabilität nach Hodges in Richardson, 2004

1.2 Einteilung der Skelettmuskulatur: Das Myofasziale System

Das Myofasziale Spannungssystem (Richardson, Hodges et al. 2009) beschreibt die Funktionen der Skelettmuskulatur schematisch (s. Abb. 2, S. 3). In diesem Modell wird der Bewegungsapparat in konzentrische Schichten unterteilt (vergleichbar mit den Jahresringen eines Baumes). Die innerste Schicht repräsentiert das osseoligamentäre, strukturelle System. Es ist verantwortlich für die intraartikuläre Bewegungsführung und den segmentalen Schutz, die segmentale Stabilität.

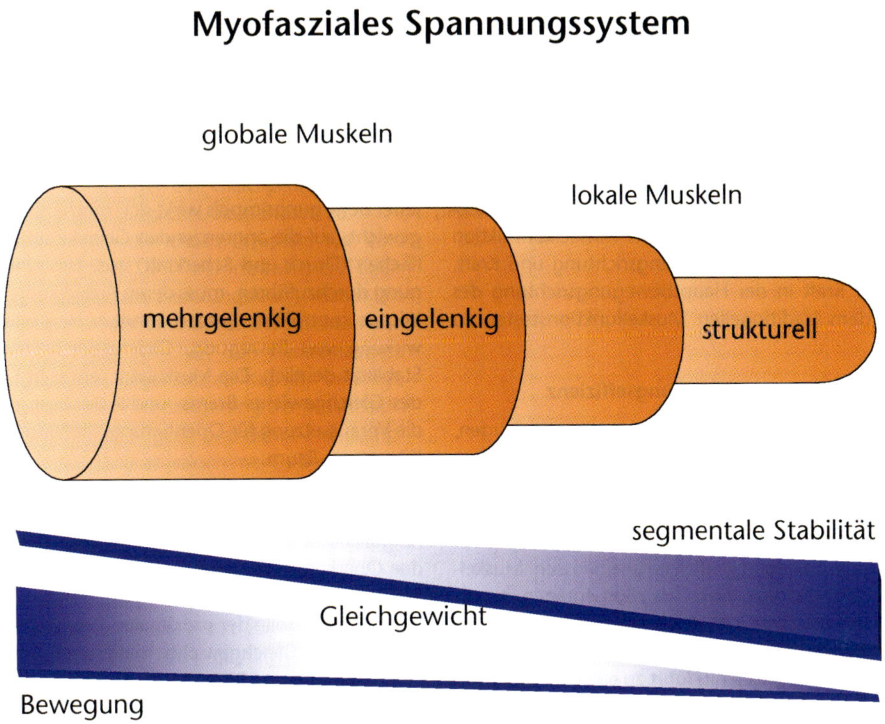

Abb. 2: Im Myofaszialen Spannungssystem werden die einzelnen Skelettmuskeln entsprechend ihrer Funktion in Schichten unterteilt. Die tief gelegenen lokalen Muskeln eignen sich am besten für die Erhaltung der aktiven segmentalen Stabilität. Dagegen erzeugen die oberflächlich gelegenen mehrgelenkigen Muskeln die effektivste Bewegungsbeschleunigung. Zwischen diesen beiden Muskelgruppen liegen die eingelenkigen Muskeln, die die Stabilisierung des Gleichgewichtes kontrollieren (modifiziert nach Richardson Hodges et al. 2009).

Eng verbunden mit dem osseoligmentärem System ist das tiefe, lokale Muskelsystem. Die lokalen Muskeln sind mit ihren kurzen und quer liegenden gelenknahen Muskelfasern hervorragend geeignet, die strukturelle segmentale Stabilität direkt zu unterstützen. Dagegen beinhaltet die äußerste Schicht überwiegend die langen, oberflächlichen, mehrgelenkigen Muskeln. Diese Muskeln leiten schnelle Bewegungen optimal ein. Der große Anteil von skelettalen Muskeln gehört zur mittleren Muskelschicht: dem eingelenkigen, globalen System. Je nach Bedarf variiert die Funktion dieser oberflächigen Muskeln zwischen Einleitung von Bewegungen und Erhaltung des Gleichgewichts. (s. Abb. 1, S. 2).

Die Einordnung eines Muskels im Myofaszialen Spannungssystem hängt größtenteils von ihren anatomischen Eigenschaften ab. Danach werden zunächst zwei Systeme differenziert: das lokale und das globale Muskelsystem. Innerhalb des globalen Systems unterscheidet man zwischen eingelenkigen und mehrgelenkigen Muskeln.

Die Einordnung der Muskeln im Myofaszialen System stellt eine zusätzliche Betrachtungsweise zur traditionellen Einteilung der Muskelfunktion, Bewegung und Kraft, dar. Sie mag etwas schematisch erscheinen, zudem lassen sich auch nicht alle Muskeln eindeutig in dieses Schema einordnen. Jedoch lässt sich das Modell als ein einleuchtendes Werkzeug zur Beschreibung der Muskelfunktionen nutzen. Vor allem im Bereich der segmentalen Stabilität, in welchem Kraft und Bewegung eine geringere Rolle spielen, ermöglicht das Modell eine genaue Bestimmung der einzelnen Muskeln. Zur klinischen Relevanz des Myofaszialen Systems s. S. 7.

Im Folgenden wird das Myofasziale Spannungssystem sowie dessen funktionelle Unterteilung detailliert beschrieben.

1.3 Charakteristika der einzelnen Muskelsysteme

Die Zugehörigkeit eines Muskels zum lokalen oder globalen System hängt in erster Linie von seinen anatomischen und physiologischen Eigenschaften ab (Bergmark 1989; Janda 1996; Richardson, Hodges et al. 2009). Globale Muskeln sind oberflächlich, lang und ihre Faserbündelvektoren laufen quer zur Hauptbewegungsachse. Lokale Muskeln sind tief, klein, gelenknah, häufig eingelenkig und ihre Faserbündelvektoren laufen parallel zur Hauptbewegungsachse. Außerdem haben lokale Muskeln einen hohen Anteil von Typ I Muskelfasern und eine hohe Muskelspindeldichte (Bajek, Bobinac et al. 2000).

In der Funktion unterscheidet sich die motorische Kontrolle beider Systeme. Unter wechselnden Armbewegungen (Flexion-Extension) im aufrechten Stehen demonstrieren die lokalen Muskeln (z. B. M. transversus abdominis) eine niedrige, aber fortwährende Kokontraktion: tonische Aktivität. Dagegen zeigt ein typisch globaler Rumpfmuskel wie der M. iliocostalis lumborum eine abwechselnde Aktivität in Bewegungsrichtung im Bewegungsrhythmus: phasische Aktivität. (s. Abb. 3)

Im Weiteren unterscheiden sich die Vorprogrammierungen von beiden Muskelsystemen. Die Voraktivierung des M. transversus abdominis vor der Armhebung ist konstant und unabhängig von der Richtung des Hebens. Diese Vorprogrammierung dient dazu die Wirbelsegmente rechtzeitig durch eine Kokontraktion zu stabilisieren, zu schützen und weniger das Gleichgewicht zu halten. Die Vorprogrammierung eines globalen Muskels, wie des M. ilocostalis lumborum, orientiert sich dagegen an der Bewegungsrichtung der Armhebung. Sie richtet sich nach dem Gleichgewichtsbedürfnis des Rumpfs. Wird der Arm nach vorne gehoben, so aktiviert sich der M. Iliocostalis vor der Armbewegung. Bei der Armhebung nach hinten kommt die Aktivität dieses Muskels jedoch deutlich später, erst nach der Armbewegung. In diesem Punkt ist die globale Muskelsteuerung abhängig von der Bewegungsrichtung und dient der Kontrolle der Brustkorb- und Beckenbewegung bzw. dem Erhalt des Gleichgewichts (Hodges und Richardson 1997; Hdges und Gandevia 2000; Gandevia, Butler et al. 2002).

Mehrere motorische Kontrollen unterstützen diese Aufteilung der Muskelfunktionen: (Richardson und Bullock 1986; Hodges, Sapsford et al. 2007; Belavy, Mehnert et al. 2009).

Koordination der Muskelsynergie

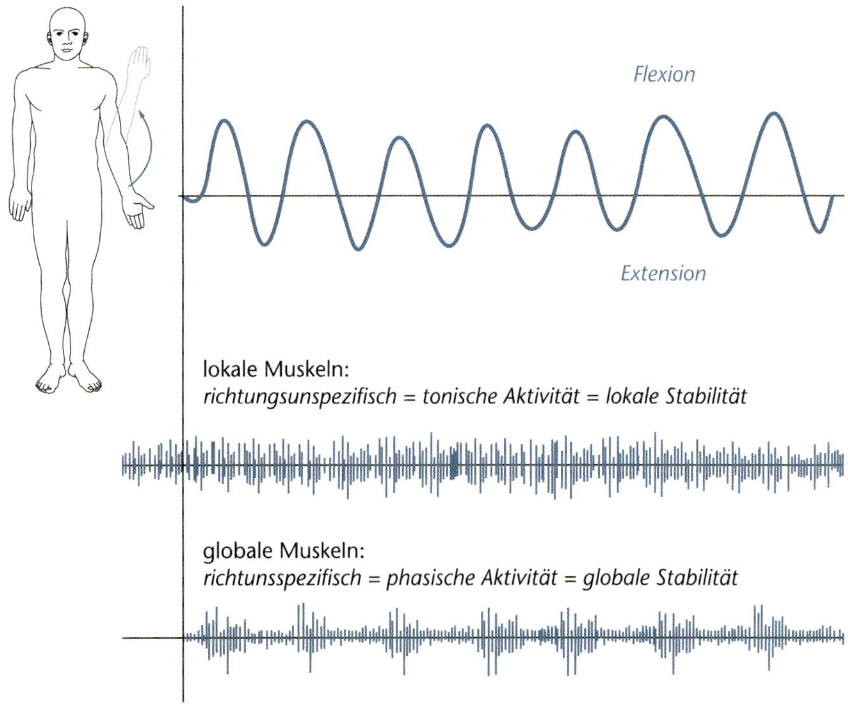

Abb. 3: Schematische Darstellung der Muskelsynergie bei abwechselnden Bewegungen modifiziert nach Hodges in Richardson 2004

1.4 Klinische Relevanz

Die Einteilung der Muskeln im Myofaszialen System ist besonders wertvoll bei einer Muskeldysfunktion und in der Rehabilitation. Die einzelnen Muskelsysteme weisen unterschiedliche Defizite bei Verletzungen oder Schmerzen auf, somit benötigen sie entsprechend unterschiedliche thera peutische Übungsstrategien zur Rehabilitation.

Lokale Muskeln

Die Dysfunktionen der lokalen Muskulatur bei muskuloskelettalen Schmerzen wurden in zahlreichen Studien erforscht. Hauptgrund bei rezidiven Schmerzen ist eine Koordinationsstörung der Muskulatur. Bei Kreuzschmerzen z.B. findet die normale Vorprogrammierung der lokalen Muskulatur vor der Armhebung verzögert statt. Bei wechselnden Armbewegungen findet anstatt einer konstanten „tonischen" Kokontraktion nun eine wechselseitige „phasische" Aktivität statt. Damit fehlt der rechtzeitige und konstante Schutz für die Segmente (Hodges und Richardson 1996; Hodges 2001; Belavy, Richardson et al. 2007; Belavy, Ng et al. 2009). Hauptziel der therapeutischen Übungen für chronische Schmerzen ist es, diese Koordinationsstörung zu beheben (Tsao und Hodges 2007).
Weitere typische lokale Muskeldysfunktionen bei chronischen Schmerzen sind Atrophie und morphologische Umwandlungen wie z. B. eine Erhöhung des Fett- und Bindegewebsanteils (Hides, Stokes et al. 1994; Zhao, Kawaguchi et al. 2007). Diese Veränderungen zeigen sich häufig spezifisch in dem symptomatischen Gelenk oder Wirbelsegment (Kjaer, Bendix et al. 2007). Schon bei dem ersten akuten Schmerzanfall führt die Reflexhemmung eines lokalen Muskels häufig zu einer rapiden Verringerung des Muskelquerschnitts. Diese Defizite zeigen einen deutlichen Zusammenhang zu den Schmerzen und sind unabhängig von der Diagnose, dem Aktivitätsstatus und der Haltung. Ferner erholen sich die Muskeln trotz der Wiederaufnahme von täglichen Aktivitäten und Sport nicht spontan nach der Remission von Beschwerden (Hides, Jull, et al. 2001; Sterling 2004). Der fehlende konstante Schutz der Segmente liegt wahrscheinlich den rezidivierenden Kreuzschmerzen zugrunde. Daher ist eine gezielte Therapie des lokalen Systems unerlässlich für die Rehabilitation und Prävention rezidiver Schmerzen. Mehrere randomisierte, kontrollierte Studien bestätigen die Wirksamkeit von gezielter Übungstherapie der lokalen Muskeln (Graven-Nielsen, Svensson et al. 1997; O´Sullivan, Phyty et al. 1997; Goldby, Moore et al. 2000; Jull, Trott et al. 2002; Moseley, Nicholas et al. 2004; Stuge, Holm et al. 2006).

Globale Muskeln

Im Vergleich mit den lokalen Muskeldysfunktionen sind die Defizite des globalen Muskelsystems bei Schmerzen variabler und individueller. Sie erholen sich häufiger spontan nach der Remission der Symptome und nach Wiederaufnahme von täglichen und sportlichen Aktivitäten.

Die Merkmale der Muskeldysfunktion bei langen, mehrgelenkigen Muskeln sind denen bei lokalen Muskeln nahezu entgegengesetzt. Sie tendieren häufig zu erhöhter Dehnempfindlichkeit (Verkürzung), zu früher Aktivität und Hyperaktivität (Hypertonie). Außerdem sind sie eng verbunden mit mechanosensiblen, neuralen Strukturen. Die Defizite der eingelenkigen, globalen Muskeln sind dagegen häufig variabler. Diese Muskelgruppe kann sowohl Veränderungen der Kraft, Ausdauer, Koordination und Muskelmorphologie als auch Dehnempfindlichkeit und Hyperaktivität aufweisen.
Dysfunktionen im globalen Muskelsystem werden oft als „Muskeldysbalance" bezeichnet. Die verschiedenen Messverfahren der Muskeldysbalance versuchen, eine Unverhältnismäßigkeit zwischen den verschiedenen Muskelgruppen zu identifizieren. Zum einen werden unterschiedliche Kraftverhältnisse zwischen Agonisten und Antagonisten gemessen und zum anderen die Muskelaktivitätsverhältnisse zwischen den mehr- und eingelenkigen Muskeln (Janda 1996; Ng und Richardson et al. 2002) oder ihre Auswirkung auf die Körperhaltung und Gleichgewicht beurteilt (Sahrmann 1990; Klein-Vogelbach; 1991).
Die verschiedenen Dysfunktionen des globalen Systems weisen wiederum nur auf ein indirektes Verhältnis zu den Schmerzen hin. Sie hängen dafür häufig eng mit Art und Menge der Aktivität (z. B. Sport) des Individuums zusammen (Mandell, Weitz et al. 1993; Wang und Cochrane 2001; Nadler, Malanga et al. 2002). Eine Rumpfmuskelschwäche bei chronischen Kreuzschmerzen wird häufig beobachtet und daher als Ursache der Kreuzschmerzen vermutet. Die scheinbare Muskelschwäche ist jedoch mehr die Folge einer muskulären Dekonditionierung (durch einen inaktiven Lebensstil) als eine Folge der Schmerzen. Sportliche, aktive Personen mit oder ohne Kreuzschmerzen zeigen daher kaum Rumpfmuskelschwäche.
Befundmethoden für Muskelkraftausdauer, Dehnempfindlichkeit, Gleichgewicht und Haltung sind vielfältig. Die Herausforderung ist weniger die Muskeldefizite zu erfassen als die Bedeutung der Dysfunktion für die Patienten und ihren Schmerzen zu erkennen. Viele Muskeldysfunktionen (z. B. Muskelschwäche) sind selbstlimitierend. Sie normalisieren sich spontan, sobald die Schmerzen nachlassen und die allgemeine Körperaktivität wieder aufgenommen wird. Andere Dysfunktionen normalisieren sich weniger spontan und/oder verhindern die Wiederaufnahme allgemeiner Aktivitäten. Beispiel: Der Verlust des Gleichgewichts könnte eine Bewegungsangst durch die Verunsicherung des Gangs erzeugen. Diese Angst trägt zum Verlust der Lebensqualität bei und begünstigt den Chronifizierungsprozess der Schmerzen. Der Wirksamkeit aktiver gegenüber passiver Therapiemaßnahmen bei chronifizierten Schmerzen liegt vermutlich dieser positive Einfluss der Bewegung auf den Schmerzprozess zugrunde (Mannion, Junge et al. 2001).

Der enge Zusammenhang zwischen der Funktion / Dysfunktion des globalen Systems mit der Art und Menge der täglichen und sportlichen Aktivitäten des Individuums erklärt die hohe intra- und interindividuelle Variabilität. Muskelkraft und Ausdauer über das Maß, welches ein Patient für sein tägliches Leben braucht, anzutrainieren, ist daher vergeblich. Das allgemeine Ziel der Übungstherapie für das globale System ist es, den Patienten zurück in seine täglichen Aktivitäten und/oder seinen Sport zu begleiten. Der Inhalt und Aufbau eines Trainingsprogramms für das globale System soll sich folglich an diesem individuellen Ziel orientieren (Mannion, Junge et al. 2001).

Im Folgenden werden die Merkmale der lokalen und globalen Muskelsysteme in ihre Funktion und Dysfunktion bei muskuloskelettalen Beschwerden sowie ihre wichtigsten diagnostischen Maßnahmen zusammengefasst.
Beispiele für die Einteilung der Muskeln in die einzelnen Kategorien des Myofaszialen Spannungssystems befinden sich im Anhang ab S. 416.

Charakterisierung der Muskelgruppen des Myofaszialen Spannungssystems			
Merkmal	**Lokale Muskeln**	**Globale Muskeln, eingelenkig**	**Globale Muskeln, mehrgelenkig**
Anatomie	Gelenknah, segmental	Überspannt ein Gelenk	Überspannt mehrere Gelenke
Muskelgröße	Klein	Groß	Sehr lang
Verlauf	Tief, kurz	Höher, länger	Oberflächlich, lang
Lage im Verhältnis zur Bewegungsrichtung	Schräg und quer	Parallel	In der Regel parallel, aber mit hoher Variabilität (aufgrund der komplexen Biomechanik durch die Mehrgelenkigkeit)
Fasertyp	Vorwiegend Typ I	Gemischt Typ I und II, hohe Variabilität	Vorwiegend Typ II, lang, fusiform
Rezeptorentyp	Meist Muskelspindeln	Gemischt, variabel	Meist sensorische Endigungen
Verbindung zu benachbarten Strukturen	Eng verbunden mit Gelenkkapsel und Faszie	Mittlere Schicht	Eng verbunden mit neuralen Strukturen
Funktion	Segmentale Stabilität	Gleichgewicht	Bewegungseinleitung
Anfälligkeit bezüglich Mechanoinsuffizienz	Nicht anfällig	Anfällig	Sehr anfällig
Art der Kraftentwicklung	Dauerhaft, 30% maximale Kontraktion	Variable Mischung von Kraft und Dauer, 30–80% maximale Kontraktion	Kurze Beschleunigungskraft, 80% maximale Kontraktion
Typische Kontraktionsart	Statisch, tonische	Statisch und exzentrisch, geschlossene Kette	Konzentrisch, offene Kette
Steuerung	Stets sehr frühzeitige Vorprogrammierung, unabhängig von der Bewegungsrichtung	Frühzeitige Vorprogrammierung, abhängig von der Bewegungsrichtung	Frühzeitige Vorprogrammierung, abhängig von der Bewegungsrichtung
Dysfunktion	Atrophie/Hemmung	Atrophie/Hemmung	‚Spasmus'
Klinische Anzeichen der Dysfunktion	Ermüdung	Schwäche, Ermüdung	Stretchsensitivität ‚Verkürzung'
Koordination	Stets verzögert, Koordinationsstörung,Steuerung abhängig von der Bewegungsrichtung	Gelegentlich verzögert	Verfrühte Aktivität
Pathohistologisches Korrelat	Erhöhter Fett- und Bindegwebsanteil, reduzierter Kapillar- und Fasernumfang (meist Typ I > Typ II)	Erhöhter Fett- und Bindegewebsanteil, reduzierter Kapillar- und Fasernumfang	Atrophie Typ I, extrem reduzierter Muskelumfang
Zusammenhang mit Beschwerden	Enger Zusammenhang mit Beschwerden	Variabler, indirekter Zusammenhang mit Beschwerden	Assoziiert mit Schmerzsensibilität der neuralen Strukturen
Klinische Untersuchungen	Test der willkürlichen selektiven submaximalen Anspannung	Muskelfunktionstests: Kraft und Dauer, Muskeldysbalance	Stretchsensitivitätstests, Provokationstests, Muskeldysbalance, Neurale Strukturen
Einordnung ausgewählter Muskeln nach Regionen innerhalb des Myofaszialen Spannungssystems			
Region	**Lokale Muskeln**	**Globale Muskeln, eingelenkig**	**Globale Muskeln, mehrgelenkig**
Wirbelsäule (HWS, LWS)	M. transversus abdominis, tiefe Mm. multifidi (brevis), M. longus colli, M. longus capitis, M. rectus capitis, Rotatoren	M. obliquus externus, oberflächliche Mm. multifidi	M. rectus abdominis, M. erector spinae (Pars thoracica), M. sternocleidomastoideus, Mm. scaleni, M. trapezius (Pars descendens)
Obere Extremität	Rotatorenmanschette: Mm. supra- u. infraspinatus, subscapularis, teres minor	M. deltoideus	M. latissimus dorsi, M. biceps brachii (Caput longum)
Untere Extremität	M. vastus medialis, M. obliquus, M. popliteus	Mm. vastus lateralis, intermedius, medialis	M. rectus femoris, M. biceps femoris

2 Obere Extremität

Schultergürtelmuskulatur

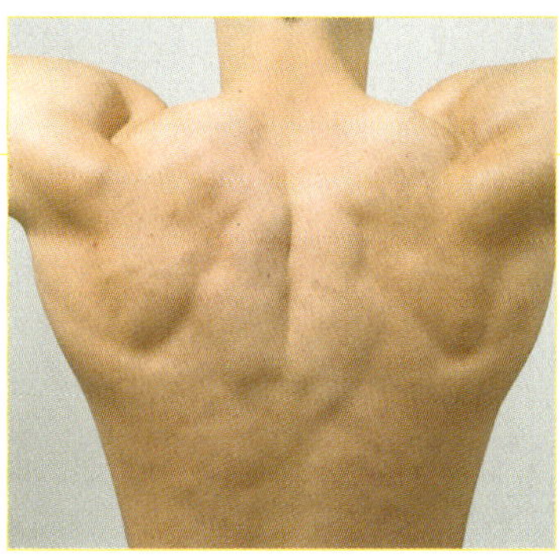

Musculus trapezius, Pars ascendens

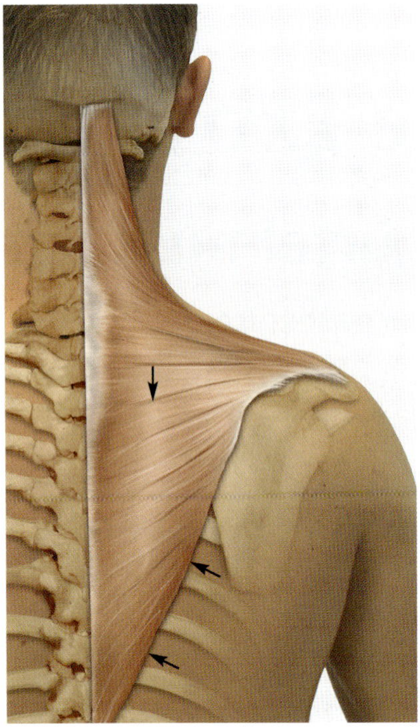

Die Pars ascendens des M. trapezius verschiebt die Scapula nach kaudal und kann bei gleichzeitiger Kontraktion der Pars descendens das Schulterblatt so drehen, dass die Facies glenoidalis nach kranial zeigt und der untere Schulterblattwinkel nach lateral wandert (Elevationsstellung).

Ursprung	Processus spinosi der 4.–12. Brustwirbel Ligamentum supraspinale
Ansatz	über eine Aponeurose an der medialen Spina scapulae
Innervation	Nervus accessorius (XI)

Funktionen

Synergisten	Antagonisten
Articulationes acromioclavicularis und sternoclavicularis	
Verschiebung der Scapula nach kaudal	
M. serratus anterior (kaudaler Anteil) M. pectoralis minor *indirekt über Ansatz am Humerus via Adduktion* M. latissimus dorsi M. pectoralis major	M. trapezius, Pars descendens M. levator scapulae Mm. rhomboidei M. serratus anterior (kranialer Anteil)
Verschiebung der Scapula nach medial	
M. trapezius, Pars descendens und transversa Mm. rhomboidei M. levator scapulae *indirekt über Ansatz am Humerus via Adduktion* M. latissimus dorsi M. pectoralis major	M. serratus anterior
Drehung der Scapula in die Elevationsstellung	
M. serratus anterior (kaudaler Anteil) M. trapezius, Pars descendens	Mm. rhomboidei M. serratus anterior (kranialer Anteil) M. pectoralis minor *indirekt über Ansatz am Humerus via Adduktion* M. latissimus dorsi M. pectoralis major

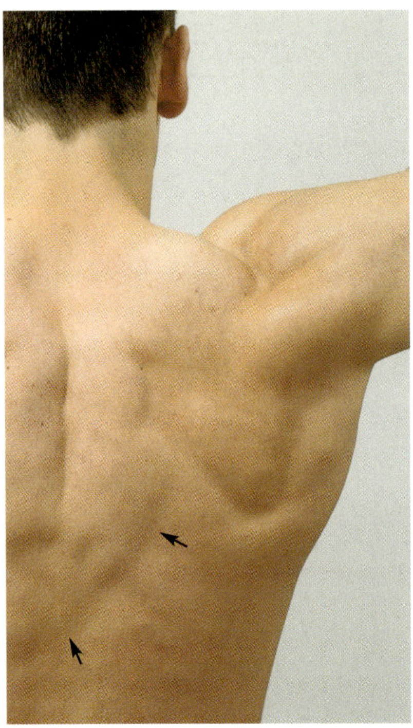

Muskelfunktionsprüfung

Kraftgrad

5/4

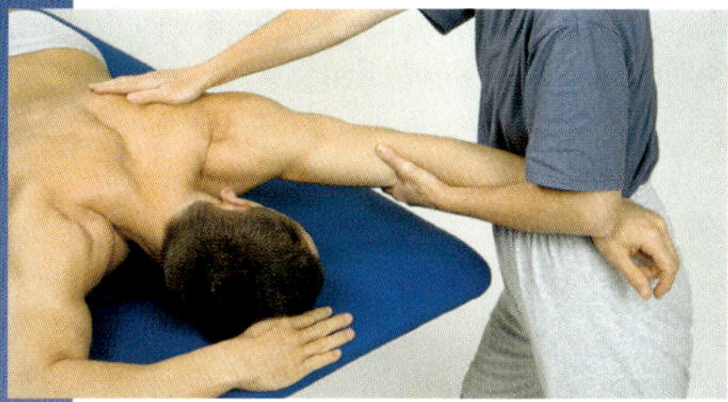

Ausgangsstellung: Der Patient liegt auf dem Bauch, der betroffene Arm gestreckt neben dem Kopf.

Untersuchungsgang: Der Untersucher unterstützt mit einer Hand den elevierten Arm des Patienten, mit der anderen gibt er Druck am Angulus inferior scapulae in Richtung Scapulaelevation.

Instruktion: „Halten Sie den Arm, ziehen Sie das Schulterblatt gegen meinen Widerstand zum unteren Rücken und halten Sie die Position."

3

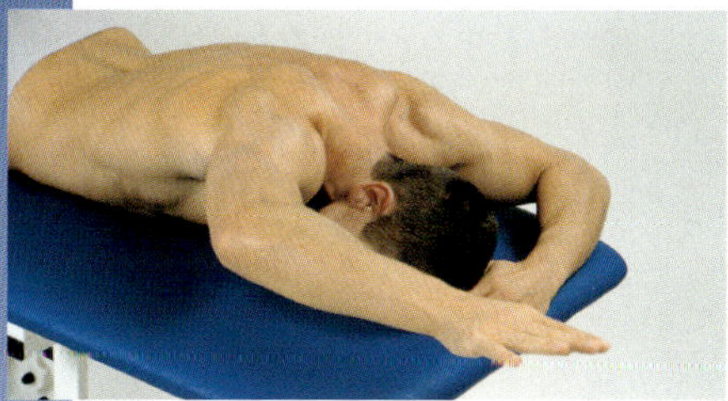

Ausgangsstellung: Der Patient liegt auf dem Bauch, der betroffene Arm gestreckt neben dem Kopf.

Untersuchungsgang: Der Untersucher beaobachtet die Schulterblattbewegung.

Instruktion: „Heben Sie den Arm von der Unterlage ab und ziehen Sie das Schulterblatt zum unteren Rücken."

2

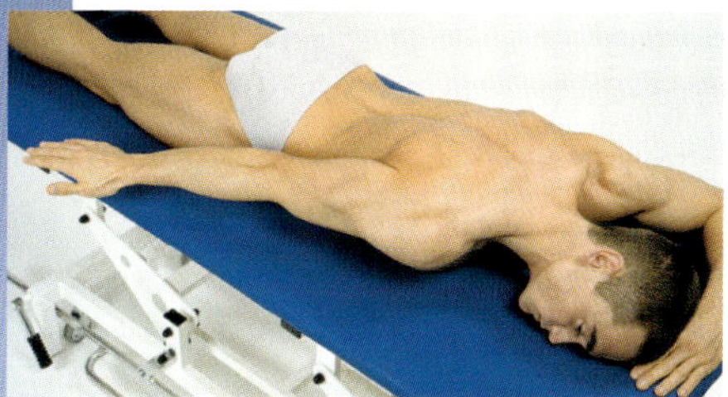

Ausgangsstellung: Der Patient liegt auf dem Bauch, der betroffene Arm liegt außenrotiert neben dem Körper.

Untersuchungsgang: Der Untersucher beobachtet den Patienten.

Instruktion: „Heben Sie den Arm von der Unterlage ab und ziehen Sie das Schulterblatt zum unteren Rücken."

1/0

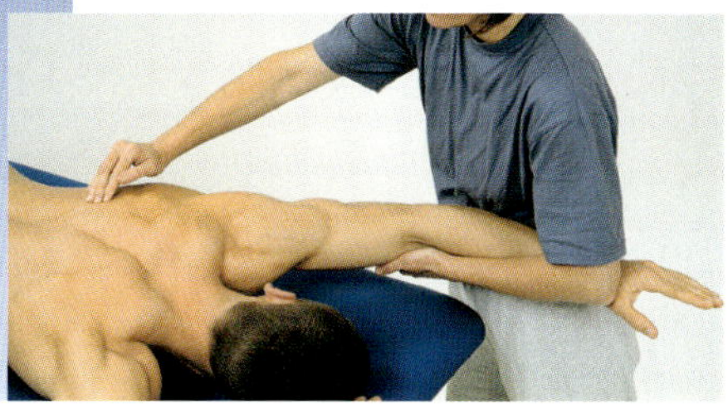

Ausgangsstellung: Der Patient liegt auf dem Bauch.

Untersuchungsgang: Der Untersucher palpiert die Pars ascendens des M. trapezius.

Instruktion: „Versuchen Sie, Ihre Schulterblätter zum unteren Rücken zu ziehen."

Klinische Relevanz

- Eine Trapeziusschwäche nach einer Läsion des Nervus accessorius zeigt sich oft durch ein charakteristisches, flügelartiges Abstehen des Schulterblattes (Scapula alata). Das Abstehen ist bei der Abduktion des Armes im Schultergelenk besonders deutlich sichtbar.
- Eine unilaterale Kontraktur des M. trapezius sieht man häufig bei einem Schiefhals (Torticollis).
- Eine Schwäche des M. trapezius erschwert die Abduktion und Elevation des Oberarmes über Schulterhöhe.
- Im Muskel gibt es häufig aktive Triggerpunkte.

Probleme/Hinweise

- Bei Bewegungseinschränkungen im Schultergelenk kann der Arm auch seitlich an der Kante der Untersuchungsliege herunterhängen.

Musculus trapezius, Pars transversa

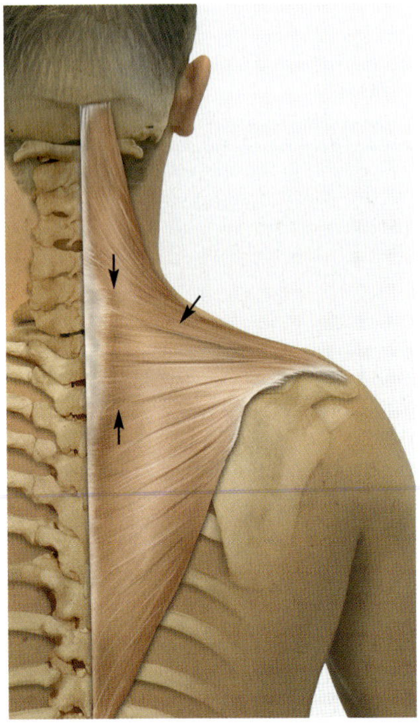

Die Pars transversa des M. trapezius verschiebt die Scapula nach medial und fixiert sie am Rumpf.

Ursprung	Ligamentum nuchae Processus spinoi des 5. Hals- bis 3. Brustwirbels
Ansatz	Spina scapulae Acromion
Innervation	Nervus accessorius (XI)
Besonderheiten	Die Pars transversa entspringt mit einem rhombischen Sehnenspiegel von den Procc. spinosi.

Funktionen

Synergisten	Antagonisten
Articulationes acromioclavicularis und sternoclavicularis	
Verschiebung der Scapula nach medial	
M. trapezius, Pars descendens und ascendens	M. serratus anterior
Mm. rhomboidei	
M. levator scapulae (schwach)	
indirekt über Ansatz am Humerus via Adduktion	
M. latissimus dorsi	
M. pectoralis major	

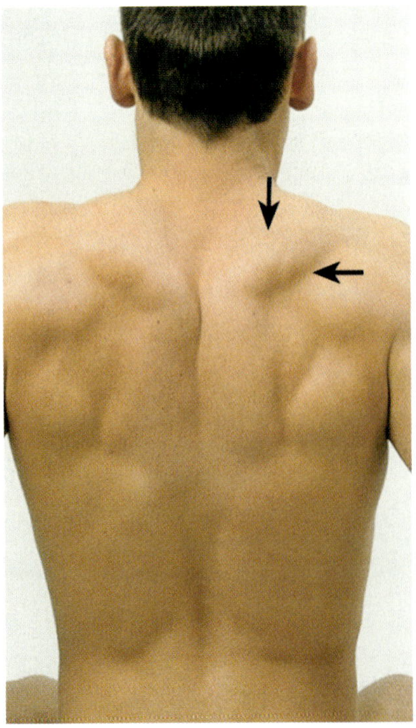

Muskelfunktionsprüfung

Kraftgrad

5/4

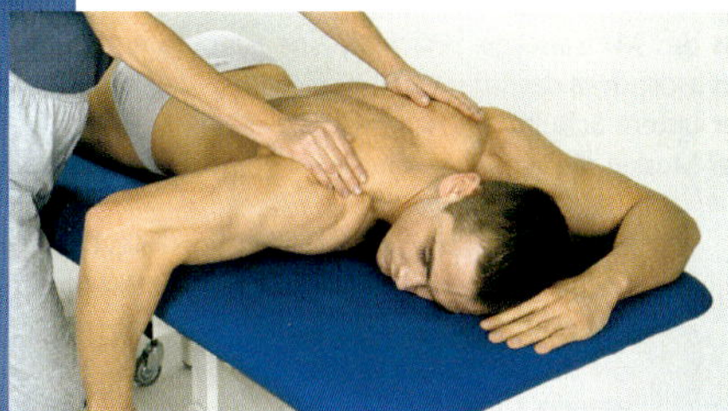

Ausgangsstellung: Der Patient liegt auf dem Bauch. Der Arm ist im Schultergelenk 90° abduziert und im Ellbogengelenk 90° flektiert.

Untersuchungsgang: Der Untersucher fixiert mit einer Hand den Thorax, mit der anderen gibt er Druck auf das Schultergelenk in Richtung Unterlage.

Instruktion: „Heben Sie Arm und Schulter gegen meinen Widerstand von der Unterlage ab und halten Sie die Position."

3

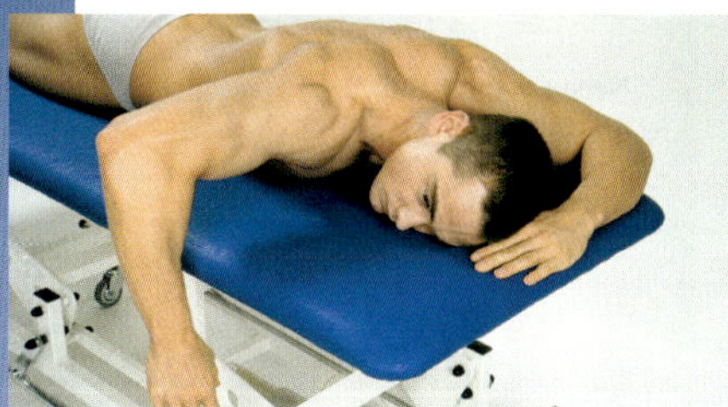

Ausgangsstellung: Der Patient liegt auf dem Bauch. Der Arm ist im Schultergelenk 90° abduziert und im Ellbogengelenk 90° flektiert.

Untersuchungsgang: Der Untersucher beobachtet die Schulterbewegung.

Instruktion: „Heben Sie Arm und Schulter von der Unterlage ab."

2

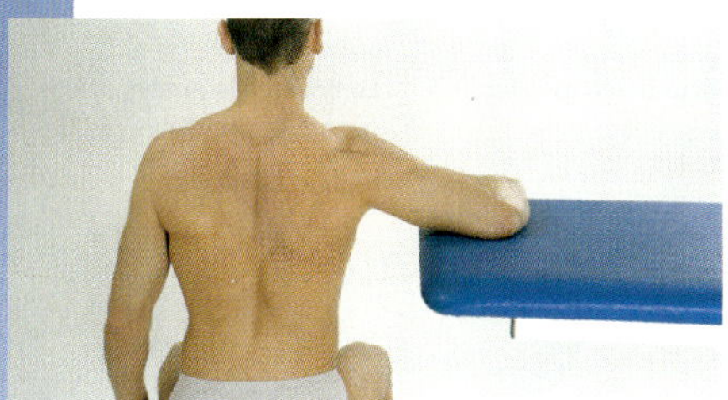

Ausgangsstellung: Der Patient sitzt und legt den betroffenen Arm, im Schultergelenk 90° abduziert und im Ellbogengelenk 90° flektiert, seitlich auf die Untersuchungsliege.

Untersuchungsgang: Der Untersucher beobachtet die Schulterbewegung.

Instruktion: „Schieben Sie den Arm über die Unterlage nach hinten."

1/0

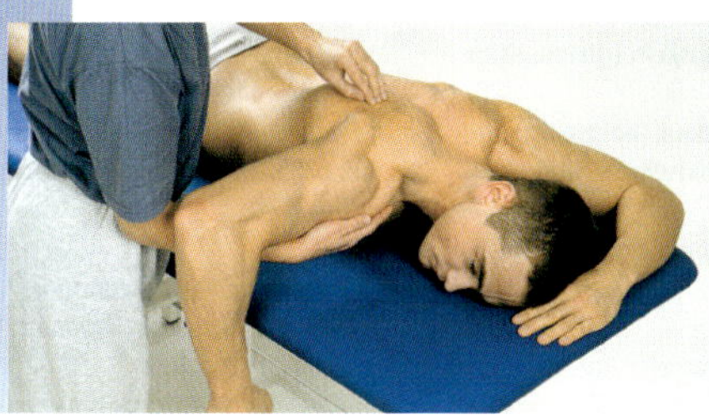

Ausgangsstellung: Der Patient liegt auf dem Bauch.

Untersuchungsgang: Der Untersucher palpiert die Pars transversa des M. trapezius.

Instruktion: „Versuchen Sie, Arm und Schulter von der Unterlage abzuheben."

Klinische Relevanz

- Eine Trapeziusschwäche nach einer Läsion des Nervus accessorius zeigt sich oft durch ein charakteristisches, flügelartiges Abstehen des Schulterblattes (Scapula alata). Das Abstehen ist bei der Abduktion des Armes im Schultergelenk besonders deutlich sichtbar.
- Eine unilaterale Kontraktur des M. trapezius sieht man häufig bei einem Schiefhals (Torticollis).
- Eine Schwäche des M. trapezius erschwert die Abduktion und Elevation des Oberarmes über Schulterhöhe.
- Im Muskel finden sich häufig aktive Triggerpunkte.

Musculus levator scapulae

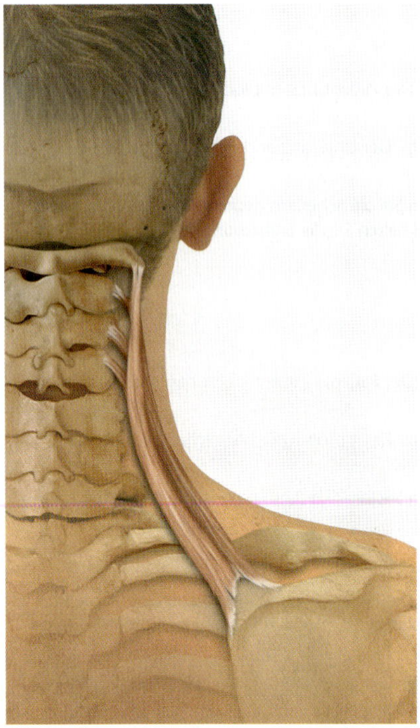

Der M. levator scapulae wirkt in Abhängigkeit vom jeweiligen Punctum mobile oder Punctum fixum als Heber des Schulterblattes bzw. verhindert das Absinken des Schulterblattes etwa beim Tragen schwerer Lasten. Zusätzlich zieht er das Schulterblatt nach medial. Andererseits kann der M. levator scapulae bei beidseitiger Anspannung die Halswirbelsäule strecken bzw. bei einseitiger Kontraktion zur gleichen Seite neigen.

Ursprung	Tubercula posteriora der Processus transversi der 1.–4. Halswirbel
Ansatz	Angulus superior scapulae und angrenzende Margo medialis scapulae
Innervation	Nervus dorsalis scapulae, C3–C5 Rami ventrales von C3–C5

Funktionen

Synergisten	Antagonisten
Articulationes acromioclavicularis und sternoclavicularis	
Verschiebung der Scapula nach kranial	
M. trapezius, Pars descendens	M. trapezius, Pars ascendens
Mm. rhomboidei	M. serratus anterior (kaudaler Anteil)
M. serratus anterior (kranialer Anteil)	M. pectoralis minor
	über Ansatz am Humerus via Adduktion
	M. latissimus dorsi
	M. pectoralis minor
Verschiebung der Scapula nach medial	
M. trapezius	M. serratus anterior
Mm. rhomboidei	
indirekt über Ansatz am Humerus via Adduktion	
M. latissimus dorsi	
M. pectoralis major	

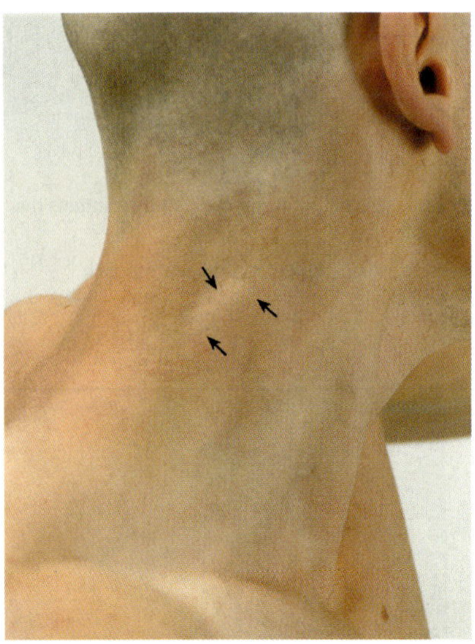

Muskelfunktionsprüfung

Kraftgrad

5/4

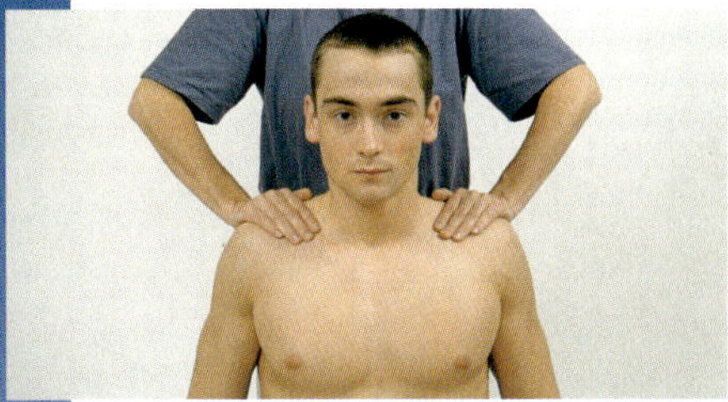

Ausgangsstellung: Der Patient sitzt mit locker herunterhängenden Armen.

Untersuchungsgang: Der Untersucher drückt die Schultern des Patienten nach kaudal.

Instruktion: „Heben Sie die Schultern gegen meinen Widerstand in Richtung Ohr und halten Sie die Endstellung."

3

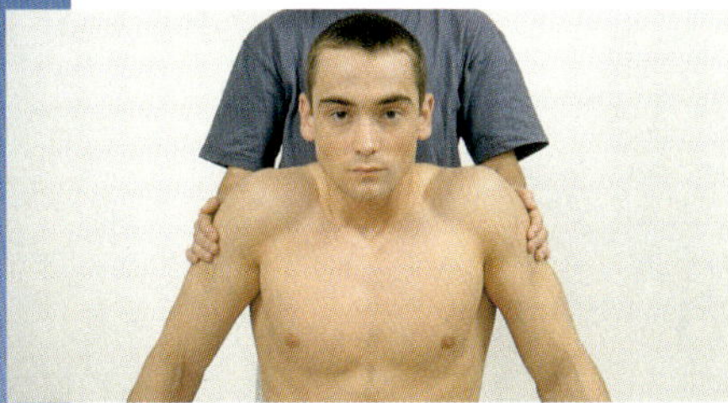

Ausgangsstellung: Der Patient sitzt mit locker herunterhängenden Armen.

Untersuchungsgang: Der Untersucher beobachtet die Schulterbewegung des Patienten.

Instruktion: „Heben Sie Ihre Schultern so weit wie möglich."

2

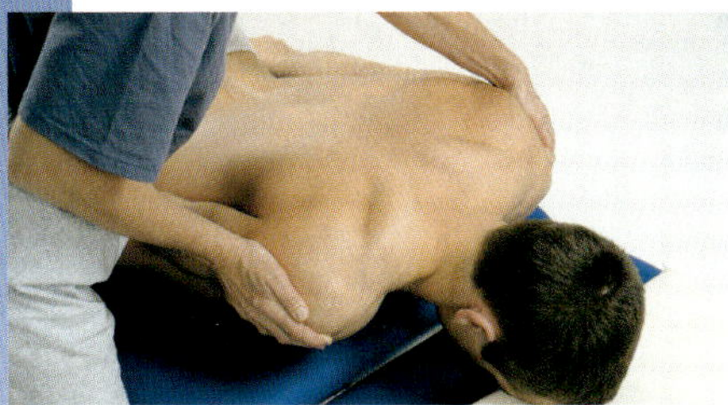

Ausgangsstellung: Der Patient liegt auf dem Bauch, die Arme sind neben dem Körper platziert. Seine Stirn liegt auf der Untersuchungsliege auf.

Untersuchungsgang: Der Untersucher unterstützt, wenn notwendig, die Schultern von ventral.

Instruktion: „Bewegen Sie Ihre Schulter so weit wie möglich in Richtung Ohr."

1/0

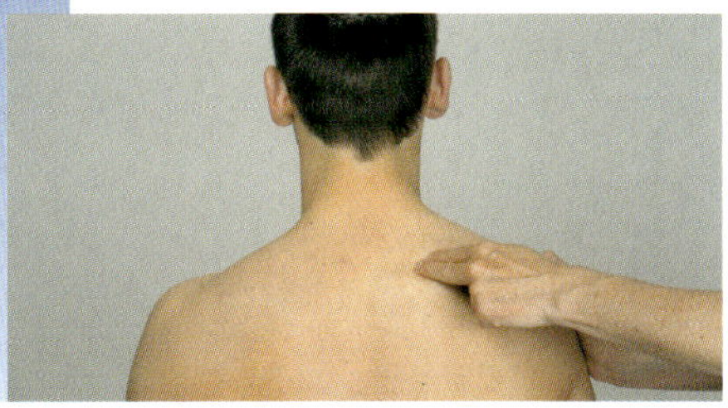

Ausgangsstellung: Der Patient sitzt mit locker herunterhängenden Armen.

Untersuchungsgang: Der Untersucher palpiert den M. levator scapulae am Angulus superior.

Instruktion: „Versuchen Sie, Ihre Schultern so weit wie möglich in Richtung Ohr zu heben."

Klinische Relevanz

- Wenn eine Schwäche des M. trapezius besteht, kann durch ein Überwiegen der Tätigkeit des M. levator scapulae der Angulus superior scapulae nach oben gezogen werden.
- Am Ansatz des M. levator scapulae befindet sich häufig ein aktiver Triggerpunkt.

Probleme/Hinweise

- Es ist schwer, die Funktion des M. levator scapulae von der des M. trapezius, Pars descendens, zu unterscheiden.

Musculus rhomboideus major

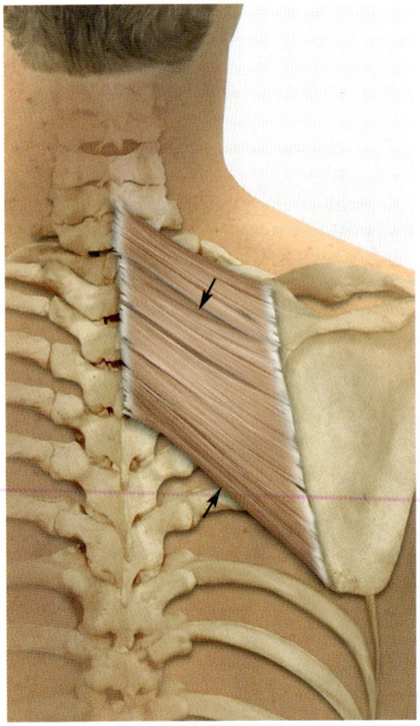

Die Mm. rhomboidei heben das Schulterblatt und führen es an die Wirbelsäule heran. Gemeinsam mit dem antagonistischen M. serratus anterior pressen sie den medialen Scapularand auf den Brustkorb und fixieren ihn damit.

Ursprung	Processus spinosi der 1.–5. Brustwirbel
Ansatz	Margo medialis scapulae zwischen Spina scapulae und Angulus inferior
Innervation	Nervus dorsalis scapulae, C4–C5

Funktionen

Synergisten	Antagonisten
Articulationes acromioclavicularis und sternoclavicularis	
Verschiebung der Scapula nach kranial	
M. trapezius, Pars descendens	M. trapezius, Pars ascendens
M. levator scapulae	M. serratus anterior (kaudaler Anteil)
M. rhomboideus minor	M. pectoralis minor
M. serratus anterior (kranialer Anteil)	*indirekt über Ansatz am Humerus*
	M. latissimus dorsi
	M. pectoralis major
Verschiebung der Scapula nach medial	
M. trapezius	M. serratus anterior
M. rhomboideus minor	
M. levator scapulae (schwach)	
indirekt über Ansatz am Humerus via Adduktion	
M. pectoralis major	
M. latissimus dorsi	

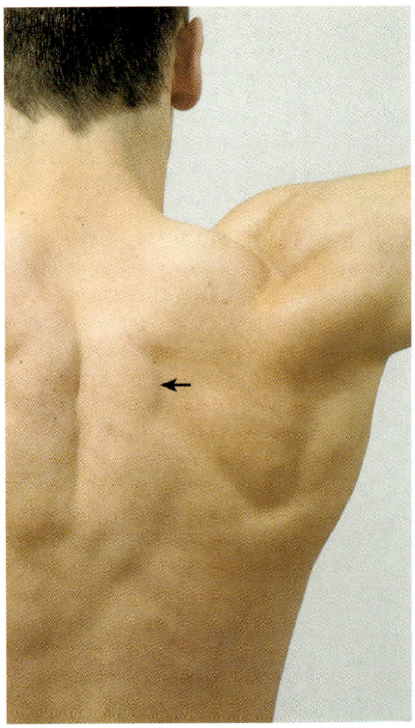

Muskelfunktionsprüfung

Kraftgrad

5/4

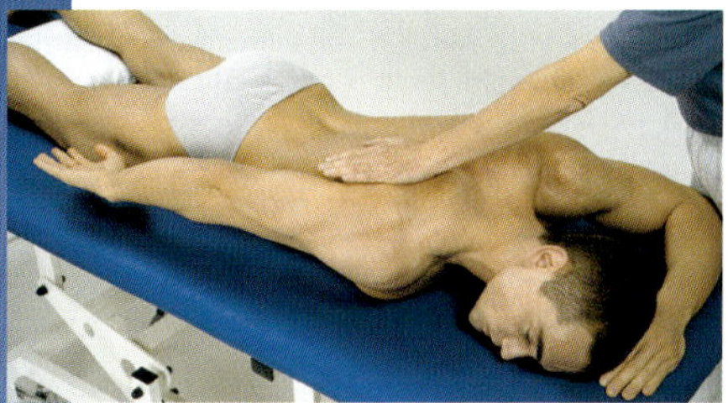

Ausgangsstellung: Der Patient liegt auf dem Bauch. Der zu prüfende Arm ist im Schultergelenk innenrotiert und liegt auf der Bank.

Untersuchungsgang: Der Untersucher fixiert mit einer Hand die gegenüberliegende Scapula und gibt Druck nach lateral und kaudal.

Instruktion: „Heben Sie den Arm und die Schulter gegen meinen Widerstand ab und halten Sie die Endstellung."

3

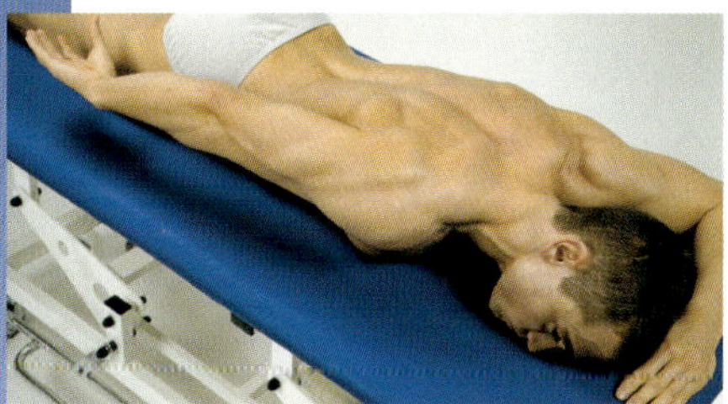

Ausgangsstellung: Der Patient liegt auf dem Bauch. Der zu prüfende Arm ist im Schultergelenk innenrotiert und liegt auf der Bank.

Untersuchungsgang: Der Untersucher beobachtet die Bewegung der Scapula.

Instruktion: „Heben Sie den Arm und die Schulter von der Bank ab."

2

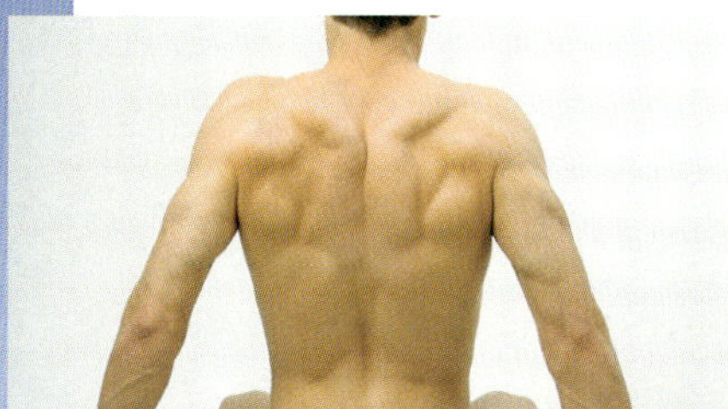

Ausgangsstellung: Der Patient sitzt. Die Arme sind im Schultergelenk innenrotiert.

Untersuchungsgang: Der Untersucher beobachtet die Bewegung der Scapula.

Instruktion: „Führen Sie die Schulterblätter so weit wie möglich zusammen."

1/0

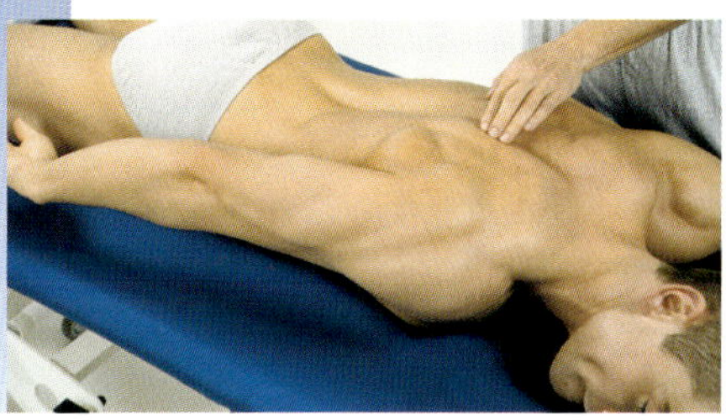

Ausgangsstellung: Der Patient liegt auf dem Bauch.

Untersuchungsgang: Der Untersucher palpiert den M. rhomboideus major.

Instruktion: „Versuchen Sie, Arm und Schulter von der Bank abzuheben."

Klinische Relevanz

- Ohne Fixation der Scapula durch die Mm. rhomboidei ist die Kraft der Adduktion und Extension des Oberarmes im Schultergelenk verringert.
- Die normale Funktion des Armes ist weniger durch den Ausfall der Mm. rhomboidei, als durch den Ausfall des M. trapezius und des M. serratus anterior eingeschränkt.
- Eine Schwäche des Muskels kann ein mediales Abstehen der Scapula hervorrufen (Scapula alata).

Probleme/Hinweise

- Der M. rhomboideus major wird zusammen mit dem M. rhomboideus minor getestet.
- Achten Sie darauf, dass der Patient den Humeruskopf nicht auf die Untersuchungsbank drückt und versucht, den Arm zu heben. Arm und Schulterblatt sollten sich zusammen bewegen.

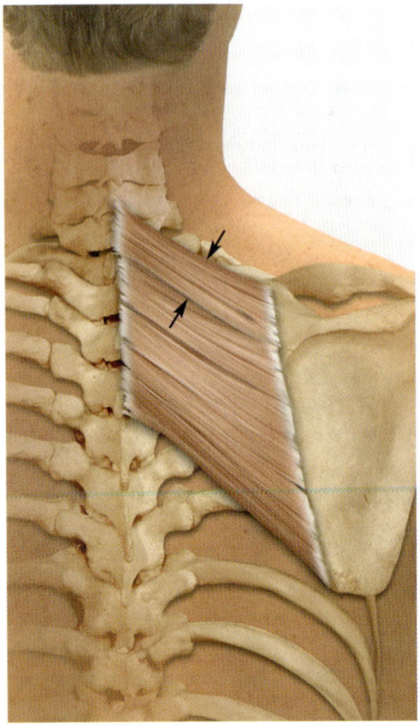

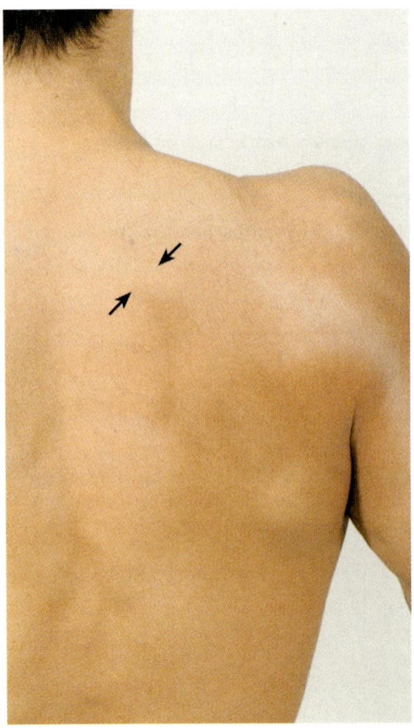

Musculus rhomboideus minor

Die Mm. rhomboidei heben das Schulterblatt und führen es an die Wirbelsäule heran. Gemeinsam mit dem antagonistischen M. serratus anterior pressen sie den medialen Scapularand auf den Brustkorb und fixieren ihn damit.

Ursprung	Processus spinosi der 6.–7. Halswirbel
Ansatz	Margo medialis scapulae im Bereich der Spina scapulae
Innervation	Nervus dorsalis scapulae, C4

Funktionen

Synergisten	Antagonisten
Articulationes acromioclavicularis und sternoclavicularis	
Verschiebung der Scapula nach kranial	
M. trapezius, Pars descendens	M. trapezius, Pars ascendens
M. levator scapulae	M. serratus anterior (kaudaler Anteil)
M. rhomboideus major	M. pectoralis minor
M. serratus anterior (kranialer Anteil)	*indirekt über Ansatz am Humerus*
	M. latissimus dorsi
	M. pectoralis major
Verschiebung der Scapula nach medial	
M. trapezius	M. serratus anterior
M. rhomboideus major	
M. levator scapulae	

Muskelfunktionsprüfung

Kraftgrad

5/4

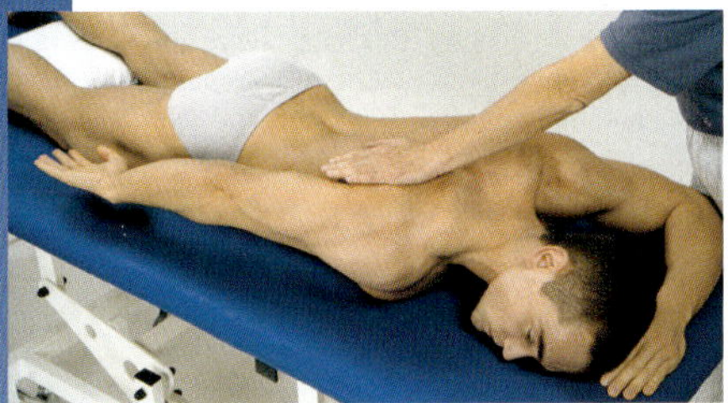

Ausgangsstellung: Der Patient liegt auf dem Bauch. Der zu prüfende Arm ist im Schultergelenk innenrotiert und liegt auf der Bank.

Untersuchungsgang: Der Untersucher fixiert mit einer Hand die gegenüberliegende Scapula und gibt Druck nach lateral und kaudal.

Instruktion: „Heben Sie den Arm und die Schulter gegen meinen Widerstand ab und halten Sie die Endstellung."

3

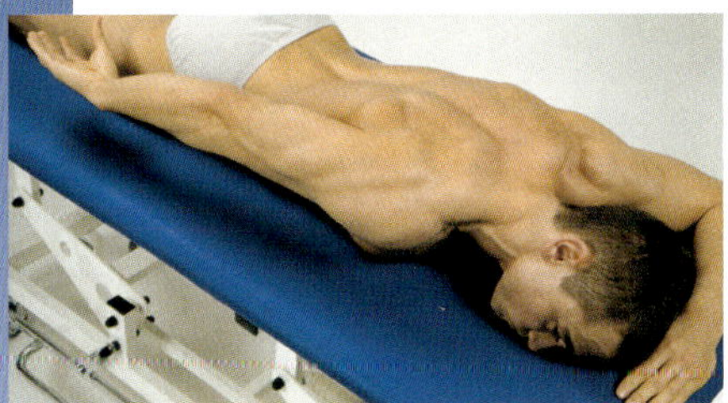

Ausgangsstellung: Der Patient liegt auf dem Bauch. Der zu prüfende Arm ist im Schultergelenk innenrotiert und liegt auf der Bank.

Untersuchungsgang: Der Untersucher beobachtet die Bewegung der Scapula.

Instruktion: „Heben Sie den Arm und die Schulter von der Bank ab."

2

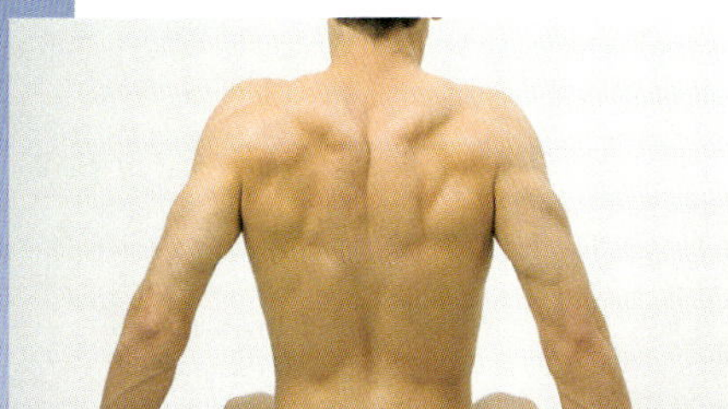

Ausgangsstellung: Der Patient sitzt. Die Arme sind im Schultergelenk innenrotiert.

Untersuchungsgang: Der Untersucher beobachtet die Bewegung der Scapula.

Instruktion: „Führen Sie die Schulterblätter so weit wie möglich zusammen."

1/0

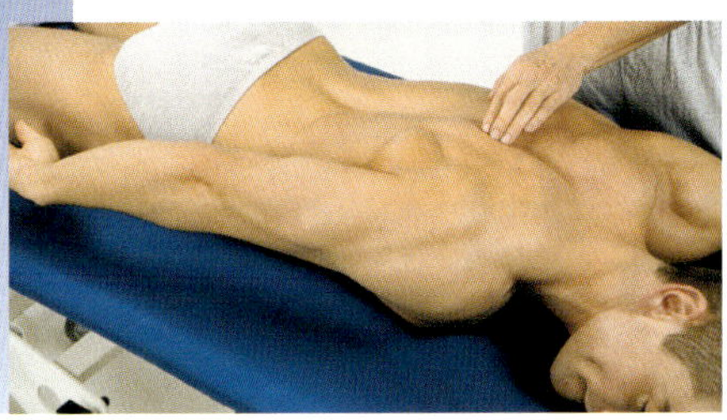

Ausgangsstellung: Der Patient liegt auf dem Bauch.

Untersuchungsgang: Der Untersucher palpiert den M. rhomboideus minor.

Instruktion: „Versuchen Sie, Arm und Schulter von der Bank abzuheben."

Klinische Relevanz

- Ohne Fixation der Scapula durch die Mm. rhomboidei ist die Kraft der Adduktion und Extension des Oberarmes im Schultergelenk verringert.
- Die normale Funktion des Armes ist weniger durch den Ausfall der Mm. rhomboidei als durch den des M. trapezius und des M. serratus anterior eingeschränkt.
- Eine Schwäche des Muskels kann ein mediales Abstehen der Scapula hervorrufen (Scapula alata).

Probleme/Hinweise

- Der M. rhomboideus minor wird zusammen mit dem M. rhomboideus major getestet.
- Achten Sie darauf, dass der Patient den Humeruskopf nicht auf den Untersuchungstisch drückt und versucht, den Arm zu heben. Arm und Schulterblatt sollten sich zusammen bewegen.

Musculus serratus anterior

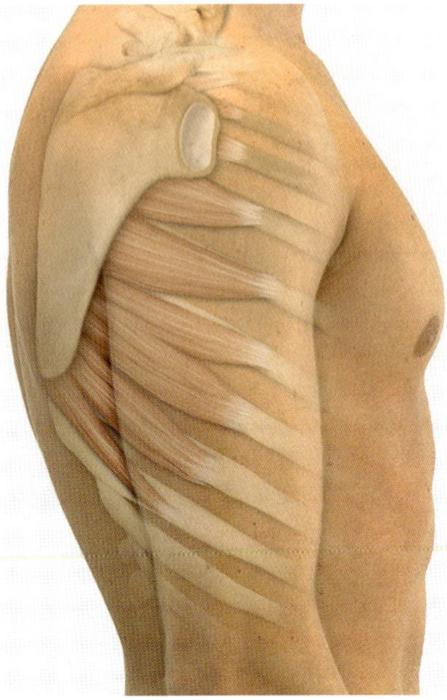

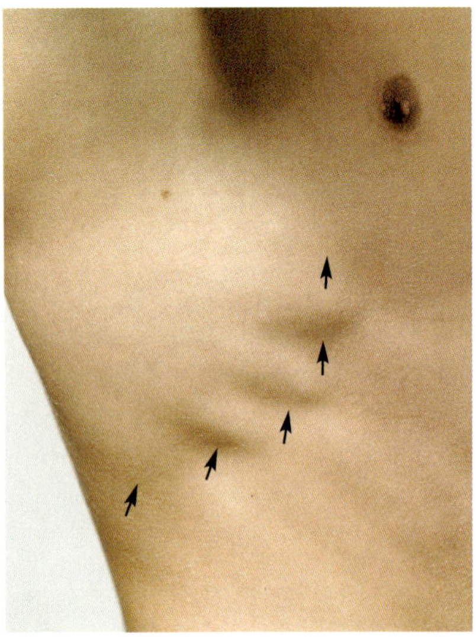

Der M. serratus anterior kann das Schulterblatt nach lateral und nach kaudal verlagern und vor allem, gemeinsam mit dem antagonistischen M. trapezius, die Scapula in die Elevationsstellung drehen. Gemeinsam mit den antagonistischen Mm. rhomboidei presst er den medialen Scapularand auf den Brustkorb und fixiert ihn damit.

Ursprung	1.–9. Rippe, in einem Bogen unterhalb der Achselhöhle entspringend
Ansatz	ventrale Fläche der Margo medialis scapulae zwischen Angulus superior und inferior
Innervation	Nervus thoracicus longus, C5–C7
Besonderheiten	Zusammen mit den Rippen bildet der M. serratus anterior die mediale Wand der Achselhöhle.

Funktionen

Synergisten	Antagonisten
Articulationes acromioclavicularis und sternoclavicularis	
Verschiebung der Scapula nach lateral *indirekt über Ansatz am fixierten Humerus* M. pectoralis major	M. trapezius (alle Anteile, besonders Pars transversa) Mm. rhomboidei M. levator scapulae *indirekt über Ansatz am Humerus via Adduktion* M. latissimus dorsi
Drehung der Scapula in die Elevationsstellung (kaudaler Anteil) M. trapezius, Pars descendens und ascendens	Mm. rhomboidei M. pectoralis minor *indirekt über Ansatz am Humerus via Adduktion* M. latissimus dorsi M. pectoralis major

Muskelfunktionsprüfung

Kraftgrad

5/4

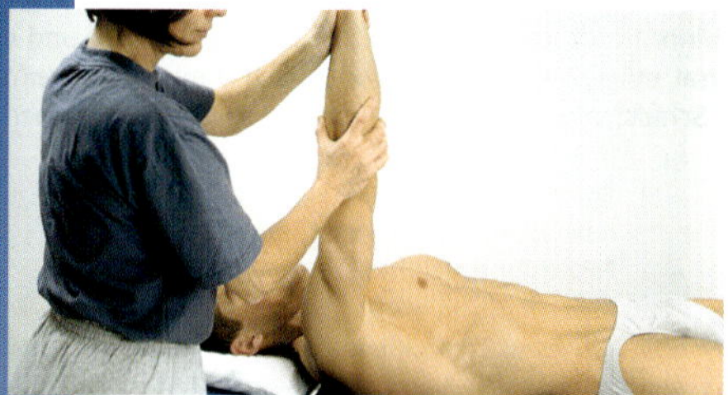

Ausgangsstellung: Der Patient liegt auf dem Rücken, den Arm im Schultergelenk 90° antevertiert und leicht abduziert.

Untersuchungsgang: Der Untersucher fixiert mit einer Hand den distalen Unterarm, mit der anderen den Ellbogen. Er gibt Druck in Längsrichtung des Oberarmes und in Richtung Unterlage.

Instruktion: „Drücken Sie Ihren Arm gegen meinen Widerstand nach oben."

3

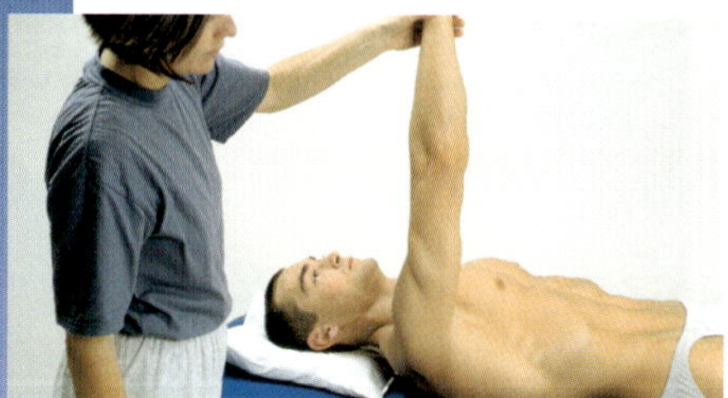

Ausgangsstellung: Der Patient liegt auf dem Rücken, den Arm im Schultergelenk 90° antevertiert und leicht abduziert.

Untersuchungsgang: Der Untersucher beobachtet die Bewegung des Schulterblattes.

Instruktion: „Schieben Sie den Arm deckenwärts."

2

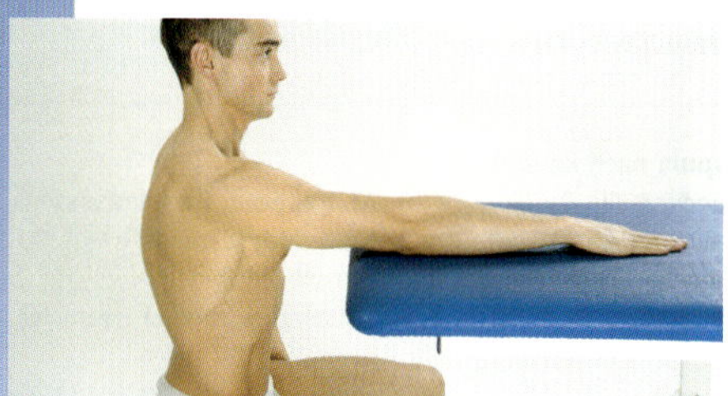

Ausgangsstellung: Der Patient sitzt. Der Arm ist im Schultergelenk 90° antevertiert und ruht auf der Untersuchungsliege.

Untersuchungsgang: Der Untersucher beobachtet die Bewegung des Schulterblattes.

Instruktion: „Schieben Sie den Arm auf der Unterlage nach vorne."

1/0

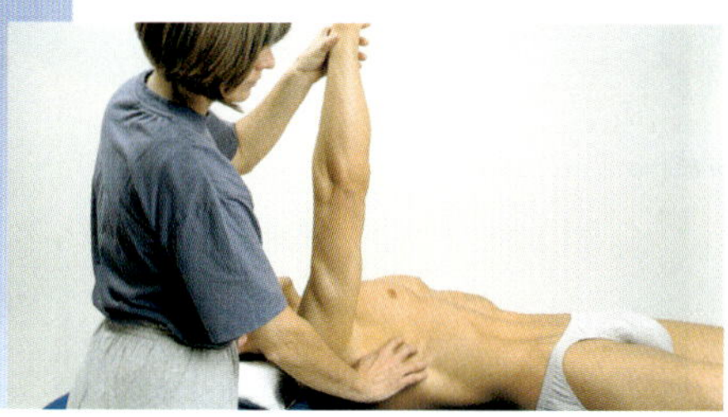

Ausgangsstellung: Der Patient liegt auf dem Rücken, den Arm im Schultergelenk 90° antevertiert und leicht abduziert.

Untersuchungsgang: Der Untersucher palpiert den M. serratus anterior.

Instruktion: „Versuchen Sie, den Arm deckenwärts zu schieben."

Klinische Relevanz

- Eine Schwäche des M. serratus anterior resultiert in einer Scapula alata (vor allem des Angulus inferior scapulae).
- Eine Schwäche des M. serratus anterior erschwert die Flexion und die Abduktion des Armes im Schultergelenk.

Probleme/Hinweise

- Die Bewegung der Schulter muss gesehen werden und der Angulus inferior scapulae muss palpiert werden, um sicher zu gehen, dass die Bewegung nicht anderweitig unterstützt wird.
- Statt des Begriffes „Anteversion" für die Bewegung des Armes im Schultergelenk nach ventral, wird häufig in Analogie zu Bewegungen in anderen Gelenken der Begriff „Flexion" verwendet.

2 Obere Extremität

Schultergelenksmuskulatur

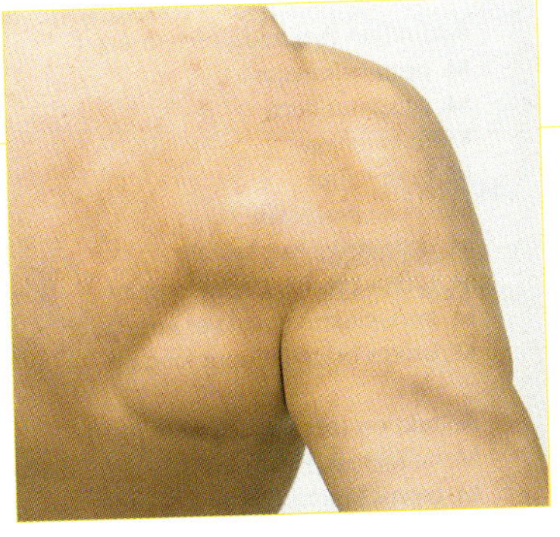

Musculus deltoideus, Pars spinalis

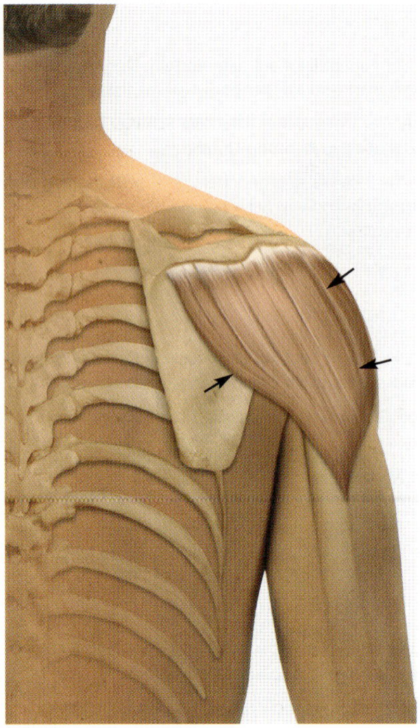

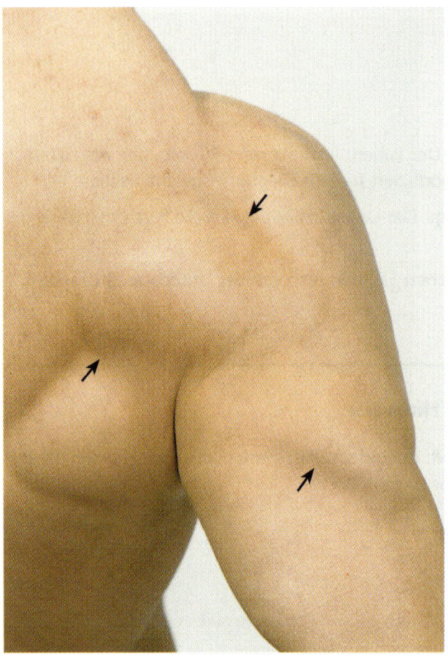

Die Pars spinalis des M. deltoideus führt, wenn sie isoliert angespannt wird, eine Retroversion und Außenrotation des Humerus im Schultergelenk durch. Bei gemeinsamer Anspannung mit der Pars clavicularis hängt ihre Funktion von der Stellung der Schultergelenkes ab: Bei adduziertem Arm wirken die beiden Anteile gemeinsam antagonistisch zur Pars acromialis und somit als starke Adduktoren. Andererseits übernehmen sie bei bereits abduziertem Arm die Weiterführung der Abduktion.

Ursprung	Spina scapulae
Ansatz	Tuberositas deltoidea des Humerus
Innervation	Nervus axillaris, C5–C6
Besonderheiten	Der M. deltoideus ist ein Kennmuskel für das Rückenmarkssegment C5.

Funktionen

Articulatio humeri

Synergisten	Antagonisten
Retroversion	
M. latissimus dorsi	M. pectoralis major
M. triceps brachii, Caput longum	M. deltoideus, Pars clavicularis
M. teres major	M. biceps brachii
	M. coracobrachialis
	M. infraspinatus
Außenrotation	
M. infraspinatus	M. subscapularis
M. teres minor	M. pectoralis major
M. biceps brachii, Caput longum	M. latissimus dorsi
	M. teres major
Adduktion (bei adduziertem Arm)	
M. pectoralis major	M. deltoideus, Pars acromialis
M. latissimus dorsi	M. biceps brachii, Caput longum
M. teres major	M. infraspinatus (kranialer Anteil)
M. teres minor	M. subscapularis (kranialer Anteil)
M. coracobrachialis	
M. biceps brachii, Caput breve	
M. deltoideus, Pars clavicularis	
M. infraspinatus (kaudaler Anteil)	
M. triceps brachii, Caput longum	
Abduktion (bei abduziertem Arm)	
M. deltoideus, Pars clavicularis	M. pectoralis major
M. biceps brachii, Caput longum	M. latissimus dorsi
M. infraspinatus (kranialer Anteil)	M. teres major
M. subscapularis (kranialer Anteil)	M. teres minor
	M. coracobrachialis
	M. biceps brachii, Caput breve
	M. infraspinatus (kaudaler Anteil)
	M. triceps brachii, Caput longum

Muskelfunktionsprüfung

Kraftgrad

5/4

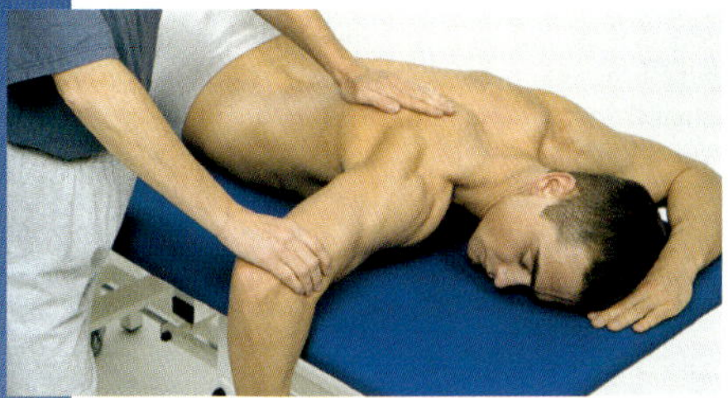

Ausgangsstellung: Der Patient liegt auf dem Bauch, der Arm ist im Schultergelenk 90° abduziert. Der Oberarm liegt der Liege auf, der Unterarm hängt senkrecht über die Kante.

Untersuchungsgang: Der Untersucher fixiert mit einer Hand die Scapula, mit der anderen erzeugt er Druck am Ellenbogen in Richtung Unterlage.

Instruktion: „Heben Sie Ihren Oberarm gegen meinen Widerstand an und halten Sie die Stellung."

3

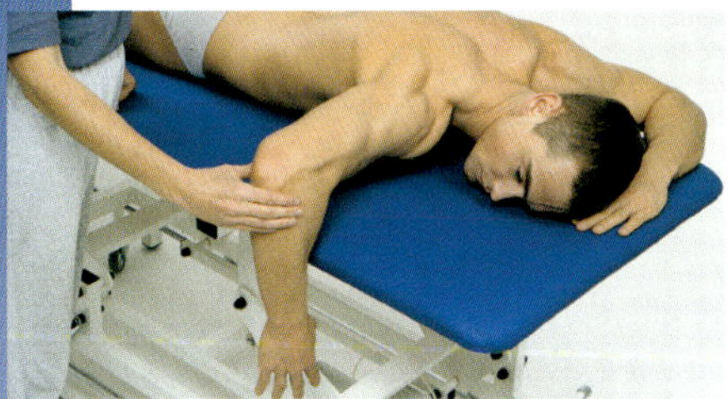

Ausgangsstellung: Der Patient liegt auf dem Bauch, der Arm ist im Schultergelenk 90° abduziert. Der Oberarm liegt der Liege auf, der Unterarm hängt senkrecht über die Kante.

Untersuchungsgang: Der Untersucher beobachtet die Schultergelenksbewegung.

Instruktion: „Heben Sie den Oberarm von der Unterlage ab."

2

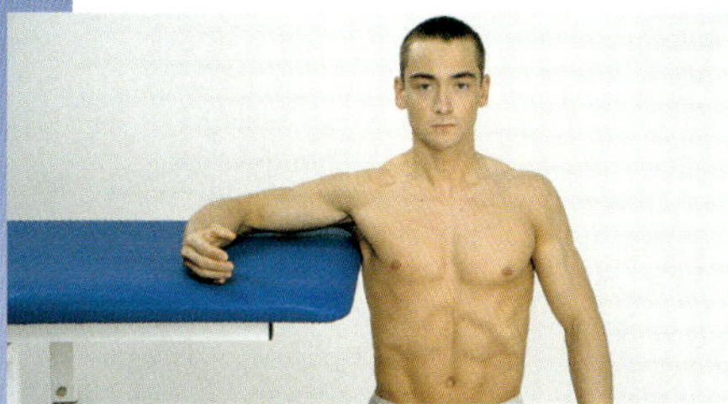

Ausgangsstellung: Der Patient sitzt, den Arm im Schultergelenk 90° abduziert.

Untersuchungsgang: Der Untersucher beobachtet die Schultergelenksbewegung.

Instruktion: „Führen Sie Ihren Arm auf der Unterlage nach hinten."

1/0

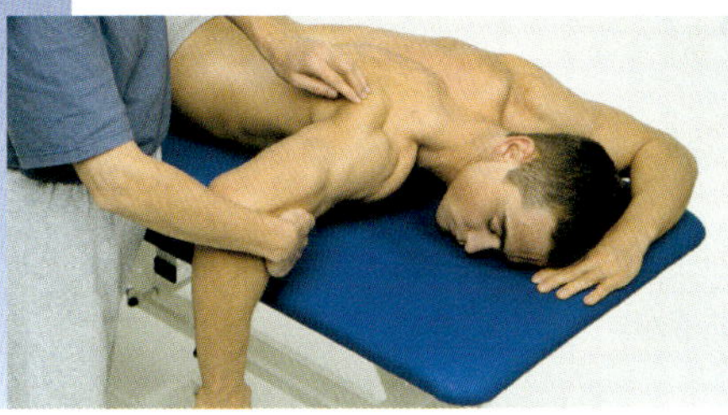

Ausgangsstellung: Der Patient liegt auf dem Bauch, der Arm ist im Schultergelenk 90° abduziert. Der Oberarm liegt der Liege auf, der Unterarm hängt senkrecht über die Kante.

Untersuchungsgang: Der Untersucher palpiert die Pars spinalis des M. deltoideus.

Instruktion: „Versuchen Sie, den Arm von der Unterlage abzuheben."

! Probleme/Hinweise

- Um die Mithilfe des Caput longum des M. triceps brachii bei der Bewegung zu reduzieren, kann der Test bei im Ellenbogengelenk extendiertem Arm durchgeführt werden.

Musculus deltoideus, Pars acromialis

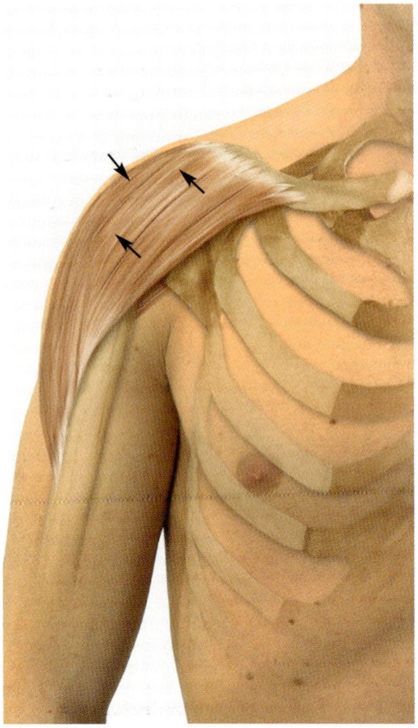

Die Pars acromialis des M. deltoideus führt eine Abduktion des Armes herbei, wobei der M. supraspinatus den Humeruskopf in der Pfanne zentriert. Wenn die Pars acromialis des M. deltoideus im Verlauf der Abduktion insuffizient wird, übernehmen die Pars spinalis sowie die Pars clavicularis diese Aufgabe.

Ursprung	Acromion
Ansatz	Tuberositas deltoidea des Humerus
Innervation	Nervus axillaris, C5–C6
Besonderheiten	Der M. deltoideus ist ein Kennmuskel für das Rückenmarkssegment C5.

Funktionen

Articulatio humeri

Synergisten	Antagonisten
Abduktion	
M. deltoideus, Pars clavicularis und Pars spinalis, bei bereits abduziertem Arm	M. pectoralis major
M. infraspinatus (kranialer Anteil)	M. latissimus dorsi
M. biceps brachii, Caput longum	M. teres major
M. subscapularis (kranialer Anteil)	M. teres minor
	M. coracobrachialis
	M. biceps brachii, Caput breve
	M. deltoideus, Pars clavicularis und Pars spinalis, bei adduziertem Arm
	M. infraspinatus (kaudaler Anteil)

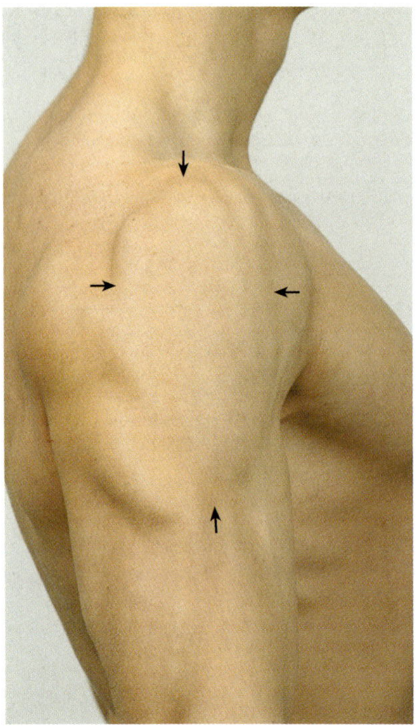

Muskelfunktionsprüfung

Kraftgrad

5/4

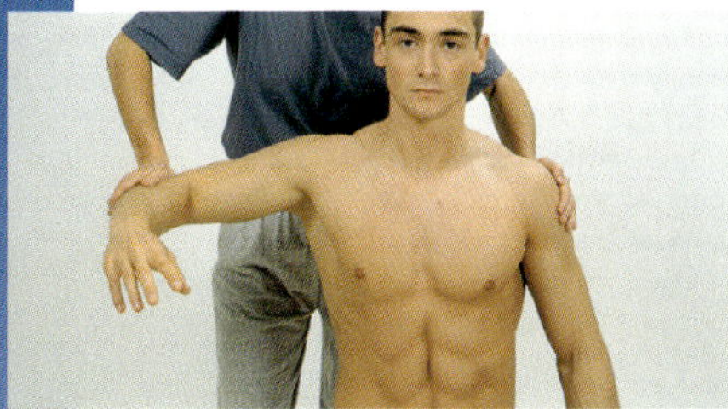

Ausgangsstellung: Der Patient sitzt, die Arme hängen locker an der Seite herunter. Der zu prüfende Arm ist im Ellenbogengelenk 90° flektiert.

Untersuchungsgang: Der Untersucher übt am distalen Oberarm Druck in Richtung Adduktion aus.

Instruktion: „Spreizen Sie Ihren Arm gegen meinen Widerstand seitlich ab und halten Sie die Position."

3

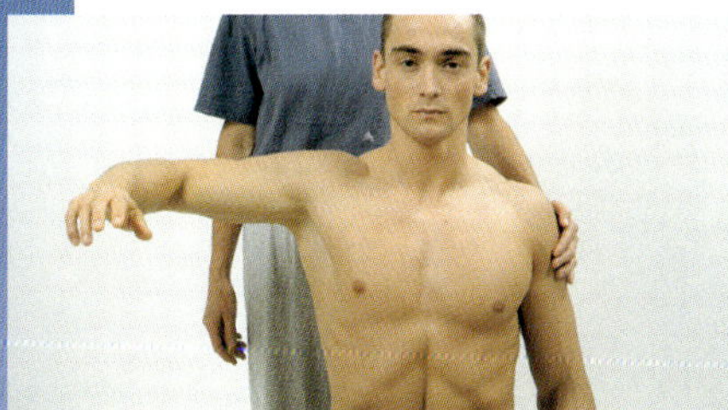

Ausgangsstellung: Der Patient sitzt, die Arme hängen locker an der Seite herunter. Der zu prüfende Arm ist im Ellenbogengelenk 90° flektiert.

Untersuchungsgang: Der Untersucher fixiert den Schultergürtel auf der gegenüberliegenden Seite und beobachtet die Armbewegung.

Instruktion: „Spreizen Sie Ihren Arm seitlich ab."

2

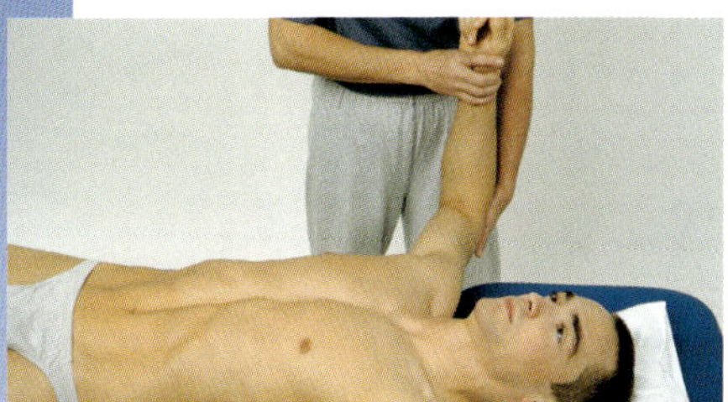

Ausgangsstellung: Der Patient liegt auf dem Rücken, der zu prüfende Arm ist im Ellenbogengelenk 90° flektiert.

Untersuchungsgang: Der Untersucher unterstützt den Ober- und Unterarm und nimmt die Eigenschwere bei der Bewegung ab.

Instruktion: „Spreizen Sie Ihren Arm seitlich ab."

1/0

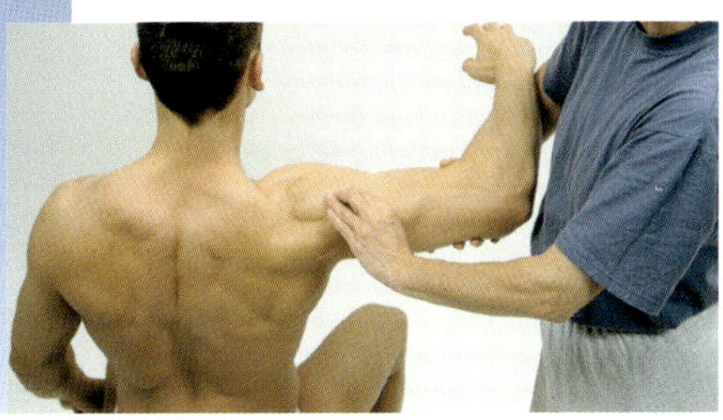

Ausgangsstellung: Der Patient sitzt, die Arme hängen locker an der Seite herunter. Der zu prüfende Arm ist im Ellenbogengelenk 90° flektiert.

Untersuchungsgang: Der Untersucher palpiert die Pars acromialis des M. deltoideus.

Instruktion: „Versuchen Sie, Ihren Arm seitlich abzuspreizen."

! Probleme/Hinweise

- Lassen Sie keine Außenrotation des Armes durch den Patienten zu, sonst benutzt dieser die Kraft des M. biceps brachii.
- Wenn Sie die Pars acromialis des M. deltoideus testen, achten Sie darauf, dass der Patient nicht die Schulter hebt und den Oberkörper zur anderen Seite neigt, weil dies wie eine Schulterabduktion aussehen kann.
- Der M. supraspinatus unterstützt die Funktion der Pars acromialis des M. deltoideus.

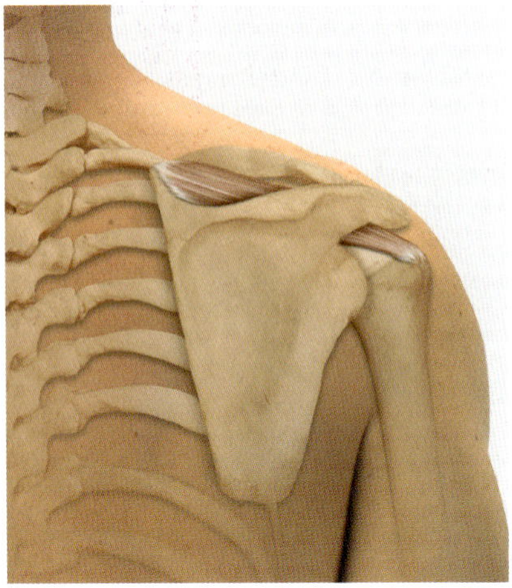

Musculus supraspinatus

Der M. supraspinatus hat keine nennenswerte rotatorische Komponente, sondern fixiert als Teil der Rotatorenmanschette das Caput humeri in der Fossa glenoidalis, insbesondere, wenn der M. deltoideus in der Anfangsphase der Abduktion den Humeruskopf nach kranial aus der Gelenkpfanne zu ziehen sucht. Bei einer Lähmung des M. supraspinatus zieht der M. deltoideus besonders in der Mittelphase der Abduktion das Tuberculum majus humeri gegen den Fornix humeri.

Ursprung	Fossa supraspinata Fascia supraspinata
Ansatz	obere Facette des Tuberculum majus
Innervation	Nervus suprascapularis, C4–C6
Besonderheiten	Die Innervation für den M. supraspinatus erfolgt aus der Pars supraclavicularis des Plexus brachialis. Der Muskel ist Teil der Rotatorenmanschette des Schultergelenkes.

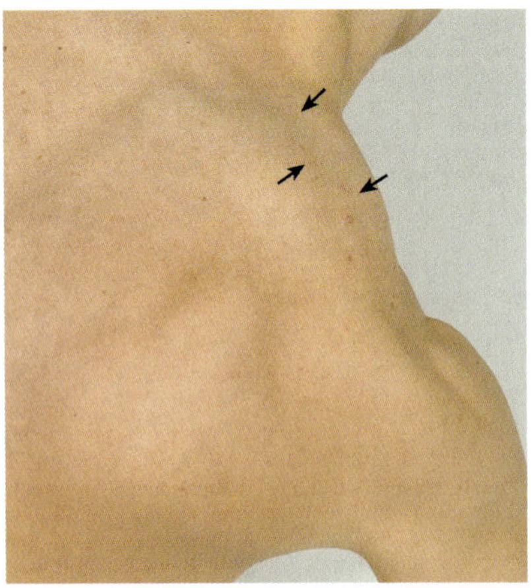

Funktionen

Synergisten	Antagonisten
Articulatio humeri	
Sicherung des Humeruskopfes gegen Abgleiten nach kranial	
M. infraspinatus	M. deltoideus
M. teres minor	
M. teres major	
M. subscapularis	
M. latissimus dorsi	
M. pectoralis major	

Muskelfunktionsprüfung

Kraftgrad

5/4

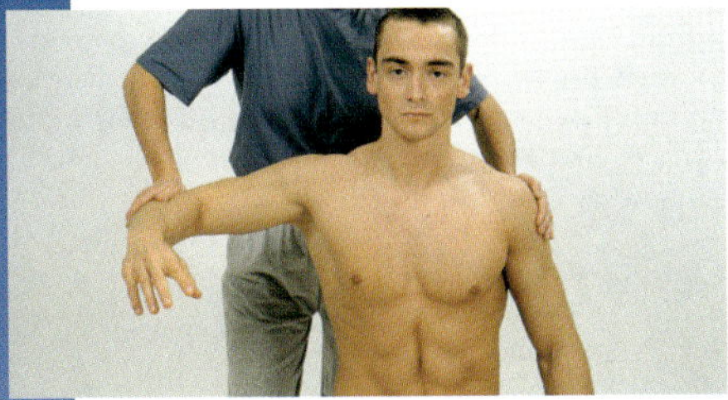

Ausgangsstellung: Der Patient sitzt, die Arme hängen locker an der Seite herunter. Der zu prüfende Arm ist im Ellenbogengelenk 90° flektiert.

Untersuchungsgang: Der Untersucher übt am distalen Oberarm Druck in Richtung Adduktion aus.

Instruktion: „Spreizen Sie Ihren Arm gegen meinen Widerstand seitlich ab und halten Sie die Stellung."

3

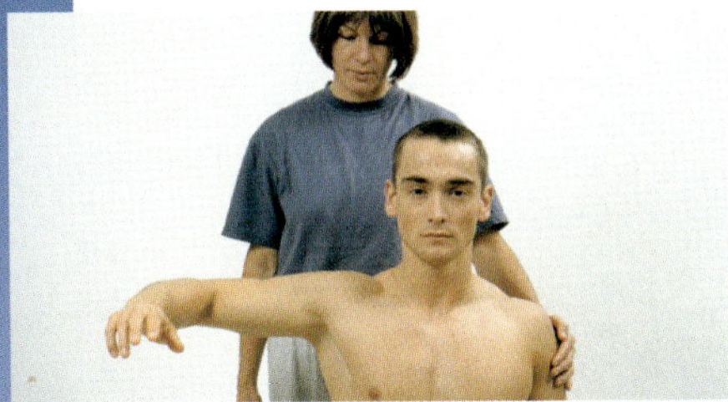

Ausgangsstellung: Der Patient sitzt, die Arme hängen locker an der Seite herunter, der zu prüfende Arm ist im Ellenbogengelenk 90° flektiert.

Untersuchungsgang: Der Untersucher fixiert den Schultergürtel auf der gegenüberliegenden Seite und beobachtet die Armbewegung.

Instruktion: „Spreizen Sie Ihren Arm seitlich ab."

2

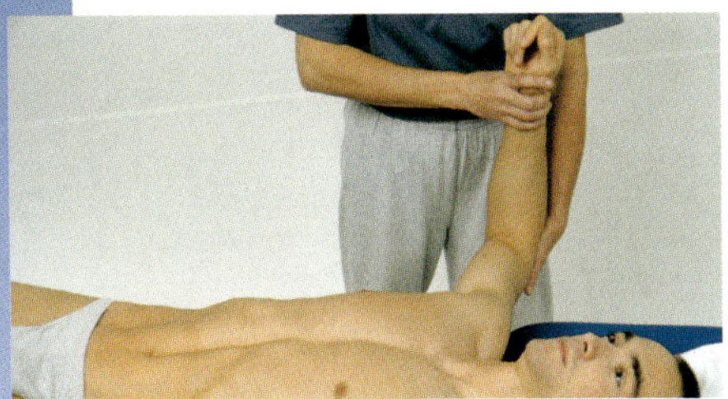

Ausgangsstellung: Der Patient liegt auf dem Rücken, den Arm im Ellenbogengelenk 90° flektiert.

Untersuchungsgang: Der Untersucher unterstützt den Ober- und Unterarm und nimmt die Eigenschwere bei der Bewegung ab.

Instruktion: „Spreizen Sie Ihren Arm seitlich ab."

1/0

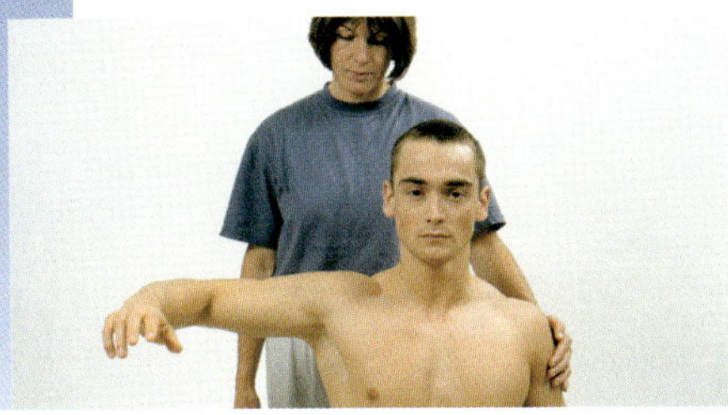

Ausgangsstellung: Der Patient sitzt, die Arme hängen locker an der Seite herunter, der zu prüfende Arm ist im Ellenbogengelenk 90° flektiert.

Untersuchungsgang: Der Untersucher fixiert den Schultergürtel auf der gegenüberliegenden Seite und beobachtet die Armbewegung.

Instruktion: „Versuchen Sie, Ihren Arm seitlich abzuspreizen."

Klinische Relevanz

- Bei der Lähmung des M. supraspinatus steht der Humeruskopf auf der betroffenen Seite höher und es besteht eine erhöhte Luxationsgefahr.
- Die Ruptur der Supraspinatussehne vermindert die Stabilität im Schultergelenk.
- Beim Supraspinatussehnensyndrom handelt es sich um einen mit starken Schmerzen einhergehenden chronischen Reizzustand der Supraspinatussehne. Die vom Patienten eingenommene Schonhaltung kann innerhalb weniger Wochen zu einer erheblichen Kapselschrumpfung und einer damit verbundenen Einschränkung der Gelenkbeweglichkeit führen.

Probleme/Hinweise

- Es ist schwierig, den M. supraspinatus von der Pars acromialis des M. deltoideus zu unterscheiden, da beide dieselbe Bewegung zur selben Zeit ausführen. Zu Beginn der Abduktion ist der M. supraspinatus der aktivere Muskel und zieht den Humeruskopf unter das Acromion. Bei zunehmender Abduktion besitzt der M. deltoideus einen günstigeren Hebel und kann mehr Kraft entfalten.
- Während der Muskelfunktionsprüfung darf der Patient keine Außenrotation durchführen, da sonst die Bewegung durch den M. biceps brachii zu sehr unterstützt werden kann. Darüber hinaus darf keine Schulterelevation, Rotation oder Lateralflexion des Rumpfes zugelassen werden, da auch diese Bewegungen zu einer scheinbaren Abduktion führen können.

Musculus infraspinatus

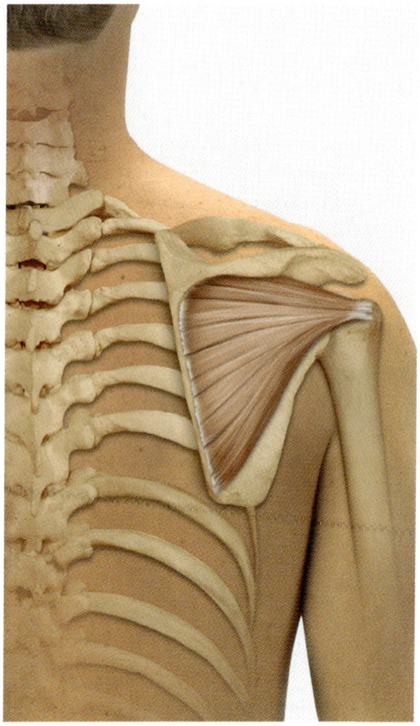

Der M. infraspinatus führt eine kräftige Außenrotation durch, insbesondere in der Schlussphase der Abduktion, wenn das Tuberculum majus so auswärts gedreht werden muss, dass es die Weiterführung der Abduktion nicht durch seinen Anschlag an den Fornix humeri behindert. Er abduziert den Oberarm mit seinem kranialen Anteil und adduziert mit seinen kaudalen Fasern.

Ursprung	Fossa infraspinata kaudaler Rand der Spina scapulae Fascia infraspinata
Ansatz	mittlere Facette des Tuberculum majus humeri
Innervation	Nervus suprascapularis, C5–C6
Besonderheiten	Der M. infraspinatus gehört zur Rotatorenmanschette.

Funktionen

Articulatio humeri

Synergisten	Antagonisten
Außenrotation M. teres minor M. deltoideus, Pars spinalis M. biceps brachii, Caput longum	M. subscapularis M. pectoralis major M. deltoideus, Pars clavicularis M. latissimus dorsi M. teres major
Adduktion (kaudaler Anteil) M. pectoralis major M. latissimus dorsi M. teres major M. teres minor M. coracobrachialis M. biceps brachii, Caput breve M. deltoideus, Pars spinalis und Pars clavicularis, bei adduziertem Arm M. triceps brachii, Caput longum	M. deltoideus, Pars acromialis M. deltoideus, Pars spinalis und Pars clavicularis, bei abduziertem Arm M. biceps brachii, Caput longum M. subscapularis (kranialer Anteil)
Abduktion (kranialer Anteil) M. deltoideus, Pars acromialis M. deltoideus, Pars spinalis und Pars clavicularis, bei abduziertem Arm M. biceps brachii, Caput longum M. subscapularis (kranialer Anteil)	M. pectoralis major M. latissimus dorsi M. teres major M. teres minor M. coracobrachialis M. biceps brachii, Caput breve M. deltoideus, Pars spinalis und Pars clavicularis, bei adduziertem Arm M. triceps brachii, Caput longum

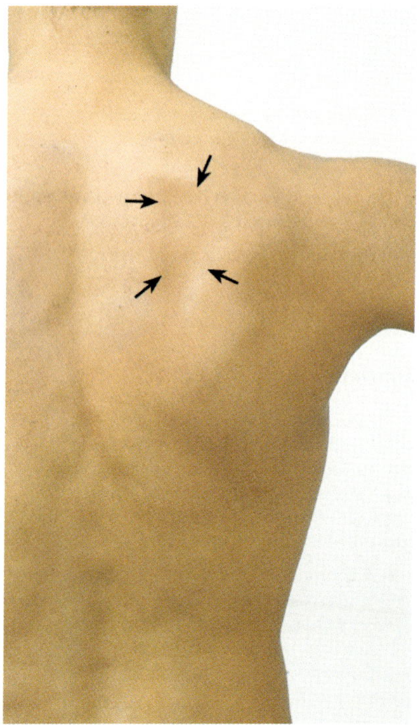

Muskelfunktionsprüfung

Kraftgrad

5/4

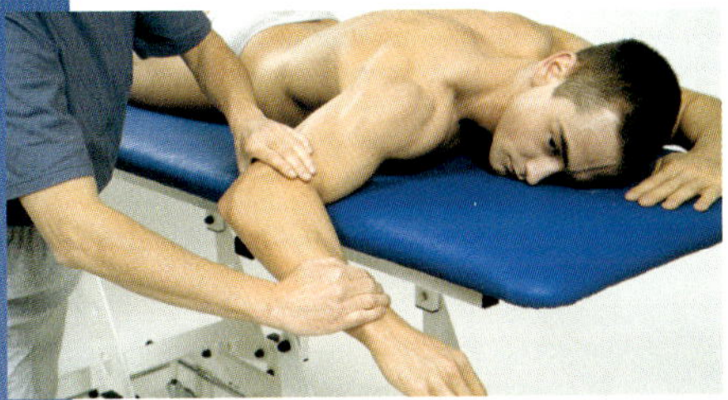

Ausgangsstellung: Der Patient liegt auf dem Bauch. Der Arm ist im Schultergelenk 90° abduziert und im Ellbogengelenk 90° flektiert. Der Unterarm hängt über die Kante der Behandlungsbank.

Untersuchungsgang: Der Untersucher fixiert mit einer Hand den Oberarm, mit der anderen gibt er am distalen Unterarm Druck in Richtung Innenrotation im Schultergelenk.

Instruktion: „Drehen Sie Ihren Unterarm gegen meinen Widerstand nach vorne und oben und halten Sie die Position."

3

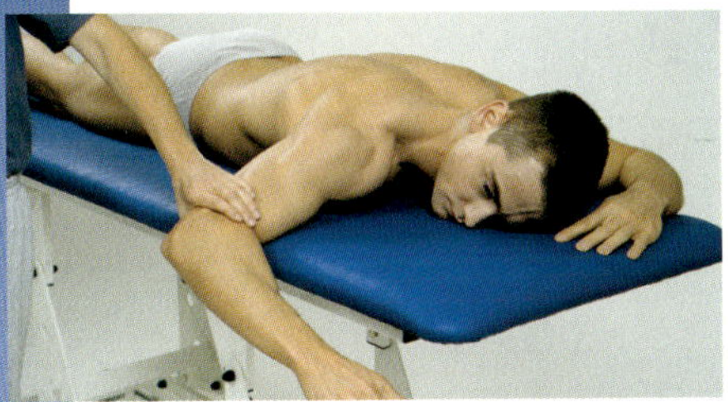

Ausgangsstellung: Der Patient liegt auf dem Bauch. Der Arm ist im Schultergelenk 90° abduziert und im Ellbogengelenk 90° flektiert. Der Unterarm hängt über die Kante der Behandlungsbank.

Untersuchungsgang: Der Untersucher fixiert den Oberarm.

Instruktion: „Drehen Sie Ihren Unterarm nach vorne und oben."

2

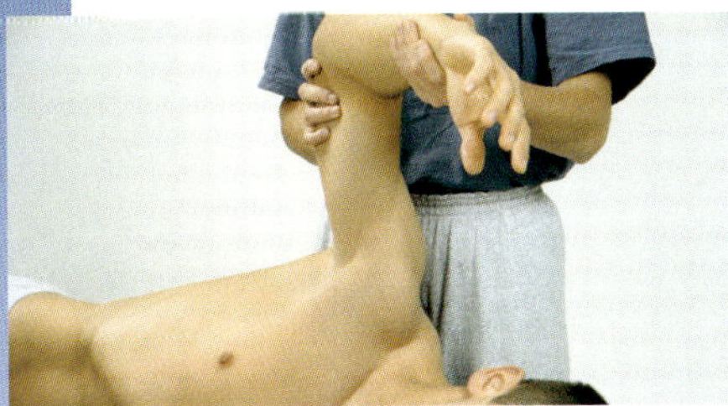

Ausgangsstellung: Der Patient liegt auf der Seite. Der Arm ist im Schultergelenk 90° abduziert und im Ellbogengelenk 90° flektiert.

Untersuchungsgang: Der Untersucher unterstützt den Unterarm.

Instruktion: „Drehen Sie den Unterarm so weit wie möglich in Richtung Kopf."

1/0

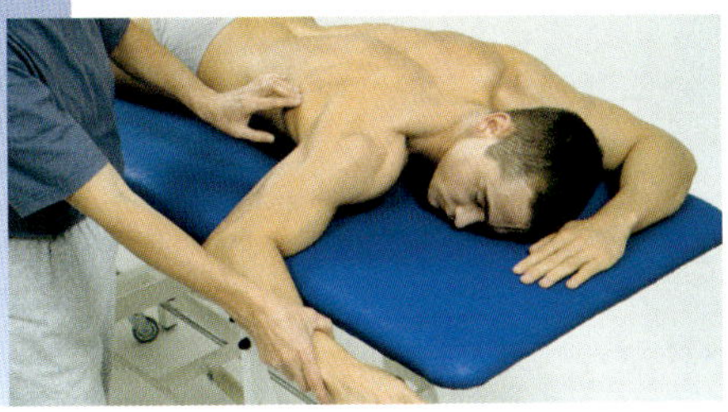

Ausgangsstellung: Der Patient liegt auf dem Bauch.

Untersuchungsgang: Der Untersucher palpiert den M. infraspinatus.

Instruktion: „Versuchen Sie, Ihren Unterarm nach vorne und oben zu drehen."

! Probleme/Hinweise

- Der M. teres minor, der M. infraspinatus und die Pars spinalis des M. deltoideus sind bei der Untersuchung praktisch nicht zu unterscheiden.
- Bei extendiertem Arm kann die Supination im Ellbogengelenk eine Außenrotation vortäuschen.
- Die Palpation des M. infraspinatus ist wegen des darüber liegenden M. latissimus dorsi nicht immer möglich.

Musculus teres minor

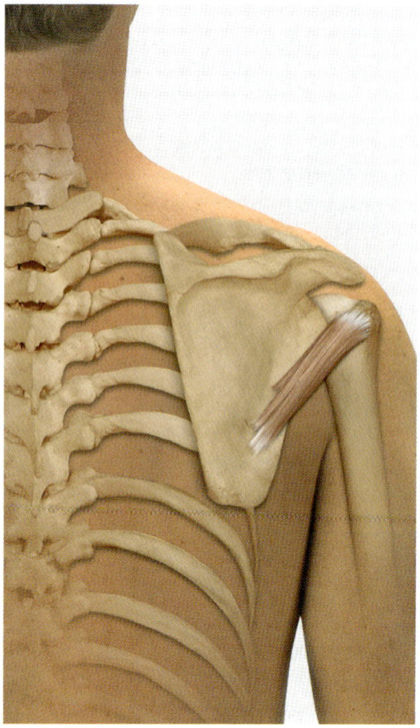

Der M. teres minor bewirkt eine Außenrotation und bei abduziertem Arm auch eine Adduktion im Schultergelenk. Er sichert als Teil der Rotatorenmanschette das Schultergelenk.

Ursprung	obere zwei Drittel der Margo lateralis scapulae Faszie, die den M. teres minor vom M. teres major und vom M. infraspinatus trennt
Ansatz	untere Facette des Tuberculum majus humeri, kaudal des Ansatzes des M. infraspinatus
Innervation	Nervus axillaris, C5–C6
Besonderheiten	Der M. teres minor bildet die obere Begrenzung der lateralen Achsellücke und ist Teil der Rotatorenmanschette.

Funktionen

Articulatio humeri

Synergisten	Antagonisten
Außenrotation	
M. infraspinatus M. deltoideus, Pars spinalis	M. subscapularis M. pectoralis major M. deltoideus, Pars clavicularis M. latissimus dorsi M. teres major
Adduktion	
M. pectoralis major M. latissimus dorsi M. teres major M. coracobrachialis M. biceps brachii, Caput breve M. deltoideus, Pars spinalis und Pars clavicularis, bei adduziertem Arm M. infraspinatus (kaudaler Anteil) M. triceps brachii, Caput longum	M. deltoideus, Pars acromialis M. deltoideus, Pars spinalis und Pars clavicularis, bei abduziertem Arm M. infraspinatus (kranialer Anteil) M. biceps brachii, Caput longum M. subscapularis (kranialer Anteil)

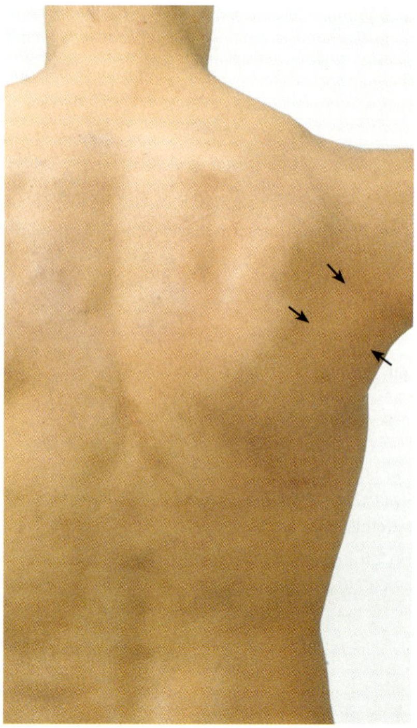

Muskelfunktionsprüfung

Kraftgrad

5/4

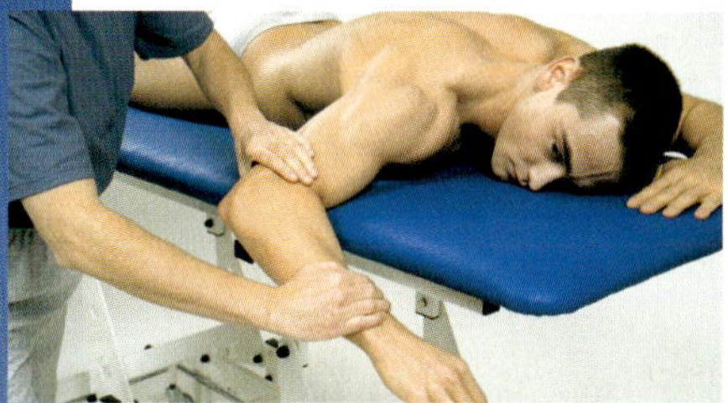

Ausgangsstellung: Der Patient liegt auf dem Bauch. Der Arm ist im Schultergelenk 90° abduziert und im Ellbogengelenk 90° flektiert. Der Unterarm hängt über die Kante der Behandlungsbank.

Untersuchungsgang: Der Untersucher fixiert mit einer Hand den Oberarm, mit der anderen gibt er am distalen Unterarm Druck in Richtung Innenrotation im Schultergelenk.

Instruktion: „Drehen Sie Ihren Unterarm gegen meinen Widerstand nach vorne und oben und halten Sie die Position."

3

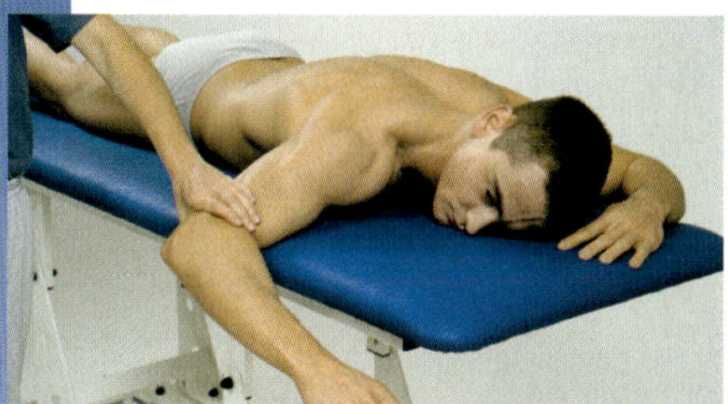

Ausgangsstellung: Der Patient liegt auf dem Bauch. Der Arm ist im Schultergelenk 90° abduziert und im Ellbogengelenk 90° flektiert. Der Unterarm hängt über die Kante der Behandlungsbank.

Untersuchungsgang: Der Untersucher fixiert den Oberarm.

Instruktion: „Drehen Sie Ihren Unterarm nach vorne und oben."

2

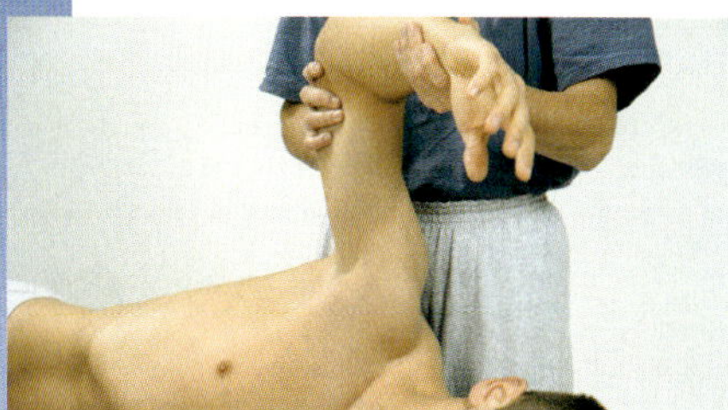

Ausgangsstellung: Der Patient liegt auf der Seite. Der Arm ist im Schultergelenk 90° abduziert und im Ellbogengelenk 90° flektiert.

Untersuchungsgang: Der Untersucher unterstützt den Unterarm.

Instruktion: „Drehen Sie den Unterarm so weit wie möglich in Richtung Kopf."

1/0

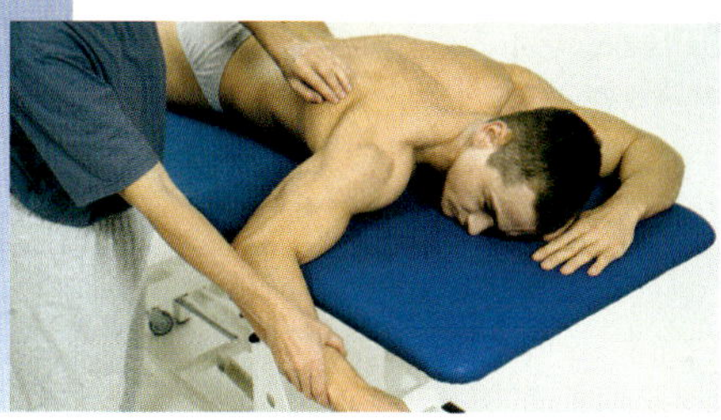

Ausgangsstellung: Der Patient liegt auf dem Bauch.

Untersuchungsgang: Der Untersucher palpiert den M. teres minor.

Instruktion: „Versuchen Sie, Ihren Unterarm nach vorne und oben zu drehen."

! Probleme/Hinweise

- In ihrer Funktion sind der M. teres minor, der M. infraspinatus und die Pars spinalis des M. deltoideus bei der Untersuchung praktisch nicht zu unterscheiden.
- Bei extendiertem Arm kann die Supination im Ellbogengelenk eine Außenrotation vortäuschen.

Musculus subscapularis

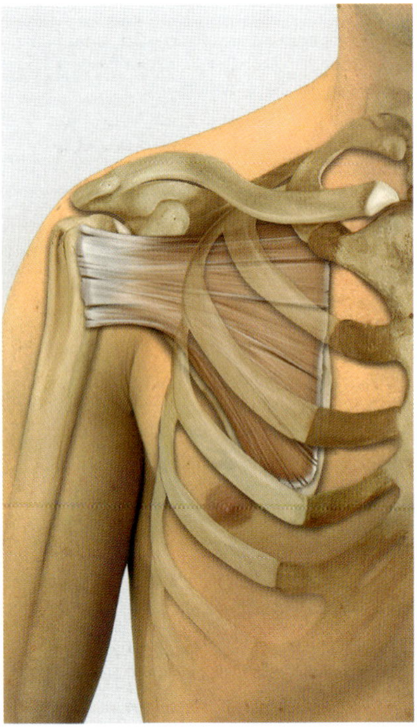

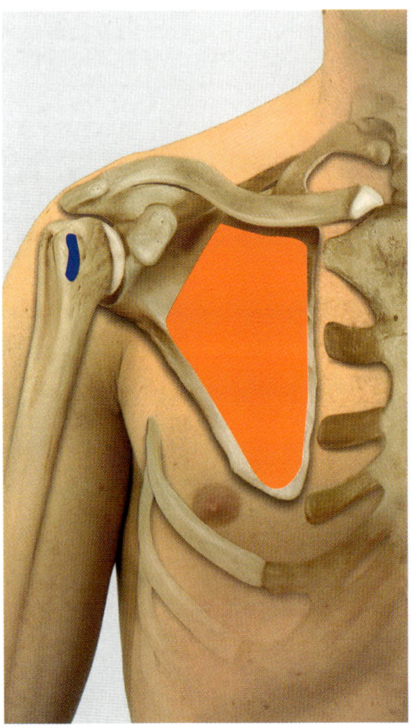

Der M. subscapularis ist ein kraftvoller Innenrotator des Oberarmes und führt den abduzierten Arm an den Rumpf zurück. Er sichert als Teil der Rotatorenmanschette das Schultergelenk.

Ursprung	Fossa subscapularis
Ansatz	Tuberculum minus humeri vordere Kapsel des Schultergelenkes
Innervation	Nervus subscapularis, C5–C6
Besonderheiten	Zusammen mit der Scapula bildet der M. subscapularis die Hinterwand der Achselhöhle. Er gehört zur Rotatorenmanschette.

Funktionen

Articulatio humeri

Synergisten	Antagonisten
Innenrotation	
M. pectoralis major M. deltoideus, Pars clavicularis M. latissimus dorsi M. teres major	M. infraspinatus M. teres minor M. deltoideus, Pars spinalis
Abduktion (kranialer Anteil)	
M. deltoideus, Pars acromialis M. deltoideus, Pars spinalis und Pars clavicularis bei abduziertem Arm M. infraspinatus (kranialer Anteil) M. biceps brachii, Caput longum	M. pectoralis major M. latissimus dorsi M. teres major M. teres minor M. coracobrachialis M. biceps brachii, Caput breve M. deltoideus, Pars spinalis und Pars clavicularis, bei adduziertem Arm M. infraspinatus (kaudaler Anteil) M. triceps brachii, Caput longum M. deltoideus, Pars acromialis
Anteversion (bei starker Abduktion)	
M. pectoralis major M. deltoideus, Pars clavicularis M. biceps brachii M. coracobrachialis	M. latissimus dorsi M. triceps brachii, Caput longum M. teres major M. deltoideus, Pars spinalis
Retroversion (bei starker Anteversion)	
M. latissimus dorsi M. triceps brachii, Caput longum M. teres major M. deltoideus, Pars spinalis	M. pectoralis major M. deltoideus, Pars clavicularis M. biceps brachii M. coracobrachialis

Muskelfunktionsprüfung

Kraftgrad

5/4

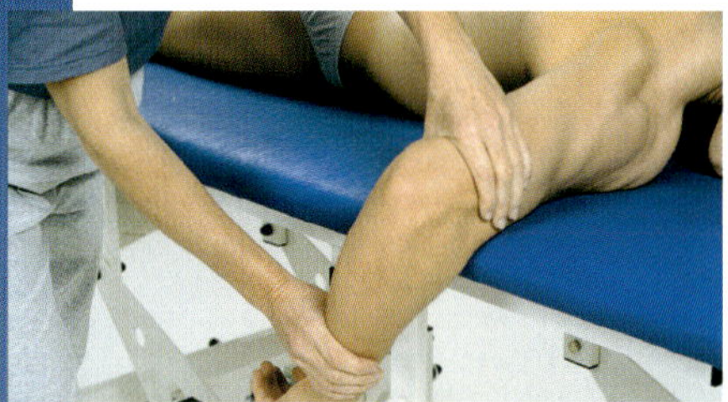

Ausgangsstellung: Der Patient liegt auf dem Bauch. Der Arm ist im Schultergelenk 90° abduziert und im Ellbogengelenk 90° flektiert. Der Unterarm hängt über die Kante der Behandlungsbank.

Untersuchungsgang: Der Untersucher fixiert mit einer Hand den Oberarm, mit der anderen gibt er am distalen Unterarm Druck in Richtung Außenrotation im Schultergelenk.

Instruktion: „Drehen Sie Ihren Unterarm gegen meinen Druck nach hinten und oben und halten Sie die Stellung."

3

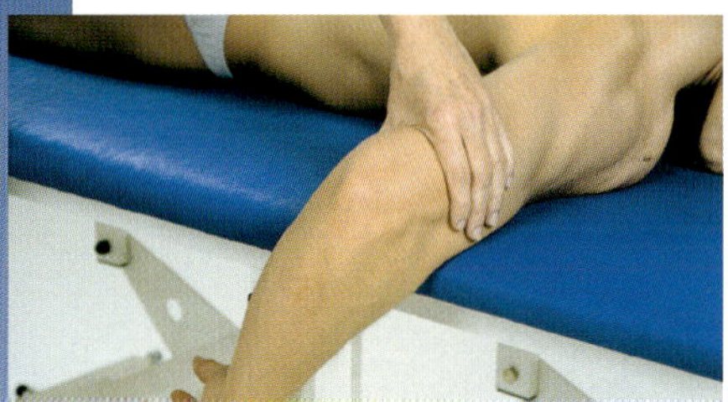

Ausgangsstellung: Der Patient liegt auf dem Bauch. Der Arm ist im Schultergelenk 90° abduziert und im Ellbogengelenk 90° flektiert. Der Unterarm hängt über die Kante der Behandlungsbank.

Untersuchungsgang: Der Untersucher fixiert mit einer Hand den Oberarm.

Instruktion: „Drehen Sie Ihren Unterarm so weit wie möglich nach hinten und oben."

2

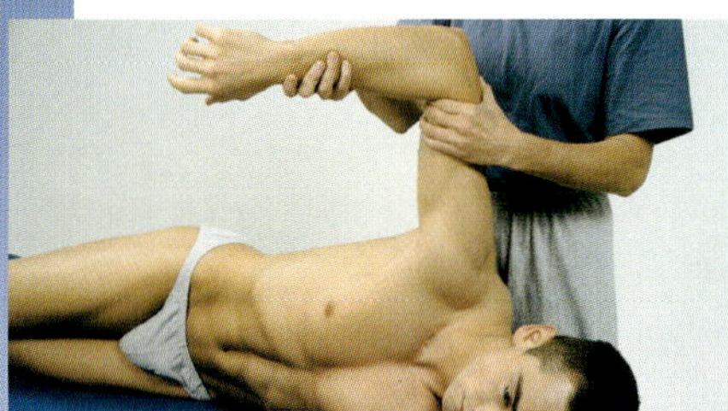

Ausgangsstellung: Der Patient liegt auf der Seite. Der Arm ist im Schultergelenk 90° abduziert und im Ellbogengelenk 90° flektiert.

Untersuchungsgang: Der Untersucher hält den Unterarm.

Instruktion: „Drehen Sie Ihren Unterarm so weit wie möglich in Richtung Becken."

1/0

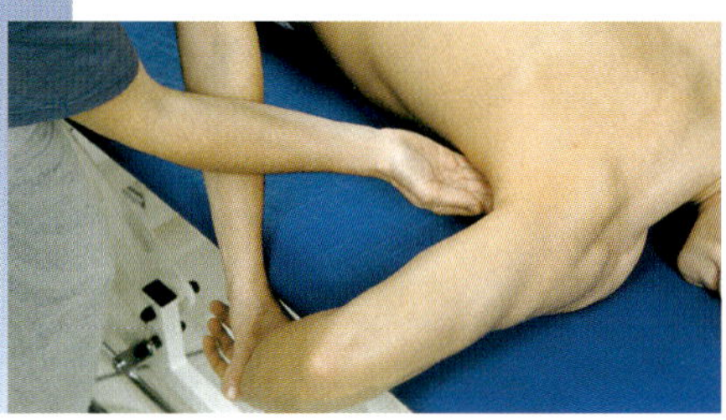

Ausgangsstellung: Der Patient liegt auf dem Bauch.

Untersuchungsgang: Der Untersucher palpiert den M. subscapularis in der Achselhöhle.

Instruktion: „Versuchen Sie, Ihren Unterarm so weit wie möglich nach hinten und oben zu drehen."

Probleme/Hinweise

- Der M. subscapularis wird zusammen mit dem M. teres major getestet.
- Es ist schwierig, die Funktion des M. subscapularis von der anderer starker Innenrotatoren zu unterscheiden.
- Ist der Arm im Ellbogengelenk gestreckt, kann die Pronation des Unterarmes eine Innenrotation des Oberarmes im Schultergelenk vortäuschen.

Musculus latissimus dorsi

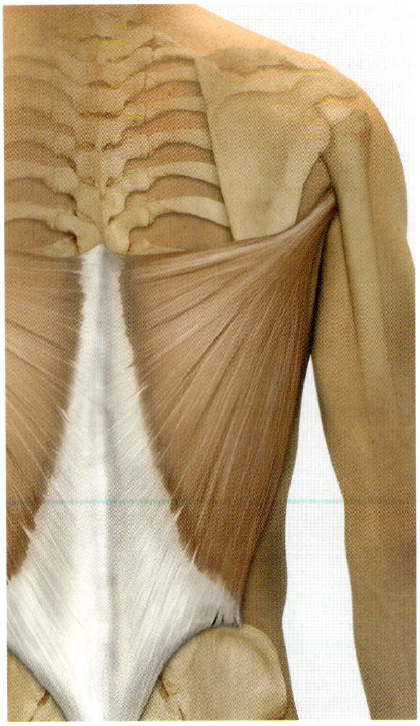

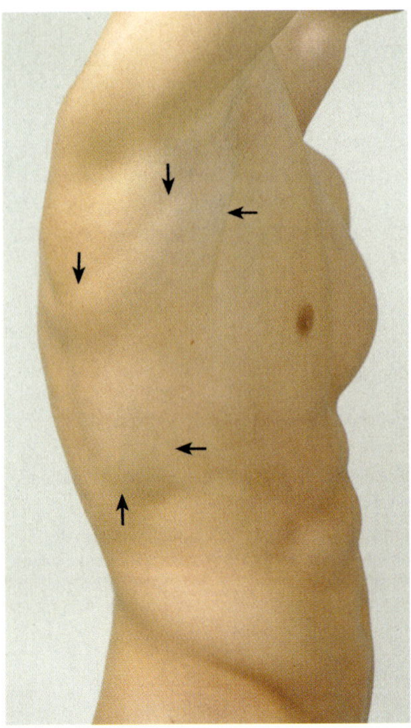

Der M. latissimus dorsi retrovertiert, adduziert und innenrotiert den Humerus im Schultergelenk. Er verschiebt die Scapula auf dem Brustkorb nach kaudal, indirekt über das Schultergelenk und direkt über den kleinen Ursprung auf dem unteren Scapulawinkel. Seine Wirkung auf die Wirbelsäule wird hier vernachlässigt.

Ursprung	Fascia thoracolumbalis Ligamentmum supraspinale dorsales Drittel der Crista iliaca 9.–12. Rippe Angulus inferior scapulae (kleiner Anteil)
Ansatz	Crista tuberculi minoris
Innervation	Nervus thoracodorsalis, C6–C8
Besonderheiten	Der M. latissimus dorsi bildet die hintere Achselfalte.

Funktionen

Articulatio humeri

Synergisten	Antagonisten
Innenrotation	
M. subscapularis	M. infraspinatus
M. pectoralis major	M. teres minor
M. deltoideus, Pars clavicularis	M. deltoideus, Pars spinalis
M. teres major	M. biceps brachii, Caput longum
Adduktion	
M. pectoralis major	M. deltoideus, Pars acromialis
M. teres major	M. deltoideus, Pars spinalis und Pars clavicularis, bei abduziertem Arm
M. teres minor	M. infraspinatus (kranialer Anteil)
M. coracobrachialis	M. biceps brachii, Caput longum
M. biceps brachii, Caput breve	M. subscapularis (kranialer Anteil)
M. deltoideus, Pars spinalis und Pars clavicularis, bei adduziertem Arm	
M. infraspinatus (kaudaler Anteil)	
M. triceps brachii, Caput longum	
Retroversion	
M. triceps brachii, Caput longum	M. pectoralis major
M. teres major	M. deltoideus, Pars clavicularis
M. deltoideus, Pars spinalis	M. biceps brachii
M. subscapularis (kaudaler Anteil)	M. coracobrachialis
	M. infraspinatus (kranialer Anteil)

Articulationes acromioclavicularis und sternoclavicularis

Synergisten	Antagonisten
Verschiebung der Scapula nach kaudal	
M. trapezius, Pars ascendens	M. trapezius, Pars descendens
M. serratus anterior (kaudaler Anteil)	M. levator scapulae
M. pectoralis minor	Mm. rhomboidei
indirekt über Ansatz am Humerus via Adduktion	M. seratus anterior (kranialer Anteil)
M. pectoralis major	

Muskelfunktionsprüfung

Kraftgrad

5/4

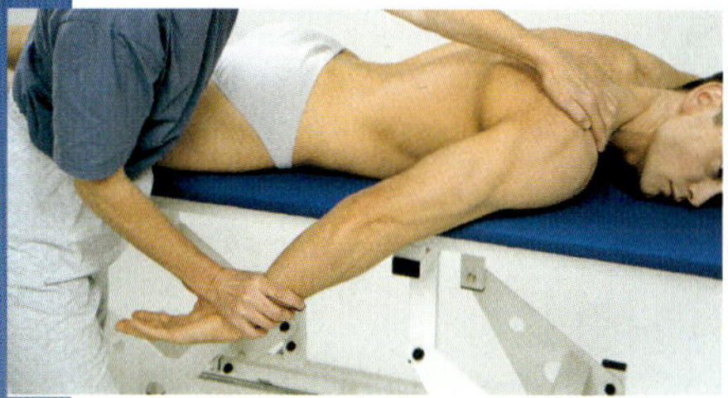

Ausgangsstellung: Der Patient liegt auf dem Bauch, dicht an der Kante der Untersuchungsliege. Der Arm hängt herunter.

Untersuchungsgang: Der Untersucher fixiert die gleichseitige Schulter und gibt am distalen Arm Druck in Richtung Anteversion, Abduktion und Außenrotation im Schultergelenk.

Instruktion: „Heben Sie Ihren Arm gegen meinen Widerstand nach hinten oben und zum Körper hin an und halten Sie die Stellung."

3

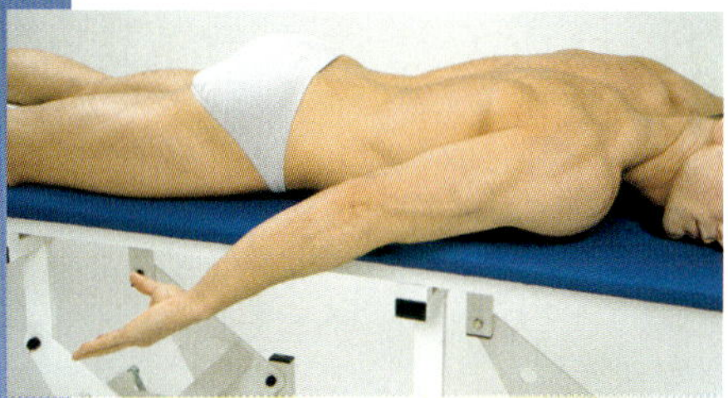

Ausgangsstellung: Der Patient liegt auf dem Bauch, dicht an der Kante der Untersuchungsliege. Der Arm hängt herunter.

Untersuchungsgang: Der Untersucher beobachtet die Armbewegung.

Instruktion: „Heben Sie Ihren Arm nach hinten oben und zum Körper hin an."

2

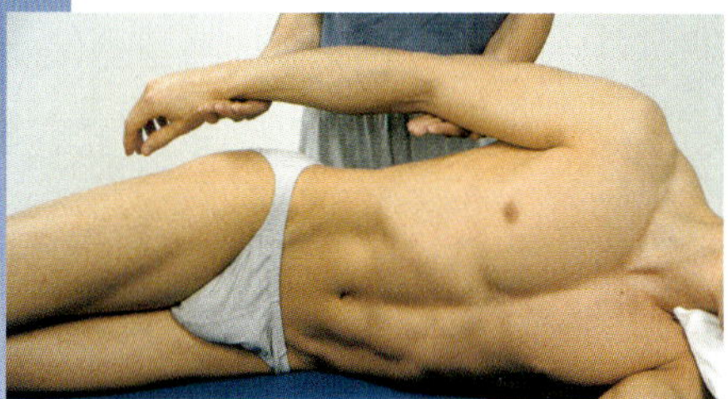

Ausgangsstellung: Der Patient liegt auf der Seite.

Untersuchungsgang: Der Untersucher unterstützt den Arm.

Instruktion: „Bewegen Sie Ihren Arm zum Rücken hin."

1/0

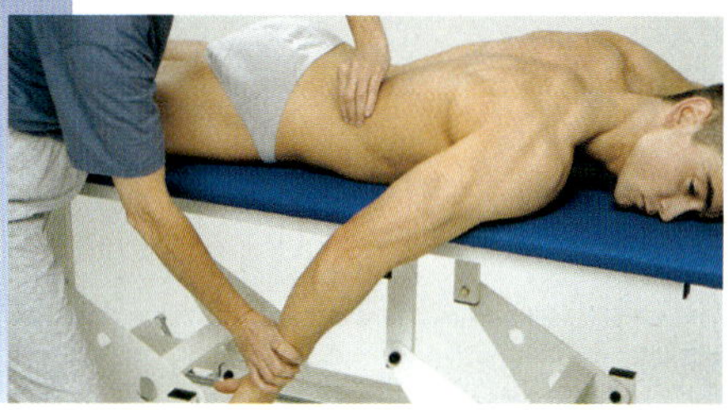

Ausgangsstellung: Der Patient liegt auf dem Bauch.

Untersuchungsgang: Der Untersucher tastet den M. latissimus dorsi.

Instruktion: „Versuchen Sie, Ihren Arm nach hinten oben und zum Körper hin anzuheben."

Klinische Relevanz

- Der M. latissimus dorsi ist ein wichtiger Muskel, um Gehhilfen benutzen zu können oder für jede Tätigkeit, bei der der Rumpf in Richtung der Arme gezogen wird (Klettern etc.).
- Eine Verkürzung des Muskels behindert die Elevation des Armes bei Flexion und Abduktion im Schultergelenk. Dies wird häufig bei Skoliose, Kyphose oder längerem Gebrauch von Gehhilfen beobachtet.
- Der Muskel wird bei forcierter Exspiration (Husten, Niesen) und bei tiefer Inspiration, bei zugleich festgestellten Armen, benötigt. Bei chronisch-obstruktiven Lungenkrankheiten hypertrophiert oft der laterale Rand des M. latissimus dorsi („Hustenmuskel").

Probleme/Hinweise

- Der M. latissimus dorsi ist die treibende Kraft beim Schwimmen, Rudern oder bei Hackbewegungen.

Musculus teres major

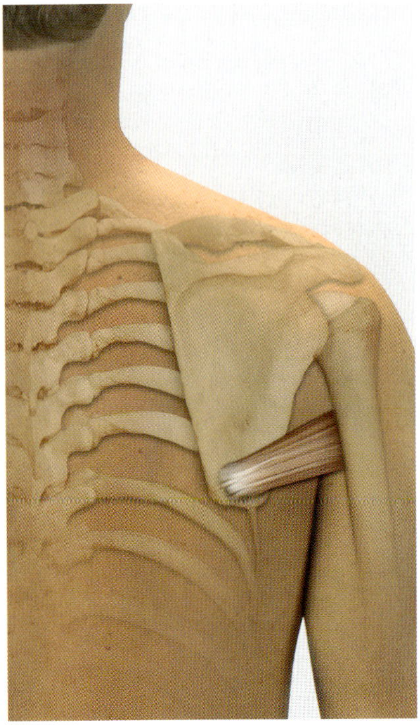

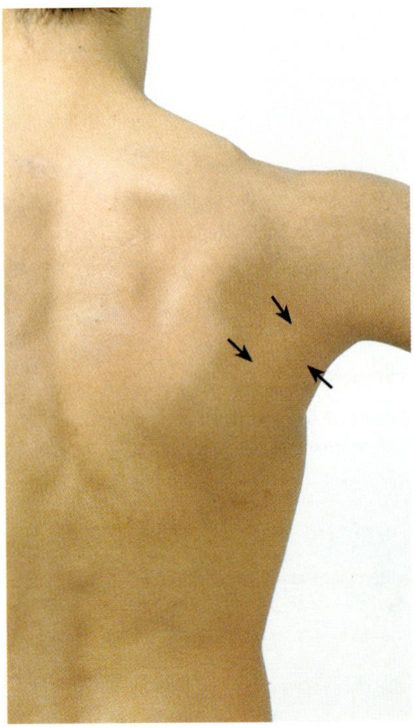

Der M. teres major adduziert den Oberarm und rotiert ihn nach innen. Er retrovertiert den Humerus aus der Anteversion in die Neutralstellung zurück.

Ursprung	dorsale Fläche des Angulus inferior scapulae und angrenzender Teil der Margo lateralis scapulae
Ansatz	Crista tuberculi minoris humeri
Innervation	Nervus thoracodorsalis, C5–C7

Funktionen

Articulatio humeri

Synergisten	Antagonisten
Retroversion	
M. latissimus dorsi	M. pectoralis major
M. triceps brachii, Caput longum	M. deltoideus, Pars clavicularis
M. deltoideus, Pars spinalis	M. biceps brachii
M. subscapularis (kaudaler Anteil)	M. coracobrachialis
	M. infraspinatus (kranialer Anteil)
Adduktion	
M. pectoralis major	M. deltoideus, Pars acromialis
M. latissimus dorsi	M. deltoideus, Pars spinalis und Pars clavicularis, bei abduziertem Arm
M. teres minor	M. infraspinatus (kranialer Anteil)
M. coracobrachialis	M. biceps brachii, Caput longum
M. biceps brachii, Caput breve	M. subscapularis (kranialer Anteil)
M. deltoideus, Pars spinalis und Pars clavicularis, bei adduziertem Arm	
M. infraspinatus (kaudaler Anteil)	
M. triceps brachii, Caput longum	
Innenrotation	
M. subscapularis	M. infraspinatus
M. pectoralis major	M. teres minor
M. latissimus dorsi	M. deltoideus, Pars spinalis
M. deltoideus, Pars clavicularis	

Muskelfunktionsprüfung

Kraftgrad

5/4

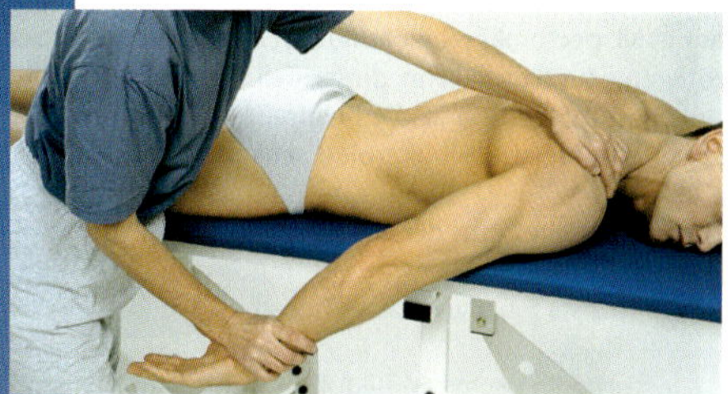

Ausgangsstellung: Der Patient liegt auf dem Bauch, dicht an der Kante der Untersuchungsliege. Der Arm hängt herunter.

Untersuchungsgang: Der Untersucher fixiert die gleichseitige Schulter und gibt am distalen Arm Druck in Richtung Anteversion, Abduktion und Außenrotation im Schultergelenk.

Instruktion: „Heben Sie Ihren Arm gegen meinen Widerstand nach hinten oben und zum Körper hin an und halten Sie die Stellung."

3

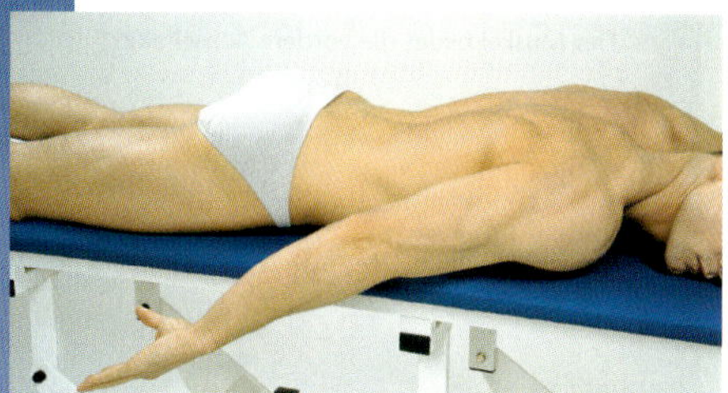

Ausgangsstellung: Der Patient liegt auf dem Bauch, dicht an der Kante der Untersuchungsliege. Der Arm hängt herunter.

Untersuchungsgang: Der Untersucher beobachtet die Armbewegung.

Instruktion: „Heben Sie Ihren Arm nach hinten oben und zum Körper hin an."

2

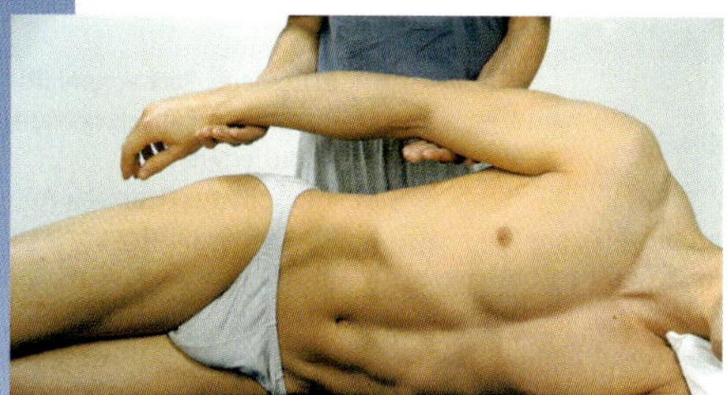

Ausgangsstellung: Der Patient liegt auf der Seite.

Untersuchungsgang: Der Untersucher unterstützt den Arm.

Instruktion: „Bewegen Sie Ihren Arm zum Rücken hin."

1/0

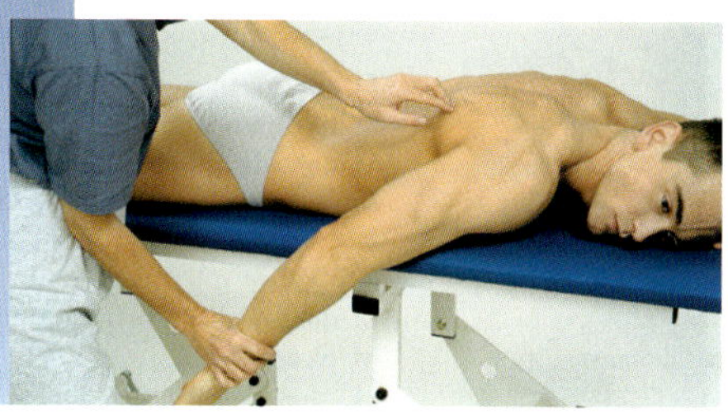

Ausgangsstellung: Der Patient liegt auf dem Bauch.

Untersuchungsgang: Der Untersucher palpiert den M. teres major.

Instruktion: „Versuchen Sie, Ihren Arm nach hinten oben und zum Körper hin anzuheben."

Klinische Relevanz

- Ungleiche Bewegungen der Scapulae (Rotation des Angulus inferior nach lateral), die bei der Anteversion und Abduktion der Arme im Schultergelenk auftreten, können durch eine Verkürzung des M. teres major und des M. subscapularis verursacht werden.
- Der M. teres major wird manchmal auch der „kleine Latissimus" genannt, weil er dieselben Bewegungen ausführt.

Probleme/Hinweise

- Eine Palpation des M. teres major ist wegen des darüber liegenden M. latissimus dorsi nicht immer möglich.
- Statt des Begriffes Retroversion für die Bewegung des Armes im Schultergelenk nach dorsal, wird häufig in Analogie zu Bewegungen in anderen Gelenken der Begriff Extension bzw. Hyperextension verwendet.

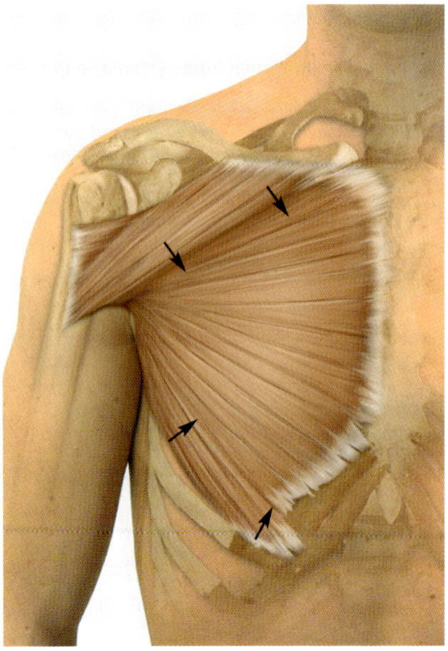

Musculus pectoralis major, Pars sternocostalis

Die Pars sternocostalis des M. pectoralis major adduziert den Humerus im Schultergelenk und kann ihn einwärtsrotieren. Zusätzlich kann dieser Teil des M. pectoralis major den Arm gegen einen Widerstand aus der Anteversion in die Neutralstellung retrovertieren.

Ursprung	ventrale Fläche des Sternum Knorpel der oberen 6–7 Rippen Aponeurose des M. obliquus externus abdominis (vorderes Blatt der Rektusscheide)
Ansatz	Crista tuberculi majoris humeri (die unteren Muskelstränge sind verdreht und setzen mehr dorsal und kranial an)
Innervation	Nervus pectoralis lateralis, C5–C7 Nervus pectoralis medialis, C8–T1
Besonderheiten	Die Pars sternocostalis des M. pectoralis major bildet die vordere Wand der Achselhöhle.

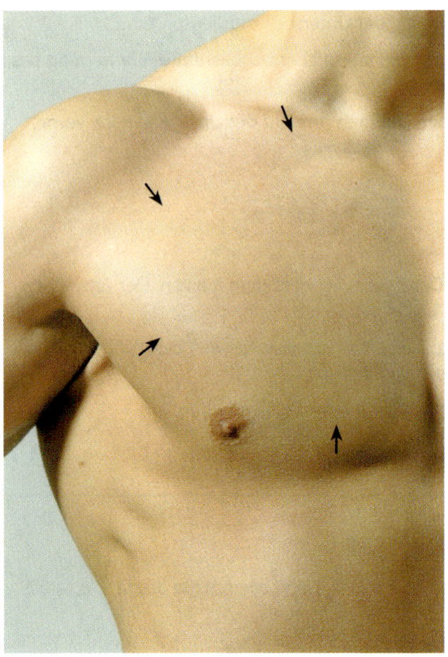

Funktionen

Articulatio humeri

Synergisten	Antagonisten
Adduktion	
M. latissimus dorsi M. teres major M. teres minor M. coracobrachialis M. biceps brachii, Caput breve M. deltoideus, Pars spinalis und Pars clavicularis, bei adduziertem Arm M. infraspinatus (kaudaler Anteil) M. triceps brachii, Caput longum	M. deltoideus, Pars acromialis M. deltoideus, Pars clavicularis und Pars spinalis, bei abduziertem Arm M. infraspinatus (kranialer Anteil) M. biceps brachii, Caput longum M. subscapularis (kranialer Anteil)
Innenrotation	
M. subscapularis M. deltoideus, Pars clavicularis M. latissimus dorsi M. teres major	M. infraspinatus M. teres minor M. deltoideus, Pars spinalis M. biceps brachii, Caput longum
Retroversion in die Neutralstellung	
M. latissimus dorsi M. triceps brachii, Caput longum M. teres major M. deltoideus, Pars spinalis M. subscapularis (kaudaler Anteil)	M. deltoideus, Pars clavicularis M. biceps brachii M. coracobrachialis M. infraspinatus (kranialer Anteil)

Muskelfunktionsprüfung

Kraftgrad

5/4

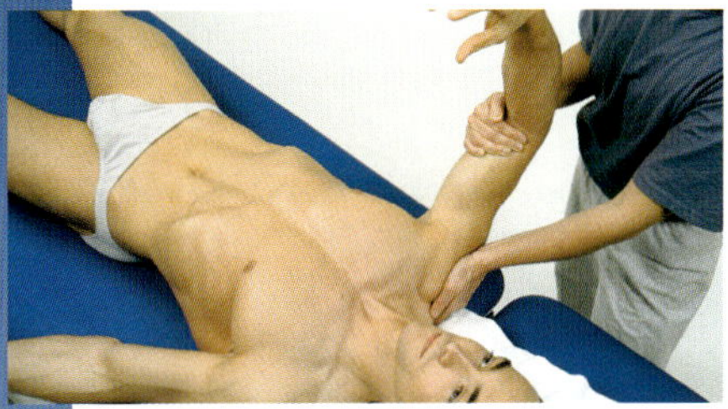

Ausgangsstellung: Der Patient liegt auf dem Rücken. Der Arm ist im Schultergelenk 90° abduziert.

Untersuchungsgang: Der Untersucher fixiert mit einer Hand die Schulter, mit der anderen gibt er am distalen Oberarm Druck in Richtung Unterlage.

Instruktion: „Ziehen Sie Ihren Arm gegen meinen Widerstand zur anderen Körperseite und halten Sie die Endstellung."

3

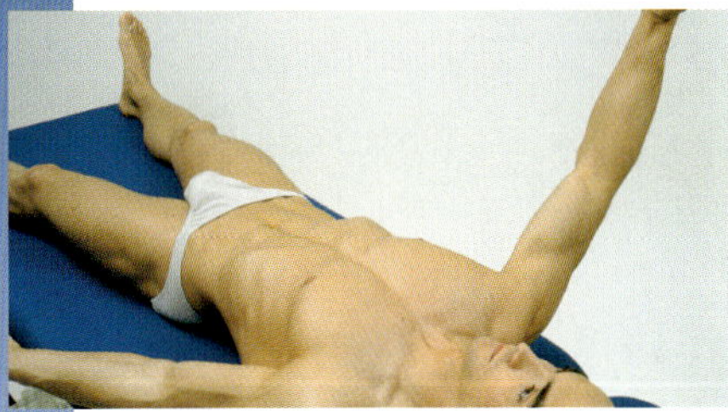

Ausgangsstellung: Der Patient liegt auf dem Rücken. Der Arm ist im Schultergelenk 90° abduziert.

Untersuchungsgang: Der Untersucher beobachtet die Armbewegung.

Instruktion: „Heben Sie den Arm bis zur Senkrechten."

2

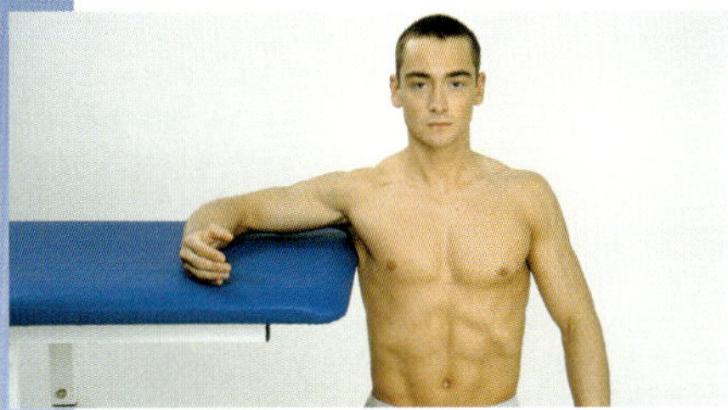

Ausgangsstellung: Der Patient sitzt. Der Arm ist im Schultergelenk 90° abduziert und liegt auf der Untersuchungsliege.

Untersuchungsgang: Der Untersucher beobachtet die Bewegung des Armes im Schultergelenk.

Instruktion: „Schieben Sie Ihren Arm auf der Unterlage nach vorne."

1/0

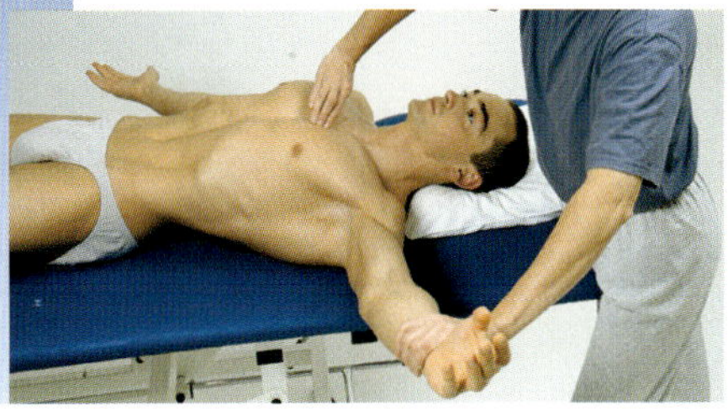

Ausgangsstellung: Der Patient liegt auf dem Rücken. Der Arm ist im Schultergelenk 90° abduziert.

Untersuchungsgang: Der Untersucher tastet den Ursprung der Pars sternocostalis des M. pectoralis major.

Instruktion: „Versuchen Sie, Ihren Arm anzuheben."

Klinische Relevanz

- Die Pars sternocostalis des M. pectoralis major ist wichtig bei der Benutzung von Gehhilfen und beim Barrenturnen.
- Bei einer Schwäche der Pars sternocostalis des M. pectoralis major ist das Ausführen von Hack- und Schlagbewegungen erschwert.
- Bei Schwäche der Pars sternocostalis des M. pectoralis major ist es schwierig, große oder schwere Gegenstände in beiden Händen auf Hüfthöhe zu halten.
- Ist die Pars sternocostalis des M. pectoralis majors nicht vorhanden, fehlt die vordere Axillarfalte und die Brustwarze sitzt tiefer.

Probleme/Hinweise

- Bei der Prüfung für den Kraftgrad 2 sind alle Anteile des M. pectoralis major einbezogen.

Musculus pectoralis major, Pars clavicularis

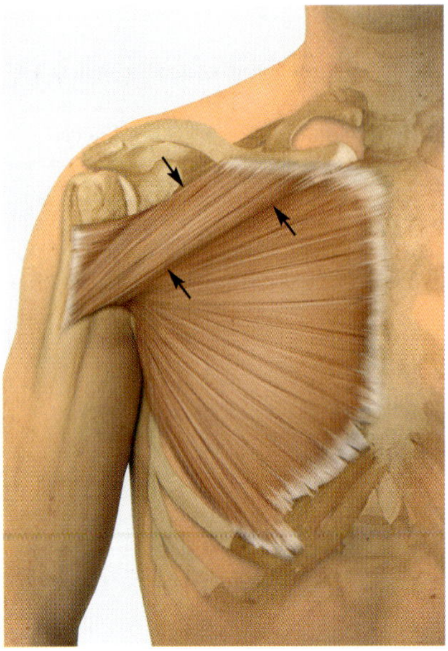

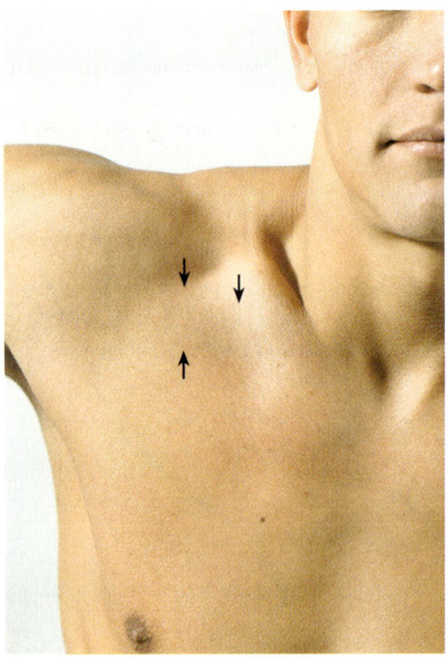

Über die adduzierende und innenrotierende Wirkung der Pars sternocostalis hinaus kann die isoliert angespannte Pars clavicularis des M. pectoralis major zu einer Anteversion des Humerus im Schultergelenk führen.

Ursprung	vordere Fläche der medialen Hälfte der Clavicula
Ansatz	Crista tuberculi majoris humeri
Innervation	Nervus pectoralis lateralis, C5–C8
Besonderheiten	Die Pars clavicularis des Muskels begrenzt die Fossa infraclavicularis.

Funktionen

Articulatio humeri

Synergisten	Antagonisten
Adduktion	
M. latissimus dorsi	M. deltoideus, Pars acromialis
M. teres major	M. deltoideus, Pars clavicularis und Pars spinalis, bei abduziertem Arm
M. teres minor	M. infraspinatus (kranialer Anteil)
M. coracobrachialis	M. biceps brachii, Caput longum
M. biceps brachii, Caput breve	M. subscapularis (kranialer Anteil)
M. deltoideus, Pars spinalis und Pars clavicularis, bei adduziertem Arm	
M. infraspinatus (kaudaler Anteil)	
M. triceps brachii, Caput longum	
Innenrotation	
M. subscapularis	M. infraspinatus
M. deltoideus, Pars clavicularis	M. teres minor
M. latissimus dorsi	M. deltoideus, Pars spinalis
M. teres major	
Anteversion, Pars clavicularis	
M. deltoideus, Pars clavicularis	M. latissimus dorsi
M. biceps brachii	M. triceps brachii, Caput longum
M. coracobrachialis	M. teres major
M. infraspinatus (kranialer Anteil)	M. deltoideus, Pars spinalis
	M. subscapularis (kaudaler Anteil)

Muskelfunktionsprüfung

Kraftgrad

5/4

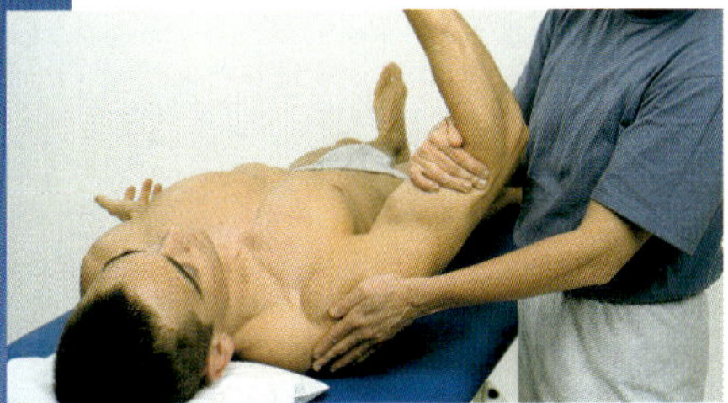

Ausgangsstellung: Der Patient liegt auf dem Rücken. Der Arm ist im Schultergelenk 45° abduziert.

Untersuchungsgang: Der Untersucher fixiert mit einer Hand die Schulter, mit der anderen gibt er am distalen Oberarm Druck in Richtung Unterlage.

Instruktion: „Ziehen Sie Ihren Arm gegen meinen Widerstand in Richtung Nase und halten Sie die Endstellung."

3

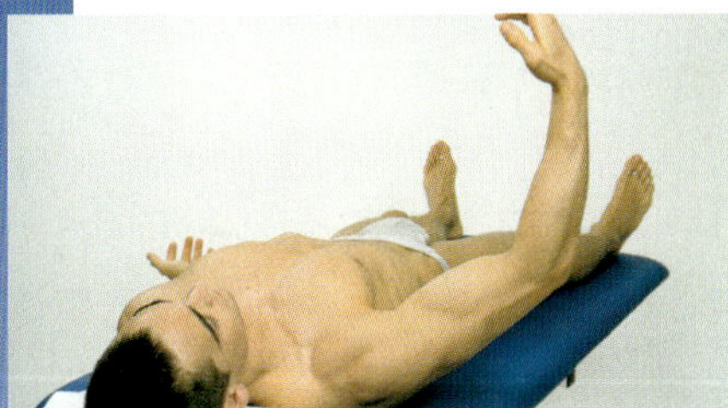

Ausgangsstellung: Der Patient liegt auf dem Rücken. Der Arm ist im Schultergelenk 45° abduziert.

Untersuchungsgang: Der Untersucher beobachtet die Armbewegung.

Instruktion: „Heben Sie den Arm bis zur Senkrechten."

2

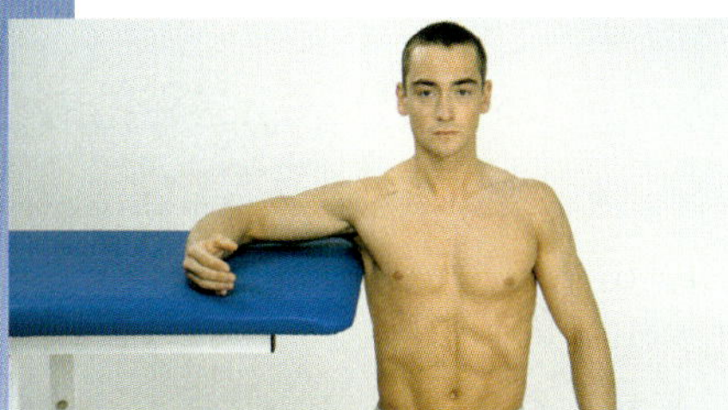

Ausgangsstellung: Der Patient sitzt. Der Arm ist im Schultergelenk 90° abduziert und liegt auf der Untersuchungsliege.

Untersuchungsgang: Der Untersucher beobachtet die Bewegung des Armes im Schultergelenk.

Instruktion: „Schieben Sie Ihren Arm auf der Unterlage nach vorne."

1/0

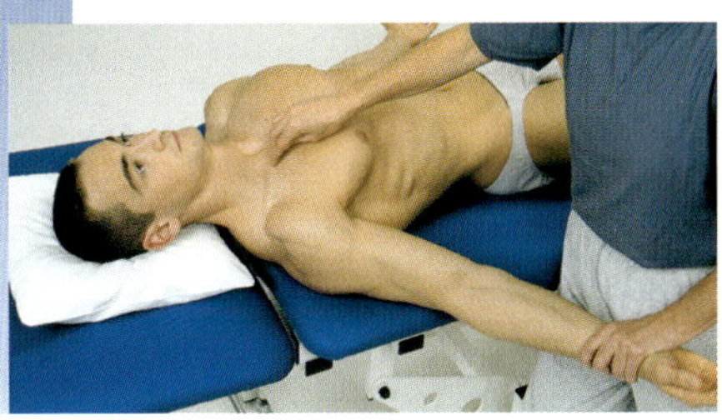

Ausgangsstellung: Der Patient liegt auf dem Rücken. Der Arm ist im Schultergelenk 45° abduziert.

Untersuchungsgang: Der Untersucher tastet Ursprung und Ansatz der Pars clavicularis des M. pectoralis major.

Instruktion: „Versuchen Sie, Ihren Arm anzuheben."

Klinische Relevanz

- Bei einer Schwäche der Pars clavicularis des M. pectoralis major kann es sein, dass der Patient die gegenüberliegende Schulter nicht mehr berühren kann.

Probleme/Hinweise

- Bei der Prüfung für den Kraftgrad 2 sind alle Anteile des M. pectoralis major einbezogen.
- Die Aktivität der Pars clavicularis des M. pectoralis major und des M. coracobrachialis sind nicht voneinander zu trennen.

Musculus coracobrachialis

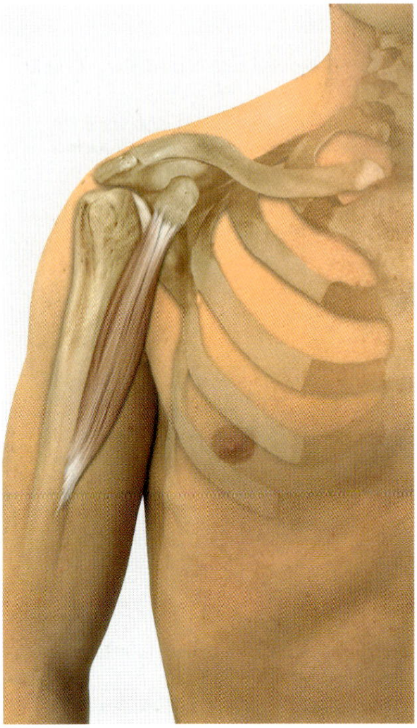

Der M. coracobrachialis adduziert den Humerus im Schultergelenk und beteiligt sich schwach an der Anteversion. Seine Hauptaufgabe ist die Fixierung des Humeruskopfes in der Gelenkpfanne, etwa beim Tragen von Lasten.

Ursprung	Spitze des Processus coracoideus scapulae
Ansatz	mediale Fläche des mittleren Humerus, in Höhe der Tuberositas deltoidea
Innervation	Nervus musculocutaneus, C5–C7

Funktionen

Synergisten	Antagonisten
Articulatio humeri	
Adduktion	
M. pectoralis major	M. deltoideus, Pars acromialis
M. latissimus dorsi	M. deltoideus, Pars spinalis und Pars clavicularis, bei abduziertem Arm
M. teres major	M. infraspinatus (kranialer Anteil)
M. teres minor	M. biceps brachii, Caput longum
M. biceps brachii, Caput breve	M. subscapularis (kranialer Anteil)
M. deltoideus, Pars spinalis und Pars clavicularis, bei adduziertem Arm	
M. infraspinatus (kaudaler Anteil)	
M. triceps brachii, Caput longum	
Anteversion	
M. pectoralis major	M. latissimus dorsi
M. deltoideus, Pars clavicularis	M. triceps brachii, Caput longum
M. biceps brachii	M. teres major
M. infraspinatus (kranialer Anteil)	M. deltoideus, Pars spinalis
	M. subscapularis (kaudaler Anteil)

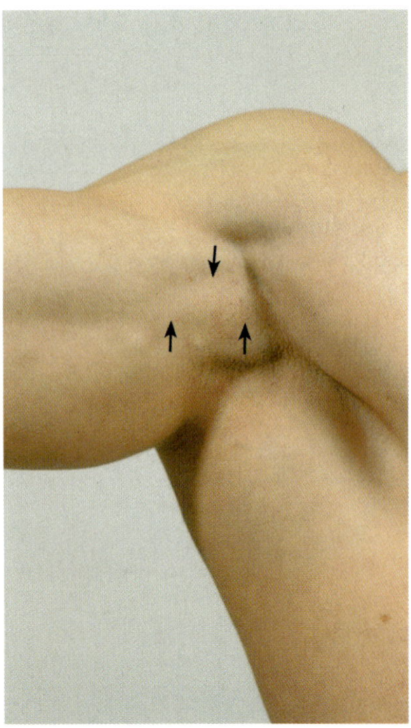

Muskelfunktionsprüfung

Kraftgrad

5/4

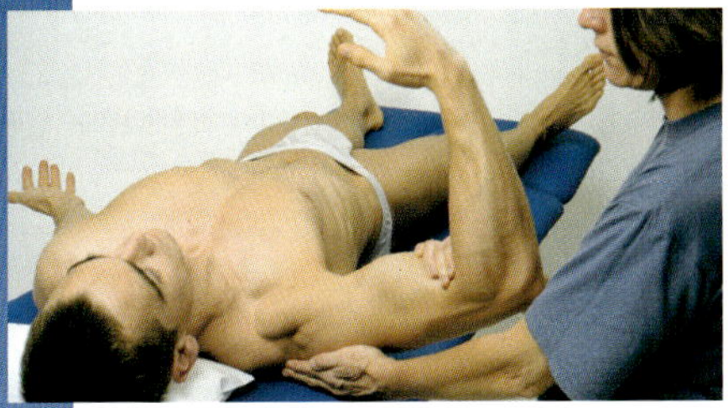

Ausgangsstellung: Der Patient liegt auf dem Rücken. Der Arm ist im Schultergelenk 45° abduziert.

Untersuchungsgang: Der Untersucher fixiert mit einer Hand die Schulter, mit der anderen gibt er am distalen Oberarm Druck in Richtung Unterlage.

Instruktion: „Ziehen Sie Ihren Arm gegen meinen Widerstand in Richtung Nase und halten Sie die Endstellung."

3

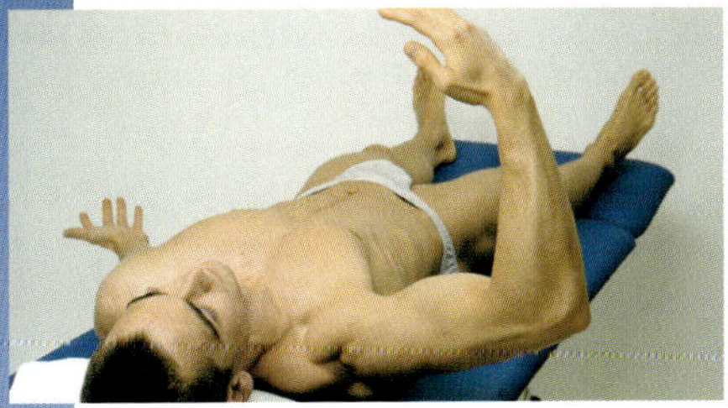

Ausgangsstellung: Der Patient liegt auf dem Rücken. Der Arm ist im Schultergelenk 45° abduziert.

Untersuchungsgang: Der Untersucher beobachtet die Armbewegung.

Instruktion: „Heben Sie den Arm bis zur Senkrechten."

2

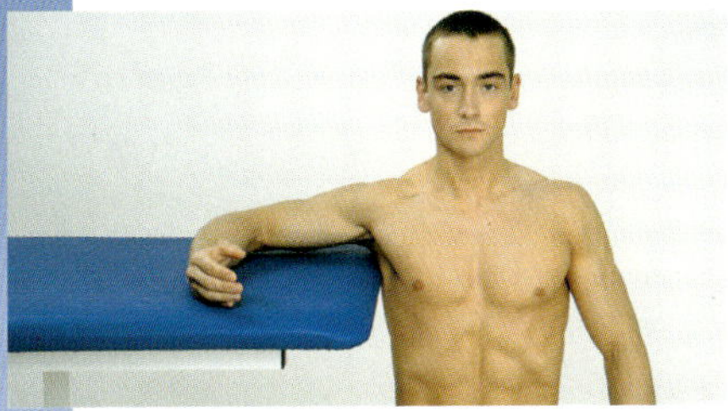

Ausgangsstellung: Der Patient sitzt. Der Arm ist im Schultergelenk 90° abduziert und liegt auf der Untersuchungsliege.

Untersuchungsgang: Der Untersucher beobachtet die Bewegung des Armes im Schultergelenk.

Instruktion: „Schieben Sie Ihren Arm auf der Unterlage nach vorne."

1/0

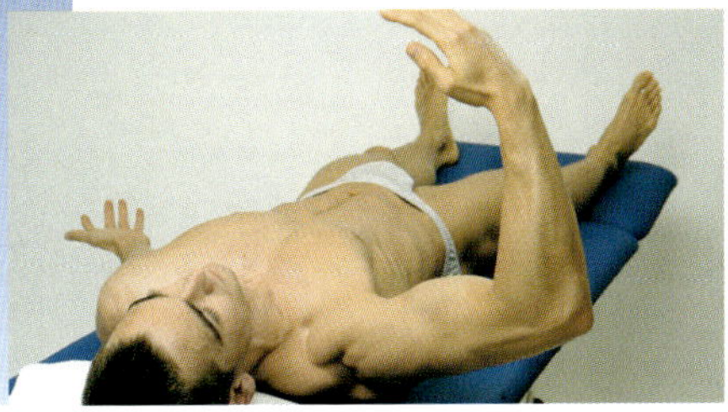

Ausgangsstellung: Der Patient liegt auf dem Rücken. Der Arm ist im Schultergelenk 45° abduziert.

Untersuchungsgang: Der Untersucher beobachtet die Bewegung des Armes im Schultergelenk.

Instruktion: „Versuchen Sie, Ihren Arm anzuheben."

Klinische Relevanz

- Der Nervus musculocutaneus kann im Bereich des M. coracobrachialis verletzt werden. In diesen seltenen Fällen behält der M. coracobrachialis normalerweise seine Innervation, aber die nervale Versorgung des M. biceps brachii und des M. brachialis können geschädigt sein.

Probleme/Hinweise

- Die Aktivität der Pars clavicularis des M. pectoralis major und die des M. coracobrachialis sind nicht voneinander zu trennen.

Dehntests

M. pectoralis major

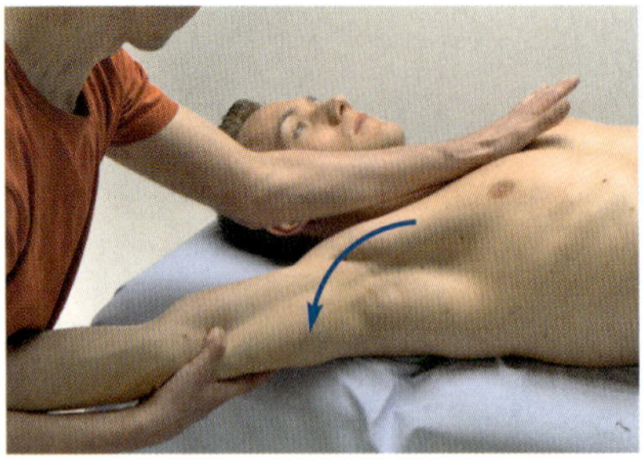

Durchführung
Der Therapeut bewegt den Arm des Patienten in maximale horizontale Abduktion und Außenrotation des Schultergelenks. Der Schultergürtel befindet sich in Retraktion und Elevation.

Differenzierung der Anteile
Durchführung der horizontalen Abduktion und Außenrotation:
- Pars clavicularis: unter 70° Abduktion
- Pars sternocostalis: bei ca. 90° Abduktion
- Pars abdominalis: über 120° Abduktion

Befund
Es liegt eine Muskelverkürzung des entsprechenden Anteils vor, wenn die Bewegung nicht im vollen Ausmaß durchführbar und das Endgefühl weich-elastisch ist.
Der Patient gibt ein Dehngefühl im Muskelverlauf an.

M. teres major

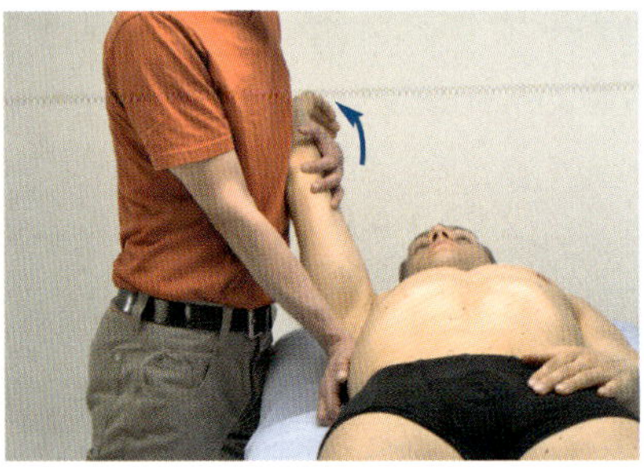

Durchführung
Der Therapeut fixiert die Skapula und bewegt den Arm des Patienten in maximale Flexion und Außenrotation des Schultergelenks.

Befund
Es liegt eine Muskelverkürzung vor, wenn die Bewegung nicht im vollen Ausmaß durchführbar und das Endgefühl weich-elastisch ist.
Der Patient gibt ein Dehngefühl im Muskelverlauf an.

M. latissimus dorsi

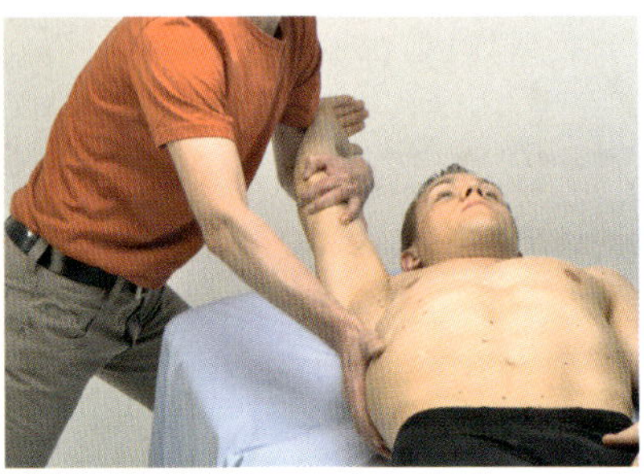

Durchführung
Der Therapeut bewegt den Arm des Patienten in die maximale Flexion, Abduktion und Außenrotation des Schultergelenks. Dabei befindet sich der Rumpf in Lateralflexion zur Gegenseite.

Befund
Es liegt eine Muskelverkürzung vor, wenn die Bewegung nicht im vollen Ausmaß durchführbar und das Endgefühl weich-elastisch ist.
Der Patient gibt ein Dehngefühl im Muskelverlauf an.

M. subscapularis

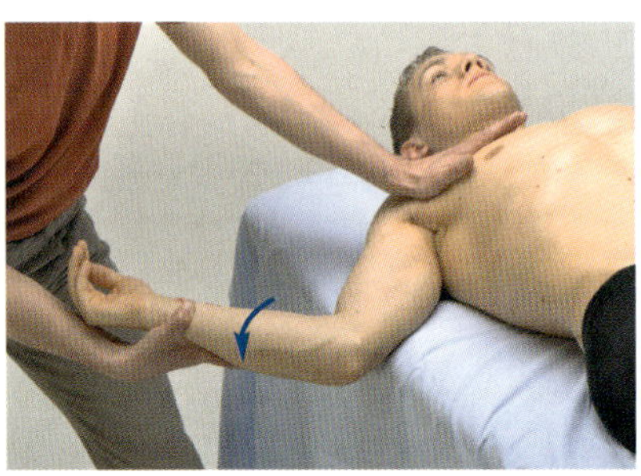

Durchführung
Der Therapeut bewegt den Arm des Patienten in die maximale Außenrotation des Schultergelenks.

Befund
Es liegt eine Muskelverkürzung vor, wenn die Bewegung nicht im vollen Ausmaß durchführbar und das Endgefühl weich-elastisch ist.
Der Patient gibt ein Dehngefühl im Muskelverlauf an.

2 Obere Extremität

Ellbogengelenksmuskulatur

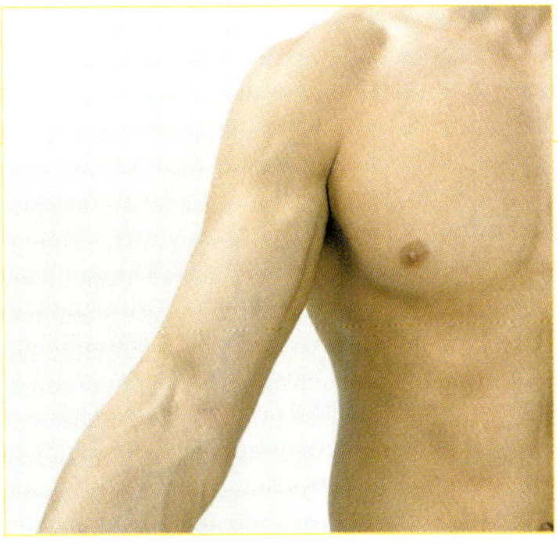

Musculus biceps brachii

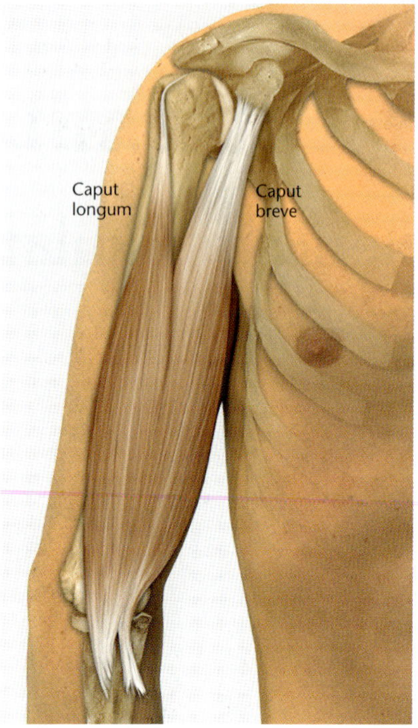

Der M. biceps brachii kann zum einen mit seinen beiden Köpfen im Schultergelenk die Anteversion ausführen, zum anderen bewirkt er mit dem langen Kopf auch eine Abduktion, insbesondere in außenrotierter Stellung. Außerdem sichert die Sehne des langen Kopfes, die durch das Ligamentum coracohumerale im Sulcus intertubercularis des Humerus gesichert wird, das Schultergelenk zusätzlich zu den Muskeln der Rotatorenmanschette. Die Wirkungen auf den Ellbogen besitzen stets beide Köpfe. Hier werden die Flexion und die Supination durchgeführt. Bei voll gestrecktem Ellbogen besitzt der M. biceps brachii keine nennenswerte supinatorische Wirkung.

Ursprung	Caput longum: Tuberculum supraglenoidale scapulae Caput breve: Processus coracoideus scapulae
Ansatz	Tuberositas radii und über die Aponeurose des M. biceps brachii an der Faszie des Unterarmes
Innervation	Nervus musculocutaneus, C5–C6
Besonderheiten	Der M. biceps brachii ist ein Kennmuskel für das Segment C6.

Funktionen

Synergisten	Antagonisten
Articulatio humeri	
Anteversion, Caput longum	
M. pectoralis major M. deltoideus, Pars clavicularis M. coracobrachialis M. infraspinatus (kranialer Anteil)	M. latissimus dorsi M. triceps brachii, Caput longum M. teres major M. deltoideus, Pars spinalis M. subscapularis (kaudaler Anteil)
Abduktion (bei außenrotiertem Oberarm)	
M. deltoideus, Pars acromialis M. deltoideus, Pars spinalis und Pars clavicularis bei abduziertem Arm M. infraspinatus (kranialer Anteil) M. subscapularis (kranialer Anteil)	M. pectoralis major M. latissimus dorsi M. teres major M. teres minor M. coracobrachialis M. deltoideus, Pars spinalis und Pars clavicularis bei adduziertem Arm M. triceps brachii, Caput longum
Articulationes humeroradialis und humeroulnaris	
Flexion	
M. brachialis M. brachioradialis M. pronator teres M. extensor carpi radialis longus M. flexor carpi ulnaris (schwach) M. flexor carpi radialis (schwach)	M. triceps brachii M. anconeus
Articulationes radioulnaris proximalis und distalis, Articulatio humeroradialis	
Supination	
M. supinator M. brachioradialis (aus der Pronationsstellung in die Mittelstellung)	M. pronator quadratus M. pronator teres M. brachioradialis (aus der Supinationsstellung in die Mittelstellung) M. flexor carpi radialis (bei gestrecktem Ellbogengelenk) M. extensor carpi radialis longus

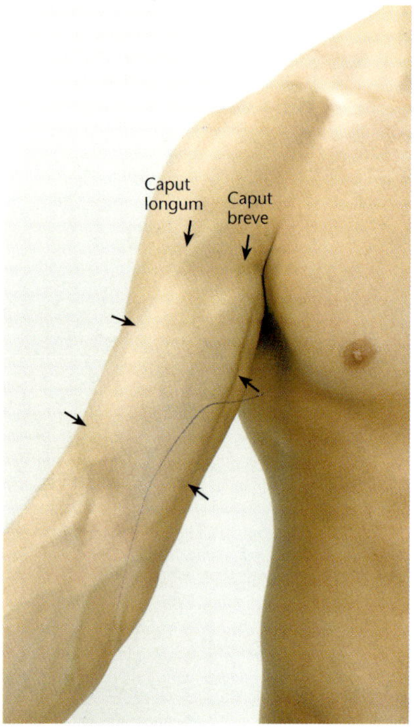

Muskelfunktionsprüfung

Kraftgrad

5/4

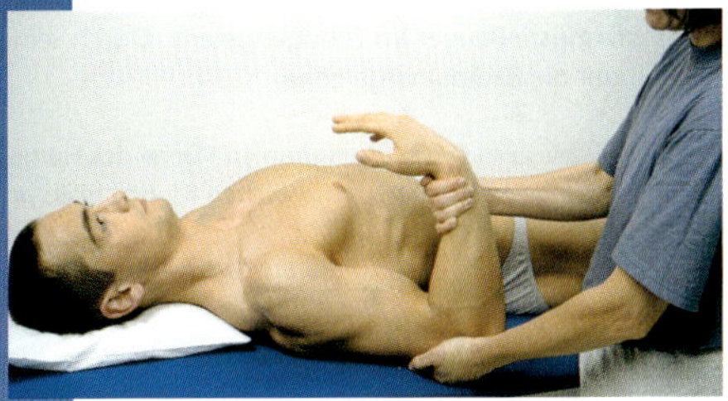

Ausgangsstellung: Der Patient liegt auf dem Rücken oder sitzt. Der Arm befindet sich bei Ellbogenextension und Supination neben dem Körper.

Untersuchungsgang: Der Untersucher fixiert mit einer Hand den Oberarm und übt mit der anderen Druck am Unterarm in Richtung Ellbogenextension aus.

Instruktion: „Beugen Sie Ihren Arm gegen meinen Widerstand und halten Sie die Position."

3

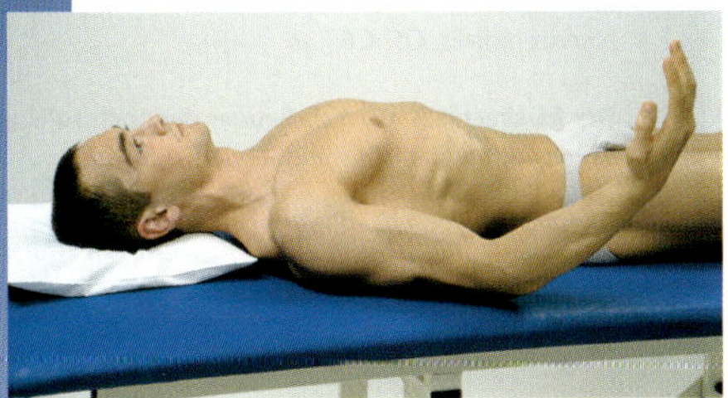

Ausgangsstellung: Der Patient liegt auf dem Rücken oder sitzt. Der Arm befindet sich bei Ellbogenextension und Supination neben dem Körper.

Untersuchungsgang: Der Untersucher beobachtet die Ellbogenflexion.

Instruktion: „Beugen Sie Ihren Arm so weit wie möglich."

2

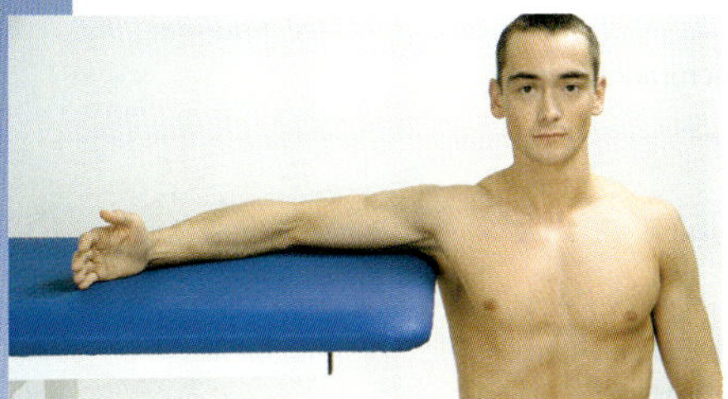

Ausgangsstellung: Der Patient sitzt neben der Untersuchungsbank und legt den Arm ausgestreckt darauf.

Untersuchungsgang: Der Untersucher beobachtet die Ellbogenflexion.

Instruktion: „Beugen Sie Ihren Arm so weit wie möglich."

1/0

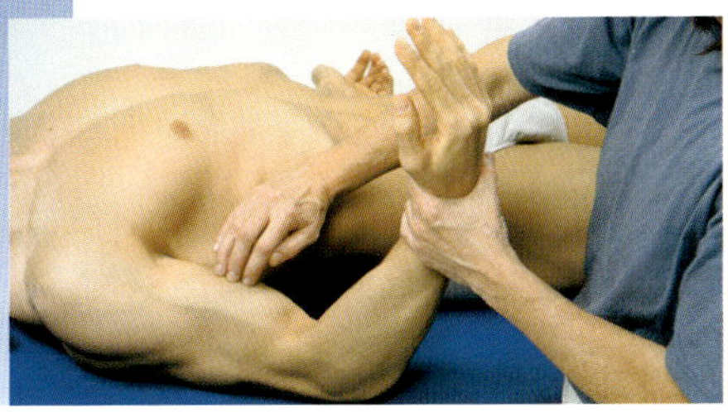

Ausgangsstellung: Der Patient liegt auf dem Rücken oder sitzt. Der Arm befindet sich bei Ellbogenextension und Supination neben dem Körper.

Untersuchungsgang: Der Untersucher palpiert den M. biceps brachii.

Instruktion: „Versuchen Sie, Ihren Arm zu beugen."

Klinische Relevanz

- Bei einer Läsion des Nervus musculocutaneus kann der Unterarm bei der Beugung im Ellbogengelenk durch die Aktion des M. brachioradialis nicht supiniert werden.
- Eine schmerzlose Ruptur der Sehne des langen Bicepskopfes wird häufig mit ansteigendem Alter und Belastung in Verbindung gebracht und ist als deutliche Vorwölbung sichtbar.
- Klimmzüge, bei denen sich der Unterarm in Pronationsstellung befindet, sind schwieriger, da der M. biceps brachii aus mechanischen Gründen weniger Kraft entfalten kann.

Probleme/Hinweise

- Die Handgelenksflexoren sollten locker bleiben, da sie sonst bei der Beugung des Armes im Ellbogengelenk helfen könnten.

Musculus brachioradialis

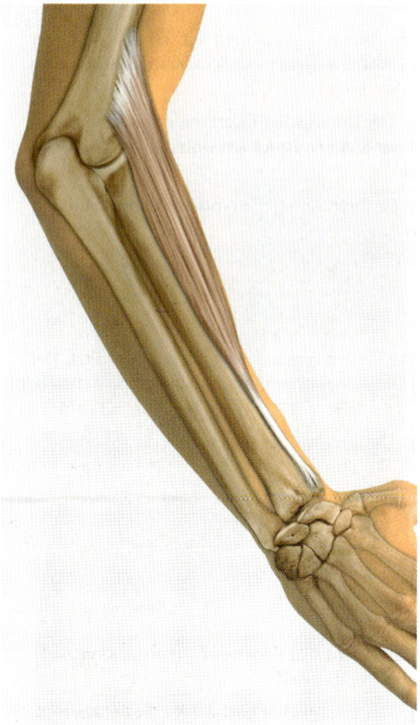

Der M. brachioradialis beugt im Ellbogengelenk und führt darüber hinaus den Unterarm aus der extremen Pronations- und Supinationsstellung jeweils wieder in die Mittelstellung zurück. Beim Tragen schwerer Lasten vermindert seine Anspannung die Biegebelastung des Radius.

Ursprung	Crista supracondylaris lateralis humeri Septum intermusculare brachii laterale
Ansatz	laterale Fläche des Radius, proximal der Basis des Processus styloideus radii
Innervation	Nervus radialis, C5–C6

Funktionen

Synergisten	Antagonisten
Articulationes humeroradialis und humeroulnaris	
Flexion	
M. brachialis M. biceps brachii M. pronator teres M. extensor carpi radialis longus M. flexor carpi ulnaris (schwach) M. flexor carpi radialis (schwach)	M. triceps brachii M. anconeus
Articulationes radioulnaris proximalis und distalis, Articulatio humeroradialis	
Supination (aus der Pronationsstellung in die Mittelstellung)	
M. biceps brachii M. supinator	M. pronator quadratus M. pronator teres M. brachioradialis (aus der Supinationsstellung in die Mittelstellung) M. flexor carpi radialis (bei gestrecktem Ellbogen) M. extensor carpi radialis longus
Pronation (aus der Supinationsstellung in die Mittelstellung)	
M. pronator quadratus M. pronator teres M. flexor carpi radialis (bei gestrecktem Ellbogengelenk) M. extensor carpi radialis longus	M. supinator M. biceps brachii M. brachioradialis (aus der Pronationsstellung in die Mittelstellung)

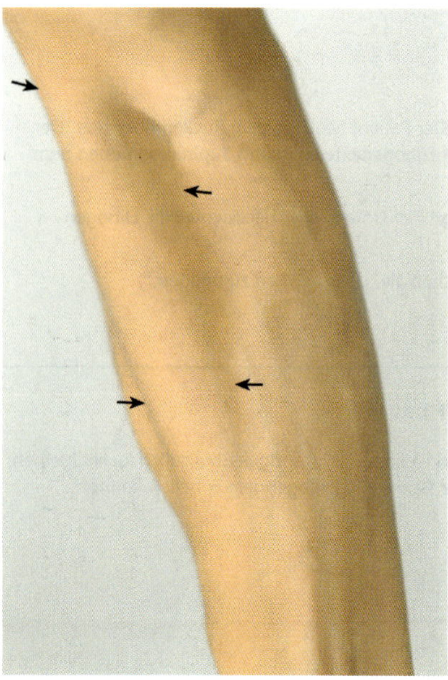

Muskelfunktionsprüfung

Kraftgrad

5/4

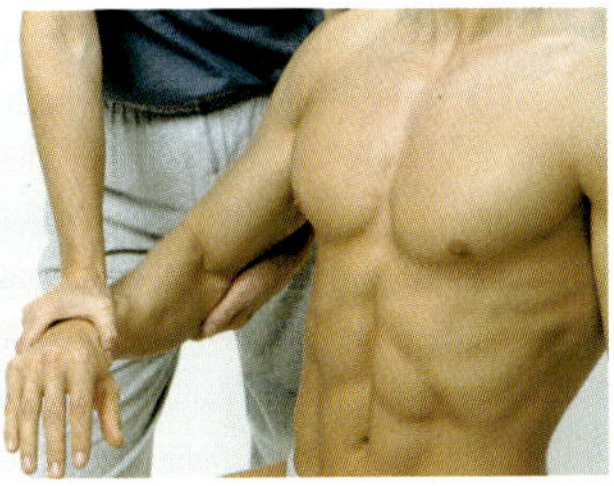

Ausgangsstellung: Der Patient sitzt. Der Arm hängt neben dem Körper, der Unterarm ist proniert.

Untersuchungsgang: Der Untersucher fixiert mit einer Hand den Ellbogen und gibt mit der anderen Hand Druck am distalen Unterarm in Richtung Ellbogenextension.

Instruktion: „Beugen Sie Ihren Arm gegen meinen Widerstand und halten Sie die Position."

3

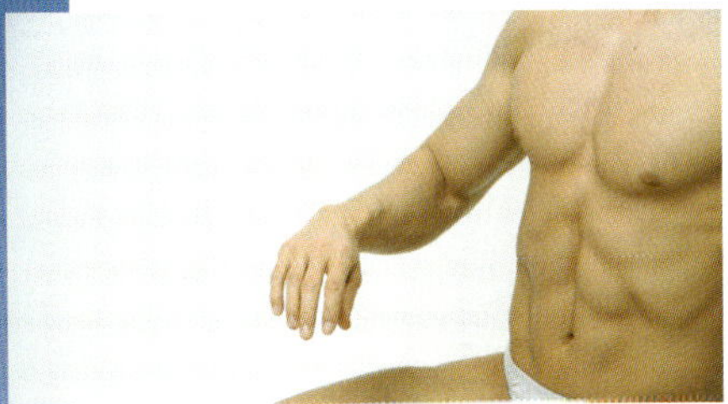

Ausgangsstellung: Der Patient sitzt. Der Arm hängt neben dem Körper, der Unterarm ist proniert.

Untersuchungsgang: Der Untersucher beobachtet die Armbewegung.

Instruktion: „Beugen Sie Ihren Arm an."

2

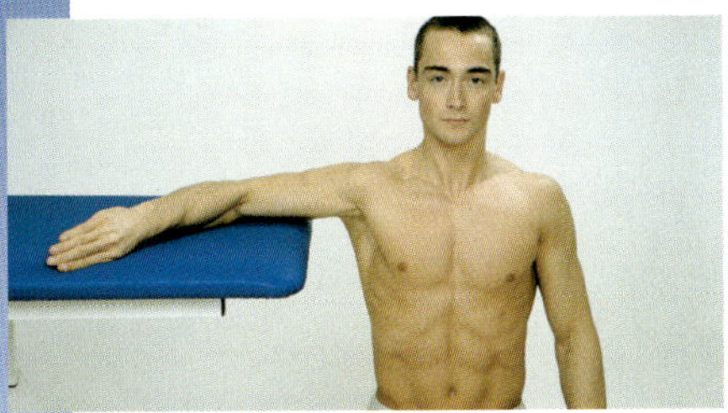

Ausgangsstellung: Der Patient sitzt. Der Arm liegt abgespreizt auf einer Unterlage, der Unterarm ist proniert.

Untersuchungsgang: Der Untersucher beobachtet die Armbewegung.

Instruktion: „Beugen Sie Ihren Arm an, indem Sie ihn über die Unterlage ziehen."

1/0

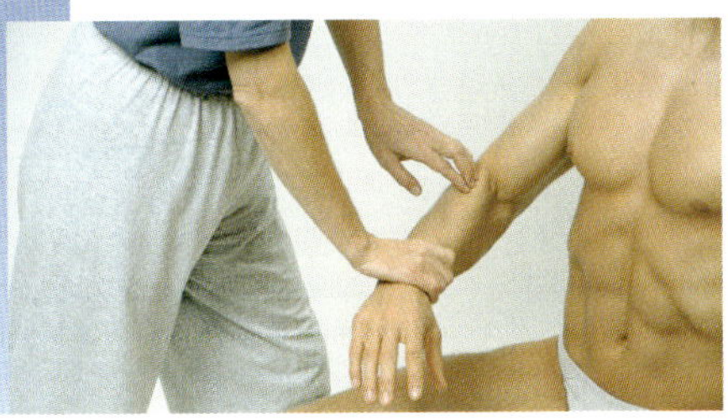

Ausgangsstellung: Der Patient sitzt. Der Arm hängt neben dem Körper, der Unterarm ist proniert.

Untersuchungsgang: Der Untersucher tastet den M. brachioradialis.

Instruktion: „Versuchen Sie, den Arm zu beugen."

! Probleme/Hinweise

- Der M. biceps brachii ist bei der Supination aktiver, der M. brachioradialis bei der Pronation.

Musculus triceps brachii

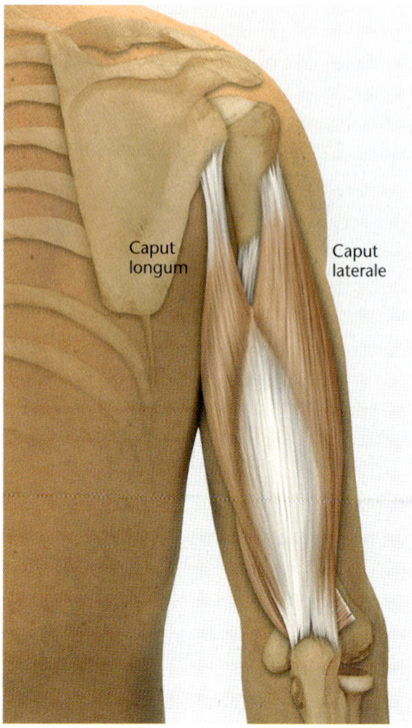

Der M. triceps brachii streckt den Arm im Ellenbogengelenk kraftvoll, etwa bei Liegestützen. Der lange Kopf hat zusätzlich eine adduzierende Wirkung im Schultergelenk.

Ursprung	Caput longum: Tuberculum infraglenoidale scapulae Caput laterale: dorsolaterale Humerusfläche, lateral des Sulcus nervi radialis Caput mediale: dorsomediale distale zwei Drittel des Humerus, medial des Sulcus nervi radialis und dorsal des Septum intermusculare mediale
Ansatz	Olecranon Hinterwand der Gelenkskapsel
Innervation	Nervus radialis, C6–C8
Besonderheiten	Das Caput longum des M. triceps brachii bildet die mediale Begrenzung, das Caput laterale die laterale Begrenzung der lateralen Achselhöhle. Der M. triceps brachii ist ein Kennmuskel für das Rückenmarkssegment C7.

Funktionen

Articulatio humeri

Synergisten	Antagonisten
Retroversion (nur Caput longum)	
M. latissimus dorsi	M. pectoralis major
M. teres major	M. deltoideus, Pars clavicularis
M. deltoideus, Pars spinalis	M. biceps brachii
M. subscapularis (kaudaler Anteil)	M. coracobrachialis
	M. infraspinatus (kranialer Anteil)
Adduktion (bei abduziertem Arm)	
M. pectoralis major	M. deltoideus, Pars acromialis
M. latissimus dorsi	M. deltoideus, Pars spinalis und Pars clavicularis, bei abduziertem Arm
M. teres major	M. infraspinatus (kranialer Anteil)
M. teres minor	M. biceps brachii, Caput longum
M. coracobrachialis	M. subscapularis (kranialer Anteil)
M. biceps brachii, Caput breve	
M. deltoideus, Pars spinalis und Pars clavicularis, bei adduziertem Arm	
M. infraspinatus (kaudaler Anteil)	

Articulationes humeroradialis und humeroulnaris

Synergisten	Antagonisten
Extension	
M. anconeus	M. brachialis
	M. biceps brachii
	M. brachioradialis
	M. pronator teres
	M. extensor carpi radialis longus
	M. flexor carpi ulnaris (schwach)
	M. flexor carpi radialis (schwach)

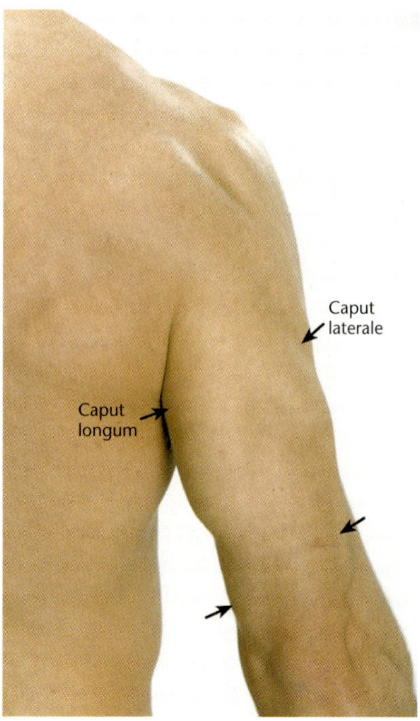

Muskelfunktionsprüfung

Kraftgrad

5/4

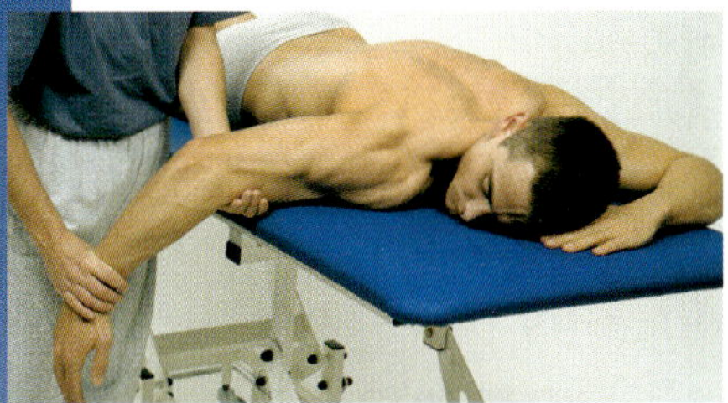

Ausgangsstellung: Der Patient liegt auf dem Bauch und abduziert den Arm im Schultergelenk 90°.

Untersuchungsgang: Der Untersucher erzeugt Druck am Unterarm in Richtung Ellbogenflexion.

Instruktion: „Strecken Sie Ihren Ellbogen gegen meinen Widerstand und halten Sie die Stellung."

3

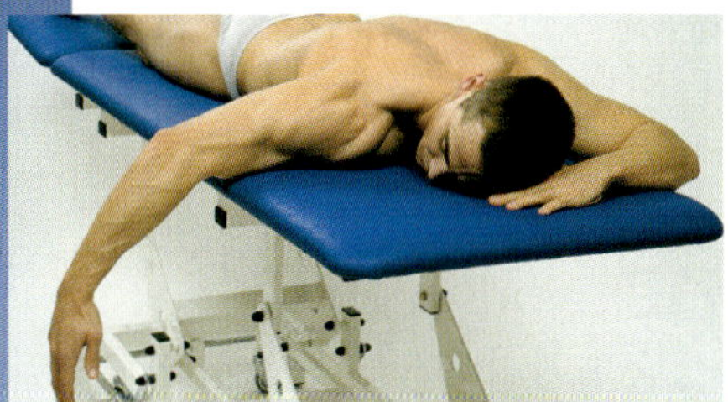

Ausgangsstellung: Der Patient liegt auf dem Bauch und abduziert den Arm im Schultergelenk 90°.

Untersuchungsgang: Der Untersucher beobachtet die Ellbogenbewegung in Richtung Extension.

Instruktion: „Strecken Sie Ihren Ellbogen vollständig."

2

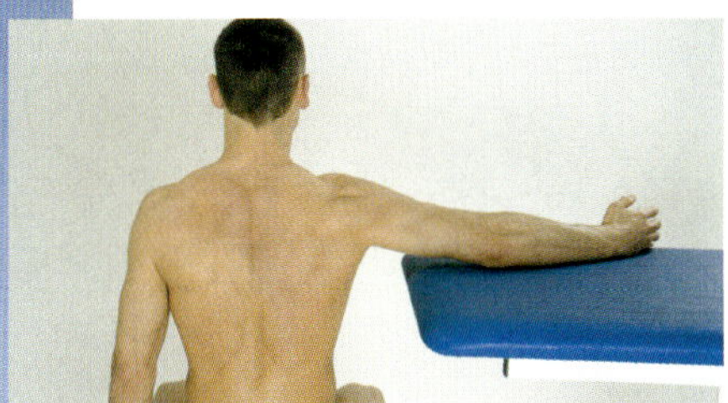

Ausgangsstellung: Der Patient sitzt, der Arm liegt, im Schultergelenk abduziert, im Ellenbogengelenk flektiert, auf einer Unterlage.

Untersuchungsgang: Der Untersucher beobachtet die Ellbogenextension.

Instruktion: „Strecken Sie den Ellbogen."

1/0

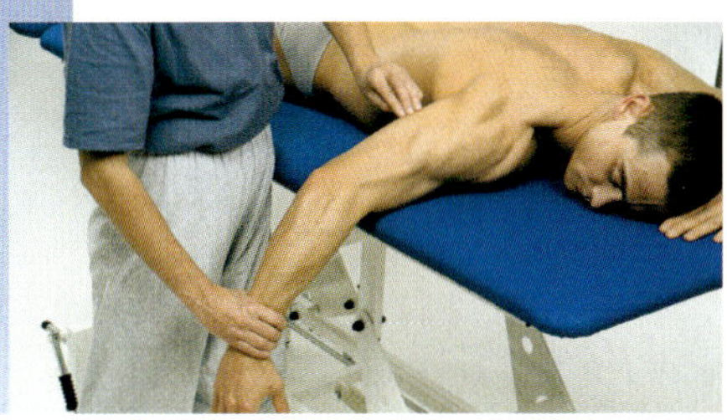

Ausgangsstellung: Der Patient liegt auf dem Bauch.

Untersuchungsgang: Der Untersucher tastet den M. triceps brachii.

Instruktion: „Versuchen Sie, den Ellbogen zu strecken!"

Klinische Relevanz

- Bei Frakturen des proximalen Humerus wird häufig der Nervus radialis beschädigt. Der Ast, der den M. triceps brachii versorgt, bleibt jedoch oft unverletzt, weil er oberhalb des Sulcus nervi radialis humeri abzweigt. Daher bleibt die Funktion des M. triceps brachii erhalten, während alle anderen Muskeln, die vom Nervus radialis versorgt werden, ausfallen.

Musculus anconeus

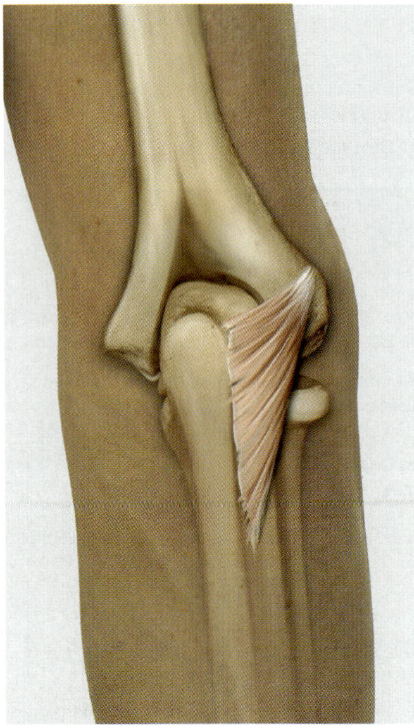

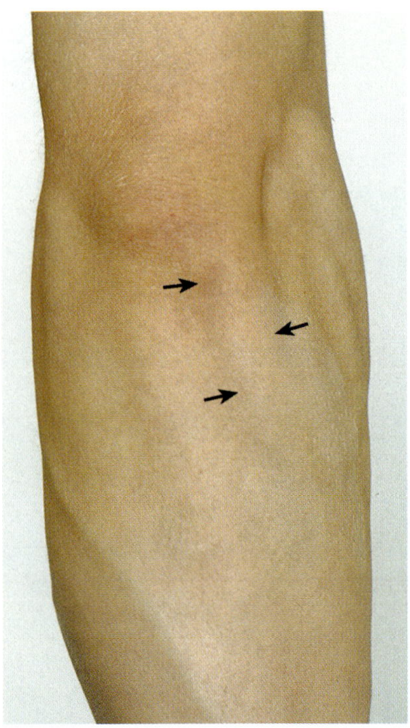

Der M. anconeus streckt den Arm im Ellbogengelenk. Seine Kontraktion hat möglicherweise eine Abduktion der Ulna nach radial (lateral) zur Folge, die besonders während der Pronation dazu führt, dass das Handgelenk keine bogenförmige Bewegung um das Köpfchen der Ulna vollzieht. Die Bewegungsachse für Pronation und Supination verläuft dann durch die Mitte des proximalen Handgelenkes.

Ursprung	dorsale Fläche des Epicondylus lateralis humeri dorsaler Teil der Ellbogengelenkskapsel
Ansatz	laterale Seite des Olecranons proximales, dorsales Viertel der Ulna
Innervation	Nervus radialis, C6–C8

Funktionen

Synergisten	Antagonisten
Articulationes humeroradialis und humeroulnaris	
Extension	
M. triceps brachii	M. brachialis M. biceps brachii M. brachioradialis M. pronator teres M. extensor carpi radialis longus M. flexor carpi ulnaris (schwach) M. flexor carpi radialis (schwach)

Muskelfunktionsprüfung

Kraftgrad

5/4

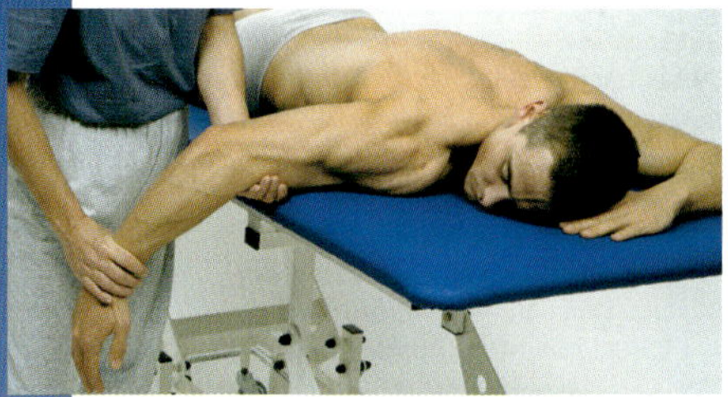

Ausgangsstellung: Der Patient liegt auf dem Bauch und abduziert den Arm im Schultergelenk 90°.

Untersuchungsgang: Der Untersucher erzeugt Druck am Unterarm in Richtung Ellbogenflexion.

Instruktion: „Strecken Sie Ihren Ellbogen gegen meinen Widerstand und halten Sie die Position."

3

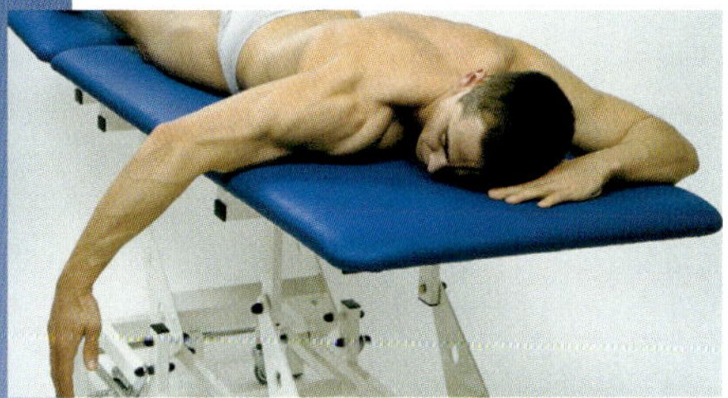

Ausgangsstellung: Der Patient liegt auf dem Bauch und abduziert den Arm im Schultergelenk 90°.

Untersuchungsgang: Der Untersucher beobachtet die Ellbogenbewegung in Richtung Extension.

Instruktion: „Strecken Sie Ihren Ellbogen vollständig."

2

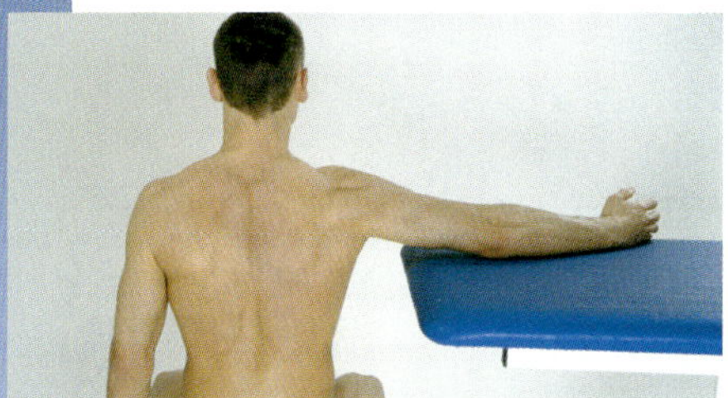

Ausgangsstellung: Der Patient sitzt, der Arm liegt im Schultergelenk abduziert, im Ellenbogengelenk flektiert auf einer Unterlage.

Untersuchungsgang: Der Untersucher beobachtet die Ellbogenextension.

Instruktion: „Strecken Sie den Ellbogen."

1/0

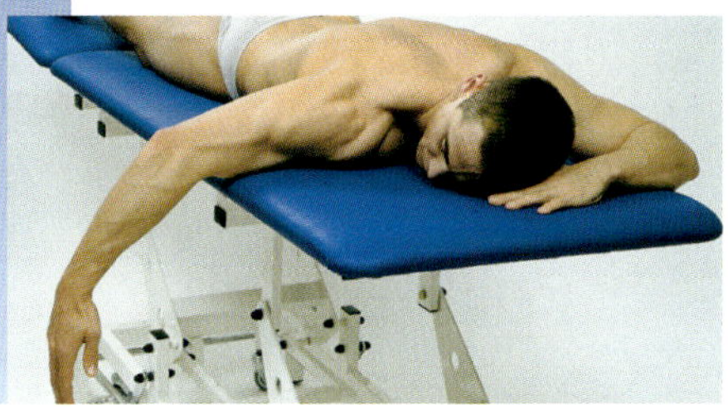

Ausgangsstellung: Der Patient liegt auf dem Bauch.

Untersuchungsgang: Der Untersucher beobachtet die Ellbogenextension.

Instruktion: „Versuchen Sie, den Ellbogen zu strecken!"

Klinische Relevanz

- Bei Frakturen des proximalen Humerus wird häufig der Nervus radialis beschädigt. Der Ast, der den M. triceps brachii versorgt, bleibt jedoch oft unverletzt, weil er sehr früh abzweigt, d.h. die Innervation des M. triceps brachii bleibt erhalten. Alle anderen Muskeln, die vom Nervus radialis versorgt werden, fallen aus.

Probleme/Hinweise

- Der M. anconeus wird zusammen mit dem M. triceps getestet.

Musculus supinator

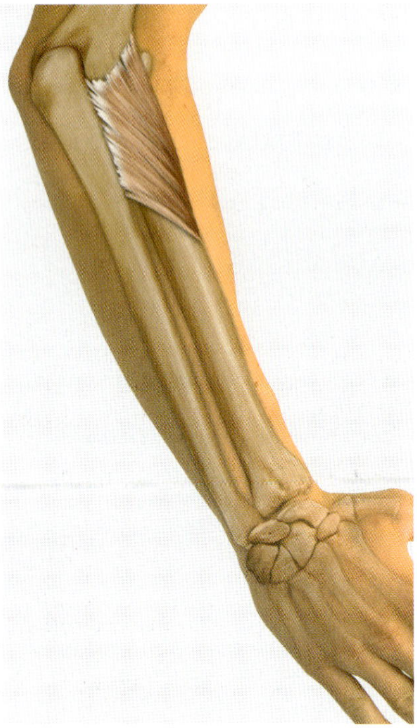

Der M. supinator führt in jeder Stellung des Ellbogengelenkes die Supinationsbewegung aus, er stellt also den Radius parallel zur Ulna. Bei der Supination mit voll gestrecktem Ellenbogen oder mit geringem Kraftaufwand ist er der wichtigste Muskel; sonst wird er vom stärkeren M. biceps brachii unterstützt.

Ursprung	Epicondylus lateralis humeri Crista musculi supinatoris ulnae Ligamentmum anulare radii Ligamentmum collaterale radiale
Ansatz	proximales Drittel des Radius (breitflächig)
Innervation	Nervus radialis, Ramus profundus, C5–C6

Funktionen

Synergisten

Articulationes radioulnaris proximalis und distalis, Articulatio humeroradialis

Supination
M. biceps brachii
M. brachioradialis (aus der Pronationsstellung in die Mittelstellung)

Antagonisten

M. pronator teres
M. pronator quadratus
M. extensor carpi radialis longus
M. brachioradialis (aus der Supinationsstellung in die Mittelstellung)
M. flexor carpi radialis (bei gestrecktem Ellbogengelenk)

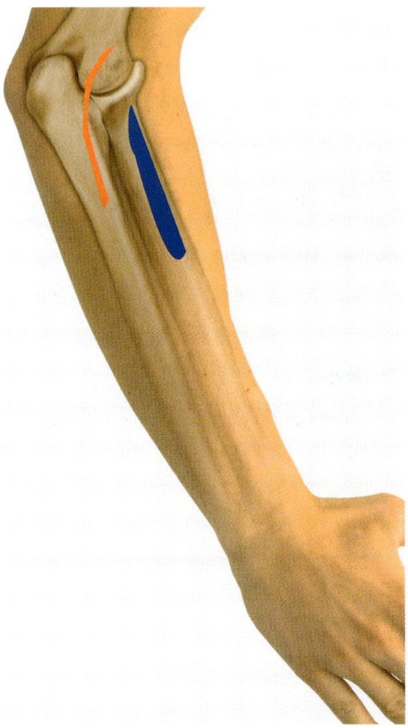

Muskelfunktionsprüfung

Kraftgrad

5/4

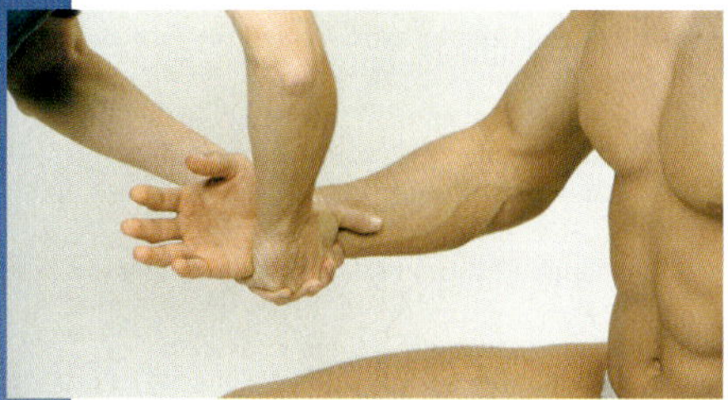

Ausgangsstellung: Der Patient sitzt. Der Arm hängt neben dem Körper und ist im Ellbogengelenk 90° flektiert. Finger- und Handmuskeln sind entspannt.

Untersuchungsgang: Der Untersucher umfasst mit beiden Händen das Handgelenk und den Unterarm des Patienten und gibt Druck in Richtung Pronation.

Instruktion: „Drehen Sie Ihren Unterarm gegen meinen Widerstand nach außen, ohne den Oberarm abzuspreizen und halten Sie die Endstellung."

3

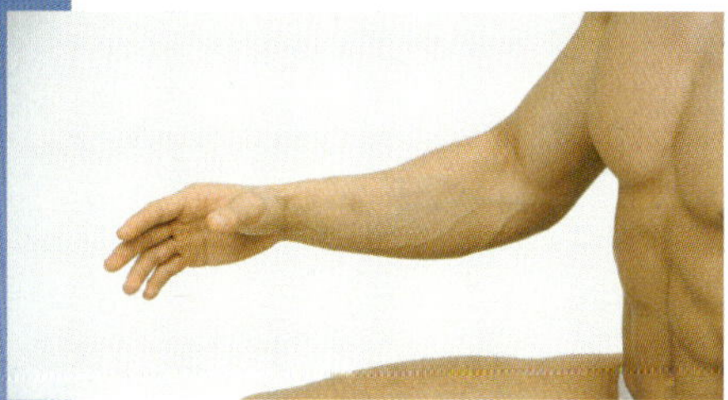

Ausgangsstellung: Der Patient sitzt. Der Arm hängt neben dem Körper und ist im Ellbogengelenk 90° flektiert. Finger- und Handmuskeln sind entspannt.

Untersuchungsgang: Der Untersucher beobachtet die Bewegung des Unterarmes.

Instruktion: „Drehen Sie Ihren Unterarm nach außen, ohne den Oberarm abzuspreizen."

2

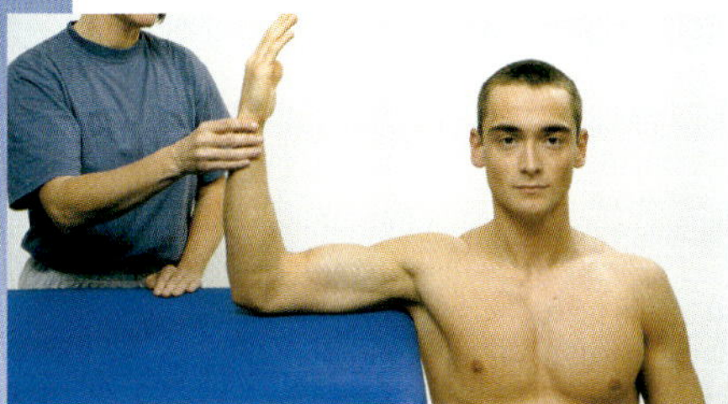

Ausgangsstellung: Der Patient sitzt, der Oberarm liegt abgespreizt auf der Unterlage. Der Arm ist im Ellbogengelenk gebeugt und der Unterarm steht senkrecht.

Untersuchungsgang: Der Untersucher beobachtet die Unterarmbewegung.

Instruktion: „Drehen Sie Ihren Unterarm mit der Handfläche nach innen."

1/0

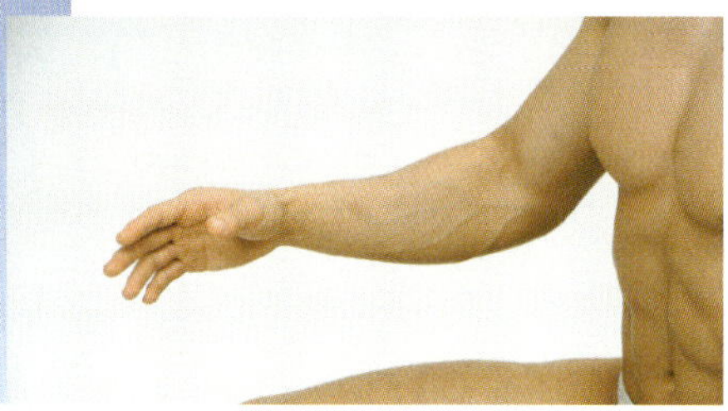

Ausgangsstellung: Der Patient sitzt. Der Arm hängt neben dem Körper und ist im Ellbogengelenk 90° flektiert. Finger- und Handmuskeln sind entspannt.

Untersuchungsgang: Der Untersucher beobachtet die Bewegung des Unterarmes.

Instruktion: „Versuchen Sie, den Unterarm nach außen zu drehen."

Klinische Relevanz

- Der M. supinator kann im Gegensatz zum M. biceps brachii den Arm auch dann supinieren, wenn dieser im Ellbogengelenk extendiert ist.

Probleme/Hinweise

- Der M. supinator ist in seiner Funktion vom M. biceps brachii kaum zu unterscheiden.

Musculus pronator teres

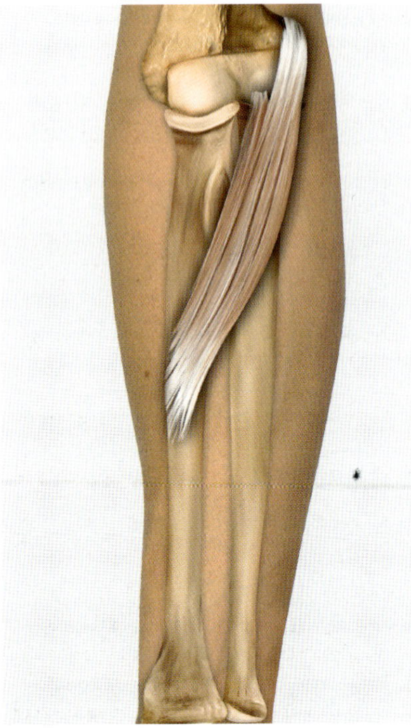

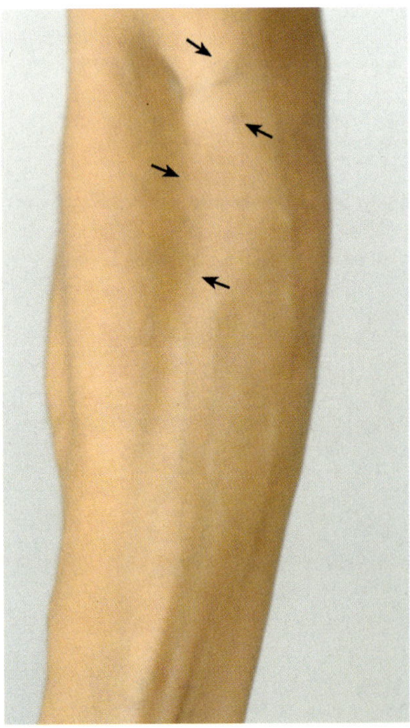

Der M. pronator teres bringt die Unterarmknochen in die Pronationsstellung und ist ein schwacher Beuger im Ellbogengelenk.

Ursprung	Caput humerale: Epicondylus medialis humeri Caput ulnare: Processus coronoideus ulnae
Ansatz	laterale Fläche des mittleren Radius, Tuberositas pronatoria
Innervation	Nervus medianus, C6–C7 gelegentlich auch Nervus musculocutaneus

Funktionen

Synergisten	Antagonisten
Articulationes humeroradialis und humeroulnaris	
Flexion	
M. brachialis	M. triceps brachii
M. biceps brachii	M. anconeus
M. brachioradialis	
M. extensor carpi radialis longus	
M. flexor carpi ulnaris (schwach)	
M. flexor carpi radialis (schwach)	
Articulationes radioulnaris proximalis und distalis, Articulatio humeroradialis	
Pronation	
M. pronator quadratus	M. supinator
M. brachioradialis (aus der Supinationsstellung in die Mittelstellung)	M. biceps brachii
M. flexor carpi radialis (bei gestrecktem Ellbogengelenk)	M. brachioradialis (aus der Pronationsstellung in die Mittelstellung)
M. extensor carpi radialis longus	

Muskelfunktionsprüfung

Kraftgrad

5/4

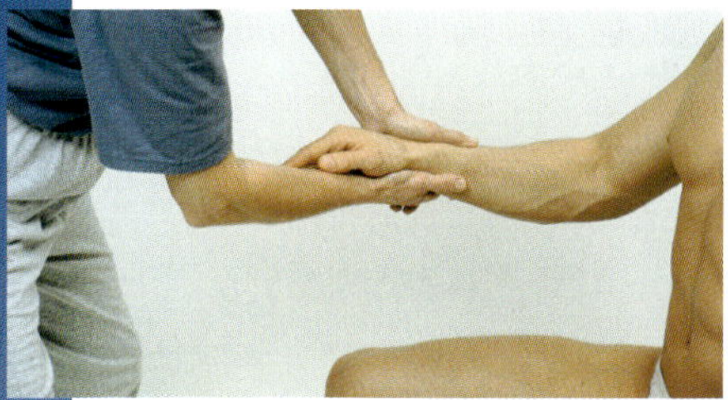

Ausgangsstellung: Der Patient sitzt. Der Arm hängt neben dem Körper und ist im Ellbogengelenk 90° flektiert. Finger- und Handmuskeln sind entspannt.

Untersuchungsgang: Der Untersucher umfasst mit beiden Händen das Handgelenk und den Unterarm des Patienten und gibt Druck in Richtung Supination.

Instruktion: „Drehen Sie Ihren Unterarm gegen meinen Widerstand nach innen, ohne den Oberarm abzuspreizen und halten Sie die Endstellung."

3

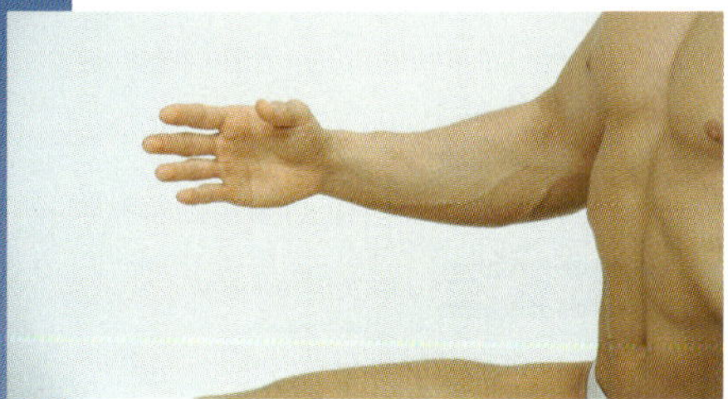

Ausgangsstellung: Der Patient sitzt. Der Arm hängt neben dem Körper und ist im Ellbogengelenk 90° flektiert. Finger- und Handmuskeln sind entspannt.

Untersuchungsgang: Der Untersucher beobachtet die Bewegung des Unterarmes.

Instruktion: „Drehen Sie Ihren Unterarm nach innen, ohne den Oberarm abzuspreizen."

2

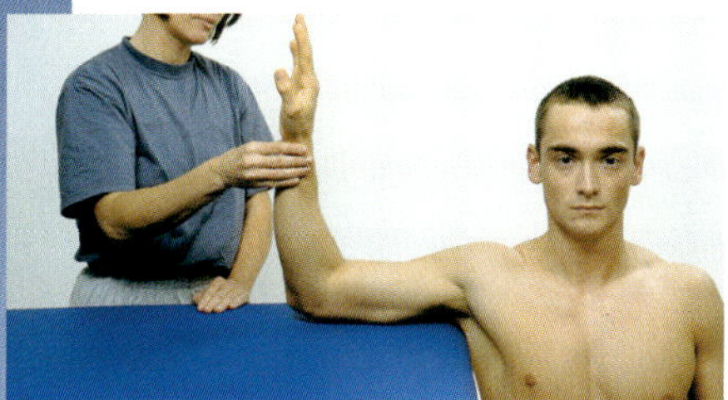

Ausgangsstellung: Der Patient sitzt. Der Oberarm liegt abgespreizt auf einer Unterlage. Der Arm ist im Ellbogengelenk gebeugt und der Unterarm steht senkrecht.

Untersuchungsgang: Der Untersucher beobachtet die Bewegung des Unterarmes.

Instruktion: „Drehen Sie Ihren Unterarm nach innen."

1/0

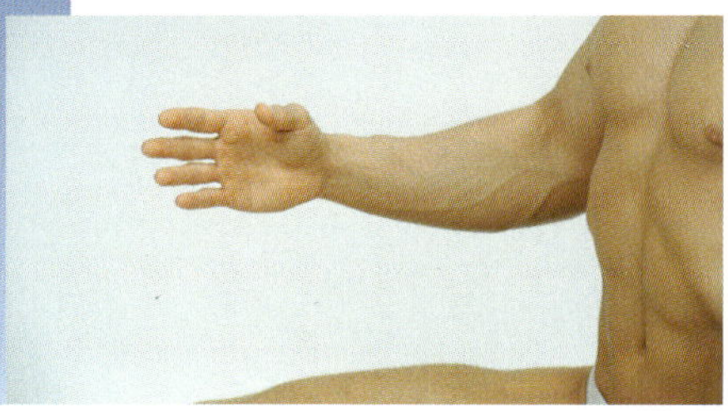

Ausgangsstellung: Der Patient sitzt. Der Arm hängt neben dem Körper und ist im Ellbogengelenk 90° flektiert. Finger- und Handmuskeln sind entspannt.

Untersuchungsgang: Der Untersucher beobachtet die Bewegung des Unterarmes.

Instruktion: „Versuchen Sie, Ihren Unterarm nach innen zu drehen."

! Probleme/Hinweise

- Der M. pronator quadratus und der M. pronator teres sind funktionell nicht voneinander zu trennen.

Musculus pronator quadratus

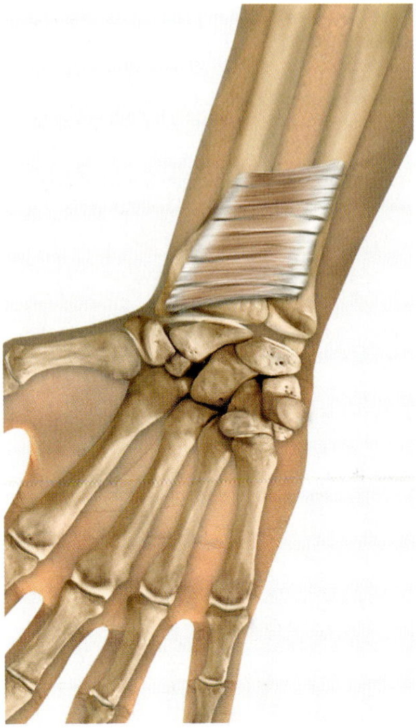

Der M. pronator quadratus leitet die Pronationsbewegung ein und verklammert die beiden Unterarmknochen distal, wodurch er, ähnlich der Membrana interossei, das distale Radioulnargelenk stabilisiert.

Ursprung	distales Viertel der Ventralfläche der Ulna
Ansatz	distales Viertel der Ventralfläche des Radius
Innervation	Nervus interosseus anterior aus dem Nervus medianus, C6–T1

Funktionen

Synergisten	Antagonisten
Articulationes radioulnaris proximalis und distalis, Articulatio humeroradialis	
Pronation	
M. pronator teres	M. supinator
M. brachioradialis (aus der Supinationsstellung in die Mittelstellung)	M. biceps brachii
M. flexor carpi radialis (bei gestrecktem Ellbogengelenk)	M. brachioradialis (aus der Pronationsstellung in die Mittelstellung)
M. extensor carpi radialis longus	

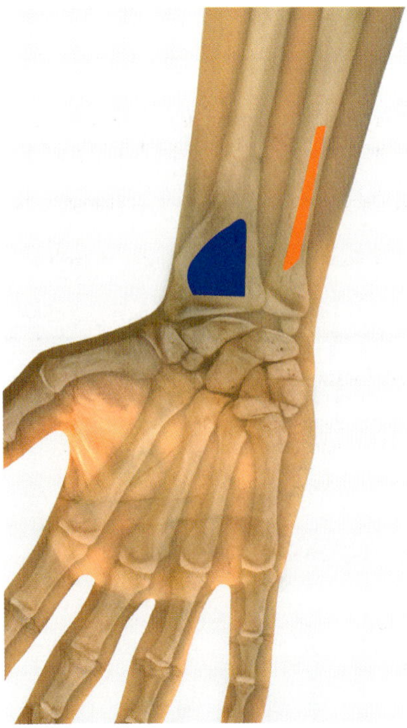

Muskelfunktionsprüfung

Kraftgrad

5/4

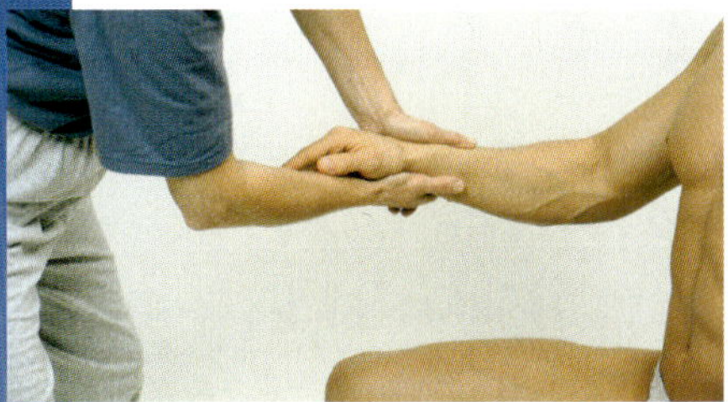

Ausgangsstellung: Der Patient sitzt. Der Arm hängt neben dem Körper und ist im Ellbogengelenk 90° flektiert. Finger- und Handmuskeln sind entspannt.

Untersuchungsgang: Der Untersucher umfasst mit beiden Händen das Handgelenk und den Unterarm des Patienten und gibt Druck in Richtung Supination.

Instruktion: „Drehen Sie Ihren Unterarm gegen meinen Widerstand nach innen, ohne den Oberarm abzuspreizen und halten Sie die Endstellung."

3

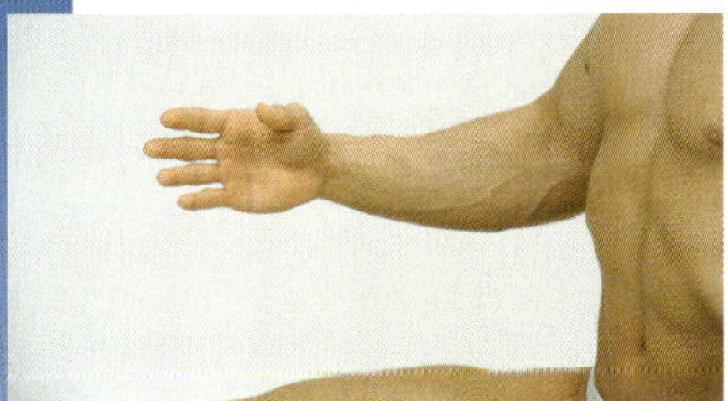

Ausgangsstellung: Der Patient sitzt. Der Arm hängt neben dem Körper und ist im Ellbogengelenk 90° flektiert. Finger- und Handmuskeln sind entspannt.

Untersuchungsgang: Der Untersucher beobachtet die Bewegung des Unterarmes.

Instruktion: „Drehen Sie Ihren Unterarm nach innen, ohne den Oberarm abzuspreizen."

2

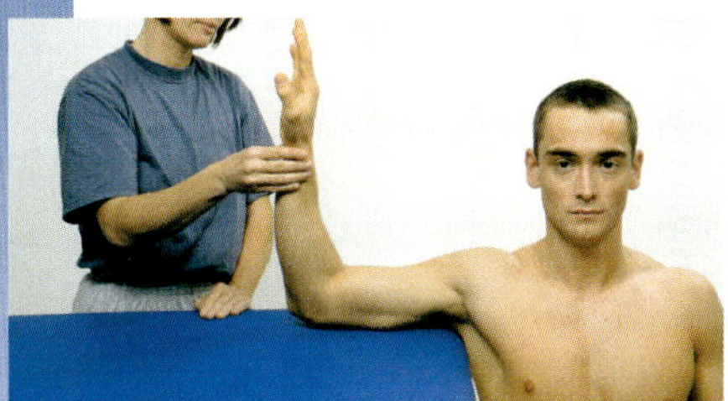

Ausgangsstellung: Der Patient sitzt. Der Oberarm liegt abgespreizt auf einer Unterlage, der Ellbogen ist gebeugt, der Unterarm steht senkrecht.

Untersuchungsgang: Der Untersucher beobachtet die Bewegung des Unterarmes.

Instruktion: „Drehen Sie Ihren Unterarm mit der Handfläche nach innen."

1/0

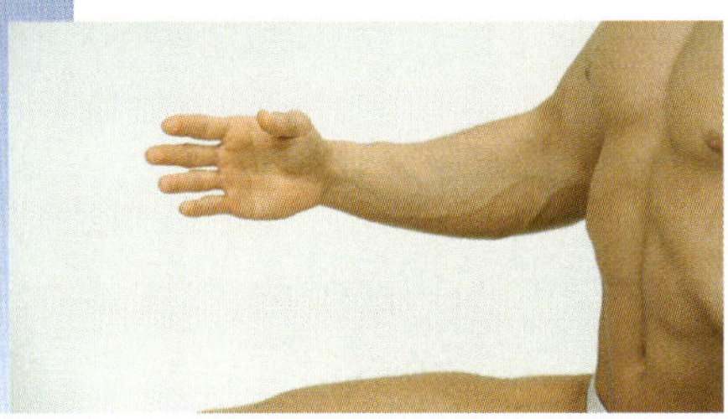

Ausgangsstellung: Der Patient sitzt. Der Arm hängt neben dem Körper und ist im Ellbogengelenk 90° flektiert. Finger- und Handmuskeln sind entspannt.

Untersuchungsgang: Der Untersucher beobachtet die Bewegung des Unterarmes.

Instruktion: „Versuchen Sie, Ihren Unterarm nach innen zu drehen."

! Probleme/Hinweise

- Der M. pronator quadratus und der M. pronator teres sind funktionell nicht voneinander zu trennen. Der M. pronator quadratus kann nicht palpiert werden.

Dehntests

M. triceps brachii

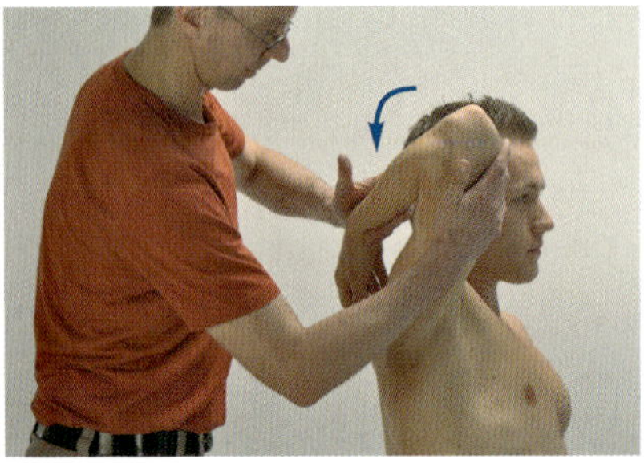

Durchführung
Der Therapeut bewegt den Unterarm des Patienten in die maximale Flexion des Ellenbogengelenks. Dabei befindet sich der Arm in maximaler Flexion im Schultergelenk.

Befund
Es liegt eine Muskelverkürzung vor, wenn die Bewegung nicht im vollen Ausmaß durchführbar und das Endgefühl weich-elastisch ist.
Der Patient gibt ein Dehngefühl im Muskelverlauf an.

M. biceps brachii

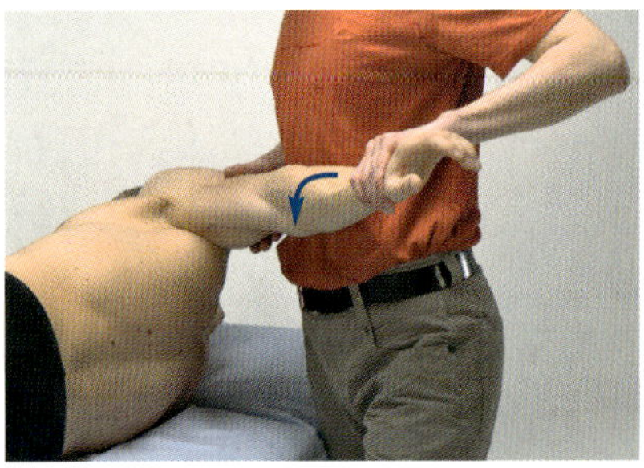

Durchführung
Der Therapeut bewegt den Unterarm des Patienten in die maximale Extension und Pronation des Ellenbogengelenks. Der Oberarm befindet sich in Extension des Schultergelenks.

Befund
Es liegt eine Muskelverkürzung vor, wenn die Bewegung nicht im vollen Ausmaß durchführbar und das Endgefühl weich-elastisch ist.
Der Patient gibt ein Dehngefühl im Muskelverlauf an.

M. supinator und M. brachioradialis

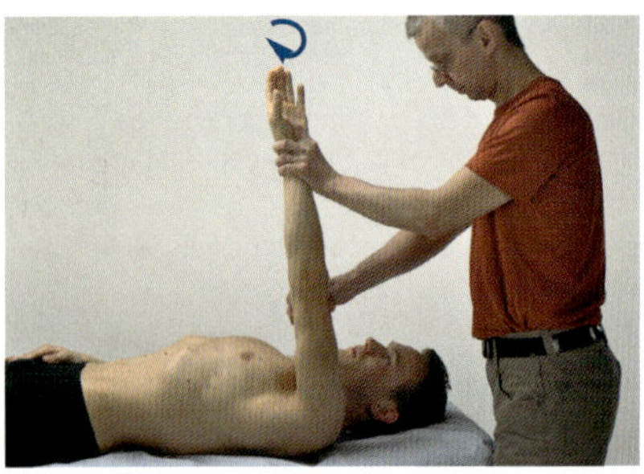

Durchführung
Der Therapeut bewegt den Unterarm des Patienten in die maximale Pronation. Zusätzlich wird das Ellenbogengelenk maximal gestreckt.

Befund
Es liegt eine Muskelverkürzung vor, wenn die Bewegung nicht im vollen Ausmaß durchführbar und das Endgefühl weich-elastisch ist.
Der Patient gibt ein Dehngefühl im Muskelverlauf an.

M. pronator teres und M. pronator quadratus

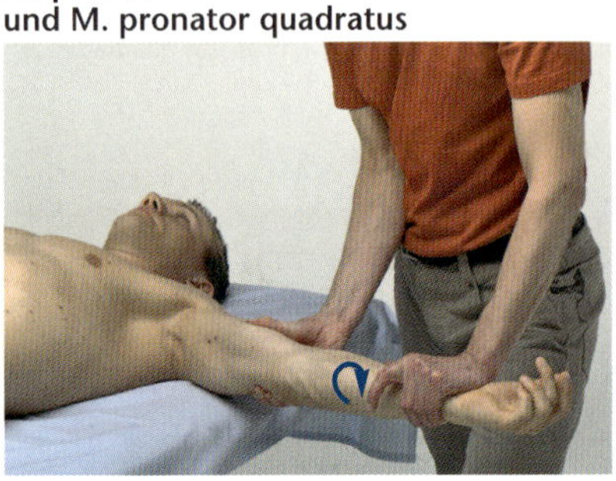

Durchführung
Der Therapeut bewegt den Unterarm des Patienten in die maximale Supination. Zusätzlich wird das Ellenbogengelenk maximal gestreckt.

Befund
Es liegt eine Muskelverkürzung vor, wenn die Bewegung nicht im vollen Ausmaß durchführbar und das Endgefühl weich-elastisch ist.
Der Patient gibt ein Dehngefühl im Muskelverlauf an.

Hinweis
Für den isolierten Dehntest des Caput ulnare und des M. pronator quadratus wird der Test bei 90° Ellenbogenflexion durchgeführt.

2 Obere Extremität

Handgelenksmuskulatur

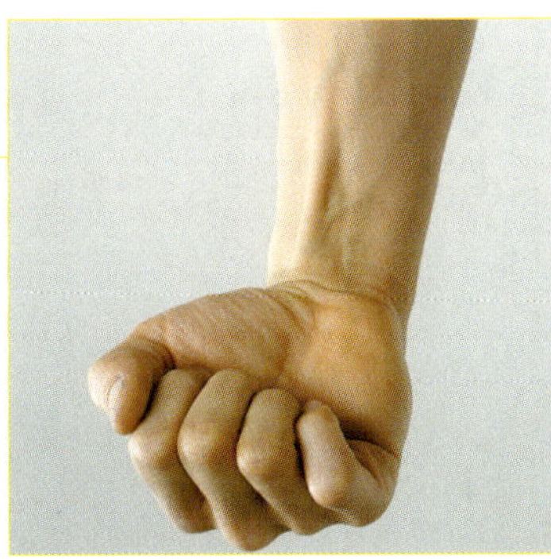

Musculus extensor carpi radialis longus

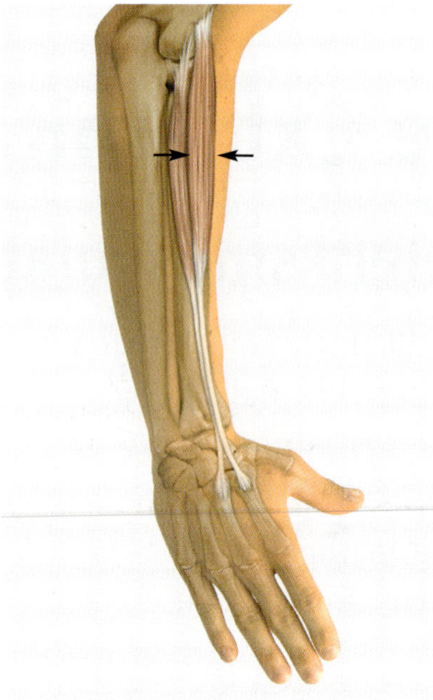

Der M. extensor carpi radialis longus streckt in den Handgelenken. Wichtig ist, dass er die gleichzeitige Beugung im Handgelenk verhindert, wenn die langen Beugemuskeln des Unterarmes die Finger kraftvoll beugen. Gemeinsam angespannt mit dem M. flexor carpi radialis bewirkt er eine Radialabduktion der Hand. Außerdem hat der Muskel in der Supinationsstellung eine schwach pronierende Wirkung.

Ursprung	Crista supracondylaris lateralis humeri
Ansatz	dorsale Fläche der Basis des Os metacarpi II
Innervation	Nervus radialis, C6–C7

Funktionen

Articulationes radioulnaris proximalis und distalis, Articulatio humeroradialis

Pronation

Synergisten	Antagonisten
M. pronator quadratus	M. supinator
M. pronator teres	M. biceps brachii (bei gebeugtem Ellbogengelenk)
M. brachioradialis (aus der Supinationsstellung in die Mittelstellung)	M. brachioradialis (aus der Pronationsstellung in die Mittelstellung)
M. flexor carpi radialis (bei gestrecktem Ellbogengelenk)	

Articulatio radiocarpalis und Articulatio mediocarpalis

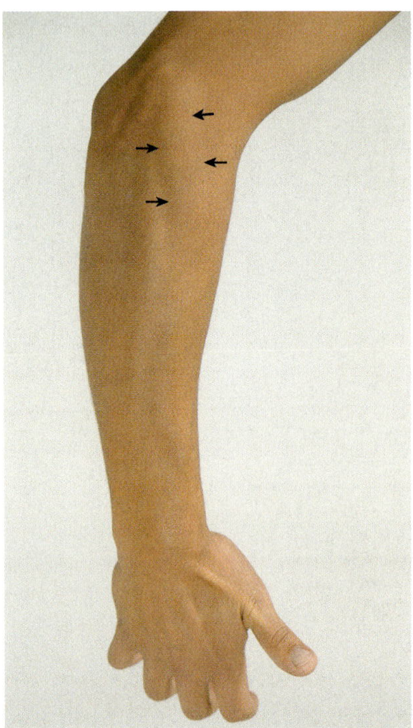

Extension

Synergisten	Antagonisten
M. extensor digitorum	M. flexor digitorum superficialis
M. extensor carpi radialis brevis	M. flexor digitorum profundus
M. extensor carpi ulnaris	M. flexor carpi ulnaris
M. extensor indicis	M. flexor carpi radialis
M. extensor digiti minimi	M. flexor pollicis longus
M. extensor pollicis longus	M. abductor pollicis longus
	M. palmaris longus

Radialabduktion

Synergisten	Antagonisten
M. flexor carpi radialis	M. flexor carpi ulnaris
M. extensor carpi radialis brevis	M. extensor carpi ulnaris
M. flexor pollicis longus	M. flexor digitorum profundus
M. abductor pollicis longus	M. extensor digitorum
M. extensor pollicis brevis	M. extensor digiti minimi
M. extensor pollicis longus	

Muskelfunktionsprüfung

Kraftgrad

5/4

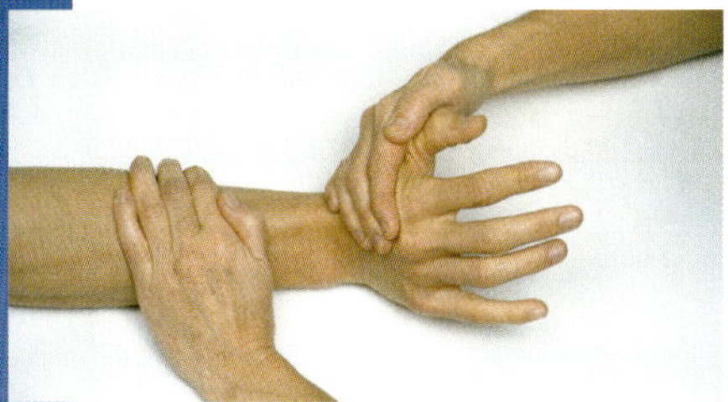

Ausgangsstellung: Der Patient sitzt. Der Unterarm und die Hand liegen auf der Unterlage auf, wobei die Handfläche zur Unterlage zeigt.

Untersuchungsgang: Der Untersucher fixiert mit einer Hand den Unterarm des Patienten und übt mit der anderen Druck auf den medialen Handrücken in Richtung Unterlage aus.

Instruktion: „Heben Sie die Hand gegen meinen Widerstand von der Unterlage ab. Lassen Sie dabei die Finger locker und halten Sie die Endstellung."

3

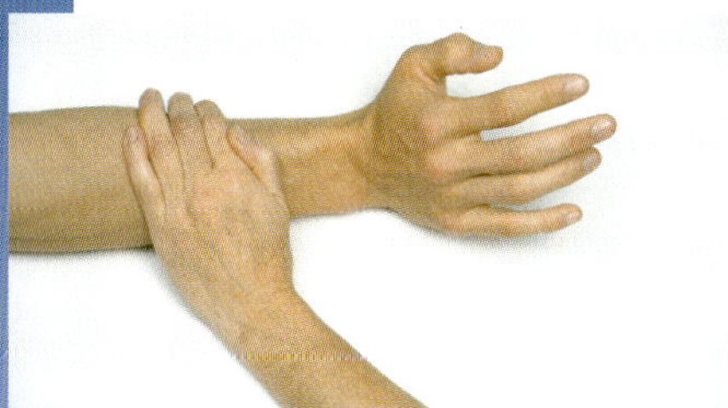

Ausgangsstellung: Der Patient sitzt. Der Unterarm und die Hand liegen auf der Unterlage auf, wobei die Handfläche zur Unterlage zeigt.

Untersuchungsgang: Der Untersucher fixiert mit einer Hand den Unterarm des Patienten.

Instruktion: „Heben Sie die Hand mit der Daumenseite zuerst von der Unterlage ab. Lassen Sie dabei die Finger locker."

2

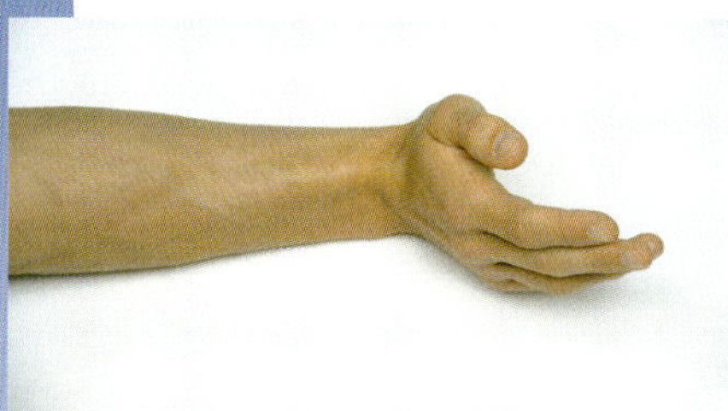

Ausgangsstellung: Der Patient sitzt. Der Unterarm und die Hand liegen mit der Kleinfingerseite auf der Unterlage.

Untersuchungsgang: Der Untersucher beobachtet die Handbewegung.

Instruktion: „Ziehen Sie Ihre Hand über die Unterlage zurück, der Handrücken soll sich dem Unterarm annähern."

1/0

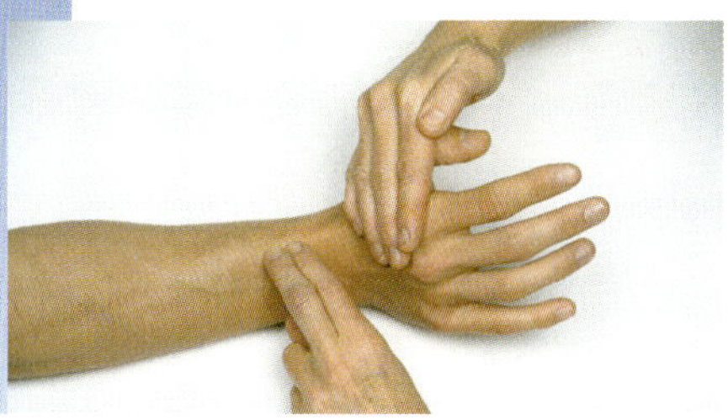

Ausgangsstellung: Der Patient sitzt. Der Unterarm und die Hand liegen auf der Unterlage auf, wobei die Handfläche zur Unterlage zeigt.

Untersuchungsgang: Der Untersucher palpiert die Sehne des M. extensor carpi radialis longus.

Instruktion: „Versuchen Sie, die Hand von der Unterlage abzuheben."

Klinische Relevanz

- Der M. extensor carpi radialis longus hilft beim Faustschluss, da eine leichte Dorsalextension erforderlich ist, um die volle Kraft der Fingerflexoren zu erreichen.

Probleme/Hinweise

- Der M. extensor carpi radialis longus und der M. extensor carpi radialis brevis werden gemeinsam untersucht.
- Die von radial nach ulnar oberhalb des Handgelenkes zu palpierenden Handextensoren sind:
  - M. extensor carpi radialis longus
  - M. extensor carpi radialis brevis
  - M. extensor digitorum
  - M. extensor digiti minimi
  - M. extensor carpi ulnaris

Musculus extensor carpi radialis brevis

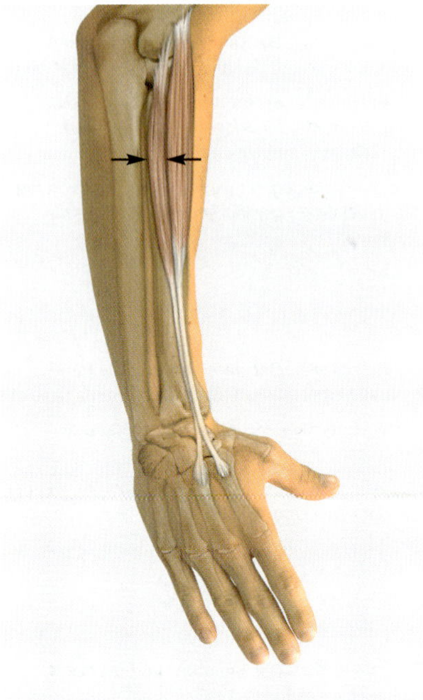

Der M. extensor carpi radialis brevis streckt in den Handgelenken bzw. er verhindert die Beugung in diesen Gelenken, wenn die langen Fingerbeuger aktiv werden. Gemeinsam angespannt mit dem M. flexor carpi radialis bewirkt auch er eine Radialabduktion der Hand.

Ursprung	Epicondylus lateralis humeri
Ansatz	dorsale Fläche der Basis des Os metacarpi III
Innervation	Nervus radialis, Ramus profundus, C6–C7

Funktionen

Articulationes radioulnaris proximalis und distalis, Articulatio humeroradialis

Synergisten	Antagonisten
Pronation	
M. pronator quadratus	M. supinator
M. pronator teres	M. biceps brachii
M. brachioradialis (aus der Supinationsstellung in die Mittelstellung)	M. brachioradialis (aus der Pronationsstellung in die Mittelstellung)
M. flexor carpi radialis (bei gestrecktem Ellbogengelenk)	
M. extensor carpi radialis longus	

Articulatio radiocarpalis und Articulatio mediocarpalis

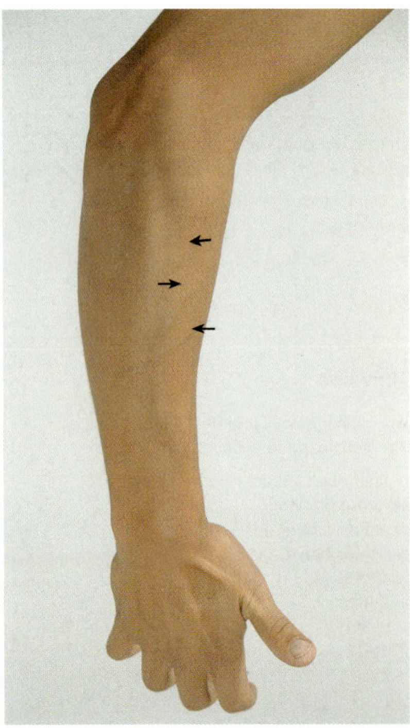

Synergisten	Antagonisten
Extension	
M. extensor digitorum	M. flexor digitorum superficialis
M. extensor carpi radialis longus	M. flexor digitorum profundus
M. extensor carpi ulnaris	M. flexor carpi ulnaris
M. extensor indicis	M. flexor carpi radialis
M. extensor digiti minimi	M. flexor pollicis longus
M. extensor pollicis longus	M. abductor pollicis longus
	M. palmaris longus
Radialabduktion	
M. flexor carpi radialis	M. flexor carpi ulnaris
M. extensor carpi radialis longus	M. extensor carpi ulnaris
M. flexor pollicis longus	M. flexor digitorum profundus
M. abductor pollicis longus	M. extensor digitorum
M. extensor pollicis brevis	M. extensor digiti minimi
M. extensor pollicis longus	

Muskelfunktionsprüfung

Kraftgrad

5/4

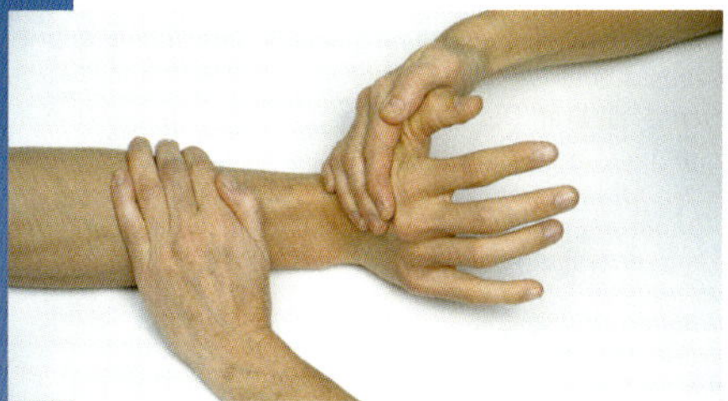

Ausgangsstellung: Der Patient sitzt. Der Unterarm und die Hand liegen auf der Unterlage auf, wobei die Handfläche zur Unterlage zeigt.

Untersuchungsgang: Der Untersucher fixiert mit einer Hand den Unterarm des Patienten und übt mit der anderen Druck auf den medialen Handrücken in Richtung Unterlage aus.

Instruktion: „Heben Sie die Hand gegen meinen Widerstand von der Unterlage ab. Lassen Sie dabei die Finger locker und halten Sie die Endstellung."

3

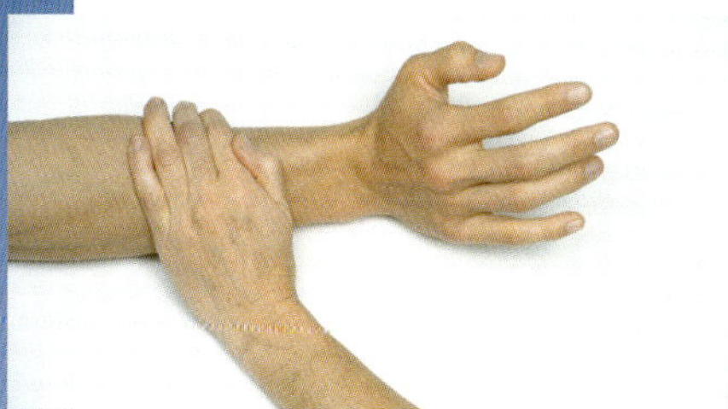

Ausgangsstellung: Der Patient sitzt. Der Unterarm und die Hand liegen auf der Unterlage auf, wobei die Handfläche zur Unterlage zeigt.

Untersuchungsgang: Der Untersucher fixiert mit einer Hand den Unterarm des Patienten.

Instruktion: „Heben Sie die Hand mit der Daumenseite zuerst von der Unterlage ab. Lassen Sie dabei die Finger locker."

2

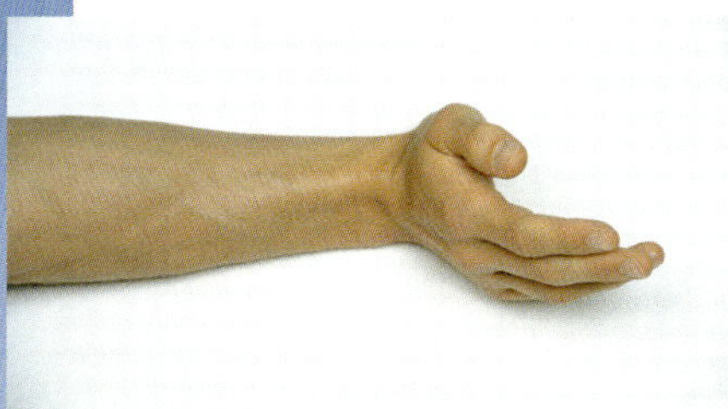

Ausgangsstellung: Der Patient sitzt. Der Unterarm und die Hand liegen mit der Kleinfingerseite auf der Unterlage.

Untersuchungsgang: Der Untersucher beobachtet die Handbewegung.

Instruktion: „Ziehen Sie Ihre Hand über die Unterlage zurück. Dabei soll sich der Handrücken dem Unterarm annähern."

1/0

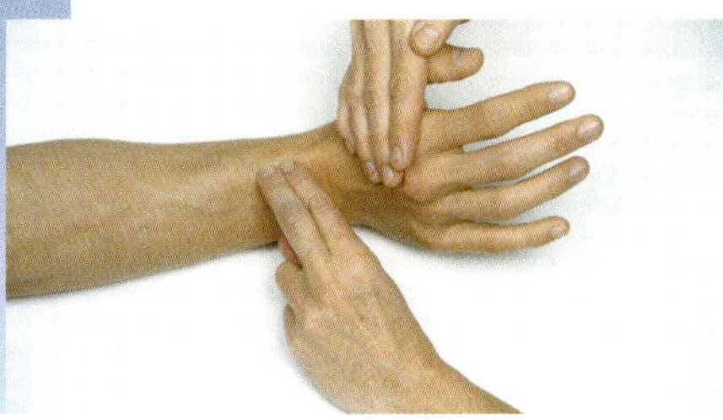

Ausgangsstellung: Der Patient sitzt. Der Unterarm und die Hand liegen auf der Unterlage auf, wobei die Handfläche zur Unterlage zeigt.

Untersuchungsgang: Der Untersucher palpiert den M. extensor carpi radialis brevis.

Instruktion: „Versuchen Sie, Ihre Hand von der Unterlage abzuheben."

! Probleme/Hinweise

- Der M. extensor carpi radialis brevis und der M. extensor carpi radialis longus werden gemeinsam untersucht.
- Die von radial nach ulnar oberhalb des Handgelenkes zu palpierenden Handextensoren sind:
  - M. extensor carpi radialis longus
  - M. extensor carpi radialis brevis
  - M. extensor digitorum
  - M. extensor digiti minimi
  - M. extensor carpi ulnaris

Musculus extensor carpi ulnaris

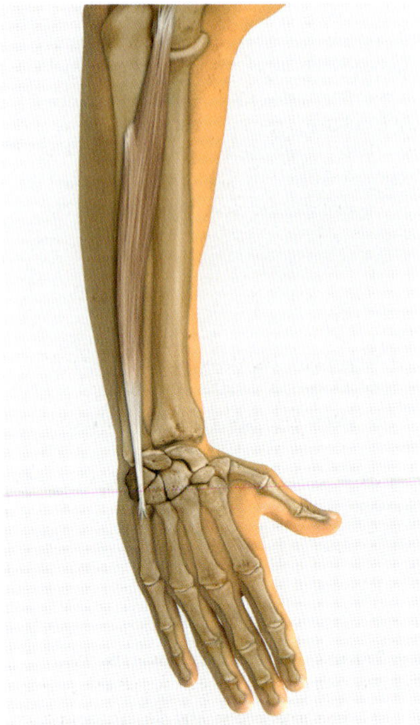

Der M. extensor carpi ulnaris streckt die Handgelenke oder bewirkt eine Ulnarabduktion, wenn er mit dem M. flexor ulnaris gemeinsam aktiv wird. Darüber hinaus fixiert er die Handgelenke und kann damit die Kraft der langen Fingerbeuger auf die Fingergelenke leiten.

Ursprung	Caput humerale: Epicondylus lateralis humeri, Fascia antebrachii Caput ulnare: dorsaler Teil der Ulna
Ansatz	Rückfläche der Basis des Os metacarpi V
Innervation	Nervus radialis, Ramus profundus, C6–C8

Funktionen

Articulatio radiocarpalis und Articulatio mediocarpalis

Synergisten	Antagonisten
Extension	
M. extensor digitorum	M. flexor digitorum superficialis
M. extensor carpi radialis longus	M. flexor digitorum profundus
M. extensor carpi radialis brevis	M. flexor carpi ulnaris
M. extensor indicis	M. flexor carpi radialis
M. extensor digiti minimi	M. flexor pollicis longus
M. extensor pollicis longus	M. abductor pollicis longus
	M. palmaris longus
Ulnarabduktion	
M. flexor carpi ulnaris	M. flexor carpi radialis
M. flexor digitorum profundus	M. extensor carpi radialis longus
M. extensor digitorum	M. extensor carpi radialis brevis
M. extensor digiti minimi	M. flexor pollicis longus
	M. abductor pollicis longus
	M. extensor pollicis brevis
	M. extensor pollicis longus

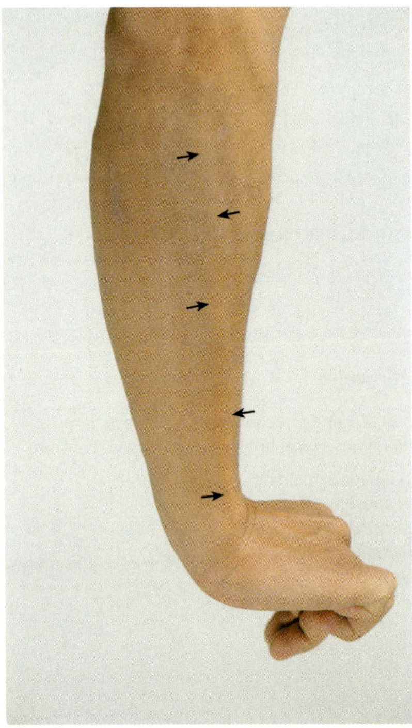

Muskelfunktionsprüfung

Kraftgrad

5/4

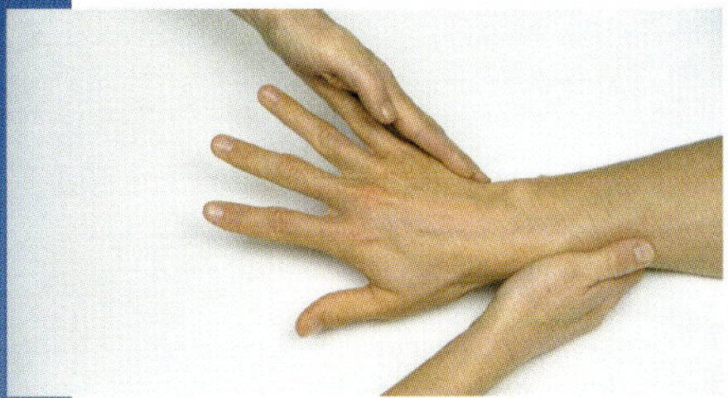

Ausgangsstellung: Der Patient sitzt. Der Unterarm und die Hand liegen mit der radialen Seite auf der Unterlage.

Untersuchungsgang: Der Untersucher fixiert mit einer Hand den Unterarm des Patienten, mit der anderen übt er auf der Kleinfingerseite Druck in Richtung Daumenseite aus.

Instruktion: „Bewegen Sie Ihre Hand gegen meinen Widerstand zur Kleinfingerseite hin und halten Sie die Endstellung."

3

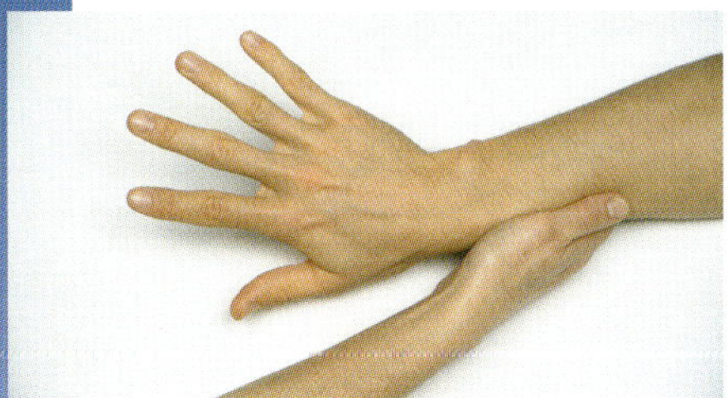

Ausgangsstellung: Der Patient sitzt. Der Unterarm und die Hand liegen mit der radialen Seite auf der Unterlage.

Untersuchungsgang: Der Untersucher fixiert mit einer Hand den Unterarm des Patienten.

Instruktion: „Heben Sie Ihre Hand an. Dabei soll sich die Kleinfinger seite dem Unterarm nähern."

2

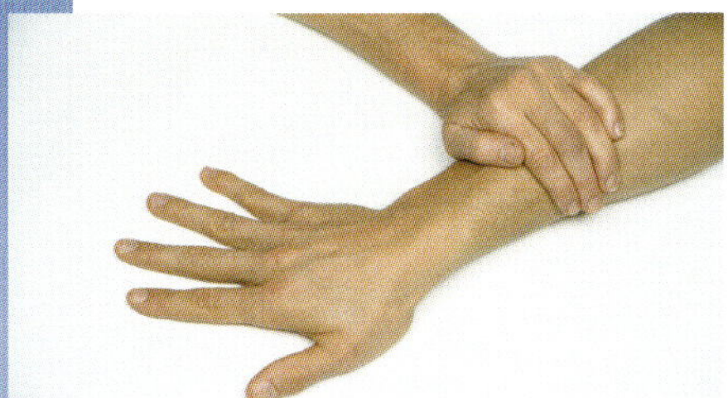

Ausgangsstellung: Der Patient sitzt. Der Unterarm und die Hand liegen auf der Unterlage auf, wobei die Handfläche zur Unterlage zeigt.

Untersuchungsgang: Der Untersucher beobachtet die Handbewegung.

Instruktion: „Bewegen Sie die Hand über die Unterlage. Dabei soll sich die Kleinfingerseite dem Unterarm nähern."

1/0

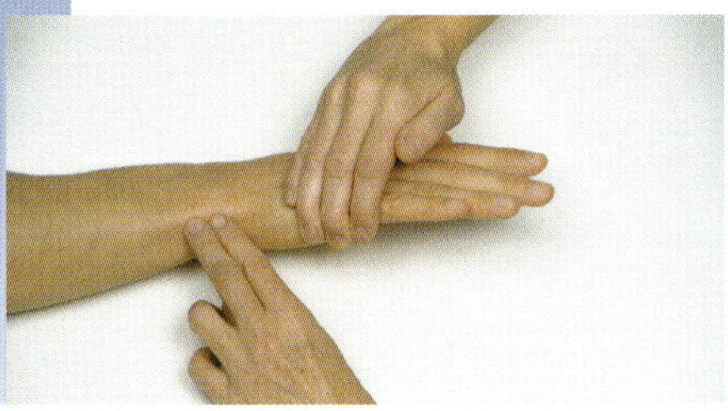

Ausgangsstellung: Der Patient sitzt. Der Unterarm und die Hand liegen auf der Unterlage, wobei die Handfläche zur Unterlage zeigt.

Untersuchungsgang: Der Untersucher palpiert den M. extensor carpi ulnaris.

Instruktion: „Versuchen Sie, die Kleinfingerseite dem Unterarm anzunähern."

! Probleme/Hinweise

- Bedingt durch den Verlauf seiner Sehne im Bereich des Handgelenkes ist der M. extensor carpi ulnaris mehr für die ulnare Abduktion der Hand als für die Dorsalextension verantwortlich.
- Die von radial nach ulnar oberhalb des Handgelenkes zu palpierenden Handextensoren sind:
  - M. extensor carpi radialis longus
  - M. extensor carpi radialis brevis
  - M. extensor digitorum
  - M. extensor digiti minimi
  - M. extensor carpi ulnaris

Musculus flexor carpi radialis

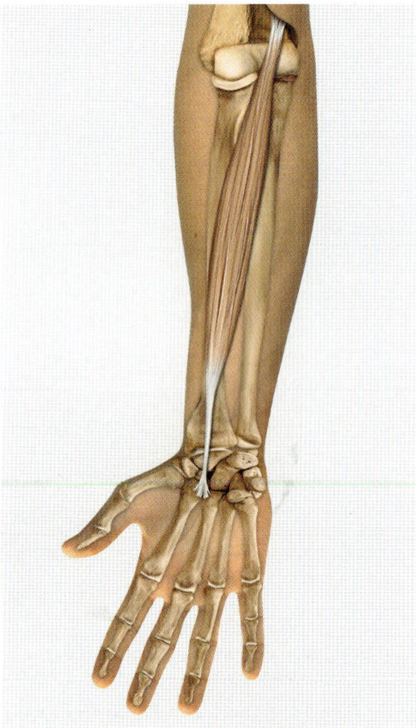

Der M. flexor carpi radialis beugt in den Handgelenken oder bewirkt eine Radialabduktion. Vor allem aber kann er, wie auch der M. flexor carpi ulnaris, die Kraftwirkung der langen Fingerstrecker durch die Fixierung der Handgelenke an den Fingergelenken zum vollen Einsatz bringen.

Ursprung	Epicondylus medialis humeri Fascia antebrachii
Ansatz	Ventralfläche der Basis des Os metacarpi II, ein kleiner Teil auch zur Basis des Os metacarpi III
Innervation	Nervus medianus, C6–C8

Funktionen

Articulationes radioulnaris proximalis und distalis, Articulatio humeroradialis

Synergisten	Antagonisten
Pronation	
M. pronator quadratus	M. supinator
M. pronator teres	M. biceps brachii
M. brachioradialis (aus der Supinationsstellung in die Mittelstellung)	M. brachioradialis (aus der Pronationsstellung in die Mittelstellung)
M. extensor carpi ulnaris	
M. extensor carpi radialis longus (aus der Supinationsstellung)	

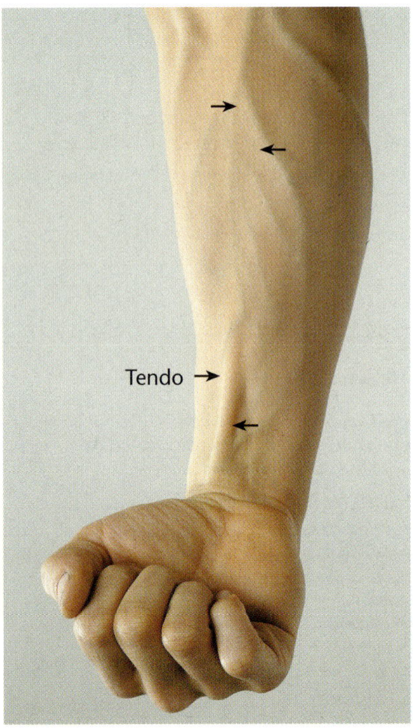

Articulatio humeroulnaris und Articulatio humeroradialis

Synergisten	Antagonisten
Flexion (schwach)	
M. brachialis	M. triceps brachii
M. biceps brachii	M. anconeus
M. brachioradialis	
M. pronator teres	
M. extensor carpi radialis longus	
M. flexor carpi ulnaris	

Articulatio radiocarpalis und Articulatio mediocarpalis

Synergisten	Antagonisten
Flexion	
M. flexor digitorum superficialis	M. extensor digitorum
M. flexor digitorum profundus	M. extensor carpi radialis longus
M. flexor carpi ulnaris	M. extensor carpi radialis brevis
M. flexor pollicis longus	M. extensor carpi ulnaris
M. abductor pollicis longus	M. extensor indicis
M. palmaris longus	M. extensor digiti minimi
	M. extensor pollicis longus
Radialabduktion	
M. extensor carpi radialis longus	M. flexor carpi ulnaris
M. extensor carpi radialis brevis	M. extensor carpi ulnaris
M. flexor pollicis longus	M. flexor digitorum profundus
M. abductor pollicis longus	M. extensor digitorum
M. extensor pollicis brevis	M. extensor digiti minimi
M. extensor pollicis longus	

Muskelfunktionsprüfung

Kraftgrad

5/4

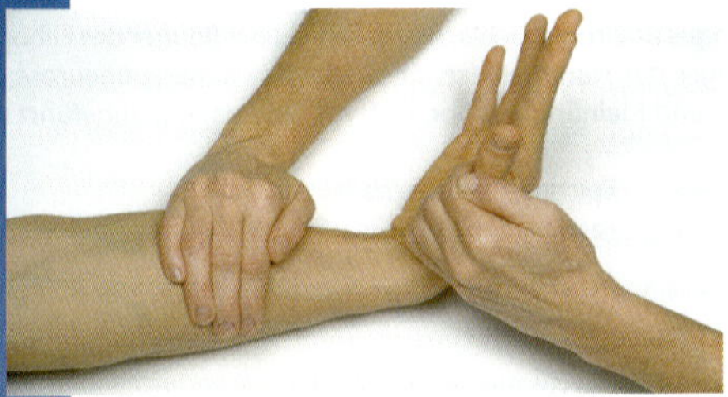

Ausgangsstellung: Der Patient sitzt. Der Unterarm und die Hand liegen in Supinationsstellung auf der Unterlage.

Untersuchungsgang: Der Untersucher fixiert mit einer Hand den Unterarm des Patienten, mit der anderen übt er in der radialen Handfläche Druck in Richtung Unterlage aus.

Instruktion: „Heben Sie die Hand gegen meinen Widerstand von der Unterlage ab und halten Sie die Endstellung."

3

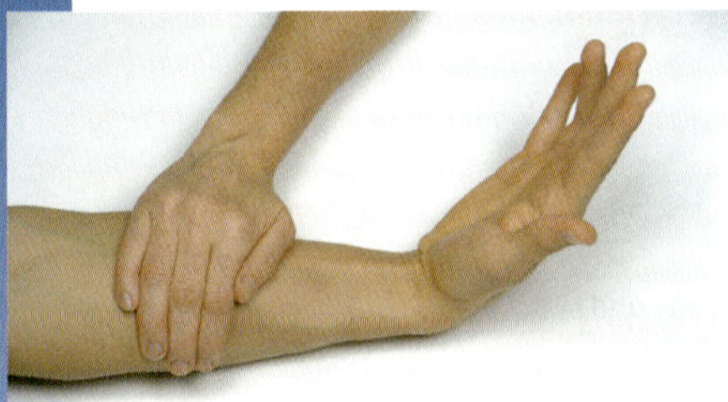

Ausgangsstellung: Der Patient sitzt. Der Unterarm und die Hand liegen in Supinationsstellung auf der Unterlage.

Untersuchungsgang: Der Untersucher fixiert mit einer Hand den Unterarm des Patienten.

Instruktion: „Heben Sie die Hand von der Unterlage ab. Dabei soll sich die Daumenseite mehr dem Unterarm nähern."

2

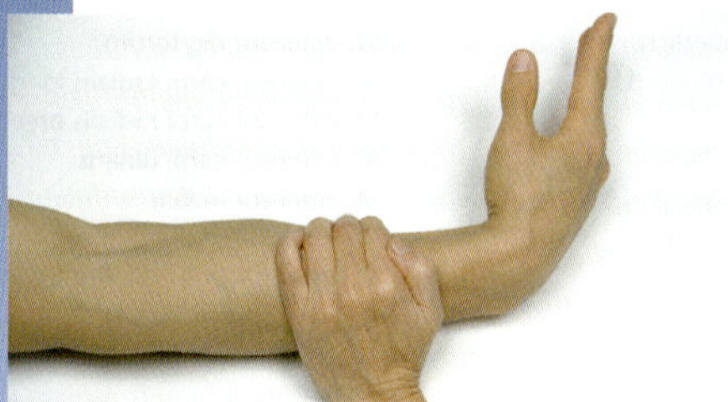

Ausgangsstellung: Der Patient sitzt. Der Unterarm und die Hand liegen mit der Kleinfingerseite auf der Unterlage.

Untersuchungsgang: Der Untersucher beobachtet die Handbewegung.

Instruktion: „Bewegen Sie die Hand über die Unterlage. Dabei soll sich die Handfläche dem Unterarm nähern."

1/0

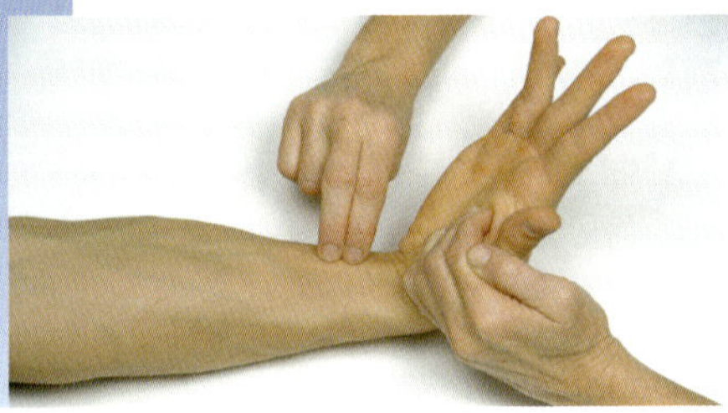

Ausgangsstellung: Der Patient sitzt. Der Unterarm und die Hand liegen in Supinationsstellung auf der Unterlage.

Untersuchungsgang: Der Untersucher palpiert die Sehne des M. flexor carpi radialis.

Instruktion: „Versuchen Sie, die Hand von der Unterlage abzuheben."

! Probleme/Hinweise

- Die von radial nach ulnar oberhalb des Handgelenkes zu palpierenden Handflexoren sind:
  - M. flexor pollicis longus
  - M. flexor carpi radialis
  - M. palmaris longus
  - M. flexor digitorum superficialis
  - M. flexor carpi ulnaris

Musculus extensor digiti minimi

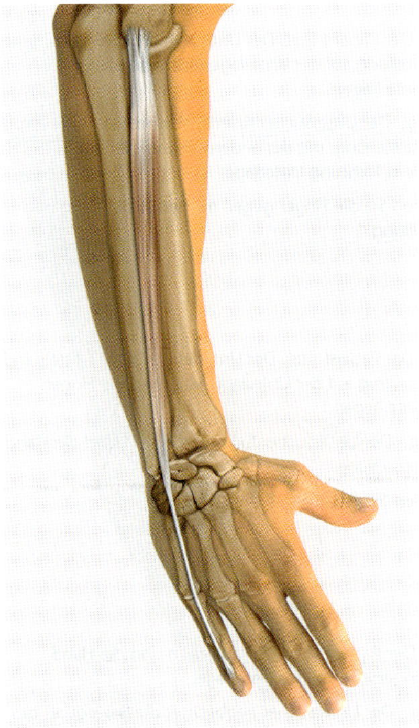

Der M. extensor digiti minimi streckt den kleinen Finger in den Grund- und Interphalangealgelenken. Seine Streckwirkung auf die Handgelenke ist gering.

Ursprung	Epicondylus lateralis humeri Fascia antebrachii
Ansatz	Dorsalaponeurose des kleinen Fingers
Innervation	Nervus radialis, Ramus profundus, C6–C8

Funktionen

Synergisten	Antagonisten
Articulatio radiocarpalis und Articulatio mediocarpalis	
Extension	
M. extensor digitorum M. extensor carpi radialis longus M. extensor carpi radialis brevis M. extensor carpi ulnaris M. extensor indicis M. extensor pollicis longus	M. flexor digitorum superficialis M. flexor digitorum profundus M. flexor carpi ulnaris M. flexor carpi radialis M. flexor pollicis longus M. abductor pollicis longus M. palmaris longus
Articulatio metacarpophalangea V	
Extension	
M. extensor digitorum	M. flexor digitorum superficialis M. flexor digitorum profundus M. interosseus palmaris 3 M. lumbricalis manus 4 M. abductor digiti minimi M. flexor digiti minimi brevis
Abduktion *(vom Mittelfinger weg)*	
M. abductor digiti minimi	M. interosseus palmaris 3 M. flexor digiti minimi brevis M. flexor digitorum superficialis M. flexor digitorum profundus
Articulatio interphalangea proximalis und distalis V	
Extension	
M. extensor digitorum M. lumbricalis manus 4 M. interosseus palmaris 3	M. flexor digitorum profundus M. flexor digitorum superficialis (nur am proximalen Interphalangealgelenk V)

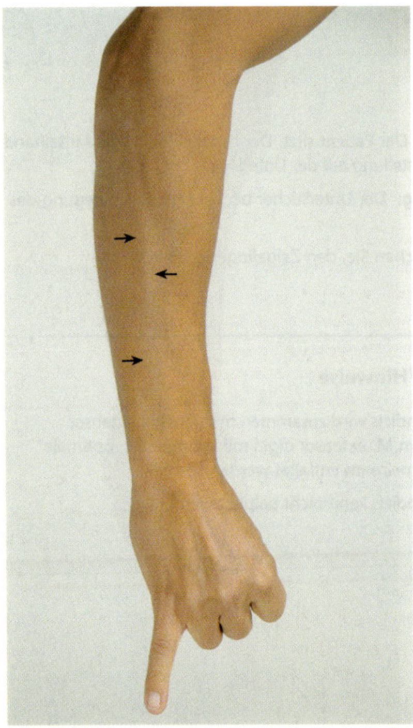

Muskelfunktionsprüfung

Kraftgrad

5/4

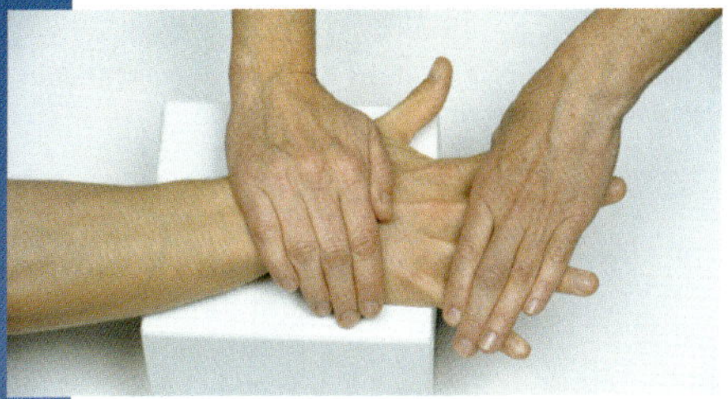

Ausgangsstellung: Der Patient sitzt. Der Unterarm und die Mittelhand liegen in Pronationsstellung auf der Unterlage, während die Finger gebeugt über der Kante liegen.

Untersuchungsgang: Der Untersucher fixiert mit einer Hand die Hand des Patienten in Mittelstellung, mit der anderen Hand gibt er auf dem 2. bis 5. Finger Druck in Richtung Unterlage.

Instruktion: „Strecken Sie die Finger gegen meinen Widerstand und halten Sie die Endstellung."

3

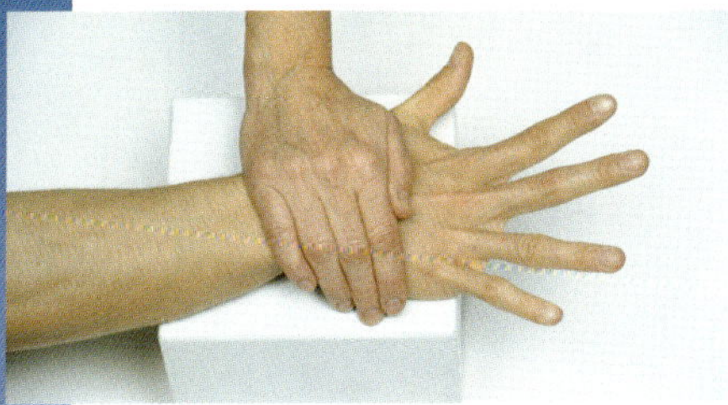

Ausgangsstellung: Der Patient sitzt. Der Unterarm und die Mittelhand liegen in Pronationsstellung auf der Unterlage, während die Finger gebeugt über der Kante liegen.

Untersuchungsgang: Der Untersucher fixiert mit einer Hand die Hand des Patienten in Mittelstellung.

Instruktion: „Strecken Sie die Finger."

2

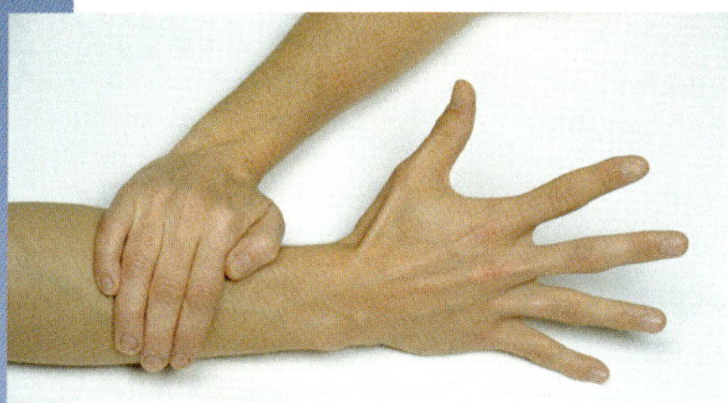

Ausgangsstellung: Der Patient sitzt. Der Unterarm und die Hand liegen mit der Kleinfingerseite auf der Unterlage.

Untersuchungsgang: Der Untersucher beobachtet die Bewegungen des kleinen Fingers.

Instruktion: „Strecken Sie die Finger."

1/0

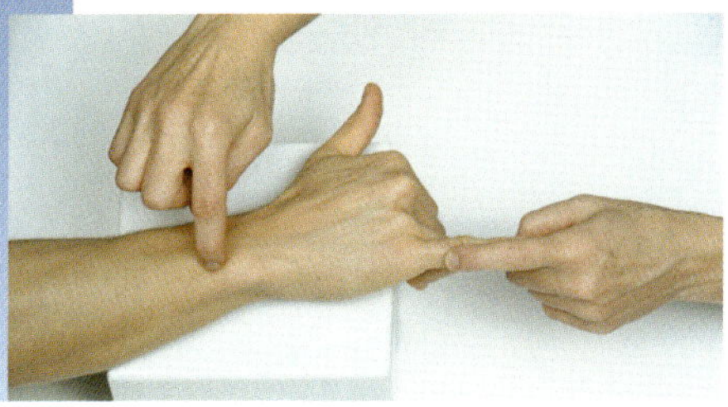

Ausgangsstellung: Der Patient sitzt. Der Unterarm und die Mittelhand liegen in Pronationsstellung auf der Unterlage, während die Finger gebeugt über der Kante liegen.

Untersuchungsgang: Der Untersucher palpiert den M. extensor digiti minimi.

Instruktion: „Versuchen Sie, den kleinen Finger zu strecken."

Klinische Relevanz

- Die Fingerextension ist mit der Abduktion verbunden.
- Das Handgelenk muss bei der Untersuchung unbedingt in der Mittelstellung zwischen Dorsalextension und Palmarflexion bleiben, um eine aktive Insuffizienz des M. extensor digiti minimi bei Dorsalextension des Handgelenks zu vermeiden.

Probleme/Hinweise

- Der M. extensor digiti minimi wird zusammen mit dem M. extensor digitorum und dem M. extensor indicis getestet, optimale Kraft kann nur gemeinsam entfaltet werden.
- Die von radial nach ulnar oberhalb des Handgelenkes zu palpierenden Handextensoren sind:
  - M. extensor carpi radialis longus
  - M. extensor carpi radialis brevis
  - M. extensor digitorum
  - M. extensor digiti minimi
  - M. extensor carpi ulnaris

Musculus extensor pollicis brevis

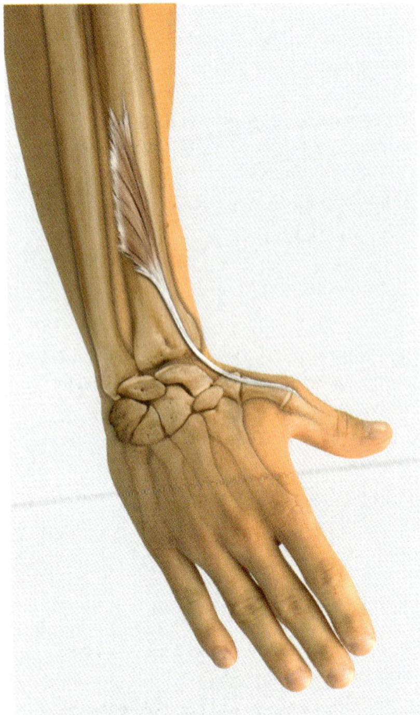

Der M. extensor pollicis brevis entspricht in seiner Wirkung weitgehend dem M. extensor pollicis longus, hat jedoch keine Wirkung als Supinator. Er streckt in den Hand- und Daumengelenken, nicht aber im Interphalangealgelenk I.

Ursprung	distales Drittel der dorsalen Fläche des Radius Membrana interossea
Ansatz	dorsale Fläche der Basis der Phalanx proximalis pollicis
Innervation	Nervus radialis, Ramus profundus, C6–C8

Funktionen

Synergisten	Antagonisten
Articulatio radiocarpalis und Articulatio mediocarpalis	
Radialabduktion	
M. flexor carpi radialis	M. flexor carpi ulnaris
M. extensor carpi radialis longus	M. extensor carpi ulnaris
M. extensor carpi radialis brevis	M. flexor digitorum profundus
M. flexor pollicis longus	M. extensor digitorum
M. abductor pollicis longus	M. extensor digiti minimi
M. extensor pollicis longus	
Articulatio carpometacarpalis I	
Extension	
M. extensor pollicis longus	M. flexor pollicis longus
M. abductor pollicis longus	M. flexor pollicis brevis
	M. adductor pollicis
	M. opponens pollicis
Abduktion	
M. abductor pollicis brevis	M. adductor pollicis
M. abductor pollicis longus	M. interosseus dorsalis manus 1
M. flexor pollicis brevis, Caput superficiale	M. opponens pollicis
	M. extensor pollicis longus
	M. flexor pollicis brevis, Caput profundum
Articulatio metacarpophalangea I	
Extension	
M. extensor pollicis longus	M. flexor pollicis longus
M. abductor pollicis brevis	M. flexor pollicis brevis
	M. adductor pollicis

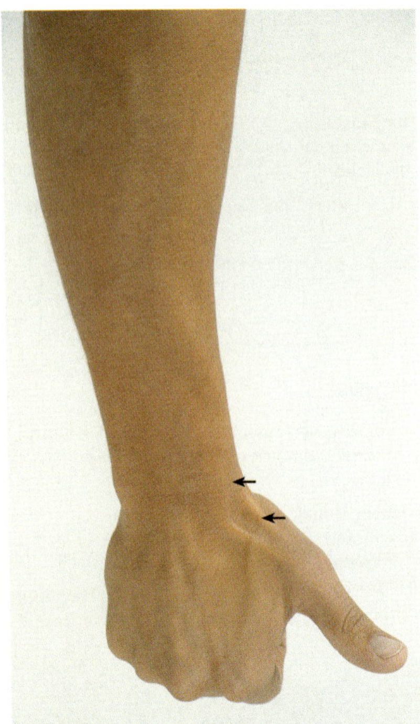

Muskelfunktionsprüfung

Kraftgrad

5/4

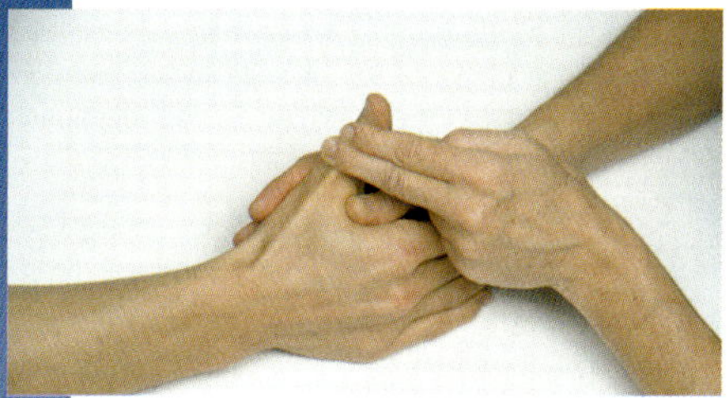

Ausgangsstellung: Der Patient sitzt. Der Unterarm und die Hand liegen mit der Kleinfingerseite auf der Unterlage.

Untersuchungsgang: Der Untersucher fixiert mit einer Hand das Os metacarpi I, mit einem Finger der anderen Hand gibt er auf der Dorsalseite der Grundphalanx des Daumens Druck in Richtung Flexion.

Instruktion: „Strecken Sie den Daumen gegen meinen Widerstand und halten Sie ihn in der Endstellung."

3/2

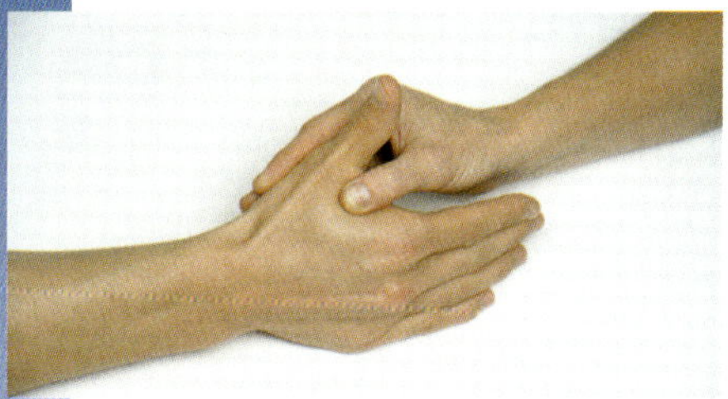

Ausgangsstellung: Der Patient sitzt. Der Unterarm und die Hand liegen mit der Kleinfingerseite auf der Unterlage.

Untersuchungsgang: Der Untersucher fixiert mit einer Hand das Os metacarpi I.

Instruktion: „Strecken Sie den Daumen."

1/0

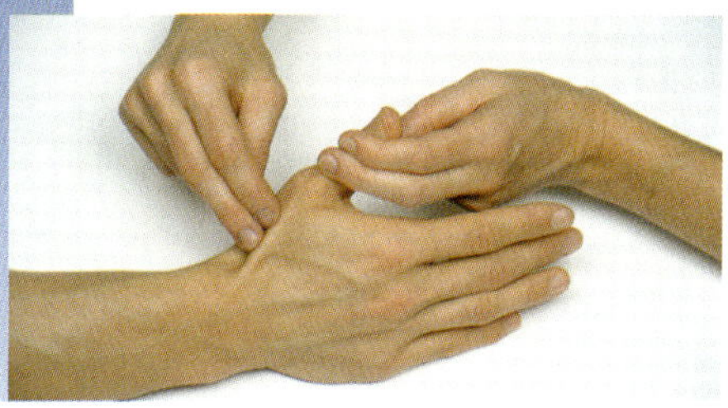

Ausgangsstellung: Der Patient sitzt. Der Unterarm und die Hand liegen mit der Kleinfingerseite auf der Unterlage.

Untersuchungsgang: Der Untersucher palpiert den M. extensor pollicis brevis.

Instruktion: „Versuchen Sie, den Daumen zu strecken."

! Probleme/Hinweise

- An der Extension im Daumengrundgelenk ist sowohl der M. extensor pollicis brevis als auch der M. extensor pollicis longus beteiligt.

Musculus extensor pollicis longus

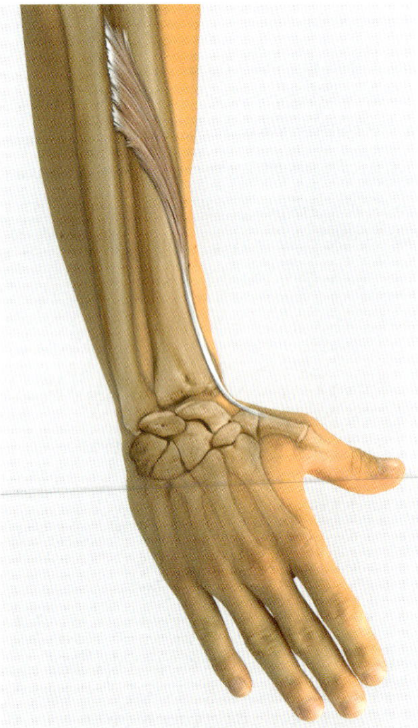

Der M. extensor pollicis longus streckt alle Daumengelenke und kann den Daumen auch abduzieren. Außerdem vermag er die Extension und die Radialabduktion in den Handgelenken zu unterstützen und wirkt durch seinen Verlauf von der Ulna quer über den Unterarm zum Daumen zusätzlich als Supinator.

Ursprung	mittlere dorsale Fläche der Ulna, Membrana interossea
Ansatz	dorsale Fläche der Basis der Phalanx distalis pollicis
Innervation	Nervus radialis, Ramus profundus, C6–C8

Funktionen

Synergisten	Antagonisten
Articulationes radioulnaris proximalis und distalis, Articulatio humeroradialis	
Supination	
M. supinator	M. pronator quadratus
M. biceps brachii (bei gebeugtem Ellbogengelenk)	M. pronator teres
M. brachioradialis (aus der Pronationsstellung bis zur Nullstellung)	M. brachioradialis (aus der Supinationsstellung bis zur Nullstellung)
	M. flexor carpi radialis
	M. extensor carpi radialis longus
Articulatio radiocarpalis und Articulatio mediocarpalis	
Extension	
M. extensor digitorum	M. flexor digitorum superficialis
M. extensor carpi radialis longus	M. flexor digitorum profundus
M. extensor carpi radialis brevis	M. flexor carpi ulnaris
M. extensor carpi ulnaris	M. flexor carpi radialis
M. extensor indicis	M. flexor pollicis longus
M. extensor digiti minimi	M. abductor pollicis longus
	M. palmaris longus
Radialabduktion	
M. flexor carpi radialis	M. flexor carpi ulnaris
M. extensor carpi radialis longus	M. extensor carpi ulnaris
M. extensor carpi radialis brevis	M. flexor digitorum profundus
M. flexor pollicis longus	M. extensor digitorum
M. abductor pollicis longus	M. extensor digiti minimi
M. extensor pollicis brevis	
Articulatio carpometacarpalis I	
Extension	
M. extensor pollicis brevis	M. flexor pollicis longus
M. abductor pollicis longus	M. flexor pollicis brevis
	M. abductor pollicis brevis
	M. adductor pollicis
	M. opponens pollicis
Adduktion	
M. adductor pollicis	M. abductor pollicis longus
M. interosseus dorsalis manus 1	M. abductor pollicis brevis
M. opponens pollicis	M. extensor pollicis brevis
M. flexor pollicis brevis, Caput profundum	M. flexor pollicis brevis, Caput superficiale
Articulatio metacarpophalangea I	
Extension	
M. extensor pollicis brevis	M. flexor pollicis longus
M. abductor pollicis brevis	M. flexor pollicis brevis
	M. adductor pollicis
Articulatio interphalangea I	
Extension	
keine	M. flexor pollicis longus

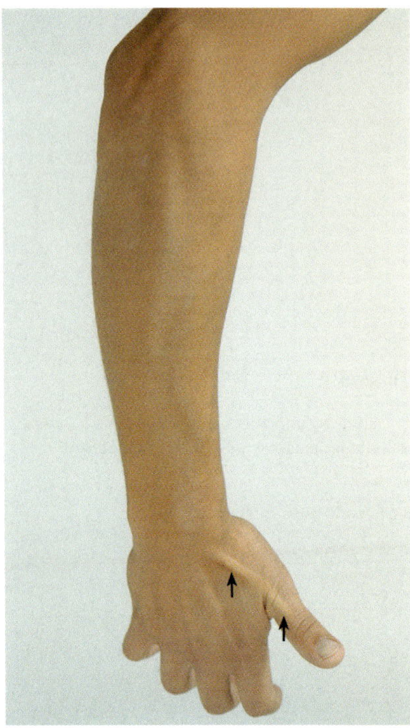

Muskelfunktionsprüfung

Kraftgrad

5/4

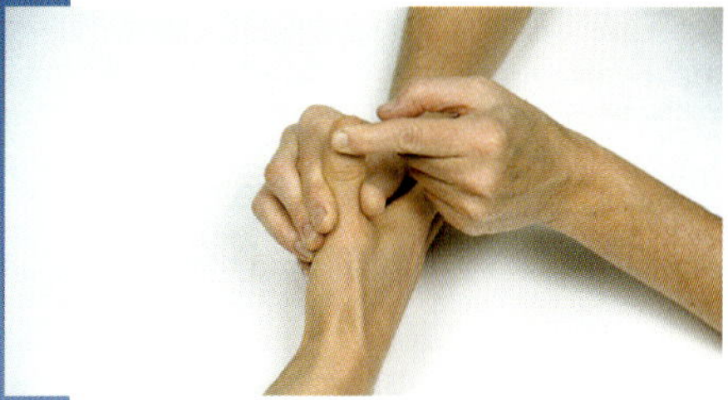

Ausgangsstellung: Der Patient sitzt. Der Unterarm und die Hand liegen mit der Kleinfingerseite auf der Unterlage.

Untersuchungsgang: Der Untersucher fixiert mit einer Hand die Grundphalanx des Daumens, mit einem Finger der anderen Hand gibt er auf der Dorsalseite der Endphalanx des Daumens Druck in Richtung Flexion.

Instruktion: „Strecken Sie den Daumen gegen meinen Widerstand und halten Sie ihn in der Endstellung."

3/2

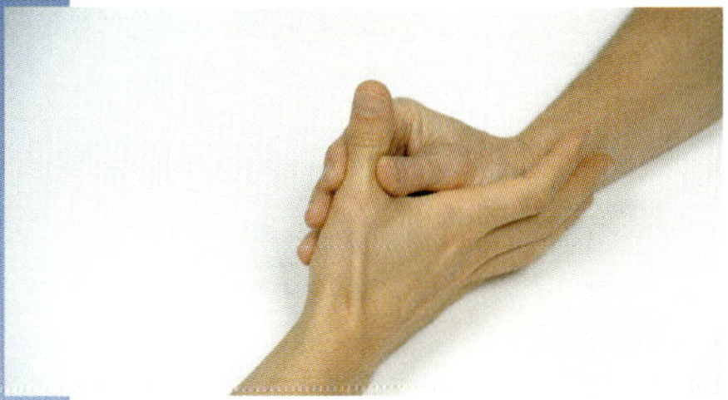

Ausgangsstellung: Der Patient sitzt. Der Unterarm und die Hand liegen mit der Kleinfingerseite auf der Unterlage.

Untersuchungsgang: Der Untersucher fixiert mit einer Hand die Grundphalanx des Daumens.

Instruktion: „Strecken Sie den Daumen."

1/0

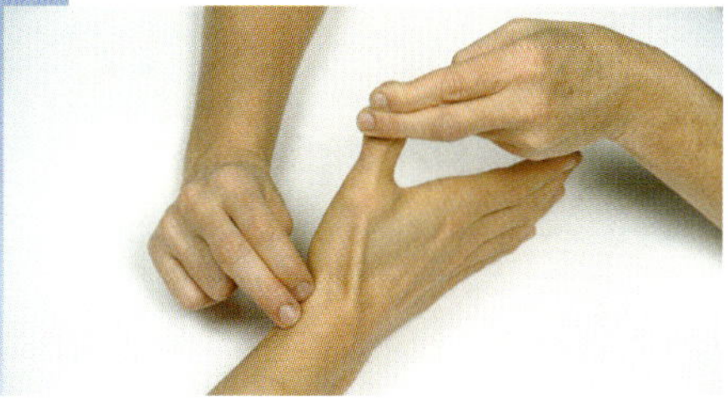

Ausgangsstellung: Der Patient sitzt. Der Unterarm und die Hand liegen mit der Kleinfingerseite auf der Unterlage.

Untersuchungsgang: Der Untersucher palpiert den M. extensor pollicis longus.

Instruktion: „Versuchen Sie, den Daumen zu strecken."

! Probleme/Hinweise

- An der Extension im Daumengrundgelenk ist sowohl der M. extensor pollicis brevis als auch der M. extensor pollicis longus beteiligt.
- Für die Extension im Daumenendgelenk ist allein der M. extensor pollicis longus verantwortlich.

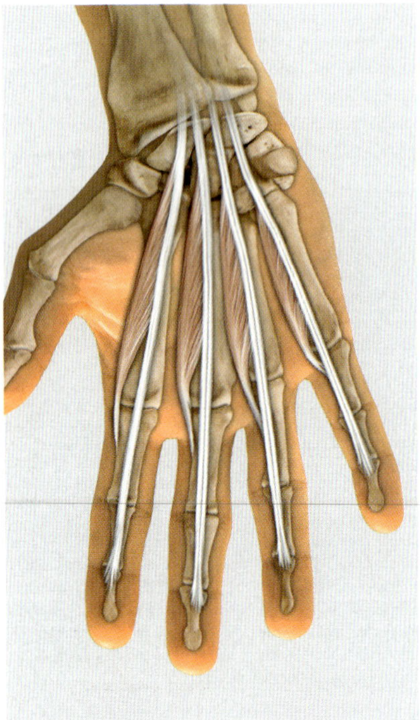

Musculi lumbricales manus 1 bis 4

Die Mm. lumbricales beugen in den Metacarpophalangealgelenken II bis V und strecken an den proximalen Interphalangealgelenken derselben Finger. Diese Bewegung ist unter anderem beim Schreiben und beim Halten des Essbesteckes wichtig.

Ursprung Sehnen der tiefen Fingerflexoren

Ansatz Radialseite eines jeden Fingers im Bereich der Streckaponeurosen

Innervation Mm. lumbricales 1 und 2: Nervus medianus, C8–T1
Mm. lumbricales 3 und 4: Nervus ulnaris, Ramus profundus, C8–T1

Funktionen

Synergisten	Antagonisten
Articulationes metacarpophalangeae II bis V	
Flexion	
M. flexor digitorum superficialis	M. extensor digitorum
M. flexor digitorum profundus	M. extensor digiti minimi (V)
Mm. interossei dorsales manus 1–4 (II, IV, V)	M. extensor indicis (II)
Mm. interossei palmares 1–3	
M. flexor digiti minimi brevis (V)	
M. abductor digiti minimi (V)	
Articulationes interphalangeae proximales II bis V	
Extension	
M. extensor digitorum	M. flexor digitorum superficialis
M. extensor digiti minimi (V)	M. flexor digitorum profundus
M. extensor indicis (II)	M. flexor digiti minimi brevis (V)
Mm. interossei dorsales manus 1–4 (II, IV, V)	
Mm. interossei palmares 1–3	

Muskelfunktionsprüfung

Kraftgrad

5/4

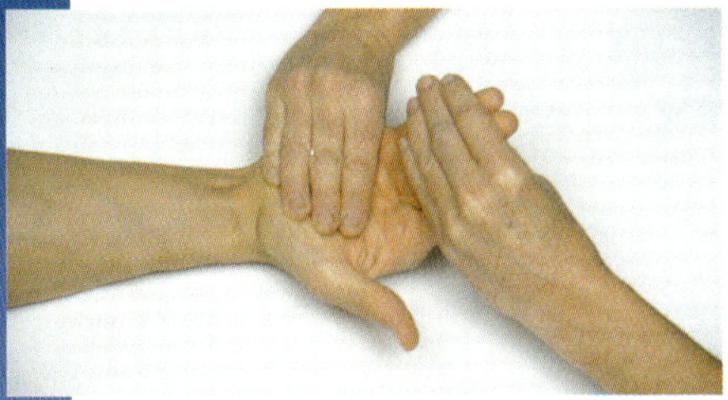

Ausgangsstellung: Der Patient sitzt. Der Unterarm und die Hand liegen in Supinationsstellung der Untersuchungsliege auf. Die Finger sind gestreckt.

Untersuchungsgang: Der Untersucher fixiert mit einer Hand die Mittelhand des Patienten, mit der anderen gibt er an den Grundphalangen des 2. bis 5. Fingers Druck in Richtung Extension.

Instruktion: „Beugen Sie die sonst gestreckten Finger im Grundgelenk gegen meinen Widerstand"

3/2

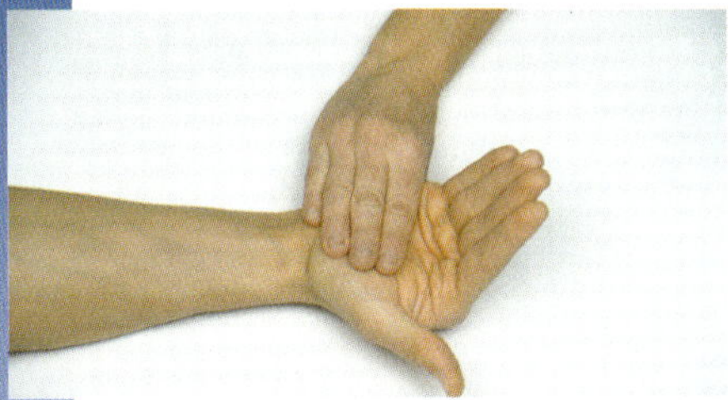

Ausgangsstellung: Der Patient sitzt. Der Unterarm und die Hand liegen in Supinationsstellung der Untersuchungsliege auf. Die Finger sind gestreckt.

Untersuchungsgang: Der Untersucher fixiert mit einer Hand die Mittelhand des Patienten.

Instruktion: „Beugen Sie die sonst gestreckten Finger im Grundgelenk."

1/0

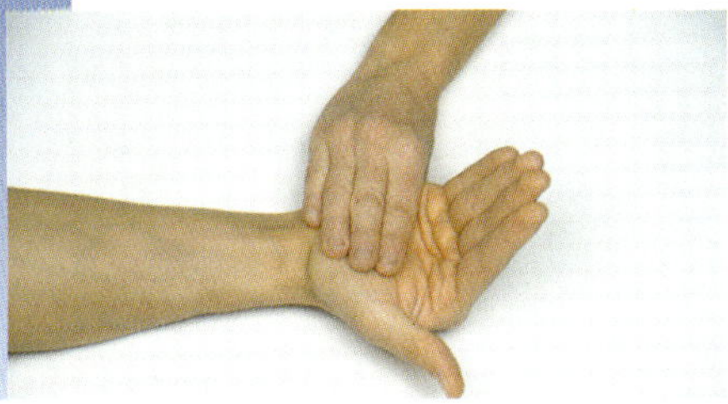

Ausgangsstellung: Der Patient sitzt. Der Unterarm und die Hand liegen in Supinationsstellung der Untersuchungsliege auf. Die Finger sind gestreckt.

Untersuchungsgang: Der Untersucher beobachtet die Fingerbewegungen.

Instruktion: „Versuchen Sie, die sonst gestreckten Finger im Grundgelenk zu beugen."

! Probleme/Hinweise

- Die Mm. lumbricales palmares 1–3 werden von den Mm. interossei dorsales und palmares in ihrer Funktion unterstützt.

Musculus flexor digitorum superficialis

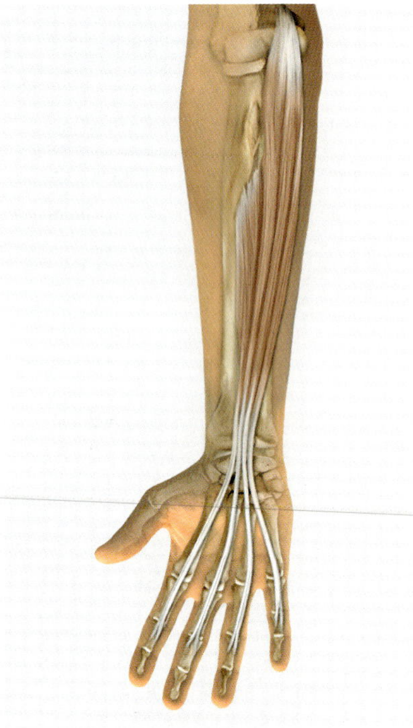

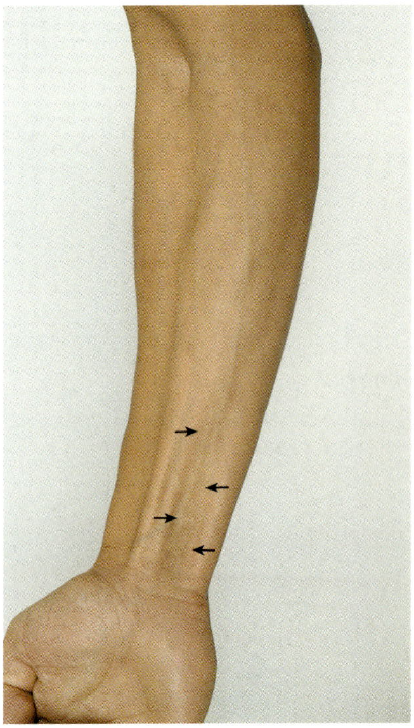

Der M. flexor digitorum superficialis beugt vor allem die Metacarpophalangealgelenke II bis V und die proximalen Interphalangealgelenke derselben Finger. Dabei ist er besonders effizient, wenn die Mm. extensores carpi das Handgelenk fixieren, das er sonst ebenfalls beugen würde. Eine vernachlässigbare Beugewirkung entfaltet er auch am Ellbogengelenk.

Ursprung	Caput humeroulnare: Epicondylus medialis humeri, Processus coronoideus ulnae Caput radiale: Ventralfläche des Radius
Ansatz	Seine vier Sehnen teilen sich jeweils in zwei Anteile auf, die an den Seiten der Basis der Phalanx media des 2.–5. Fingers ansetzen. Zwischen beiden Teilen ziehen die Sehnen des M. flexor digitorum profundus zur Endphalanx.
Innervation	Nervus medianus, C7–T1

Funktionen

Synergisten	Antagonisten

Articulatio radiocarpalis und Articulatio mediocarpalis

Flexion	
M. flexor digitorum profundus	M. extensor digitorum
M. flexor carpi ulnaris	M. extensor carpi radialis longus
M. flexor carpi radialis	M. extensor carpi radialis brevis
M. flexor pollicis longus	M. extensor carpi ulnaris
M. abductor pollicis longus	M. extensor indicis
M. palmaris longus	M. extensor digiti minimi
	M. extensor pollicis longus

Articulationes metacarpophalangeae II bis V

Flexion	
M. flexor digitorum profundus	M. extensor digitorum
Mm. interossei palmares 1–3 (II, IV, V)	M. extensor indicis (II)
Mm. interossei dorsales manus 1–4 (II–IV)	M. extensor digiti minimi (V)
Mm. lumbricales manus 1–4	
M. abductor digiti minimi (V)	
M. flexor digiti minimi brevis (V)	

Adduktion *(zum Mittelfinger hin)*	
Mm. interossei palmares 1–3 (II, IV, V)	Mm. interossei dorsales manus 1–4 (II–IV)
M. flexor digitorum profundus	M. extensor digitorum
M. flexor digiti minimi brevis (V)	M. abductor digiti minimi (V)
	M. extensor digiti minimi (V)

Articulationes interphalangeae proximales II bis V

Flexion	
M. flexor digitorum profundus (Beugung auch in den Endgelenken)	M. extensor digitorum
	M. extensor digiti minimi (V)
	M. extensor indicis (II)
	Mm. lumbricales manus 1–4 (II–V)
	Mm. interossei dorsales 1–4 (II–IV)
	Mm. interossei palmares 1–3 (II, IV, V)

Muskelfunktionsprüfung

Kraftgrad

5/4

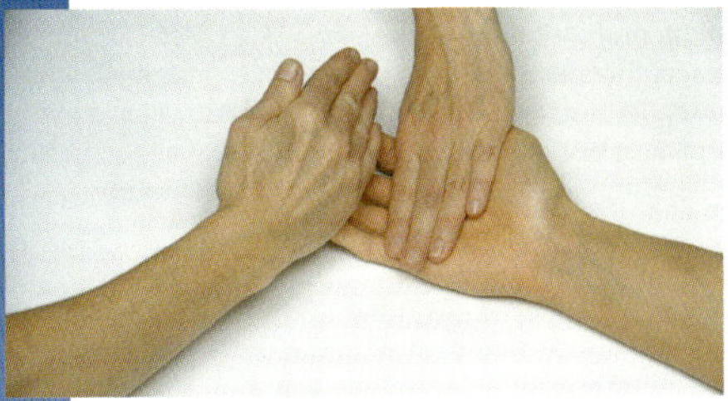

Ausgangsstellung: Der Patient sitzt. Der Unterarm und die Hand liegen in Supinationsstellung auf der Unterlage.

Untersuchungsgang: Der Untersucher fixiert mit einer Hand die Grundphalangen des 2. bis 5. Fingers, mit der anderen gibt er an den Mittelphalangen von der Volarseite Druck in Richtung Extension.

Instruktion: „Beugen Sie die Finger in den Mittelgelenken gegen meinen Widerstand."

3/2

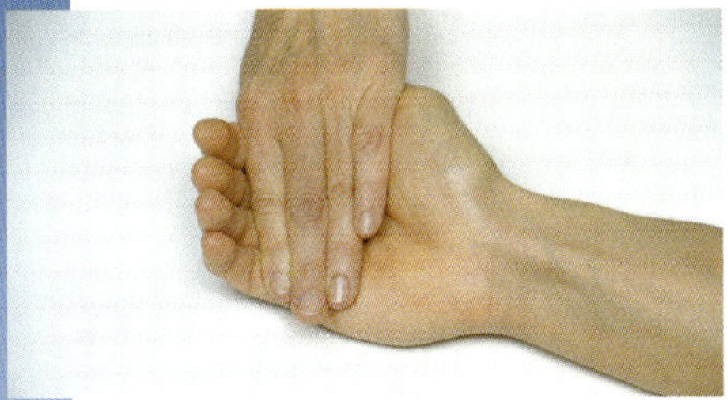

Ausgangsstellung: Der Patient sitzt. Der Unterarm und die Hand liegen in Supinationsstellung auf der Unterlage.

Untersuchungsgang: Der Untersucher fixiert mit einer Hand die Grundphalangen des 2. bis 5. Fingers.

Instruktion: „Beugen Sie die Finger in den Mittelgelenken."

1/0

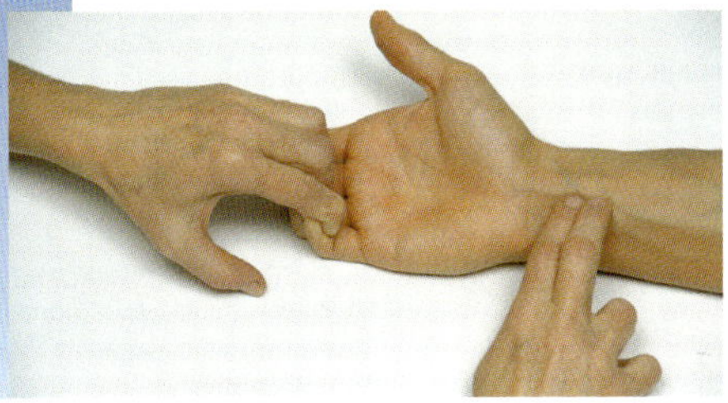

Ausgangsstellung: Der Patient sitzt. Der Unterarm und die Hand liegen in Supinationsstellung auf der Unterlage.

Untersuchungsgang: Der Untersucher palpiert den M. flexor digitorum superficialis.

Instruktion: „Versuchen Sie, die Finger im Mittelgelenk zu beugen."

! Probleme/Hinweise

- Bei der Flexion in den Mittelgelenken der Finger arbeiten M. flexor digitorum superficialis und profundus zusammen.
- Bei entsprechender Fixation ist auch die Untersuchung einzelner Finger möglich, allerdings bewegt der M. flexor digitorum superficialis den 2. bis 5. Finger immer gleichzeitig.
- Das Handgelenk soll in Mittelstellung sein, da der M. flexor digitorum superficialis bei Volarflexion aktiv insuffizient wird.

Musculus flexor digitorum profundus

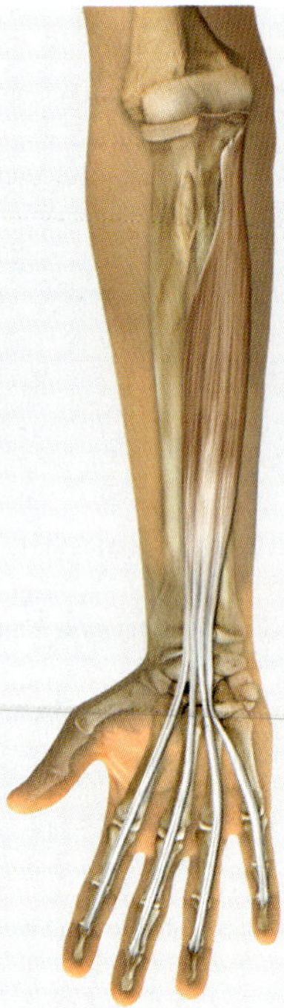

Der M. flexor digitorum profundus wirkt vor allem an den Metacarpophalangealgelenken II bis V und an den entsprechenden proximalen und distalen Interphalangealgelenken. An den distalen Fingergelenken ist er der einzige Beuger! Dabei ist er besonders effizient, wenn die Mm. extensores carpi das Handgelenk fixieren. Sonst beugt er auch hier.

Ursprung
proximale Vorderfläche der Ulna
Fascia antebrachii
Membrana interossea

Ansatz
Die vier Sehnen ziehen zum 2.–5. Finger und verlaufen durch die zweigeteilte Sehne des M. flexor digitorum superficialis hindurch zur palmaren Fläche der Basis der Phalanx distalis.

Innervation
Nervus interosseus anterior des Nervus medianus (II, III), C5–T1
Nervus ulnaris (IV, V), C8–T1

Funktionen

Synergisten	Antagonisten
Articulatio radiocarpalis und Articulatio mediocarpalis	
Flexion	
M. flexor digitorum superficialis	M. extensor digitorum
M. flexor carpi ulnaris	M. extensor carpi radialis longus
M. flexor carpi radialis	M. extensor carpi radialis brevis
M. flexor pollicis longus	M. extensor carpi ulnaris
M. abductor pollicis longus	M. extensor indicis
M. palmaris longus	M. extensor digiti minimi
	M. extensor pollicis longus
Articulationes metacarpophalangeae II bis V	
Flexion	
M. flexor digitorum superficialis	M. extensor digitorum
Mm. interossei palmares 1–3 (II, IV, V)	M. extensor indicis (II)
Mm. interossei dorsales manus 1–4	M. extensor digiti minimi (V)
Mm. lumbricales manus 1–3	
M. abductor digiti minimi (V)	
M. flexor digiti minimi brevis (V)	
Adduktion *(zum Mittelfinger hin)*	
Mm. interossei palmares 1–3 (II, IV, V)	Mm. interossei dorsales manus 1–4 (II–IV)
M. flexor digitorum superficialis	M. extensor digitorum
M. flexor digiti minimi brevis (V)	M. abductor digiti minimi (V)
	M. extensor digiti minimi (V)
Articulationes interphalangeae proximales und distales II bis V	
Flexion	
M. flexor digitorum superficialis (nur an den proximalen Interphalangealgelenken)	M. extensor digitorum
	M. extensor digiti minimi (V)
	M. extensor indicis (II)
	Mm. lumbricales manus 1–4
	Mm. interossei dorsales manus 1–4 (II–IV)
	Mm. interossei palmares 1–3 (II, IV, V)

Muskelfunktionsprüfung

Kraftgrad

5/4

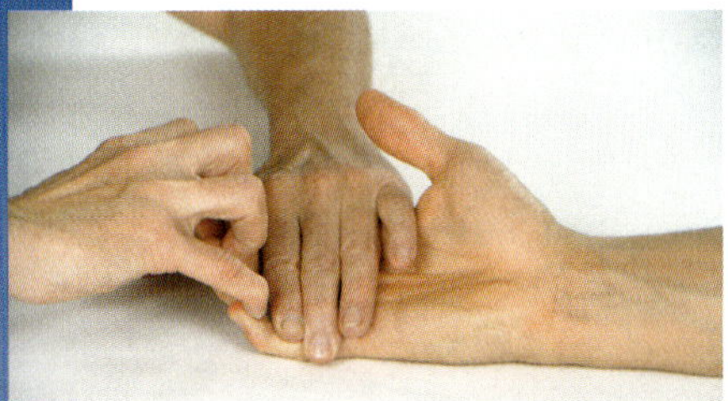

Ausgangsstellung: Der Patient sitzt. Der Unterarm und die Hand liegen in Supinationsstellung auf der Unterlage.

Untersuchungsgang: Der Untersucher fixiert mit einer Hand die Mittelphalangen des 2. bis 5. Fingers, mit der anderen gibt er an den Endphalangen von der Volarseite Druck in Richtung Extension.

Instruktion: „Beugen Sie die Finger in den Endgelenken gegen meinen Widerstand."

3/2

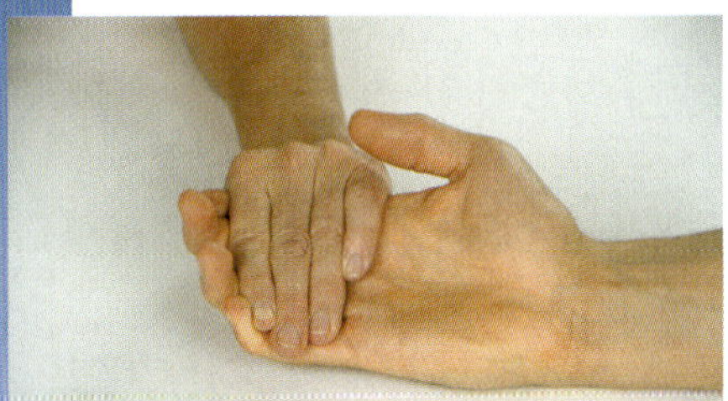

Ausgangsstellung: Der Patient sitzt. Der Unterarm und die Hand liegen in Supinationsstellung auf der Unterlage.

Untersuchungsgang: Der Untersucher fixiert mit einer Hand die Mittelphalangen des 2. bis 5. Fingers.

Instruktion: „Beugen Sie die Finger in den Endgelenken."

1/0

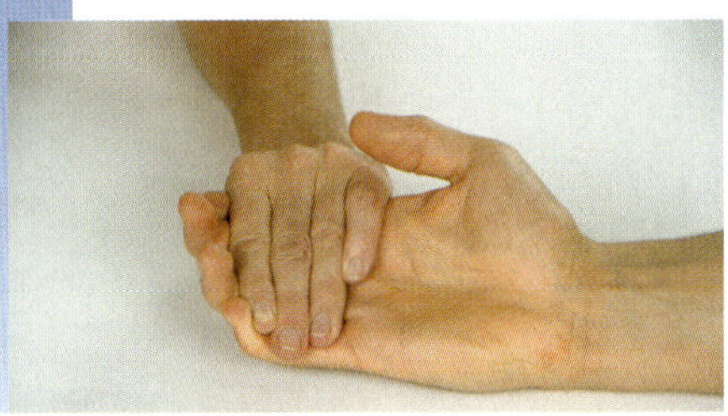

Ausgangsstellung: Der Patient sitzt. Der Unterarm und die Hand liegen in Supinationsstellung auf der Unterlage.

Untersuchungsgang: Der Untersucher fixiert mit einer Hand die Mittelphalangen des 2. bis 5. Fingers.

Instruktion: „Versuchen Sie, die Finger in den Endgelenken zu beugen."

! Probleme/Hinweise

- Bei der Flexion in den Mittelgelenken der Finger arbeiten M. flexor digitorum profundus und superficialis zusammen.
- Bei Flexion in den Endgelenken der Finger arbeitet der M. flexor digitorum profundus alleine.
- Bei entsprechender Fixation ist auch die Untersuchung einzelner Finger möglich, allerdings bewegt der M. flexor digitorum profundus des 2. bis 5. Fingers immer gleichzeitig.
- Das Handgelenk soll in Mittelstellung sein, da der M. flexor digitorum profundus bei Volarflexion aktiv insuffizient wird.

Musculus flexor digiti minimi brevis

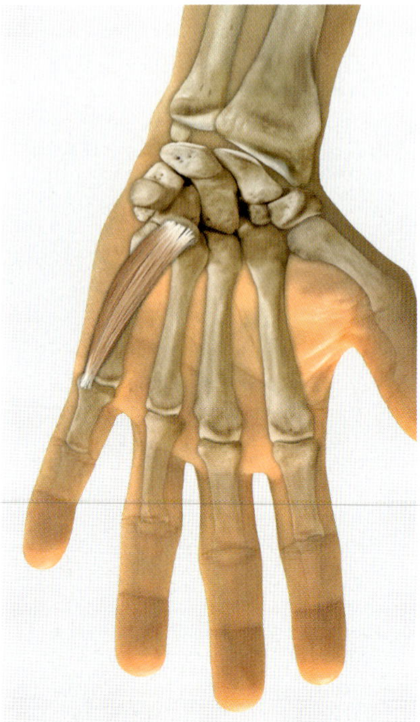

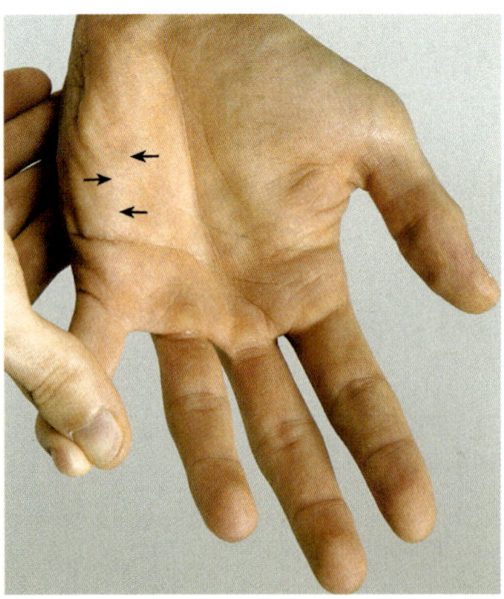

Der M. flexor digiti minimi brevis beugt das Metacarpophalangealgelenk V.

Ursprung	Os hamatum Retinaculum musculorum flexorum manus
Ansatz	ulnarer Rand der Basis der Phalanx proximalis V
Innervation	Nervus ulnaris, Ramus profundus, C8–T1

Funktionen

Synergisten	Antagonisten
Articulatio metacarpophalangea V	
Flexion	
M. flexor digitorum superficialis	M. extensor digitorum
M. flexor digitorum profundus	M. extensor digiti minimi
M. interosseus palmaris 3	
M. lumbricalis manus 4	

Muskelfunktionsprüfung

Kraftgrad

5/4

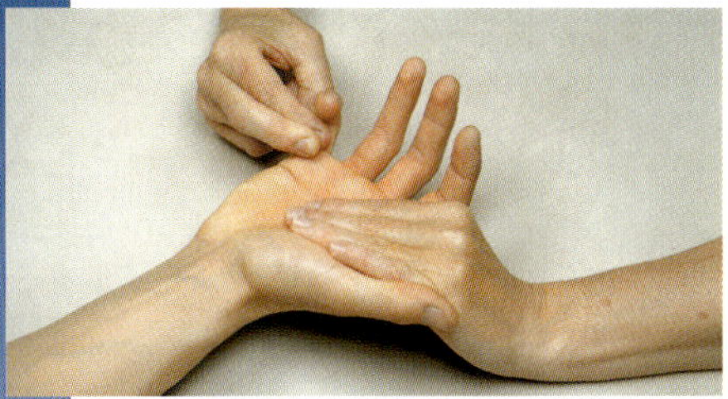

Ausgangsstellung: Der Patient sitzt. Der Unterarm und die Hand liegen in Supinationsstellung auf der Unterlage.

Untersuchungsgang: Der Untersucher fixiert mit einer Hand die Mittelhand, mit der anderen gibt er an der Grundphalanx des kleinen Fingers von der Volarseite Druck in Richtung Extension.

Instruktion: „Beugen Sie den kleinen Finger gegen meinen Widerstand."

3/2

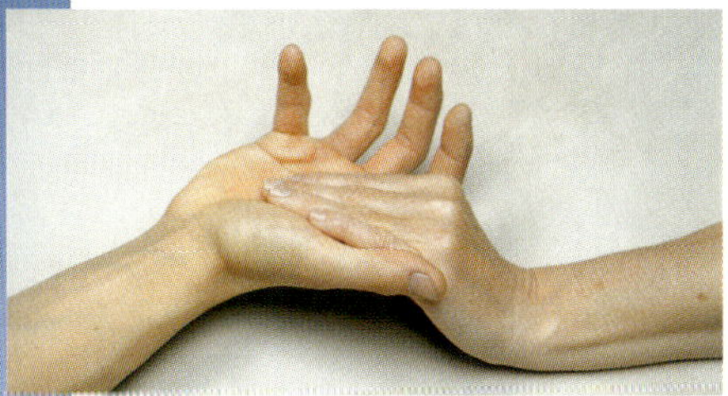

Ausgangsstellung: Der Patient sitzt. Der Unterarm und die Hand liegen in Supinationsstellung auf der Unterlage.

Untersuchungsgang: Der Untersucher beobachtet die Bewegung des kleinen Fingers.

Instruktion: „Beugen Sie den kleinen Finger."

1/0

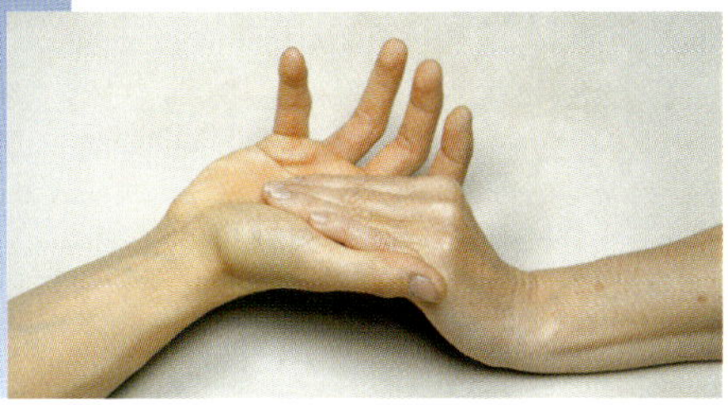

Ausgangsstellung: Der Patient sitzt. Der Unterarm und die Hand liegen in Supinationsstellung auf der Unterlage.

Untersuchungsgang: Der Untersucher beobachtet die Bewegung des kleinen Fingers.

Instruktion: „Versuchen Sie, den kleinen Finger zu beugen."

! Probleme/Hinweise

- Die Funktion des M. flexor digiti minimi brevis ist nicht von der des M. flexor digitorum superficialis bzw. des M. flexor digitorum profundus zu differenzieren.
- Eine isolierte Bewegung des kleinen Fingers kann oft nicht koordiniert durchgeführt werden.

Musculus flexor pollicis brevis

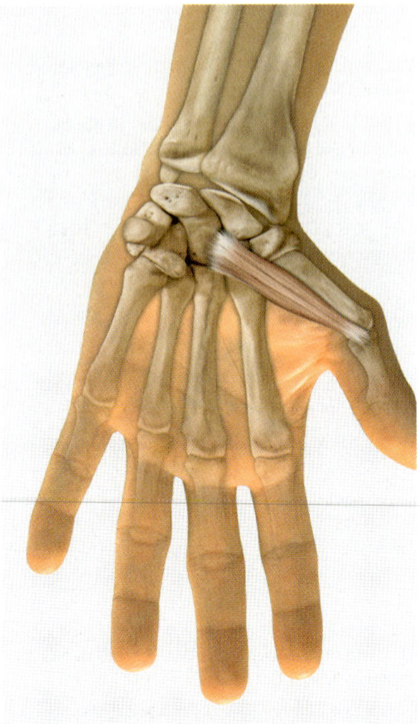

Der M. flexor pollicis brevis beugt und opponiert im Carpometacarpalgelenk des Daumens und beugt im Metacarpophalangealgelenk des Daumens.

Ursprung	Caput superficiale: Os trapezium, Retinaculum musculorum flexorum Caput profundum: Os trapezoideum, Os capitatum, palmare Ligamente zwischen den Ossa carpalia
Ansatz	radiale Seite der Basis der Phalanx proximalis pollicis
Innervation	Caput superficiale: Nervus medianus, C7–T1 Caput profundum: Nervus ulnaris, C7–T1
Besonderheiten	Der M. flexor pollicis brevis ist ein doppelt innervierter Muskel.

Funktionen

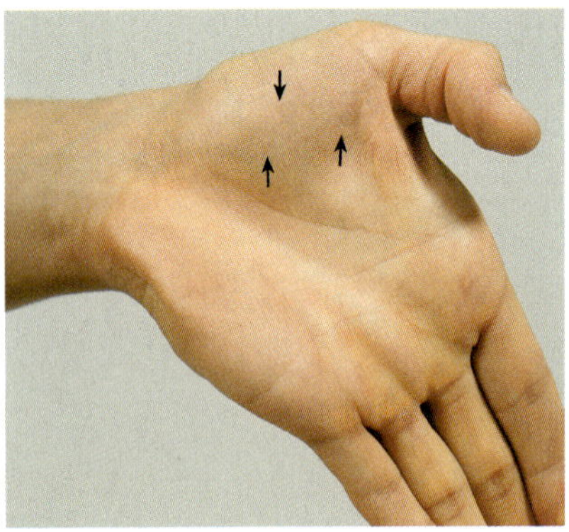

Synergisten	Antagonisten
Articulatio carpometacarpalis I	
Flexion	
M. flexor pollicis longus	M. extensor pollicis longus
M. abductor pollicis brevis	M. extensor pollicis brevis
M. adductor pollicis, Caput obliquum	M. abductor pollicis longus
M. opponens pollicis	
Abduktion (Caput superficialis)	
M. abductor pollicis longus	M. adductor pollicis
M. abductor pollicis brevis	M. interosseus dorsalis manus 1
M. extensor pollicis brevis	M. opponens pollicis
	M. extensor pollicis longus
	M. flexor pollicis brevis, Caput profundum
Adduktion (Caput profundum)	
M. adductor pollicis	M. abductor pollicis longus
M. interosseus dorsalis manus 1	M. abductor pollicis brevis
M. opponens pollicis	M. extensor pollicis brevis
Opposition	
M. opponens pollicis	M. extensor pollicis longus
M. flexor pollicis longus	M. extensor pollicis brevis
M. adductor pollicis	
Articulatio metacarpophalangea I	
Flexion	
M. flexor pollicis longus	M. extensor pollicis longus
M. adductor pollicis	M. extensor pollicis brevis
M. opponens pollicis	M. abductor pollicis longus
	M. abductor pollicis brevis

Muskelfunktionsprüfung

Kraftgrad

5/4

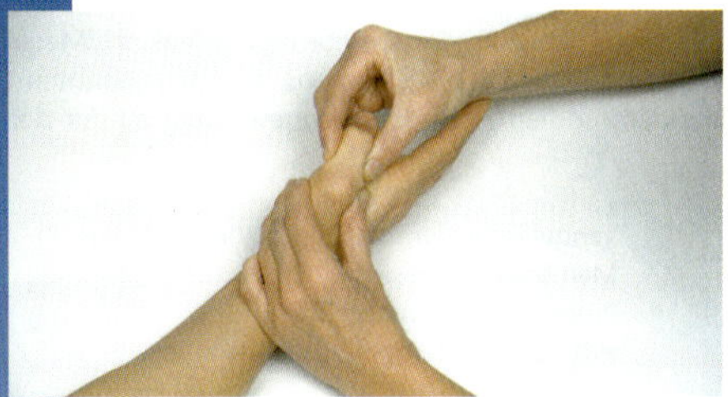

Ausgangsstellung: Der Patient sitzt. Der Unterarm und die Hand liegen auf der Kleinfingerseite in Mittelstellung der Untersuchungsliege auf. Der Daumen ist extendiert und abduziert.

Untersuchungsgang: Der Untersucher fixiert mit einer Hand das Os metacarpi I und gibt mit der anderen Druck an der Grundphalanx des Daumens in Richtung Extension.

Instruktion: „Beugen Sie den Daumen gegen meinen Widerstand."

3/2

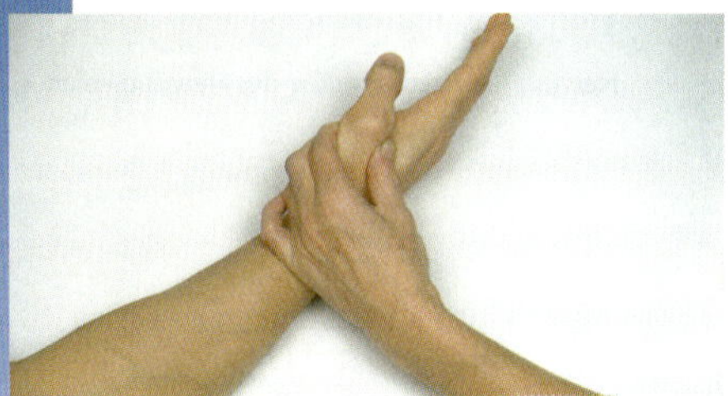

Ausgangsstellung: Der Patient sitzt. Der Unterarm und die Hand liegen auf der Kleinfingerseite in Mittelstellung der Untersuchungsliege auf. Der Daumen ist extendiert und abduziert.

Untersuchungsgang: Der Untersucher fixiert mit einer Hand das Os metacarpi I.

Instruktion: „Beugen Sie den Daumen."

1/0

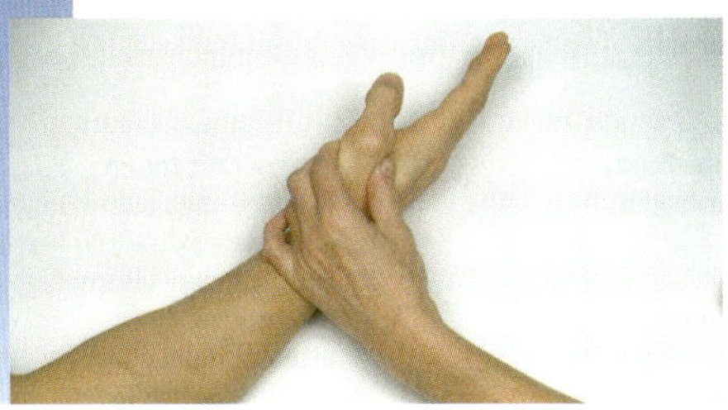

Ausgangsstellung: Der Patient sitzt. Der Unterarm und die Hand liegen auf der Kleinfingerseite in Mittelstellung der Untersuchungsliege auf. Der Daumen ist extendiert und abduziert.

Untersuchungsgang: Der Untersucher beobachtet die Daumenbewegung.

Instruktion: „Versuchen Sie, den Daumen zu beugen."

Probleme/Hinweise

- Die Funktion des M. flexor pollicis brevis ist von der des M. flexor pollicis longus funktionell nicht zu differenzieren.

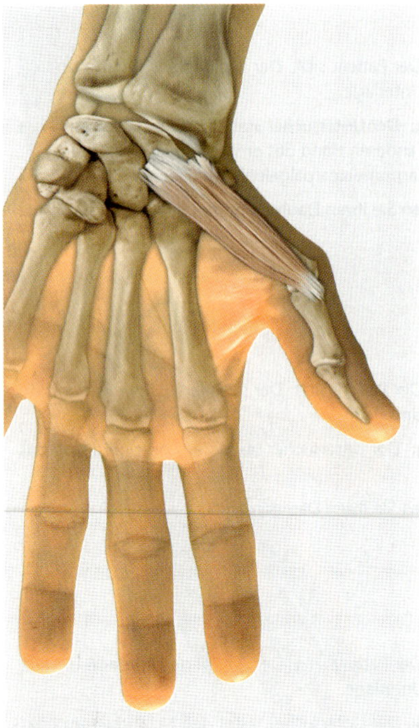

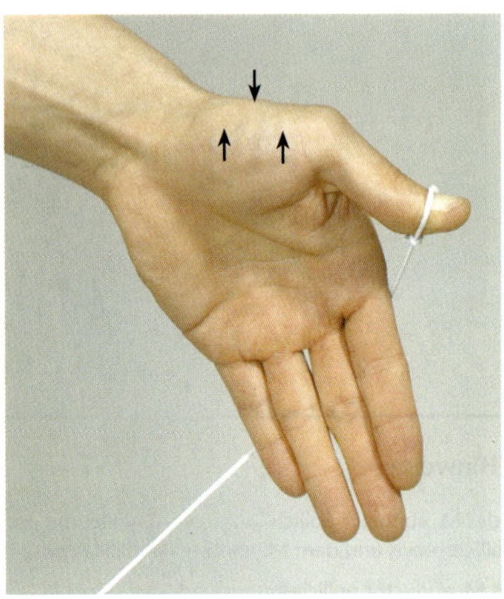

Musculus abductor pollicis brevis

Der M. abductor pollicis brevis abduziert den Daumen im Carpometacarpalgelenk I und streckt im Metacarpophalangealgelenk I. Außerdem strahlt er in die Sehnenplatte der Extensoren ein und wirkt streckend auf das Interphalangealgelenk des Daumens.

Ursprung	Tuberculum ossis scaphoidei, Retinaculum musculorum flexorum manus, Os trapezium
Ansatz	palmare Fläche der Basis der Phalanx proximalis pollicis
Innervation	Nervus medianus, C7–T1

Funktionen

Synergisten	Antagonisten
Articulatio carpometacarpalis I	
Abduktion	
M. abductor pollicis longus	M. adductor pollicis
M. flexor pollicis brevis, Caput superficiale	M. interosseus dorsalis manus 1
M. extensor pollicis brevis	M. opponens pollicis
	M. extensor pollicis longus
	M. flexor pollicis brevis, Caput profundum
Articulatio metacarpophalangea I	
Extension	
M. extensor pollicis longus	M. flexor pollicis longus
M. extensor pollicis brevis	M. flexor pollicis brevis
	M. adductor pollicis
	M. opponens pollicis

Muskelfunktionsprüfung

Kraftgrad

5/4

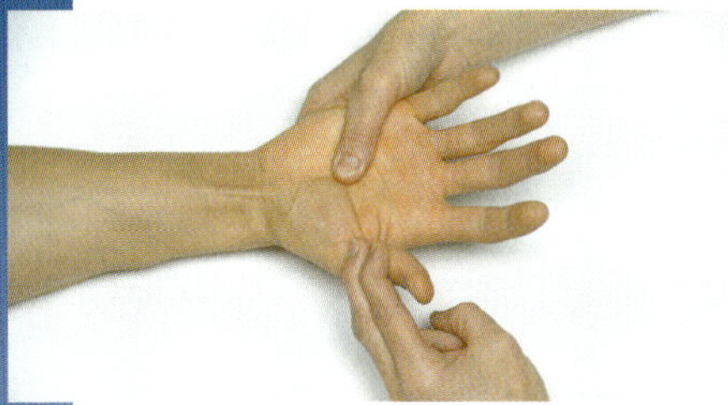

Ausgangsstellung: Der Patient sitzt. Der Unterarm und die Hand liegen in Supinationsstellung der Untersuchungsliege auf. Die Finger liegen aneinander.

Untersuchungsgang: Der Untersucher fixiert mit einer Hand die Mittelhand des Patienten, mit der anderen gibt er auf der Außenseite der Grundphalanx des Daumens Druck in Richtung Adduktion.

Instruktion: „Spreizen Sie den Daumen gegen meinen Widerstand ab."

3/2

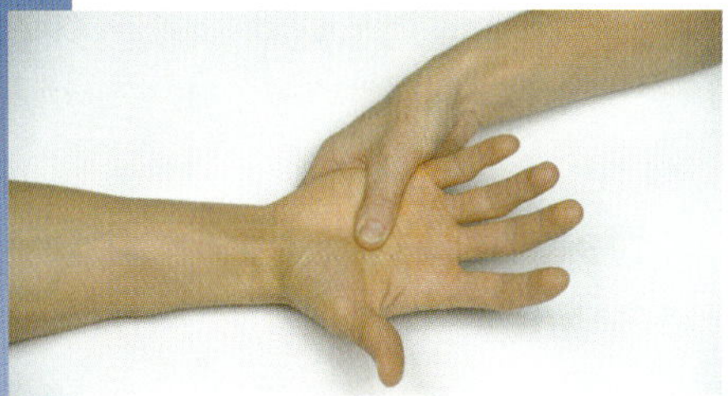

Ausgangsstellung: Der Patient sitzt. Der Unterarm und die Hand liegen in Supinationsstellung der Untersuchungsliege auf. Die Finger liegen aneinander.

Untersuchungsgang: Der Untersucher fixiert mit einer Hand die Mittelhand des Patienten.

Instruktion: „Spreizen Sie den Daumen ab."

1/0

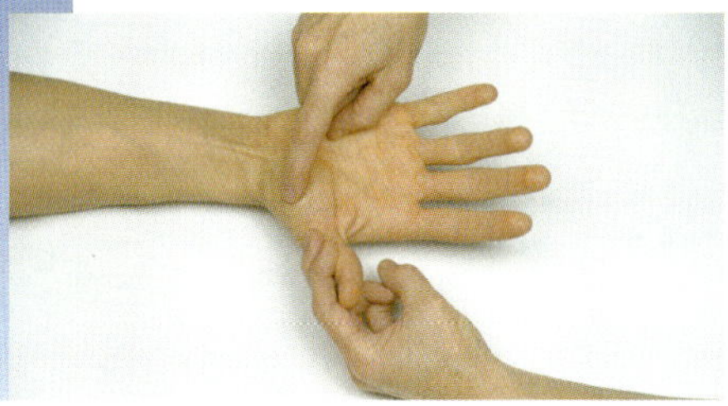

Ausgangsstellung: Der Patient sitzt. Der Unterarm und die Hand liegen in Supinationsstellung der Untersuchungsliege auf. Die Finger liegen aneinander.

Untersuchungsgang: Der Untersucher palpiert den M. abductor pollicis brevis.

Instruktion: „Versuchen Sie, den Daumen abzuspreizen."

Probleme/Hinweise

- Die Funktion von M. abductor pollicis longus und brevis sind schwer zu differenzieren. Bei der Abduktion im Carpometacarpalgelenk (Daumensattelgelenk) arbeiten beide Muskeln mit; bei der Abduktion im Metacarpophalangealgelenk nur der M. abductor pollicis brevis.
- Die Bewegungen der Abduktion und Adduktion finden im Carpometacarpalgelenk (Daumensattelgelenk) statt. Dessen Bewegungsebenen stehen schräg zu den Bewegungsebenen der Finger.

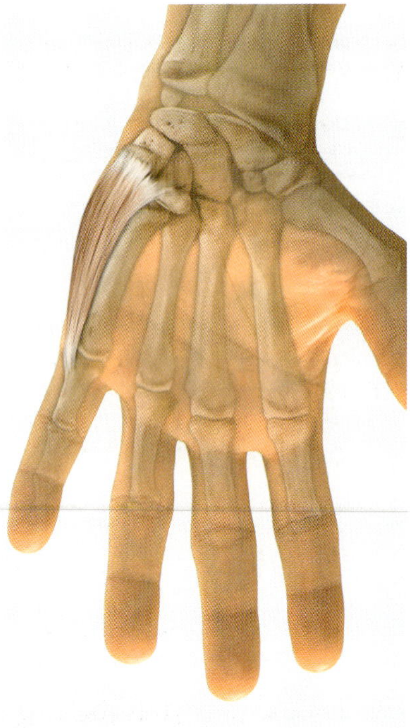

Musculus abductor digiti minimi

Der M. abductor digiti minimi abduziert und flektiert den kleinen Finger im Metacarpophalangealgelenk V, etwa beim gespreizten Griff (Geigenspiel).

Ursprung Os pisiforme, Retinaculum musculorum flexorum manus, Sehne des M. flexor carpi ulnaris

Ansatz ulnarer Rand der Basis der Phalanx proximalis V, in die Streckaponeurose des kleinen Fingers einstrahlend

Innervation Nervus ulnaris, Ramus profundus, C8–T1

Besonderheiten Der M. abductor digiti minimi gehört zu den Kennmuskeln des Rückenmarksegments C8.

Funktionen

Synergisten	Antagonisten
Articulatio metacarpophalangea V	
Abduktion	
M. extensor digiti minimi (V)	M. interosseus palmaris manus 3
Flexion	
M. flexor digitorum superficialis	M. extensor digitorum
M. flexor digitorum profundus	M. extensor digiti minimi
M. interosseus palmaris 3	
M. lumbricalis manus 4	
M. flexor digiti minimi brevis	
M. opponens digiti minimi	

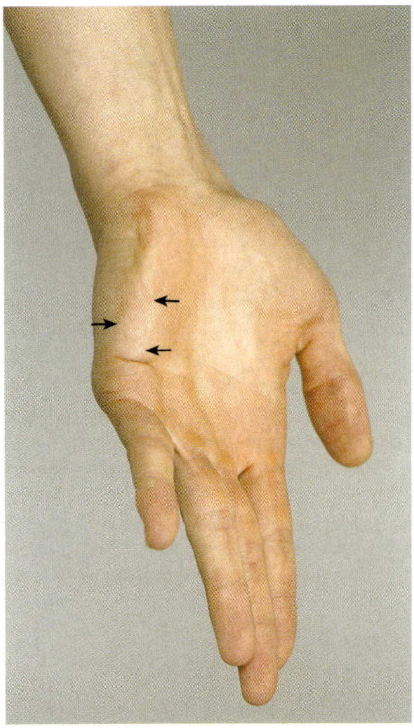

Muskelfunktionsprüfung

Kraftgrad

5/4

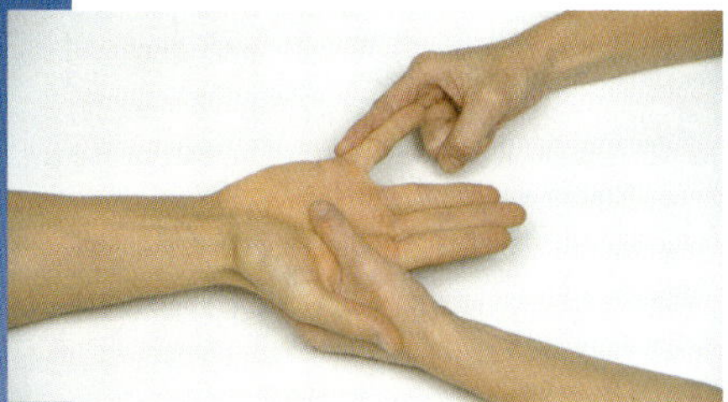

Ausgangsstellung: Der Patient sitzt. Der Unterarm und die Hand liegen in Supinationsstellung der Untersuchungsliege auf. Die Finger liegen aneinander.

Untersuchungsgang: Der Untersucher fixiert mit einer Hand die Mittelhand des Patienten, mit der anderen gibt er an der Grundphalanx des kleinen Fingers Druck in Richtung Adduktion.

Instruktion: „Spreizen Sie den kleinen Finger gegen meinen Widerstand."

3/2

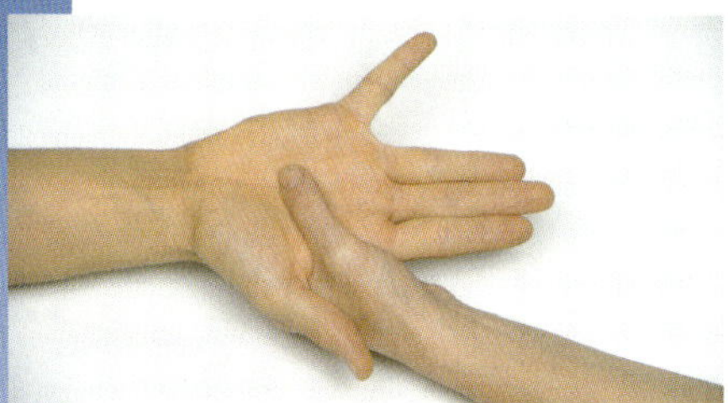

Ausgangsstellung: Der Patient sitzt. Der Unterarm und die Hand liegen in Supinationsstellung der Untersuchungsliege auf. Die Finger liegen aneinander.

Untersuchungsgang: Der Untersucher fixiert mit einer Hand die Mittelhand des Patienten.

Instruktion: „Spreizen Sie den kleinen Finger ab."

1/0

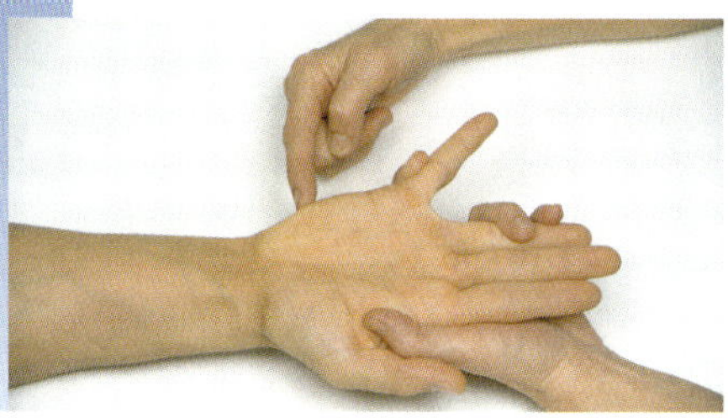

Ausgangsstellung: Der Patient sitzt. Der Unterarm und die Hand liegen in Supinationsstellung der Untersuchungsliege auf. Die Finger liegen aneinander.

Untersuchungsgang: Der Untersucher palpiert den M. abductor digiti minimi.

Instruktion: „Versuchen Sie, den kleinen Finger abzuspreizen."

Musculi interossei dorsales manus 1 bis 4

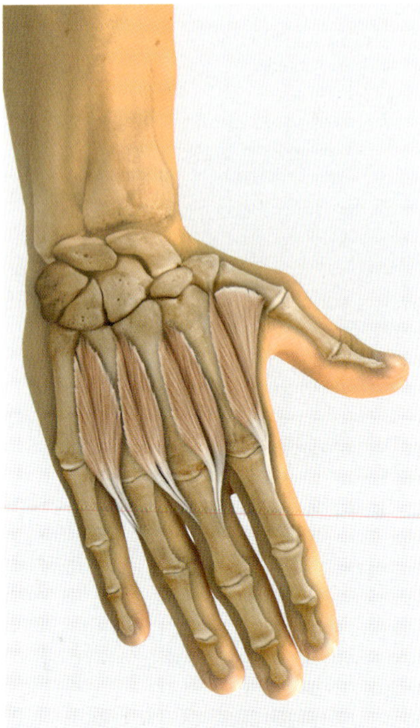

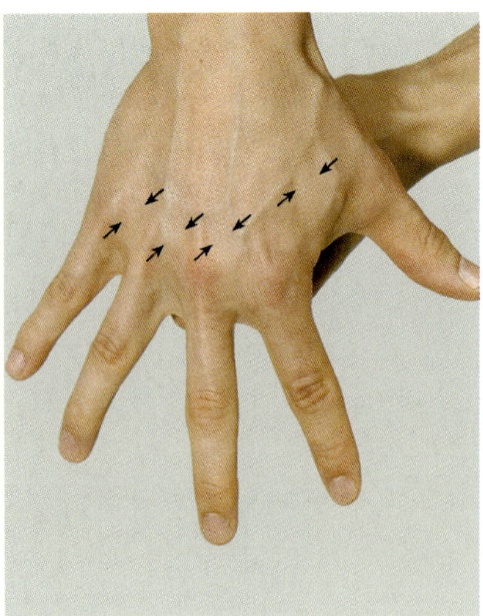

Die Mm. interossei dorsales spreizen die Finger II bis IV. Sie beugen in den Carpometacarpalgelenken und strecken in den Interphalangealgelenken dieser Finger.

Ursprung jeweils an den einander zugewandten Seiten zweier benachbarter Metacarpalknochen

Ansatz radiale Seite der Basis der Phalanx proximalis indicis
radiale und ulnare Seite von Finger III
ulnare Seite von Finger IV
Streckaponeurosen der Finger II–IV

Innervation Nervus ulnaris, Ramus profundus, C8–T1

Funktionen

Synergisten	Antagonisten
Articulationes metacarpophalangeae II bis IV	
Abduktion	
M. extensor digitorum	Mm. interossei palmares 1 und 2 (II, IV) M. flexor digitorum superficialis M. flexor digitorum profundus
Flexion	
M. flexor digitorum superficialis M. flexor digitorum profundus Mm. interossei palmares 1 und 2 (II, IV) Mm. lumbricales manus 1–3 (II–IV)	M. extensor digitorum M. extensor indicis (II)
Articulationes interphalangeae proximales II bis IV	
Extension	
M. extensor digitorum M. extensor indicis (II) Mm. lumbricales manus 1–3 (II–IV) Mm. interossei palmares 1 und 2 (II, IV)	M. flexor digitorum superficialis M. flexor digitorum profundus

Muskelfunktionsprüfung

Kraftgrad

5/4

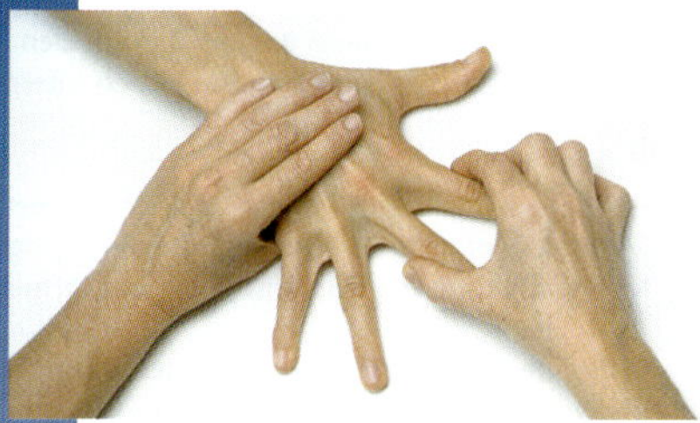

Ausgangsstellung: Der Patient sitzt. Der Unterarm und die Hand liegen in Pronationsstellung der Untersuchungsliege auf. Die Finger liegen aneinander.

Untersuchungsgang: Der Untersucher fixiert mit einer Hand die Mittelhand des Patienten, mit der anderen Hand übt er Widerstand an der radialen Seite des 2. und an der ulnaren Seite des 3. Fingers aus.

Instruktion: „Spreizen Sie die Finger gegen meinen Widerstand."

3/2

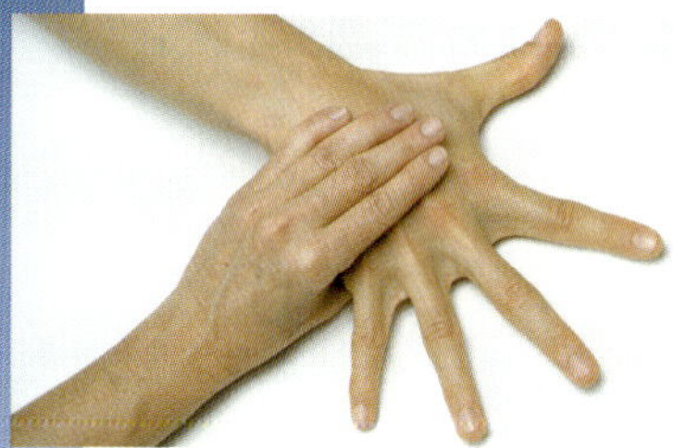

Ausgangsstellung: Der Patient sitzt. Der Unterarm und die Hand liegen in Pronationsstellung der Untersuchungsliege auf. Die Finger liegen aneinander.

Untersuchungsgang: Der Untersucher beobachtet die Fingerbewegungen.

Instruktion: „Spreizen Sie die Finger."

1/0

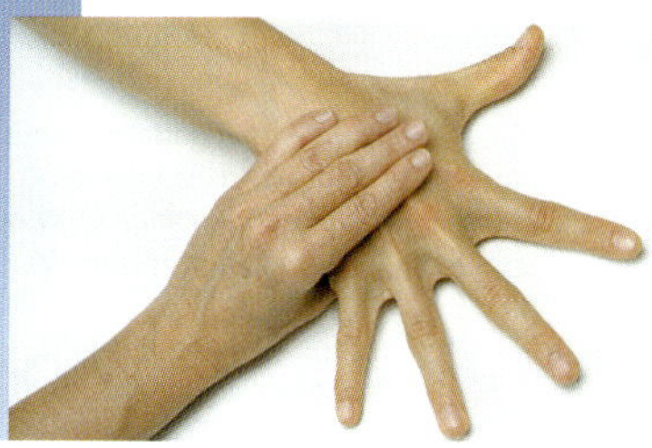

Ausgangsstellung: Der Patient sitzt. Der Unterarm und die Hand liegen in Pronationsstellung der Untersuchungsliege auf. Die Finger liegen aneinander.

Untersuchungsgang: Der Untersucher beobachtet die Fingerbewegungen.

Instruktion: „Versuchen Sie, die Finger zu spreizen."

! Probleme/Hinweise

- Um die anderen Mm. interossei dorsales zu testen, wird der Widerstand zwischen dem 3. und 4. Finger, bzw. zwischen dem 3. und 5. Finger gegeben.
- Bei der Abduktion des 5. Fingers arbeitet der M. abductor digiti minimi mit.
- Bezogen auf die Achse durch den Mittelfinger wirken die Mm. interossei dorsales abduktorisch. Sie wirken außerdem noch beugend im Grundgelenk und streckend im Mittel- und Endgelenk. Diese Funktion haben sie zusammen mit den Mm. interossei palmares und den Mm. lumbricales.

Musculus adductor pollicis

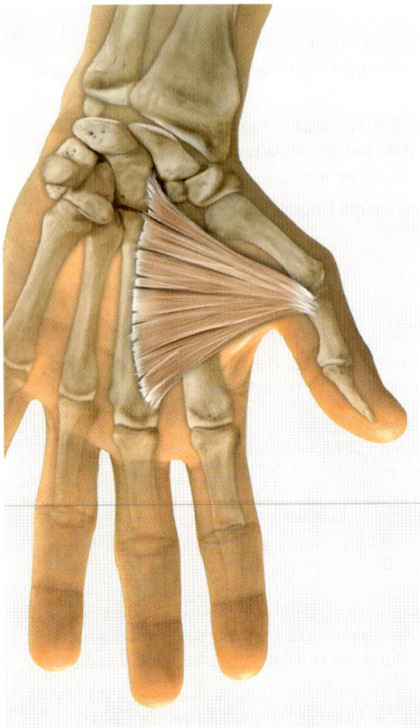

Der M. adductor pollicis adduziert den Daumen an den Handteller und ist mitverantwortlich für die Opposition und den kraftvollen Pinzettengriff zwischen den Fingerspitzen von Daumen und Zeigefinger.

Ursprung	Caput obliquum: Os capitatum, Basis der Ossa metacarpalia II und III, Ligamenta intercarpalia Caput transversum: proximale zwei Drittel der palmaren Fläche des Os metacarpi III
Ansatz	ulnares Sesambein an der Articulatio carpometacarpalis pollicis
Innervation	Nervus ulnaris, Ramus profundus, C8–T1

Funktionen

Synergisten	Antagonisten
Articulatio carpometacarpalis I	
Adduktion	
M. interosseus dorsalis manus 1	M. abductor pollicis brevis
M. opponens pollicis	M. abductor pollicis longus
M. extensor pollicis longus	M. extensor pollicis brevis
M. flexor pollicis brevis, Caput profundum	M. flexor pollicis brevis, Caput superficialis
Opposition	
M. opponens pollicis	M. extensor pollicis longus
M. flexor pollicis longus	M. extensor pollicis brevis
M. flexor pollicis brevis	M. abductor pollicis longus

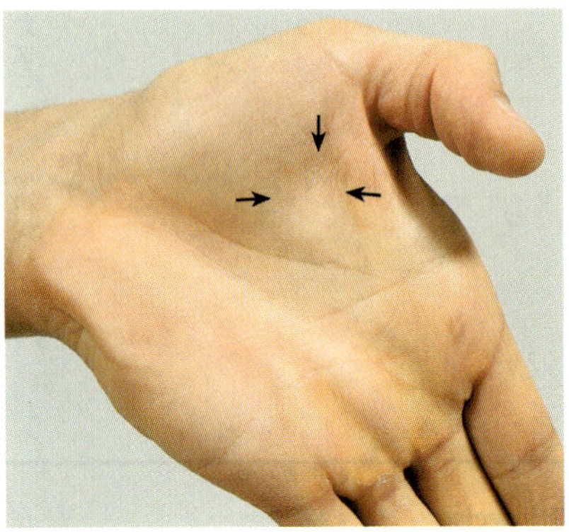

eingesunkenes Hautfeld über dem angespannten Muskel

Muskelfunktionsprüfung

Kraftgrad

5/4

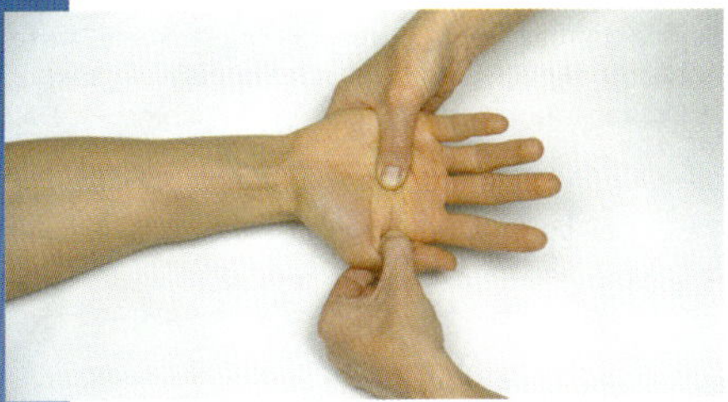

Ausgangsstellung: Der Patient sitzt. Der Unterarm und die Hand liegen in Supinationsstellung auf der Untersuchungsliege. Die Finger sind gespreizt.

Untersuchungsgang: Der Untersucher fixiert mit einer Hand die Mittelhand des Patienten und gibt mit der anderen an der Innenseite der Grundphalanx des Daumens Druck in Richtung Abduktion.

Instruktion: „Ziehen Sie den Daumen gegen meinen Widerstand zum Zeigefinger."

3/2

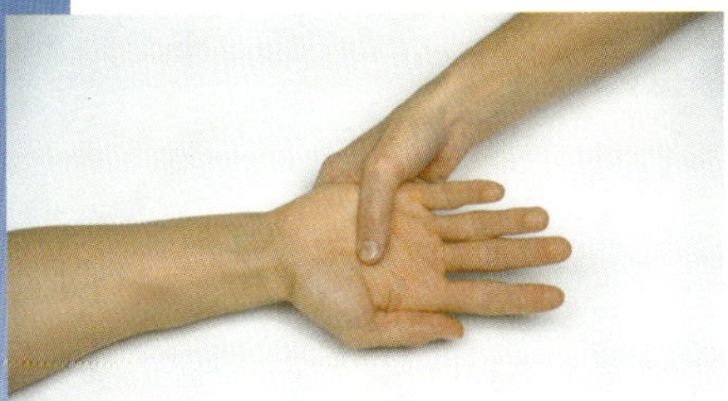

Ausgangsstellung: Der Patient sitzt. Der Unterarm und die Hand liegen in Supinationsstellung auf der Untersuchungsliege. Die Finger sind gespreizt.

Untersuchungsgang: Der Untersucher fixiert mit einer Hand die Mittelhand des Patienten.

Instruktion: „Ziehen Sie den Daumen zum Zeigefinger."

1/0

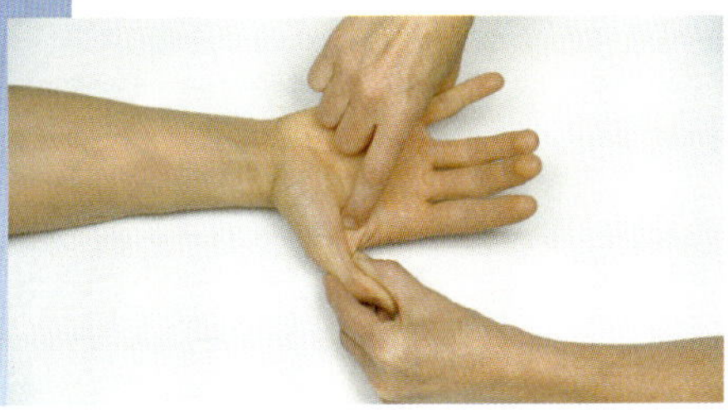

Ausgangsstellung: Der Patient sitzt. Der Unterarm und die Hand liegen in Supinationsstellung auf der Untersuchungsliege. Die Finger sind gespreizt.

Untersuchungsgang: Der Untersucher palpiert den M. adductor pollicis.

Instruktion: „Versuchen Sie, den Daumen zum Zeigefinger zu ziehen."

! Probleme/Hinweise

- Die Bewegungen der Abduktion und Adduktion finden im Carpometacarpalgelenk (Daumensattelgelenk) statt. Dessen Bewegungsebenen stehen schräg zu den Bewegungsebenen der Finger.

Musculus opponens pollicis

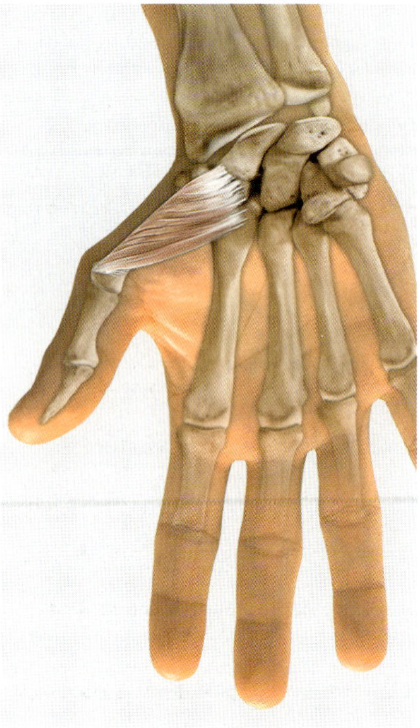

Der M. opponens pollicis opponiert den Daumen. Bei dieser komplizierten Bewegung vereinen sich Flexion, Abduktion, Rotation und am Ende Adduktion im Carpometacarpalgelenk des Daumens. Es sind also mit Ausnahme der Extensoren nahezu alle Daumenmuskeln daran beteiligt.

Ursprung	Os trapezium, Retinaculum musculorum flexorum manus
Ansatz	radiale Seite der Diaphyse des Os metacarpi I
Innervation	Nervus medianus, C7–T1

Funktionen

Synergisten	Antagonisten
Articulatio carpometacarpalis I	
Opposition	
M. adductor pollicis	M. extensor pollicis longus
M. flexor pollicis longus	M. extensor pollicis brevis
M. flexor pollicis brevis	M. abductor pollicis longus
Flexion	
M. flexor pollicis longus	M. extensor pollicis longus
M. flexor pollicis brevis	M. extensor pollicis brevis
M. abductor pollicis brevis	M. abductor pollicis longus
M. adductor pollicis	

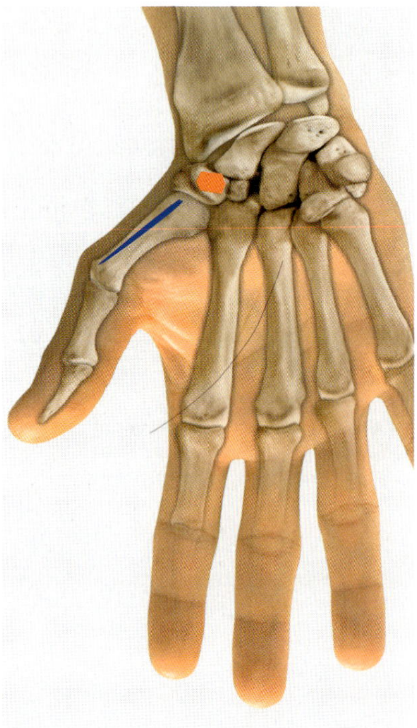

Muskelfunktionsprüfung

Kraftgrad

5/4

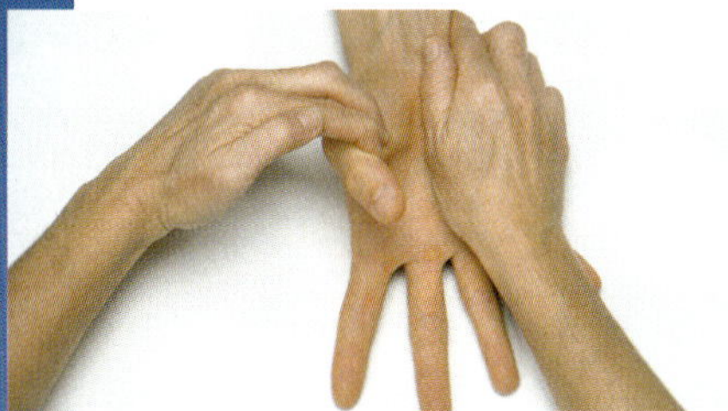

Ausgangsstellung: Der Patient sitzt. Der Unterarm und die Hand liegen in Supinationsstellung auf der Untersuchungsliege. Die Finger sind gespreizt.

Untersuchungsgang: Der Untersucher fixiert mit einer Hand die Mittelhand des Patienten von der Kleinfingerseite bis zum 3. Finger und gibt mit der anderen Druck auf das Os metacarpi I in Richtung Unterlage.

Instruktion: „Bewegen Sie Ihren Daumen gegen meinen Widerstand in Richtung kleinen Finger."

3/2

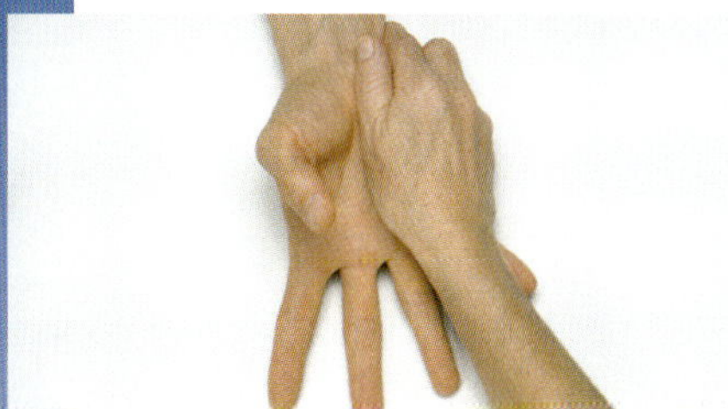

Ausgangsstellung: Der Patient sitzt. Der Unterarm und die Hand liegen in Supinationsstellung auf der Untersuchungsliege auf. Die Finger sind gespreizt.

Untersuchungsgang: Der Untersucher fixiert mit einer Hand die Mittelhand des Patienten von der Kleinfingerseite bis zum 3. Finger.

Instruktion: „Bewegen Sie Ihren Daumen in Richtung kleinen Finger."

1/0

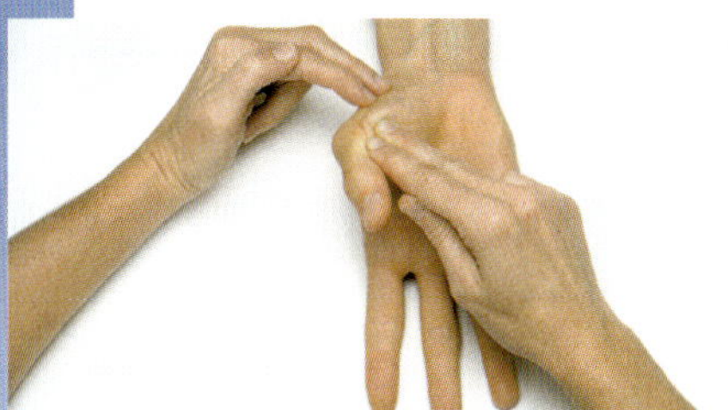

Ausgangsstellung: Der Patient sitzt. Der Unterarm und die Hand liegen in Supinationsstellung auf der Untersuchungsliege auf. Die Finger sind gespreizt.

Untersuchungsgang: Der Untersucher palpiert den M. opponens pollicis.

Instruktion: „Versuchen Sie, Ihren Daumen in Richtung kleinen Finger zu bewegen."

Daumen-Kleinfinger-Probe

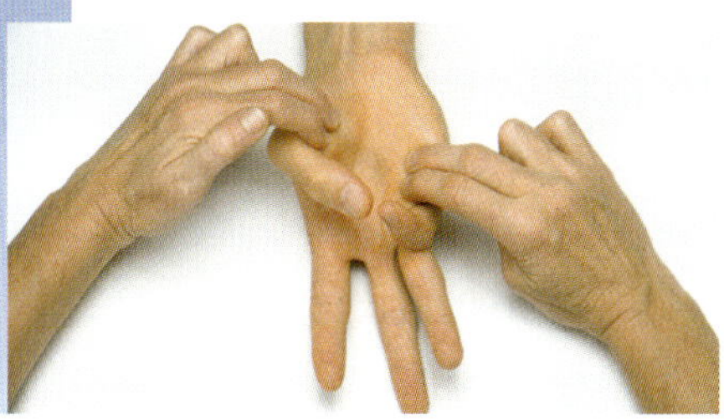

Daumen-Kleinfinger-Probe

Ausgangsstellung: Der Patient sitzt. Der Unterarm und die Hand liegen in Supinationsstellung auf der Untersuchungsliege auf. Die Finger sind gespreizt.

Untersuchungsgang: Der Untersucher gibt an den Ossa metacarpalia I und V Druck in Richtung Unterlage.

Instruktion: „Bringen Sie Daumen und Kleinfinger zusammen."

Probleme/Hinweise

- Der M. opponens pollicis übt seine Funktion zusammen mit dem M. adductor pollicis und dem M. flexor pollicis brevis aus.
- Bei der Daumen-Kleinfinger-Probe wird zusätzlich zu den Daumenmuskeln auch der M. opponens digiti minimi getestet (Bewegen gegen einen Widerstand, Kraftgrad 5 oder 4).

Musculus opponens digiti minimi

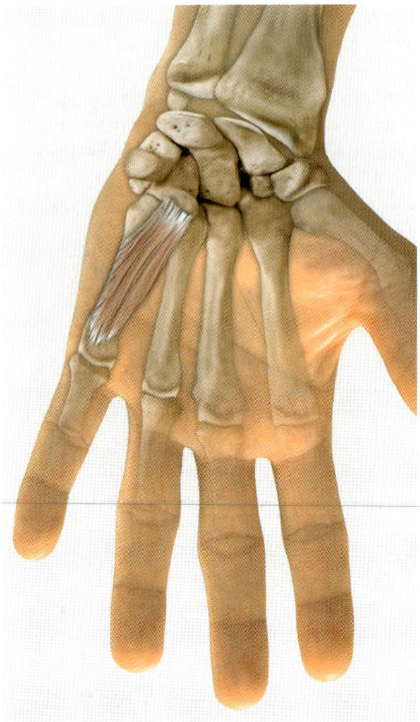

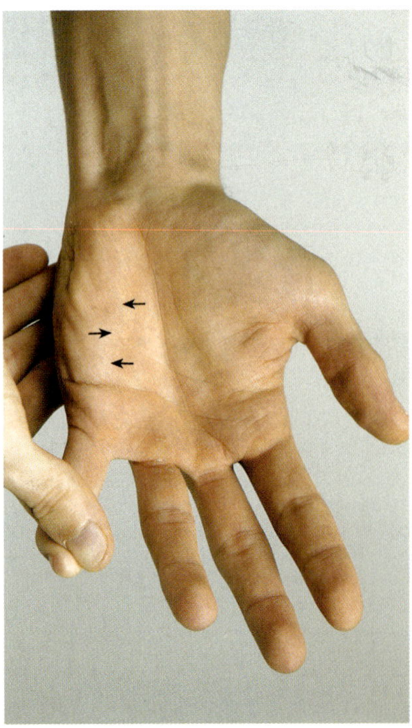

Der M. opponens digiti minimi beugt das Os metacarpale V etwas nach palmar im Carpometacarpalgelenk V. Er setzt nicht an den Phalangen des kleinen Fingers an. Eine echte Oppositionsstellung zu den anderen Fingern, wie der Daumen sie erreichen kann, vermag der kleine Finger nicht einzunehmen. Der Name dieses Muskels ist daher irreführend.

Ursprung	Hamulus ossis hamati, Retinaculum musculorum flexorum manus
Ansatz	ulnare Seite des Os metacarpi V
Innervation	Nervus ulnaris, Ramus profundus, C8–T1

Funktionen

Synergisten	Antagonisten
Articulatio metacarpophalangea V	
Flexion	
M. interosseus palmaris 3	M. extensor digitorum
M. flexor digitorum superficialis	M. extensor digiti minimi
M. flexor digitorum profundus	
M. lumbricalis manus 4	
M. abductor digiti minimi	
M. flexor digiti minimi brevis	
Adduktion	
M. interosseus palmaris 3	M. abductor digiti minimi
M. flexor digitorum superficialis	M. extensor digiti minimi
M. flexor digitorum profundus	

Muskelfunktionsprüfung

Kraftgrad

5/4

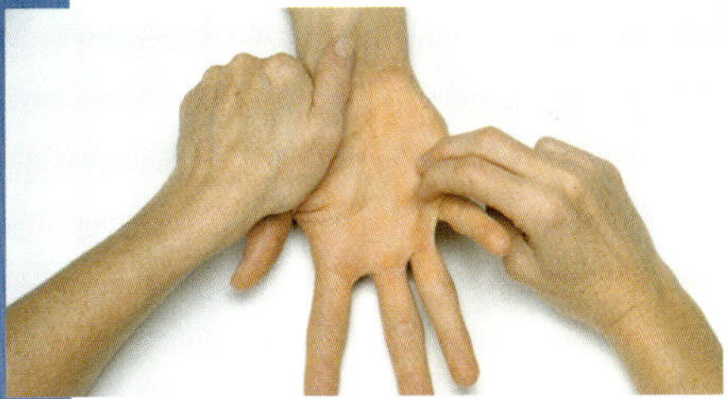

Ausgangsstellung: Der Patient sitzt. Der Unterarm und die Hand liegen in Supinationsstellung auf der Untersuchungsliege auf. Die Finger sind gespreizt.

Untersuchungsgang: Der Untersucher fixiert mit einer Hand die Mittelhand des Patienten und gibt mit der anderen Druck auf das Os metacarpi V in Richtung Unterlage.

Instruktion: „Bewegen Sie den kleinen Finger gegen meinen Widerstand in Richtung Daumen."

3/2

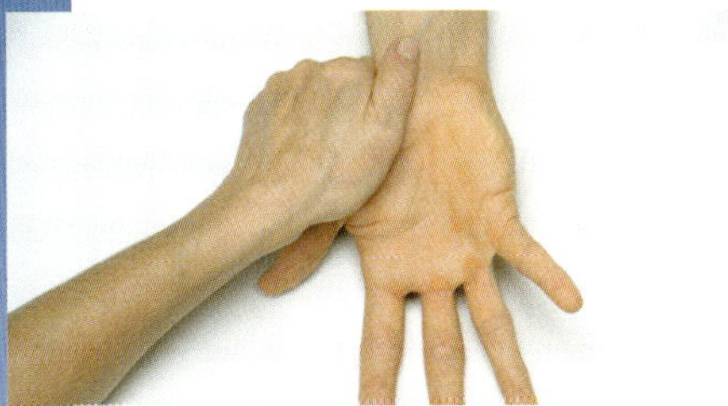

Ausgangsstellung: Der Patient sitzt. Der Unterarm und die Hand liegen in Supinationsstellung auf der Untersuchungsliege auf. Die Finger sind gespreizt.

Untersuchungsgang: Der Untersucher fixiert mit einer Hand die Mittelhand des Patienten.

Instruktion: „Bewegen Sie den kleinen Finger in Richtung Daumen."

1/0

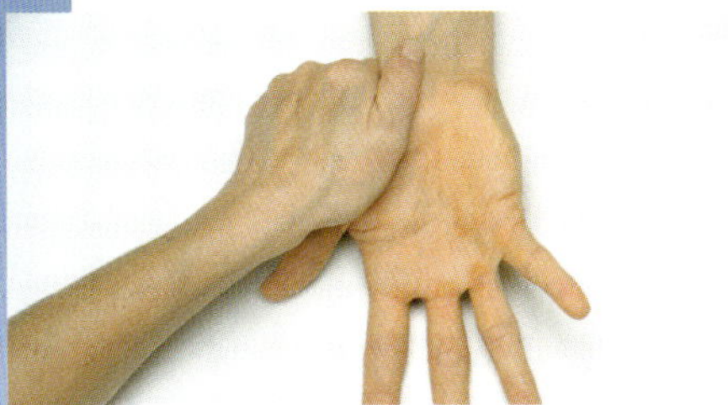

Ausgangsstellung: Der Patient sitzt. Der Unterarm und die Hand liegen in Supinationsstellung auf der Untersuchungsliege auf. Die Finger sind gespreizt.

Untersuchungsgang: Der Untersucher beobachtet die Fingerbewegungen.

Instruktion: „Versuchen Sie, den kleinen Finger in Richtung Daumen zu bewegen."

Daumen-Kleinfinger-Probe

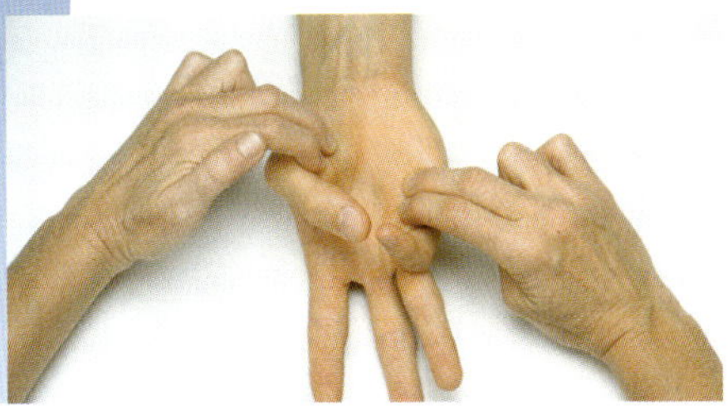

Daumen-Kleinfinger-Probe

Ausgangsstellung: Der Patient sitzt. Der Unterarm und die Hand liegen in Supinationsstellung auf der Untersuchungsliege auf. Die Finger sind gespreizt.

Untersuchungsgang: Der Untersucher gibt an den Ossa metacarpalia I und V Druck in Richtung Unterlage.

Instruktion: „Bringen Sie Daumen und Kleinfinger zusammen."

! Probleme/Hinweise

- Die Daumen-Kleinfinger-Probe zeigt die Zusammenarbeit zwischen den Daumenmuskeln (M. opponens pollicis, M. adductor pollicis, M. flexor brevis) und dem M. opponens digiti minimi (Bewegen gegen einen Widerstand, Kraftgrad 5 oder 4).

Musculus palmaris brevis

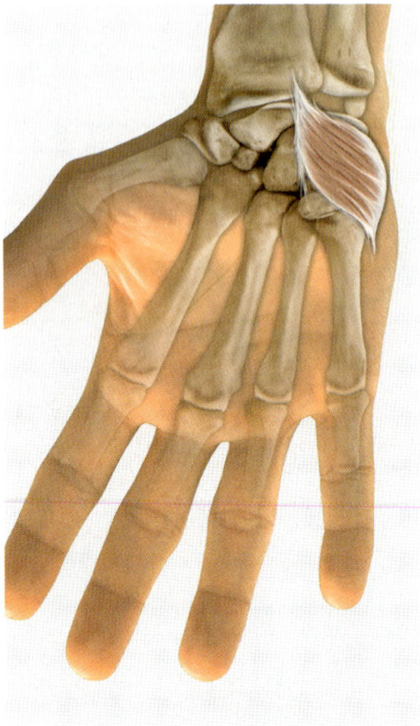

Der M. palmaris brevis schützt den N. ulnaris und verspannt die Palmaraponeurose geringfügig. Eine Aufzählung seiner Synergisten und Antagonisten erübrigt sich.

Ursprung	Palmaraponeurose, Retinaculum musculorum flexorum manus
Ansatz	Haut der Handfläche an der ulnaren Seite der Hand
Innervation	Nervus ulnaris, Ramus superficialis, C7–T1
Besonderheiten	Der M. palmaris brevis wird als einziger Muskel vom Ramus superficialis des Nervus ulnaris innerviert.

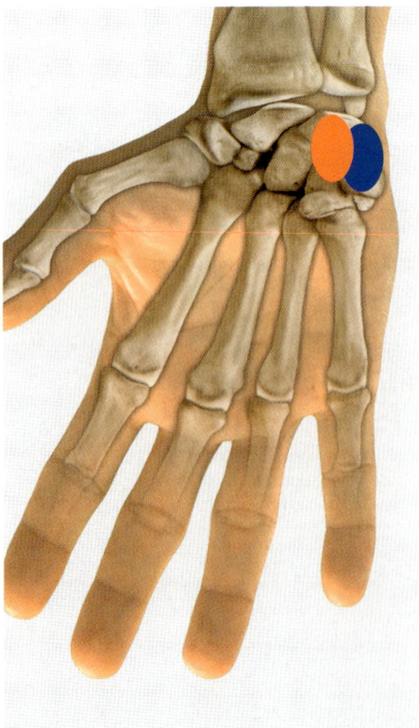

Muskelfunktionsprüfung

Kraftgrad

5/4

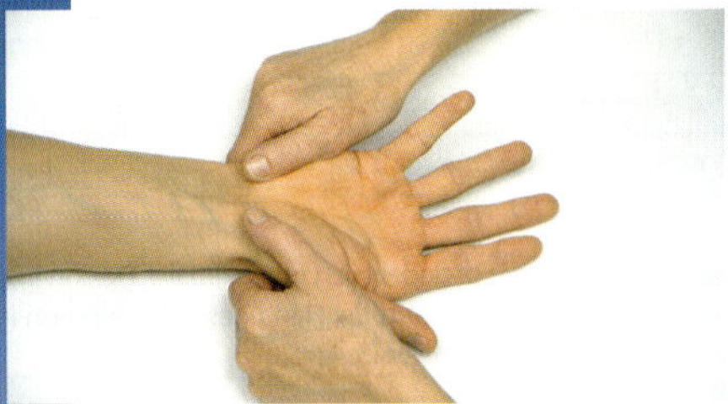

Ausgangsstellung: Der Patient sitzt. Der supinierte Unterarm und die Hand liegen auf der Untersuchungsliege.

Untersuchungsgang: Der Untersucher drückt auf den Daumen- und den Kleinfingerballen, um die Handfläche abzuflachen. Der Untersucher beobachtet die ulnare Seite der Handfläche.

Instruktion: „Ziehen Sie Ihre Handfläche gegen meinen Widerstand zusammen."

3/2

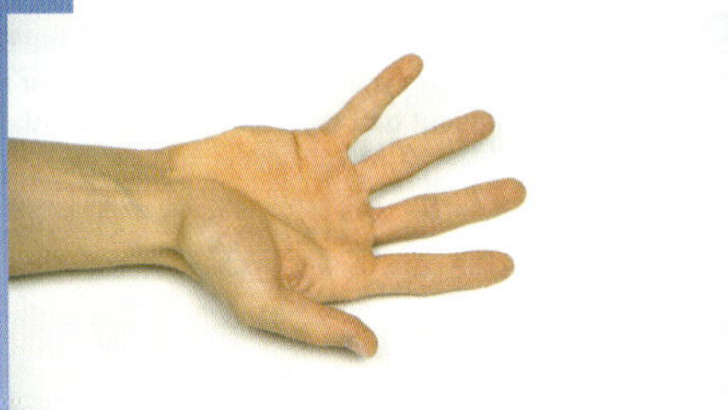

Ausgangsstellung: Der Patient sitzt. Der supinierte Unterarm und die Hand liegen auf der Untersuchungsliege.

Untersuchungsgang: Der Untersucher beobachtet die Handfläche.

Instruktion: „Ziehen Sie die Handfläche zusammen."

1/0

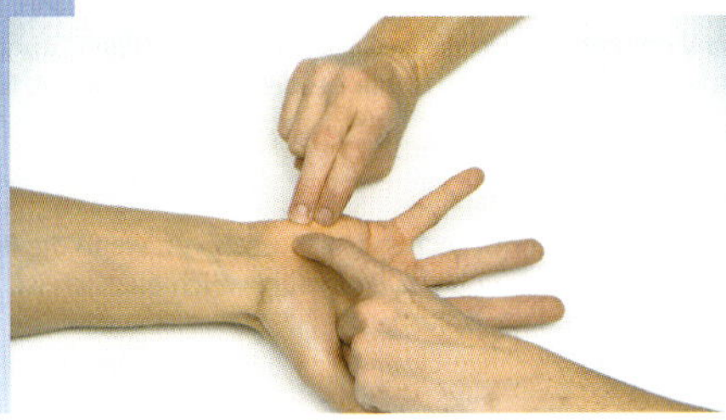

Ausgangsstellung: Der Patient sitzt. Der supinierte Unterarm und die Hand liegen auf der Untersuchungsliege.

Untersuchungsgang: Der Untersucher tastet den M. palmaris brevis.

Instruktion: „Versuchen Sie, die Handfläche zusammenzuziehen."

Probleme/Hinweise

- Entwicklungsgeschichtlich befindet sich der M. palmaris brevis in Rückbildung.

Nerven der oberen Extremität						
Nerv	**Innervierte Muskulatur**	**Segmentale Ursprungsgebiete**				
		C5	**C6**	**C7**	**C8**	**T1**
N. radialis			■	■	■	■
	# M. triceps brachii		■	■	■	
	# M. anconeus		■	■	■	
	# M. brachialis (lateraler und distaler Anteil)	■	■			
	# M. brachioradialis	■	■	■		
	# M. extensor carpi ulnaris		■	■	■	
	# M. extensor carpi radialis longus		■	■		
	# M. extensor carpi radialis brevis		■	■		
	# M. supinator	■	■			
	# M. extensor digitorum		■	■	■	
	# M. extensor digiti minimi		■	■	■	
	# M abductor pollicis longus		■	■	■	
	# M. extensor pollicis brevis		■	■	■	
	# M. extensor pollicis longus		■	■	■	
	# M. extensor indicis		■	■	■	
N. medianus			■	■	■	■
	# M. pronator teres		■			
	# M. pronator quadratus				■	■
	# M. flexor carpi radialis		■	■	■	■
	# M. palmaris longus				■	■
	# M. flexor digitorum superficialis			■	■	■
	# M. flexor digitorum profundus			■	■	■
	# M. flexor pollicis longus		■	■	■	■
	# M. flexor pollicis brevis		■	■	■	■
	# Mm. lumbricales (I und II)				■	■
	# M. opponens pollicis		■	■		
	# M.abductor pollicis brevis		■	■		
N. ulnaris					■	■
	# M. flexor carpi ulnaris				■	■
	# M. flexor digitorum profundus			■	■	■
	# M. adductor pollicis brevis				■	■
	# M. flexor pollicis brevis				■	■
	# M. abductor digiti minimi				■	■
	# M. flexor digiti minimi				■	■
	# M. opponens digiti minimi				■	■
	# Mm. lumbricales (III und IV)				■	■
	# Mm interossei palmares				■	■
	# Mm. interossei dorsales				■	■
	# M. palmaris brevis				■	■

3 Untere Extremität

Hüftgelenksmuskulatur

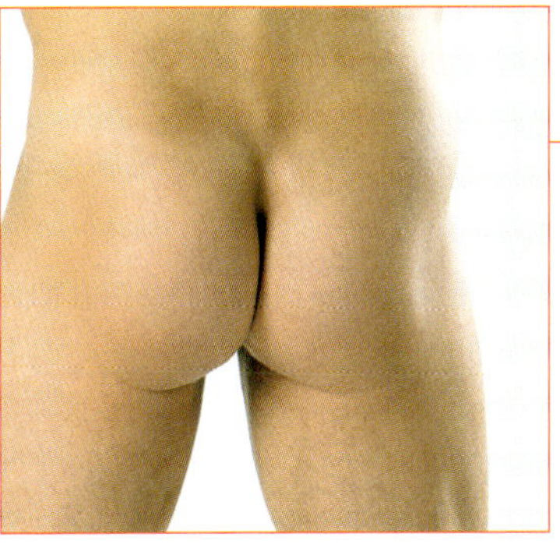

Musculus gluteus maximus

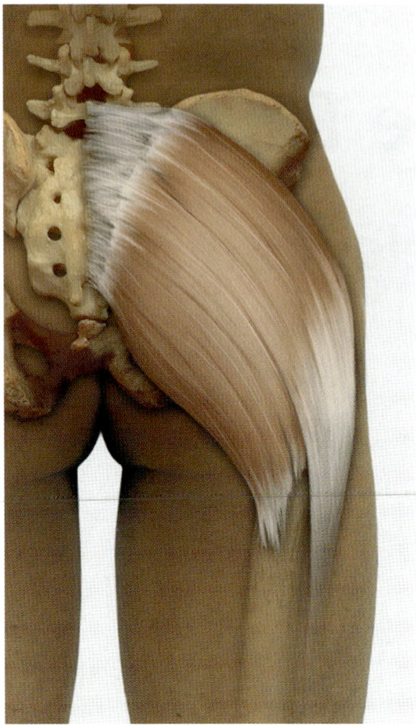

Der M. gluteus maximus hat als Hauptaufgabe die Aufrichtung des Rumpfes aus gebückter Haltung und die Stabilisierung des Rumpfes, wenn er auf den Hüftgelenken nach ventral zu kippen droht, etwa beim Tragen eines Gewichtes mit vorgestreckten Armen. Beim ruhigen Gehen ist der Muskel meist nicht aktiv. Außerdem kippt er das Becken auf den Hüftgelenken nach dorsal und flacht damit die Lendenlordose ab. Über den Tractus iliotibialis kann er das gestreckte Knie kraftvoll sichern und die Zuggurtung zur Reduktion der Biegebeanspruchung des Femurs bewirken. Seine gelegentliche Kontraktion beim Sitzen führt zu einer Drukkumverteilung und damit zu einer besseren Durchblutung in den Weichteilen des Gesäßes.

Ursprung dorsale Fläche des Os sacrum, Fascia thoracolumbalis, Ligamentum sacrotuberale, dorsales Os ilium, Spina iliaca posterior superior

Ansatz kranialer Teil: Tractus iliotibialis, kaudaler Teil: Tuberositas glutea

Innervation Nervus gluteus inferior, L5–S2

Funktionen

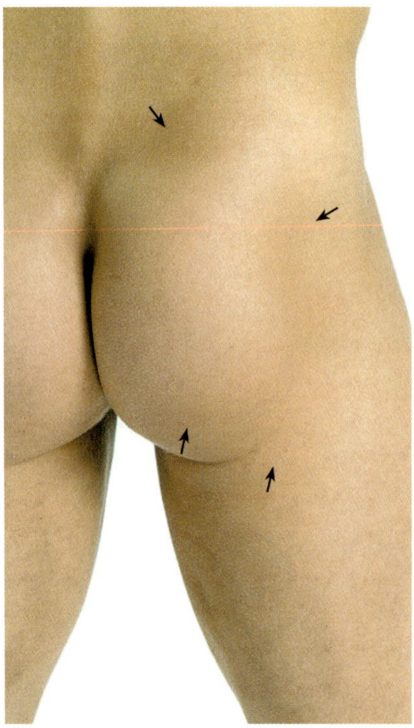

Articulatio coxae

Extension

Synergisten	Antagonisten
M. semimembranosus, M. semitendinosus	M. iliopsoas, M. rectus femoris
M. biceps femoris, Caput longum	M. tensor fasciae latae
M. gluteus medius (dorsaler Anteil)	M. gluteus medius (ventraler Anteil)
M. gluteus minimus (dorsaler Anteil)	M. sartorius, M. gracilis
M. pectineus (aus maximal gebeugter Position)	Mm. adductores (in die Neutralstellung)
Mm. adductores (in die Neutralstellung)	M. pectineus

Außenrotation

Synergisten	Antagonisten
M. gluteus medius (dorsaler Anteil)	M. tensor fasciae latae
M. gluteus minimus (dorsaler Anteil)	M. gluteus medius (ventraler Anteil)
M. quadratus femoris, M. piriformis	M. gluteus minimus (ventraler Anteil)
Mm. obturatorii et gemelli, M. pectineus	
M. sartorius	
Mm. adductores	

Abduktion (kranialer Anteil)

Synergisten	Antagonisten
M. gluteus medius, M. gluteus minimus	Mm. adductores, M. pectineus, M. gracilis
M. tensor fasciae latae	M. gluteus maximus (kaudaler Anteil)
M. piriformis (bei gebeugter Hüfte)	M. quadratus femoris (bei gestreckter Hüfte)
Mm. obturatorii et gemelli (bei gebeugter Hüfte)	
M. quadratus femoris (bei gebeugter Hüfte)	

Adduktion (kaudaler Anteil)

Synergisten	Antagonisten
Mm. adductores, M. pectineus, M. gracilis	M. gluteus medius, M. gluteus minimus
M. quadratus femoris (bei gestreckter Hüfte)	M. gluteus maximus (kranialer Anteil)
	M. tensor fasciae latae
	bei gebeugter Hüfte: Mm. obturatorii et gemelli, M. piriformis, M. quadratus femoris

Articulatio coxae und Articulationes intervertebrales (LWS)

Kippung des Beckens nach dorsal

Synergisten	Antagonisten
M. rectus abdominis, M. biceps femoris	M. iliopsoas, M. rectus femoris
M. semitendinosus, M. semimembranosus	M. longissimus thoracis
	M. iliocostalis

Articulatio genus

Extension (via Tractus iliotibialis)

Synergisten	Antagonisten
M. quadriceps femoris	M. biceps femoris, M. semitendinosus
M. tensor fasciae latae (via Tractus iliotibialis)	M. semimembranosus, M. gracilis
	M. sartorius, M. popliteus
	M. gastrocnemius

Muskelfunktionsprüfung

Kraftgrad

5/4

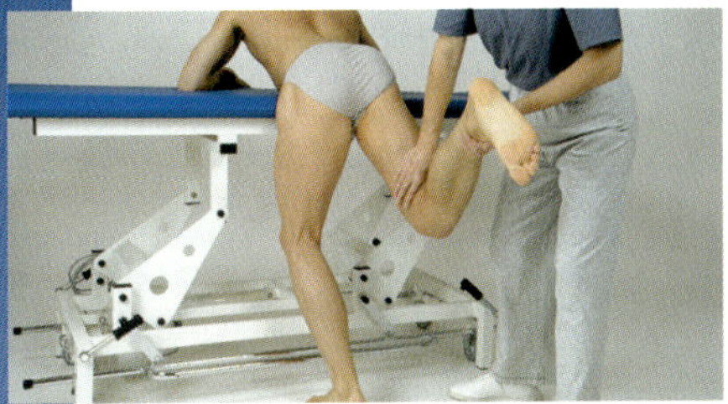

Ausgangsstellung: Der Patient liegt mit dem Rumpf bis zur Leiste in Bauchlage auf der Behandlungsbank. Auf einem Bein steht er mit leicht gebeugtem Kniegelenk, das zu untersuchende Bein ist im Kniegelenk 90° flektiert.

Untersuchungsgang: Der Untersucher fixiert mit einer Hand den gleichseitigen Unterschenkel und gibt am distalen Oberschenkel Druck in Richtung Flexion im Hüftgelenk.

Instruktion: „Strecken Sie Ihr Bein im Hüftgelenk gegen meinen Widerstand und halten Sie die Endstellung. Lassen Sie das Knie gebeugt."

3

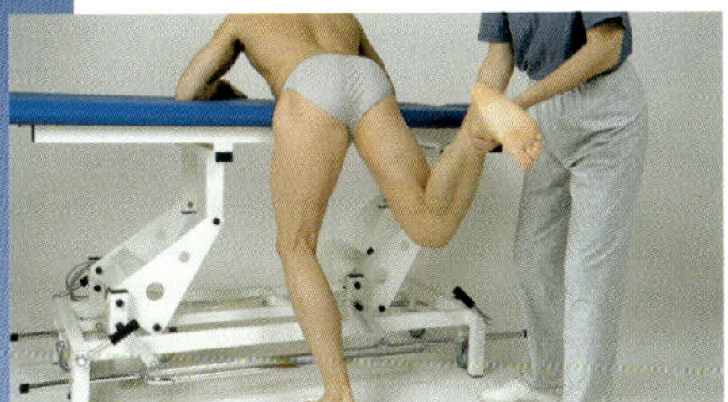

Ausgangsstellung: Der Patient liegt mit dem Rumpf bis zur Leiste in Bauchlage auf der Behandlungsbank. Auf einem Bein steht er mit leicht gebeugtem Kniegelenk, das zu untersuchende Bein ist im Kniegelenk 90° flektiert.

Untersuchungsgang: Der Untersucher fixiert mit einer Hand den gleichseitigen Unterschenkel.

Instruktion: „Strecken Sie Ihr Bein im Hüftgelenk, lassen Sie das Knie dabei gebeugt."

2

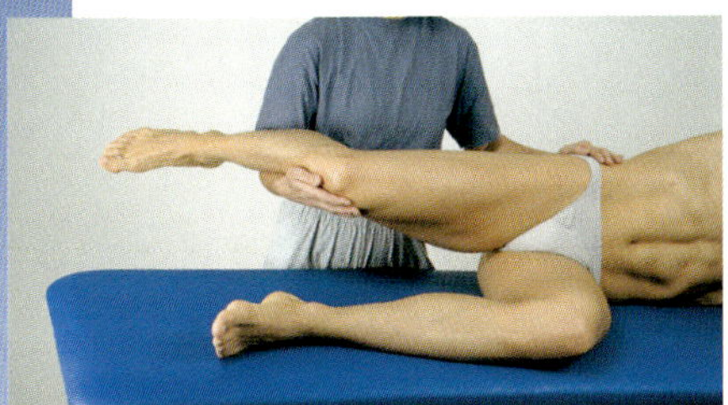

Ausgangsstellung: Der Patient liegt auf der Seite, beide Beine sind im Hüft- und Kniegelenk 90° gebeugt.

Untersuchungsgang: Der Untersucher fixiert das oben liegende Becken und nimmt die Eigenschwere des Beines ab.

Instruktion: „Strecken Sie Ihr Bein im Hüftgelenk, lassen Sie das Knie dabei gebeugt."

1/0

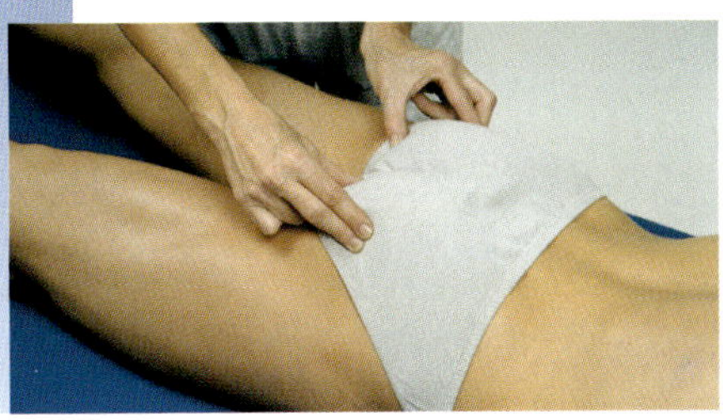

Ausgangsstellung: Der Patient liegt in Bauchlage auf der Behandlungsbank.

Untersuchungsgang: Der Untersucher palpiert den M. gluteus maximus.

Instruktion: „Kneifen Sie den Po zusammen."

Klinische Relevanz

- Intramuskuläre Injektionen dürfen *nicht* in diesen Muskel verabreicht werden!

Probleme/Hinweise

- Die Durchführung des Tests bei im Kniegelenk flektiertem Bein schaltet die ischiocrurale Muskulatur, die sonst bei der Extension im Hüftgelenk mitwirken würde, weitgehend aus.
- Vor der Untersuchung sollte die Dehnfähigkeit des M. rectus femoris überprüft werden.

Musculus iliopsoas

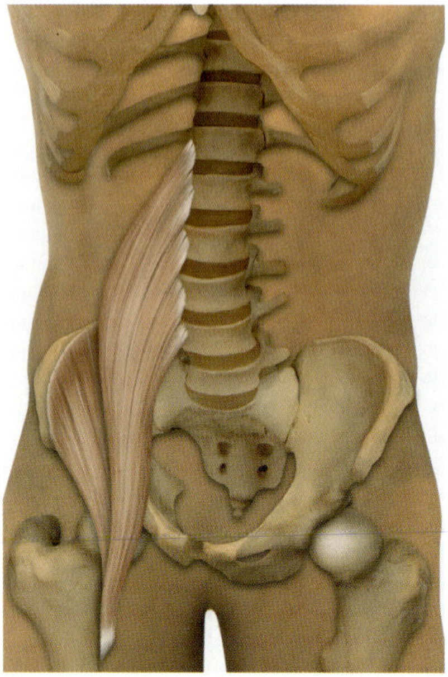

Der M. iliopsoas beugt das Schwungbein im Hüftgelenk; allerdings nur dann, wenn die maximale Kraft benötigt wird, etwa beim Beugen des Hüftgelenkes aus der gestreckten Rückenlage. Beim ruhigen Laufen ist der Muskel kaum aktiv. Seine Hauptaufgabe liegt in der Balancierung des Rumpfes auf den Femurköpfen, also bei fixiertem Femur. So spannt er sich bei dem Versuch, im Stehen bei rückgeneigtem Rumpf das Gleichgewicht zu halten, deutlich spürbar an. Der M. iliopsoas nimmt seinen Ursprung an der Lendenwirbelsäule. Insbesondere in der anfänglichen Kontraktion aus gestreckter Haltung im Hüftgelenk wirkt er im Sinne einer Verstärkung der Lendenlordose. Auch kippt er das Becken auf den Hüftgelenken nach ventral.

Ursprung
M. iliacus: Fossa iliaca, Spina iliaca anterior inferior, Ligamentum iliolumbale, Ligamentum sacroiliacum anterius
M. psoas major: Seitenflächen der Wirbelkörper TXII bis LV, Processus costales LI–LV

Ansatz
knapp distal des Trochanter minor

Innervation
M. iliacus: Nervus femoralis, L2–L3
M. psoas major: Rami ventrales, L2–L4

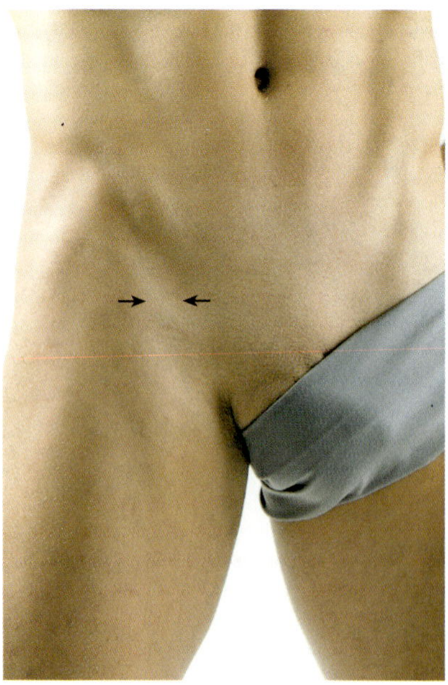

Funktionen

Articulatio coxae

Synergisten	Antagonisten
Flexion	
M. rectus femoris	M. gluteus maximus
M. tensor fasciae latae	M. semimembranosus
M. gluteus medius (ventraler Anteil)	M. semitendinosus
M. sartorius	M. biceps femoris
M. gracilis	M. gluteus medius (dorsaler Anteil)
M. pectineus	M. gluteus minimus (dorsaler Anteil)
Mm. adductores (aus maximaler Extension)	Mm. adductores (aus maximaler Flexion)
	M. pectineus (aus maximaler Flexion)

Articulatio coxae und Articulationes intervertebrales (LWS)

Synergisten	Antagonisten
Lordosierung der Lendenwirbelsäule und Kippung des Beckens nach ventral	
M. longissimus thoracis	M. gluteus maximus (dorsaler Anteil)
M. iliocostalis lumborum	M. biceps femoris, Caput longum
M. rectus femoris	M. semimembranosus
M. quadratus lumborum (nur Lordorsierung)	M. semitendinosus
M. sartorius	M. rectus abdominis
M. tensor fasciae latae	

Muskelfunktionsprüfung

Kraftgrad

5/4

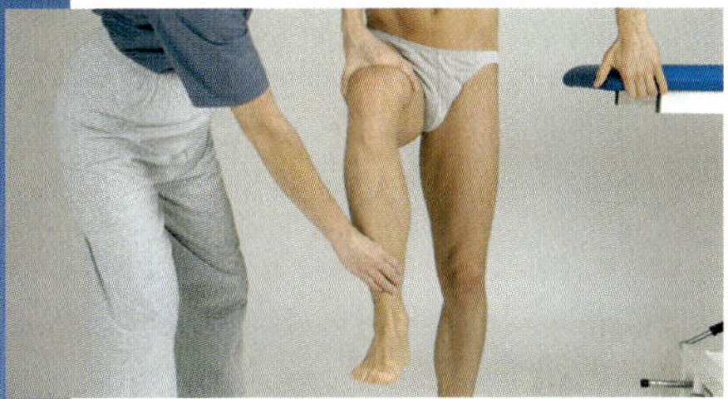

Ausgangsstellung: Der Patient steht und hält sich an der Behandlungsliege fest.

Untersuchungsgang: Der Untersucher gibt am distalen Oberschenkel des Patienten Druck in Richtung Extension im Hüftgelenk.

Instruktion: „Ziehen Sie Ihr Knie gegen meinen Widerstand in Richtung Nase, halten Sie es in der Endstellung und bleiben Sie dabei aufrecht stehen."

3

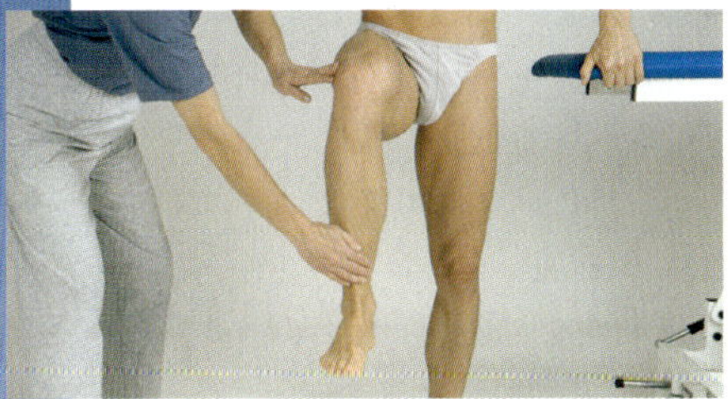

Ausgangsstellung: Der Patient steht und hält sich an der Behandlungsliege fest.

Untersuchungsgang: Der Untersucher beobachtet die Beinbewegung und unterstützt eventuell die geradlinige Bewegung.

Instruktion: „Ziehen Sie Ihr Knie in Richtung Nase und bleiben Sie dabei aufrecht stehen."

2

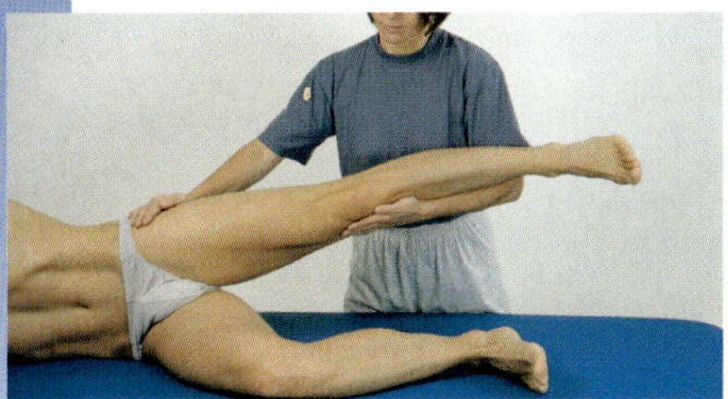

Ausgangsstellung: Der Patient liegt auf der Seite. Das oben liegende Bein ist im Hüftgelenk extendiert.

Untersuchungsgang: Der Untersucher beobachtet die Bewegung des unteren Beines.

Instruktion: „Ziehen Sie Ihr Knie in Richtung Nase."

1/0

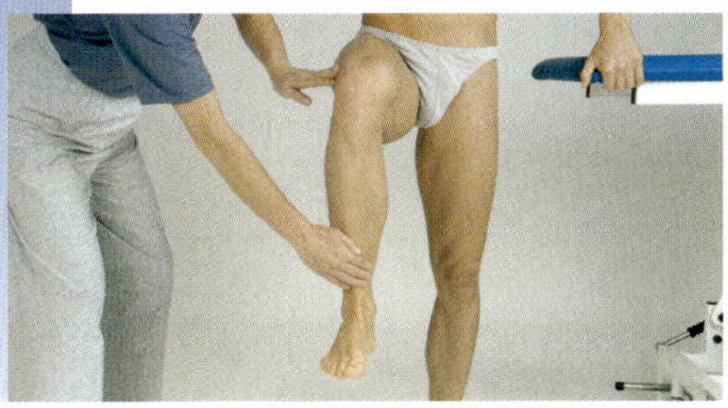

Ausgangsstellung: Der Patient steht und hält sich an der Behandlungsliege fest.

Untersuchungsgang: Der Untersucher beobachtet die Beinbewegung.

Instruktion: „Versuchen Sie, Ihr Knie in Richtung Nase zu ziehen."

Klinische Relevanz

- Bei einer Kontraktur des M. iliopsoas wird die Lendenlordose dauerhaft verstärkt und dadurch können die Zwischenwirbelscheiben dieser Region geschädigt werden.
- Schmerzen bei ruckartiger Streckung des gebeugten rechten Hüftgelenkes können auf eine Entzündung des Wurmfortsatzes des Blindarmes hindeuten (Psoaszeichen).

Probleme/Hinweise

- Wenn die Ausgangsstellung im Stand zu unsicher erscheint, ist ein Stück des Bewegungsweges auch im Sitz zu testen.
- Bei Fixation der beiden Beine kann der M. iliopsoas aus der Rückenlage mithelfen, den Rumpf anzuheben.

Musculus sartorius

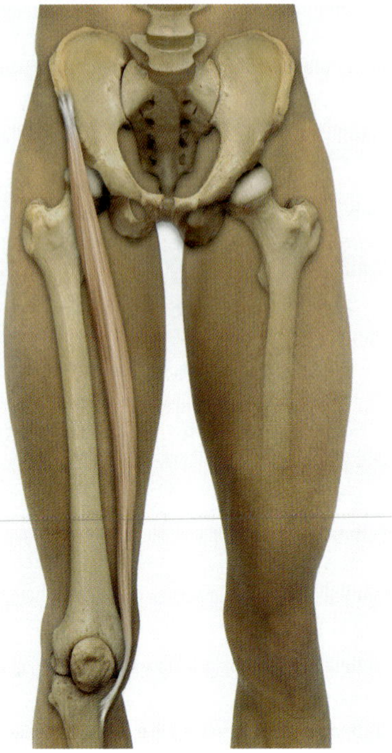

Der M. sartorius beugt im Hüft- und im Kniegelenk und rotiert das Bein im Hüftgelenk nach außen. Seine Funktionen vereinen sich beim Einnehmen des Schneidersitzes, aber z. B. auch beim Rückholen der Beine beim Brustschwimmen.

Ursprung	Spina iliaca anterior superior
Ansatz	proximale, mediale Fläche der Tibia via Pes anserinus
Innervation	Nervus femoralis, L2–L3
Besonderheiten	Der M. sartorius wird in seinem schraubigen Verlauf von der Fascia lata gesichert.

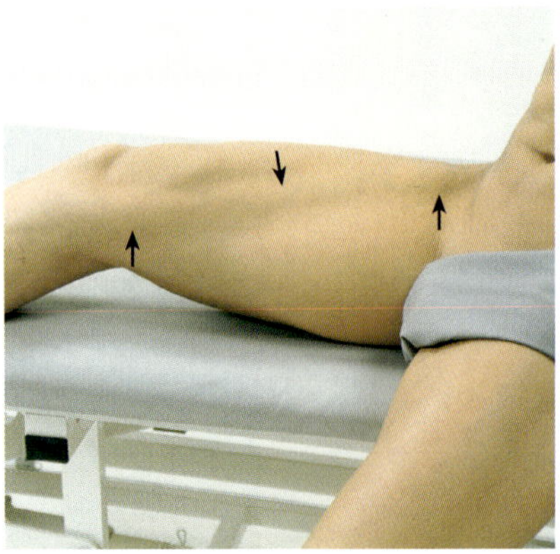

Funktionen

Articulatio coxae

Synergisten	Antagonisten
Flexion	
M. iliopsoas	M. gluteus maximus
M. rectus femoris	M. semimembranosus
M. tensor fasciae latae	M. semitendinosus
M. gluteus medius (ventraler Anteil)	M. biceps femoris
M. gracilis	M. gluteus medius (dorsaler Anteil)
M. pectineus	M. gluteus minimus (dorsaler Anteil)
Mm. adductores (Rückführung aus maximaler Extension)	M. pectineus (aus maximal gebeugter Position)
	Mm. adductores (Rückführung aus maximaler Flexion)
Außenrotation	
M. gluteus maximus	M. tensor fasciae latae
M. gluteus medius (dorsaler Anteil)	M. gluteus minimus (ventraler Anteil)
M. gluteus minimus (dorsaler Anteil)	M. gluteus medius (ventraler Anteil)
M. quadratus femoris	Mm. adductores (Rückführung aus maximaler Außenrotation)
M. piriformis	
Mm. obturatorii et gemelli	
M. pectineus	
Mm. adductores (Rückführung aus maximaler Innenrotation)	

Articulatio genus

Synergisten	Antagonisten
Flexion	
M. biceps femoris	M. quadriceps femoris
M. semitendinosus	M. gluteus maximus (via Tractus iliotibialis)
M. semimembranosus	M. tensor fasciae latae (via Tractus iliotibialis)
M. gracilis	
M. gastrocnemius (nicht bei plantar-flektiertem Fuß)	
Innenrotation	
M. semimembranosus	M. biceps femoris
M. semitendinosus	M. gluteus maximus (via Tractus iliotibialis)
M. popliteus	M. tensor fasciae latae (via Tractus iliotibialis)
M. gracilis	M. vastus lateralis
M. vastus medialis	

Muskelfunktionsprüfung

Kraftgrad

5/4

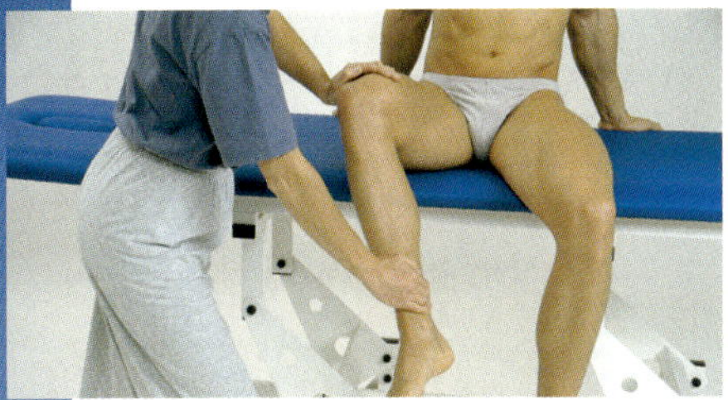

Ausgangsstellung: Der Patient sitzt auf der Behandlungliege.

Untersuchungsgang: Der Untersucher gibt mit einer Hand am distalen Oberschenkel Druck in Richtung Extension und Adduktion im Hüftgelenk. Mit der anderen Hand gibt er am distalen Unterschenkel auf der medialen Seite Druck nach lateral und in Richtung Extension im Kniegelenk.

Instruktion: „Drücken Sie Ihr Knie gegen meinen Widerstand nach oben und außen und halten Sie die Endstellung."

3

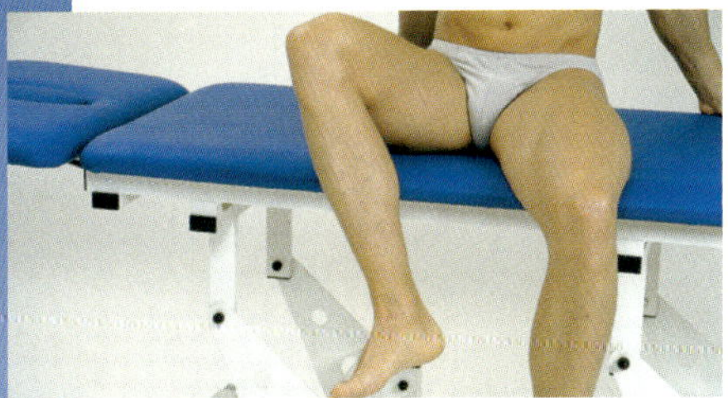

Ausgangsstellung: Der Patient sitzt auf der Behandlungliege.

Untersuchungsgang: Der Untersucher beobachtet die Beinbewegung.

Instruktion: „Heben Sie Ihr Knie nach oben und außen."

2

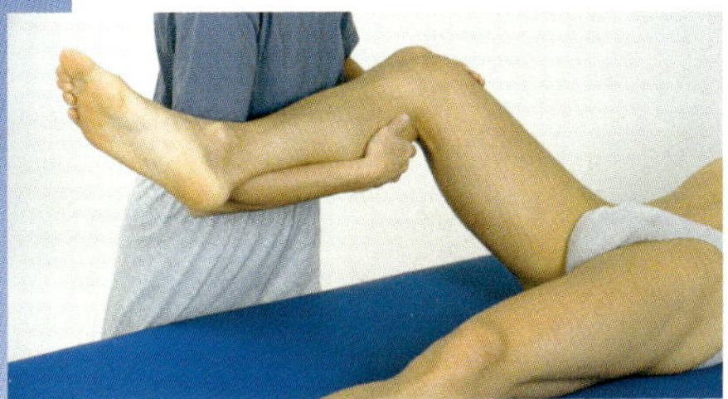

Ausgangsstellung: Der Patient liegt auf dem Rücken, das Bein ist im Hüft- und im Kniegelenk leicht flektiert.

Untersuchungsgang: Der Untersucher nimmt die Eigenschwere des Beines ab.

Instruktion: „Ziehen Sie Ihr Knie in Richtung gleichseitige Schulter."

1/0

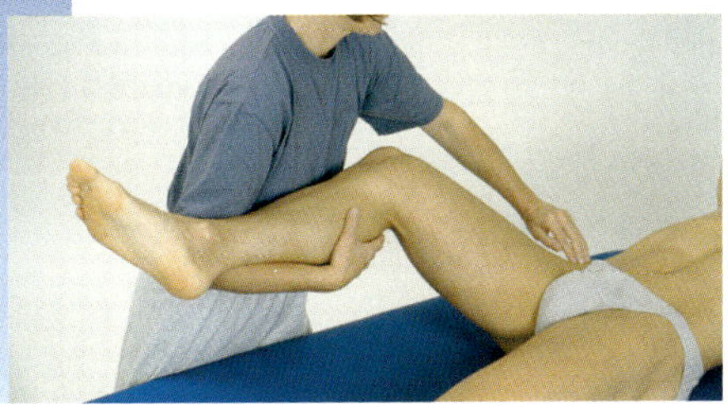

Ausgangsstellung: Der Patient liegt auf dem Rücken, das Bein ist im Hüft- und im Kniegelenk leicht flektiert.

Untersuchungsgang: Der Untersucher nimmt die Eigenschwere des Beines ab. Der Untersucher palpiert den M. sartorius.

Instruktion: „Versuchen Sie, Ihr Knie in Richtung gleichseitige Schulter zu ziehen."

! Probleme/Hinweise

- Der M. sartorius ist nur in Zusammenarbeit mit anderen Flexoren im Bereich des Hüftgelenks zu untersuchen.

Musculus gluteus medius

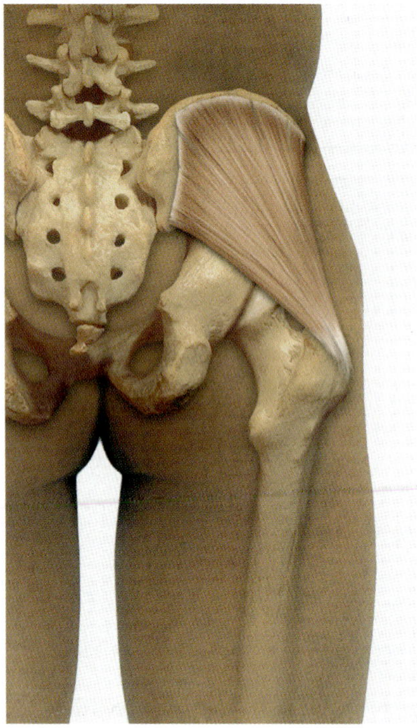

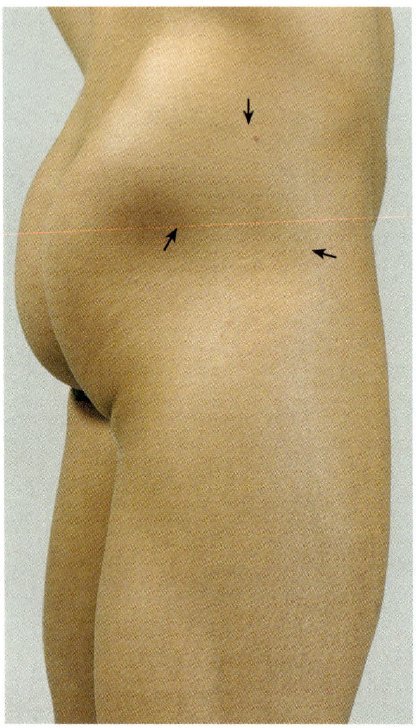

Der M. gluteus medius abduziert das Bein im Hüftgelenk. Beim Laufen wird er jedoch an der Standbeinseite kontrahiert, verhindert das Abkippen des Beckens auf der Schwungbeinseite und neigt das Becken sogar ein wenig zur Standbeinseite, wodurch es leichter wird, den Fuß vom Boden zu heben. Zugleich hat er eine innenrotatorische Komponente, die bei Kontraktion am fixierten Standbein das Schwungbein minimal nach vorne bringt.

Ursprung	Ala ossis ilii zwischen Linea glutea anterior und posterior
Ansatz	Trochanter major
Innervation	Nervus gluteus superior, L4–S1

Funktionen

Articulatio coxae

Synergisten	Antagonisten
Abduktion	
M. gluteus minimus	Mm. adductores
M. tensor fasciae latae	M. pectineus
M. piriformis (bei gebeugter Hüfte)	M. gracilis
Mm. obturatorii et gemelli (bei gebeugter Hüfte)	M. gluteus maximus (kaudaler Anteil)
M. quadratus femoris (bei gebeugter Hüfte)	M. quadratus femoris (bei gestreckter Hüfte)
M. gluteus maximus (kranialer Anteil)	
Innenrotation (nur ventraler Anteil)	
M. tensor fasciae latae	M. gluteus maximus
M. gluteus minimus (ventraler Anteil)	M. gluteus minimus (dorsaler Anteil)
Mm. adductores (aus maximaler Außenrotation)	M. gluteus medius (dorsaler Anteil)
	M. quadratus femoris, M. piriformis
	M. pectineus, M. sartorius
	Mm. adductores (aus maximaler Innenrotation)
	Mm. obturatorii et gemelli
Außenrotation (nur dorsaler Anteil)	
M. gluteus maximus	M. tensor fasciae latae
M. gluteus minimus (dorsaler Anteil)	M. gluteus medius (ventraler Anteil)
M. quadratus femoris, M. piriformis	M. gluteus minimus (ventraler Anteil)
M. pectineus, M. sartorius	Mm. adductores (aus maximaler Außenrotation)
Mm. adductores (aus maximaler Innenrotation)	
Mm. obturatorii et gemelli	
Flexion (nur ventraler Anteil)	
M. iliopsoas, M. rectus femoris	M. gluteus maximus, M. semimembranosus
M. tensor fasciae latae	M. semitendinosus, M. biceps femoris
M. sartorius, M. gracilis	M. gluteus medius (dorsaler Anteil)
M. pectineus	M. gluteus minimus (dorsaler Anteil)
Mm. adductores (aus maximaler Extension)	Mm. adductores (aus maximaler Flexion)
	M. pectineus (aus maximaler Flexion)
Extension (nur dorsaler Anteil)	
M. gluteus maximus	M. iliopsoas, M. rectus femoris
M. semimembranosus	M. tensor fasciae latae
M. semitendinosus	M. gluteus medius (ventraler Anteil)
M. biceps femoris	M. sartorius, M. gracilis, M. pectineus
M. gluteus minimus (dorsaler Anteil)	Mm. adductores (aus maximaler Extension)
Mm. adductores (aus maximaler Flexion)	
M. pectineus (aus maximaler Flexion)	

Articulatio coxae und Articulationes intervertebrales (LWS)

Synergisten	Antagonisten
Verhinderung des Absinkens des Beckens auf der Schwungbeinseite	
M. gluteus minimus, M. tensor fasciae latae	Mm. adductores, M. pectineus
	M. gracilis, M. quadratus femoris

Muskelfunktionsprüfung

Kraftgrad

5/4

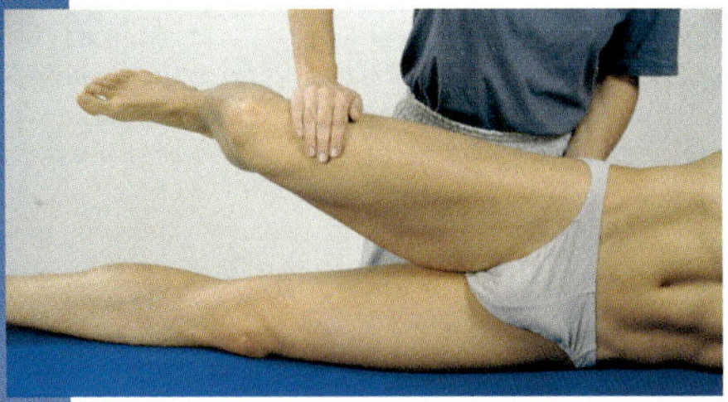

Ausgangsstellung: Der Patient liegt auf der Seite. Die Beine sind im Hüftgelenk extendiert und liegen aufeinander, wobei das oben liegende Bein im Kniegelenk 90° flektiert ist.

Untersuchungsgang: Der Untersucher fixiert mit einer Hand das Becken des Patienten, mit der anderen gibt er am distalen Oberschenkel des oben liegenden Beines Druck in Richtung Adduktion im Hüftgelenk.

Instruktion: „Spreizen Sie das oben liegende Bein seitlich gegen meinen Widerstand ab und halten Sie die Endstellung. Lassen Sie den Unterschenkel nicht absinken."

3

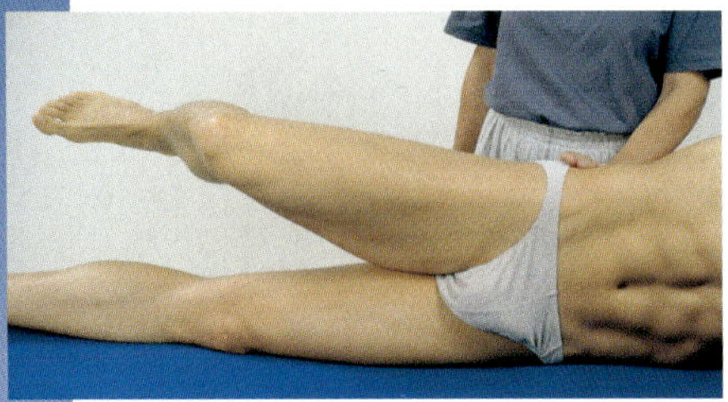

Ausgangsstellung: Der Patient liegt auf der Seite. Die Beine sind im Hüftgelenk extendiert und liegen aufeinander, wobei das oben liegende Bein im Kniegelenk 90° flektiert ist.

Untersuchungsgang: Der Untersucher fixiert mit einer Hand das Becken des Patienten.

Instruktion: „Spreizen Sie das oben liegende Bein seitlich ab. Lassen Sie den Unterschenkel nicht absinken."

2

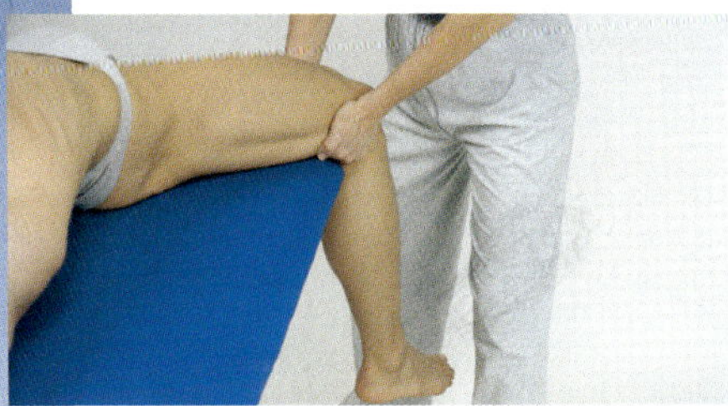

Ausgangsstellung: Der Patient liegt auf dem Rücken, die Oberschenkel liegen auf der Behandlungsbank. Die Unterschenkel sind 90° flektiert und hängen herunter.

Untersuchungsgang: Der Untersucher fixiert den distalen Oberschenkel und nimmt die Eigenschwere des Beines ab.

Instruktion: „Spreizen Sie das Bein seitlich ab."

1/0

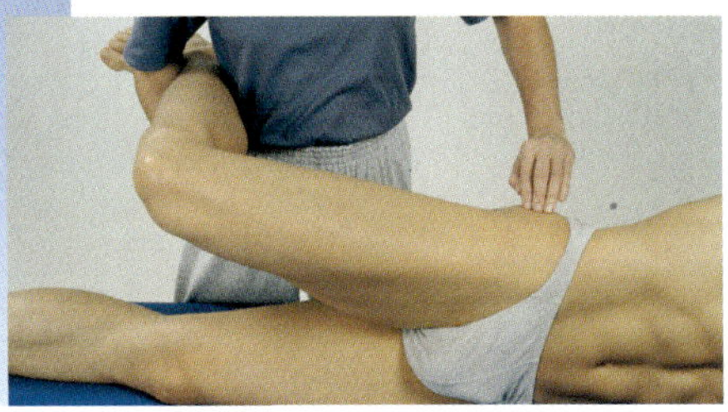

Ausgangsstellung: Der Patient liegt auf der Seite. Die Beine sind im Hüftgelenk extendiert und liegen aufeinander, wobei das oben liegende Bein im Kniegelenk 90° flektiert ist.

Untersuchungsgang: Der Untersucher palpiert den M. gluteus medius.

Instruktion: „Versuchen Sie, das oben liegende Bein seitlich abzuspreizen."

Klinische Relevanz

- Intramuskuläre Injektionen erfolgen fachgerecht in diesen Muskel.
- Eine Schwäche der kleinen Glutealmuskeln führt beim Laufen zum Absinken des Beckens auf der Schwungbeinseite. Das Schwungbein muss daher im Hüft- und Kniegelenk stärker gebeugt werden (Trendelenburg-Zeichen).

Probleme/Hinweise

- Der M. gluteus medius kann nicht isoliert vom M. gluteus minimus untersucht werden.
- Im Unterschied zum Test des M. tensor fasciae latae werden die eingelenkigen Abduktoren des Hüftgelenkes bei flektiertem Kniegelenk untersucht. Der M. tensor fasciae latae ist dadurch schon weitgehend angenähert und kann bei der Abduktion im Hüftgelenk nur noch geringfügig mitarbeiten.
- Vor der Untersuchung sollte die Dehnfähigkeit des M. rectus femoris überprüft werden.

Musculus gluteus minimus

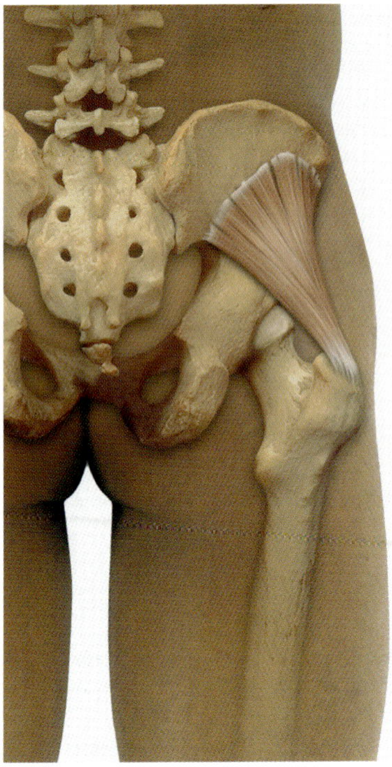

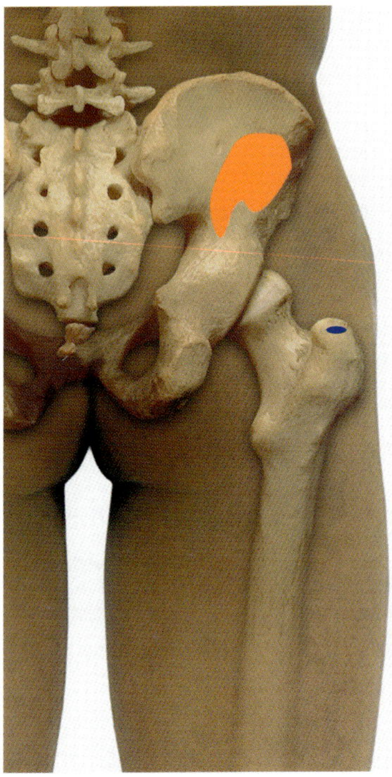

Wie der M. gluteus medius abduziert auch der M. gluteus minimus das Bein im Hüftgelenk. Beim Laufen wird er ebenfalls an der Standbeinseite kontrahiert, verhindert das Abkippen des Beckens auf der Schwungbeinseite, neigt das Becken ein wenig zur Standbeinseite und bringt das Schwungbein durch seine innenrotatorische Komponente nach vorne.

Ursprung	Ala ossis ilii zwischen Linea glutea anterior und inferior
Ansatz	Trochanter major
Innervation	Nervus gluteus superior, L4–S1

Funktionen

Articulatio coxae

Synergisten	Antagonisten
Abduktion	
M. gluteus medius	Mm. adductores
M. tensor fasciae latae	M. pectineus
M. piriformis (bei gebeugter Hüfte)	M. gracilis
Mm. obturatorii et gemelli (bei gebeugter Hüfte)	M. gluteus maximus (kaudaler Anteil)
M. quadratus femoris (bei gebeugter Hüfte)	M. quadratus femoris (bei gestreckter Hüfte)
M. gluteus maximus (kranialer Anteil)	
Innenrotation (nur ventraler Anteil)	
M. tensor fasciae latae	M. gluteus maximus
M. gluteus medius (ventraler Anteil)	M. gluteus minimus (dorsaler Anteil)
Mm. adductores (aus maximaler Außenrotation)	M. gluteus medius (dorsaler Anteil)
	M. quadratus femoris
	M. piriformis
	M. pectineus
	M. sartorius
	Mm. adductores (aus maximaler Innenrotation)
	Mm. obturatorii et gemelli
Außenrotation (nur dorsaler Anteil)	
M. gluteus maximus	M. tensor fasciae latae
M. gluteus medius (dorsaler Anteil)	M. gluteus medius (ventraler Anteil)
M. quadratus femoris	M. gluteus minimus (ventraler Anteil)
M. piriformis	Mm. adductores (aus maximaler Außenrotation)
M. pectineus	
M. sartorius	
Mm. adductores (aus maximaler Innenrotation)	
Mm. obturatorii et gemelli	
Extension (nur dorsaler Anteil)	
M. gluteus maximus	M. iliopsoas
M. semimembranosus	M. rectus femoris
M. semitendinosus	M. tensor fasciae latae
M. biceps femoris	M. gluteus medius (ventraler Anteil)
M. gluteus medius (dorsaler Anteil)	M. sartorius
Mm. adductores (aus maximaler Flexion)	M. gracilis
M. pectineus (aus maximaler Flexion)	M. pectineus
	Mm. adductores (aus maximaler Extension)

Articulatio coxae und Articulationes intervertebrales (LWS)

Synergisten	Antagonisten
Verhinderung des Absinkens des Beckens auf der Schwungbeinseite	
M. gluteus medius	Mm. adductores
M. tensor fasciae latae	M. pectineus
	M. gracilis
	M. quadratus femoris

Muskelfunktionsprüfung

Kraftgrad

5/4

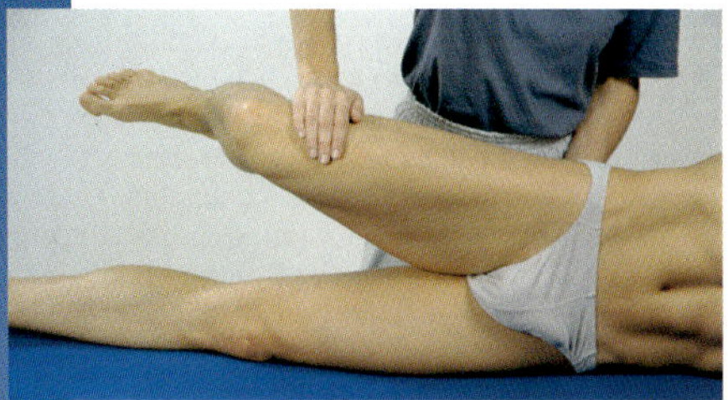

Ausgangsstellung: Der Patient liegt auf der Seite. Die Beine sind im Hüftgelenk extendiert und liegen aufeinander, wobei das oben liegende Bein im Kniegelenk 90° flektiert ist.

Untersuchungsgang: Der Untersucher fixiert mit einer Hand das Becken des Patienten, mit der anderen gibt er am distalen Oberschenkel des oben liegenden Beines Druck in Richtung Adduktion im Hüftgelenk.

Instruktion: „Spreizen Sie das oben liegende Bein seitlich gegen meinen Widerstand ab und halten Sie die Endstellung. Lassen Sie den Unterschenkel nicht absinken."

3

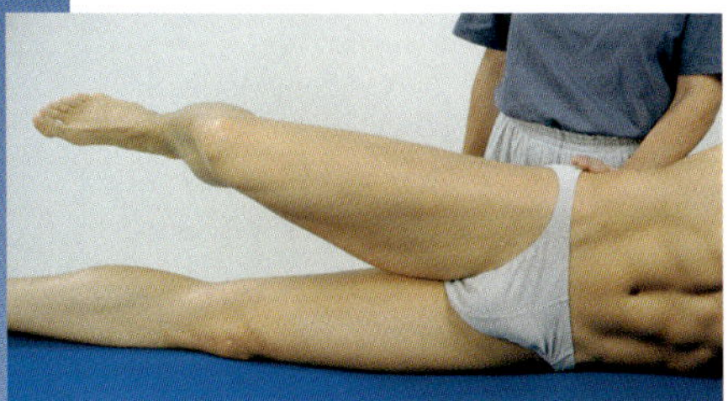

Ausgangsstellung: Der Patient liegt auf der Seite. Die Beine sind im Hüftgelenk extendiert und liegen aufeinander, wobei das oben liegende Bein im Kniegelenk 90° flektiert ist.

Untersuchungsgang: Der Untersucher fixiert mit einer Hand das Becken des Patienten.

Instruktion: „Spreizen Sie das oben liegende Bein seitlich ab. Lassen Sie den Unterschenkel nicht absinken."

2

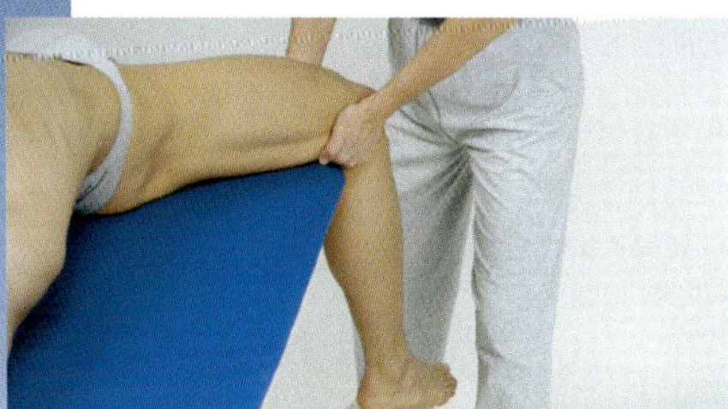

Ausgangsstellung: Der Patient liegt auf dem Rücken, die Oberschenkel liegen auf der Behandlungsbank. Die Unterschenkel sind 90° flektiert und hängen herunter.

Untersuchungsgang: Der Untersucher fixiert den distalen Oberschenkel und nimmt die Eigenschwere des Beines ab.

Instruktion: „Spreizen Sie das Bein seitlich ab."

1/0

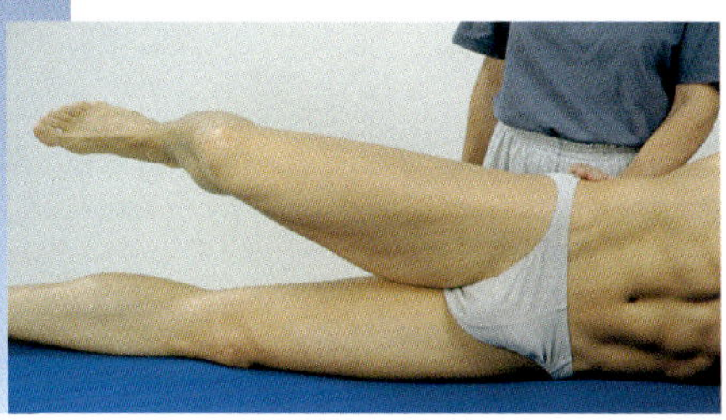

Ausgangsstellung: Der Patient liegt auf der Seite. Die Beine sind im Hüftgelenk extendiert und liegen aufeinander, wobei das oben liegende Bein im Kniegelenk 90° flektiert ist.

Untersuchungsgang: Der Untersucher fixiert mit einer Hand das Becken des Patienten.

Instruktion: „Versuchen Sie, das oben liegende Bein seitlich abzuspreizen. Lassen Sie den Unterschenkel nicht absinken."

Klinische Relevanz

- Eine Schwäche der kleinen Glutealmuskeln führt beim Laufen zum Absinken des Beckens auf der Schwungbeinseite. Das Schwungbein muss daher im Hüft- und Kniegelenk stärker gebeugt werden (Trendelenburg-Zeichen).

Probleme/Hinweise

- Der M. gluteus minimus kann nicht isoliert vom M. gluteus medius untersucht werden.
- Im Unterschied zum Test des M. tensor fasciae latae werden die eingelenkigen Abduktoren des Hüftgelenkes bei flektiertem Kniegelenk untersucht. Der M. tensor fasciae latae ist dadurch schon weitgehend angenähert und kann bei der Abduktion im Hüftgelenk nur noch geringfügig mitarbeiten.
- Vor der Untersuchung sollte die Dehnfähigkeit des M. rectus femoris überprüft werden.

Musculus tensor fasciae latae

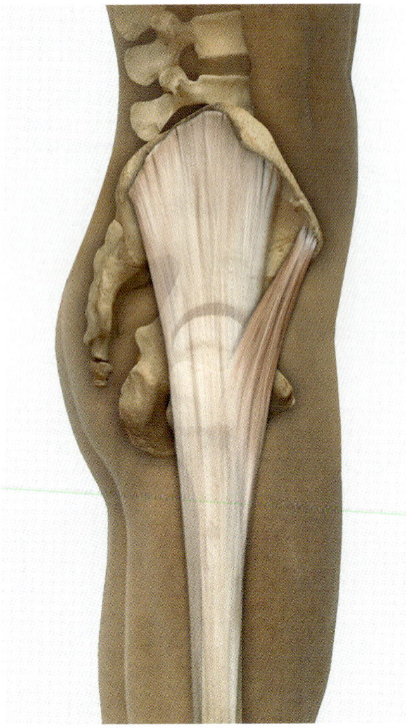

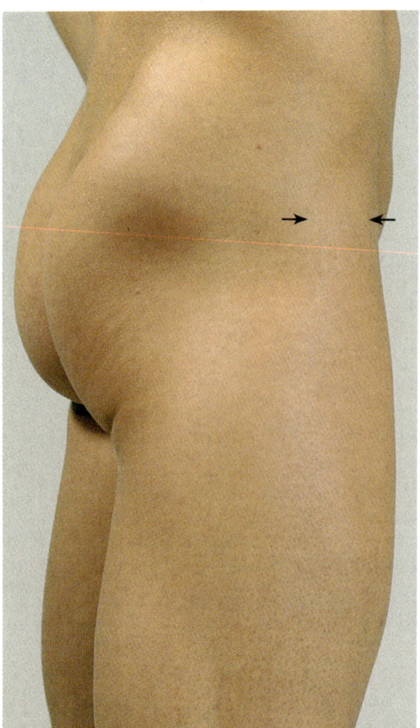

Der M. tensor fasciae latae beugt und abduziert das Bein im Hüftgelenk. Für beide Funktionen sind jedoch kraftvollere Synergisten in ausreichender Zahl vorhanden. Andererseits ist er als kräftiger Innenrotator an der Hüfte wichtig, wodurch er auch die außenrotierende Wirkung des M. gluteus maximus am Tractus iliotibialis ausgleichen kann. Am Kniegelenk ist seine über den Tractus vermittelte Extension stark genug, um notfalls einen gelähmten M. quadriceps femoris – zumindest teilweise – zu ersetzen. Die Anspannung des Tractus iliotibialis wirkt im Sinne einer Zuggurtung der Biegebeanspuchung des Femur am Standbein entgegen. Hierbei wirkt er synergistisch mit dem M. adductor magnus zusammen.

Ursprung	Crista iliaca, in der Nähe der Spina iliaca anterior superior
Ansatz	Tractus iliotibialis im Bereich des mittleren Femurdrittels
Innervation	Nervus gluteus superior, L4–L5

Funktionen

Synergisten	Antagonisten
Articulatio coxae	
Flexion	
M. iliopsoas	M. gluteus maximus
M. rectus femoris	M. semimembranosus
M. gluteus medius (ventraler Anteil)	M. semitendinosus
M. sartorius	M. biceps femoris
M. gracilis	M. gluteus medius (dorsaler Anteil)
Mm. adductores (aus maximaler Extension)	M. gluteus minimus (dorsaler Anteil)
M. pectineus	M. pectineus (aus maximaler Flexion)
	Mm. adductores (aus maximaler Flexion)
Verhinderung des Absinkens des Beckens auf der Schwungbeinseite	
M. gluteus medius (Standbeinseite)	Mm. adductores (Standbeinseite)
M. gluteus minimus (Standbeinseite)	M. pectineus (Standbeinseite)
M. quadratus lumborum (Schwungbeinseite)	M. gracilis (Standbeinseite)
M. iliocostalis lumborum (Schwungbeinseite)	M. quadratus femoris (Standbeinseite)
M. longissimus lumborum (Schwungbeinseite)	
Innenrotation	
M. gluteus minimus (ventraler Anteil)	M. gluteus maximus
M. gluteus medius (ventraler Anteil)	M. gluteus minimus (dorsaler Anteil)
Mm. adductores (aus maximaler Außenrotation)	M. gluteus medius (dorsaler Anteil)
	M. quadratus femoris
	M. piriformis
	M. pectineus
	M. sartorius
	Mm. adductores (aus maximaler Innenrotation)
	Mm. obturatorii et gemelli
Abduktion (dorsaler Anteil)	
M. gluteus medius	Mm. adductores
M. gluteus minimus	M. pectineus
M. piriformis (bei gebeugter Hüfte)	M. gracilis
M. gluteus maximus (kranialer Anteil)	M. quadratus femoris (bei gestreckter Hüfte)
Mm. obturatorii et gemelli (bei gebeugter Hüfte)	M. gluteus maximus (kaudaler Anteil)
M. quadratus femoris (bei gebeugter Hüfte)	M. rectus femoris
Articulatio genus	
Extension (via Tractus iliotibialis)	
M. quadriceps femoris	M. biceps femoris
M. gluteus maximus (via Tractus iliotibialis)	M. semitendinosus
	M. semimembranosus
	M. gracilis
	M. sartorius
	M. gastrocnemius
	M. popliteus

Muskelfunktionsprüfung

Kraftgrad

5/4

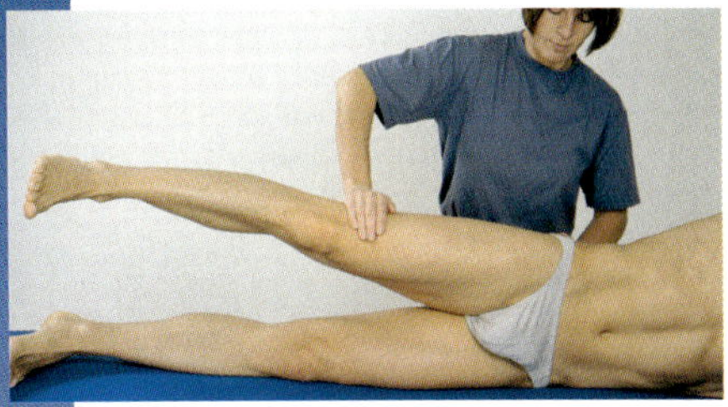

Ausgangsstellung: Der Patient liegt auf der Seite. Die Beine sind extendiert und liegen aufeinander.

Untersuchungsgang: Der Untersucher fixiert mit einer Hand das Becken, mit der anderen gibt er am distalen Oberschenkel des oben liegenden Beines Druck in Richtung Adduktion im Hüftgelenk.

Instruktion: „Spreizen Sie das obere Bein gegen meinen Widerstand ab und halten Sie die Endstellung."

3

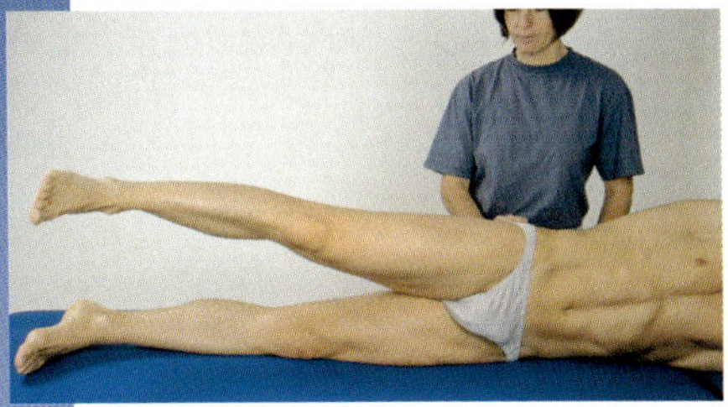

Ausgangsstellung: Der Patient liegt auf der Seite. Die Beine sind extendiert und liegen aufeinander.

Untersuchungsgang: Der Untersucher fixiert mit einer Hand das Becken.

Instruktion: „Spreizen Sie das obere Bein ab."

2

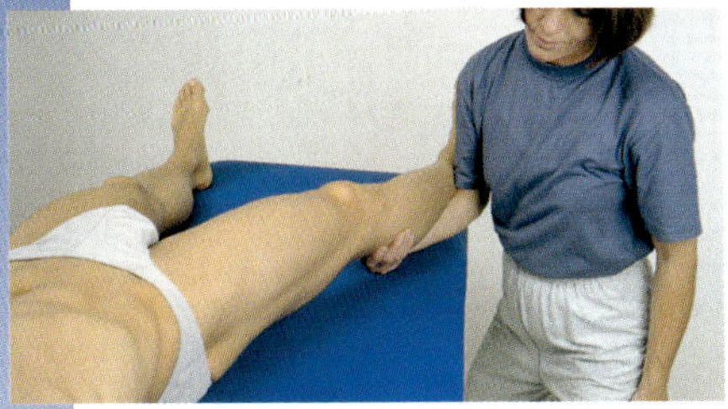

Ausgangsstellung: Der Patient liegt auf dem Rücken.

Untersuchungsgang: Der Untersucher unterstützt das Bein am Unterschenkel, um die Eigenschwere abzunehmen.

Instruktion: „Spreizen Sie das Bein ab."

1/0

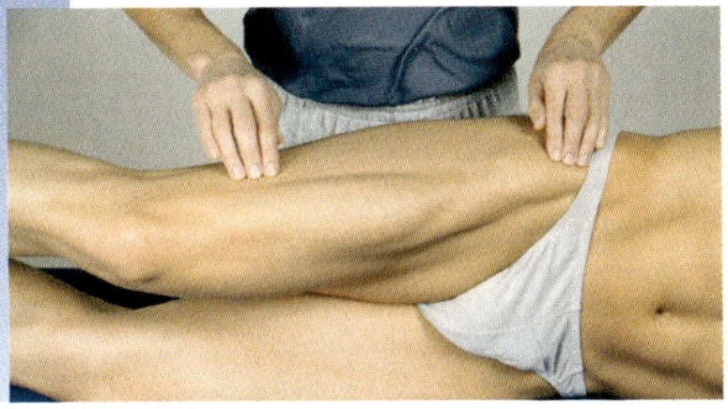

Ausgangsstellung: Der Patient liegt auf der Seite. Die Beine sind extendiert und liegen aufeinander.

Untersuchungsgang: Der Untersucher palpiert den M. tensor fasciae latae.

Instruktion: „Versuchen Sie, das obere Bein abzuspreizen."

Probleme/Hinweise

- Die Abduktion im Hüftgelenk wird außer durch den M. tensor fasciae latae noch durch den M. gluteus medius und den M. gluteus minimus bewerkstelligt.
- Der M. tensor fasciae latae wird auch als „Sprintermuskel" bezeichnet.

Musculus pectineus

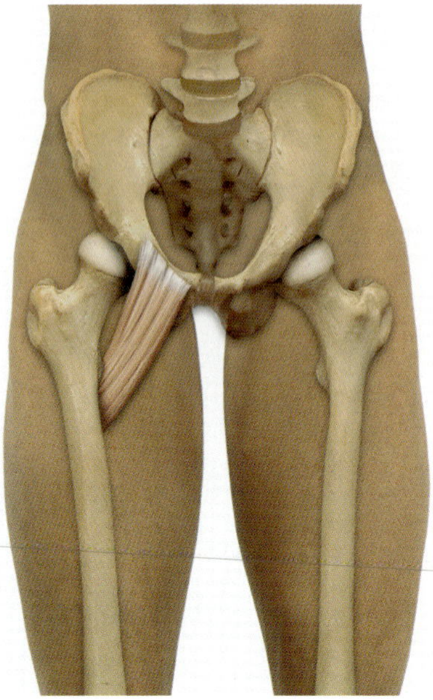

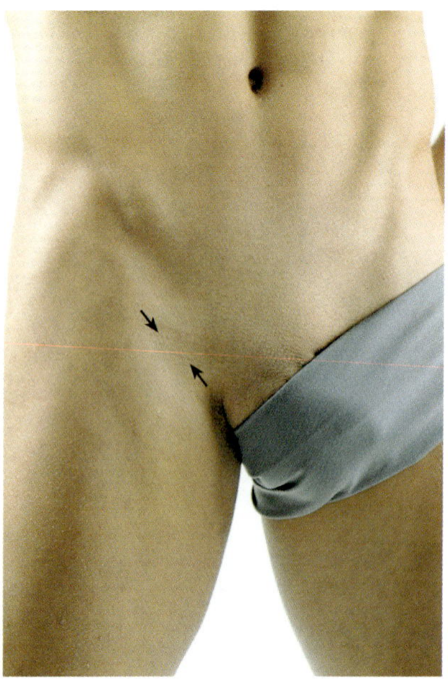

Der M. pectineus adduziert den Oberschenkel in jeder Stellung des Hüftgelenkes. Bei gestrecktem Hüftgelenk beugt der Muskel, bei stark gebeugtem Hüftgelenk wird er jedoch zum Strecker, etwa bei der Einleitung des Aufstehens von einer sehr tiefen Sitzgelegenheit. Der Muskel hat auch eine außenrotatorische Komponente, wie etwa beim Übereinanderschlagen der Beine beim Sitzen.

Ursprung Pecten ossis pubis

Ansatz Linea pectinea des Femur, distal des Trochanter minor

Innervation Nervus femoralis, L2–L3
Nervus obturatorius, Ramus anterior, L3

Funktionen

Articulatio coxae

Adduktion

Synergisten	Antagonisten
M. adductores	M. gluteus medius
M. gracilis	M. gluteus minimus
M. gluteus maximus (kaudaler Anteil)	M. piriformis (bei gebeugter Hüfte)
M. quadratus femoris (bei gestreckter Hüfte)	M. tensor fasciae latae
	M. gluteus maximus (kranialer Anteil)
	M. quadratus femoris (bei gebeugter Hüfte)
	Mm. obturatorii et gemelli (bei gebeugter Hüfte)

Außenrotation

Synergisten	Antagonisten
M. gluteus maximus	M. tensor fasciae latae
M. gluteus minimus (dorsaler Anteil)	M. gluteus minimus (ventraler Anteil)
M. gluteus medius (dorsaler Anteil)	M. gluteus medius (ventraler Anteil)
M. piriformis	Mm. adductores (aus maximaler Außenrotation)
M. quadratus femoris	
Mm. obturatorii et gemelli	
M. sartorius	
Mm. adductores (aus maximaler Innenrotation)	

Flexion

Synergisten	Antagonisten
M. iliopsoas	M. gluteus maximus
M. rectus femoris	M. semimembranosus
M. tensor fasciae latae	M. semitendinosus
M. gluteus medius (ventraler Anteil)	M. biceps femoris
M. sartorius	M. gluteus medius (dorsaler Anteil)
M. gracilis	Mm. adductores (aus maximaler Flexion)
Mm. adductores (aus maximaler Extension)	

Extension (aus maximal gebeugter Stellung)

Synergisten	Antagonisten
M. gluteus maximus	M. iliopsoas
M. semimembranosus	M. rectus femoris
M. semitendinosus	M. tensor fasciae latae
M. biceps femoris	M. gluteus medius (ventraler Anteil)
M. gluteus medius (dorsaler Anteil)	M. sartorius
M. gluteus minimus (dorsaler Anteil)	M. gracilis
Mm. adductores (aus maximaler Flexion)	Mm. adductores (aus maximaler Extension)

Muskelfunktionsprüfung

Kraftgrad

5/4

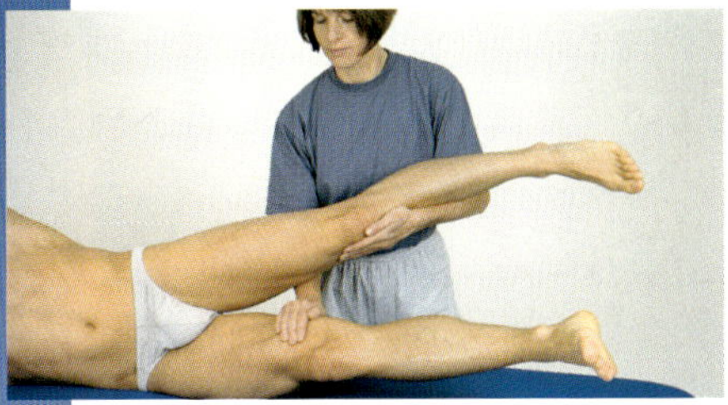

Ausgangsstellung: Der Patient liegt auf der Seite, das zu prüfende Bein liegt unten, das andere wird im Hüftgelenk abduziert.

Untersuchungsgang: Der Untersucher hält mit einer Hand das oben liegende Bein, mit der anderen Hand gibt er am distalen Oberschenkel des unten liegenden Beines Druck in Richtung Unterlage.

Instruktion: „Heben Sie Ihr Bein gegen meinen Widerstand vor dem anderen Bein von der Unterlage ab. Halten Sie die Endstellung."

3

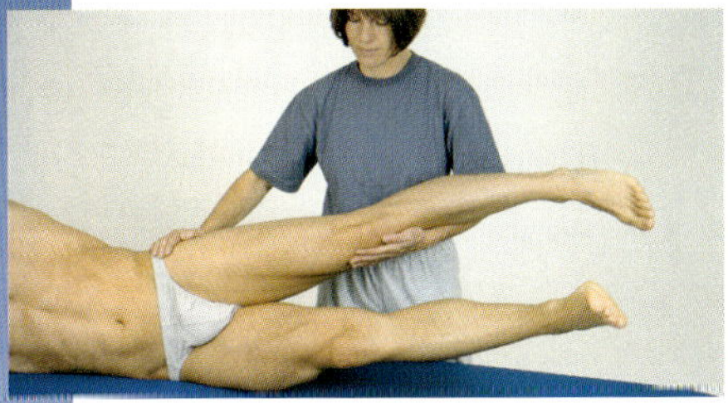

Ausgangsstellung: Der Patient liegt auf der Seite, das zu prüfende Bein liegt unten, das andere wird im Hüftgelenk abduziert.

Untersuchungsgang: Der Untersucher hält mit einer Hand das oben liegende Bein.

Instruktion: „Heben Sie Ihr Bein vor dem anderen Bein von der Unterlage ab."

2

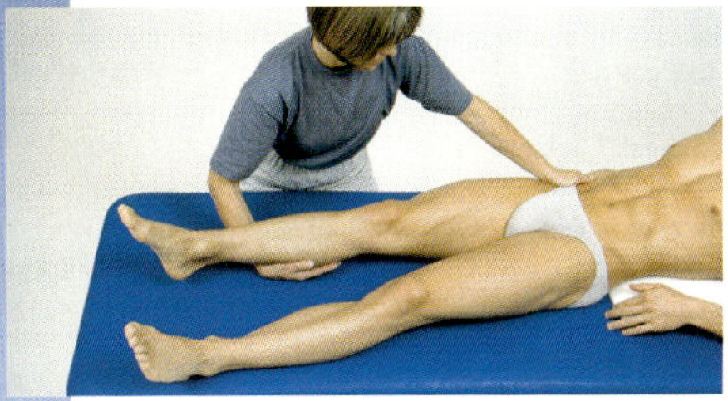

Ausgangsstellung: Der Patient liegt auf dem Rücken. Er hebt den Oberkörper leicht an und stützt sich ab. Beide Beine sind im Hüftgelenk abduziert.

Untersuchungsgang: Der Untersucher fixiert den Unterschenkel und nimmt die Eigenschwere des Beines ab.

Instruktion: „Ziehen Sie Ihr Bein zum anderen Bein hin."

1/0

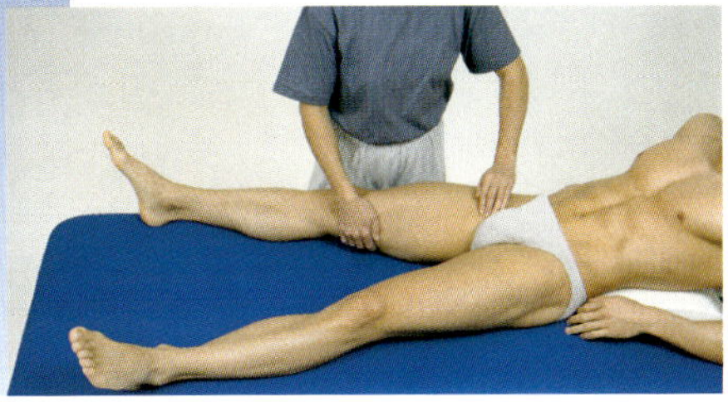

Ausgangsstellung: Der Patient liegt auf dem Rücken. Er hebt den Oberkörper leicht an und stützt sich ab. Beide Beine sind im Hüftgelenk abduziert.

Untersuchungsgang: Der Untersucher palpiert den M. pectineus.

Instruktion: „Versuchen Sie, Ihr Bein an das andere heranzuziehen."

Probleme/Hinweise

- Bei dieser Untersuchung stehen die Adduktoren, die auch flexorische Funktion im Hüftgelenk haben, im Vordergrund.
- Der M. pectineus ist nicht isoliert, sondern nur im Verbund mit den anderen Adduktoren zu testen.

Musculus adductor longus

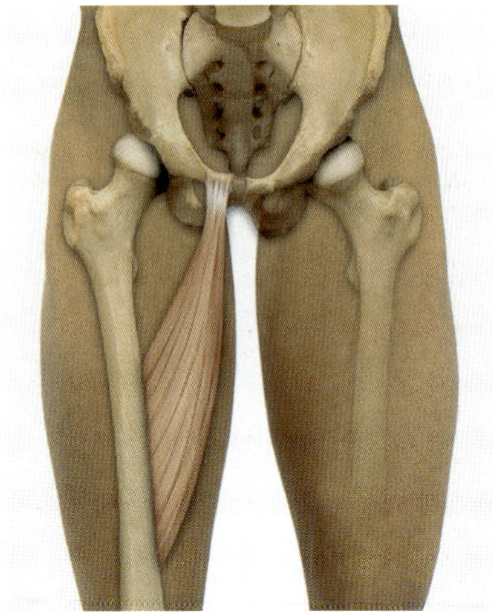

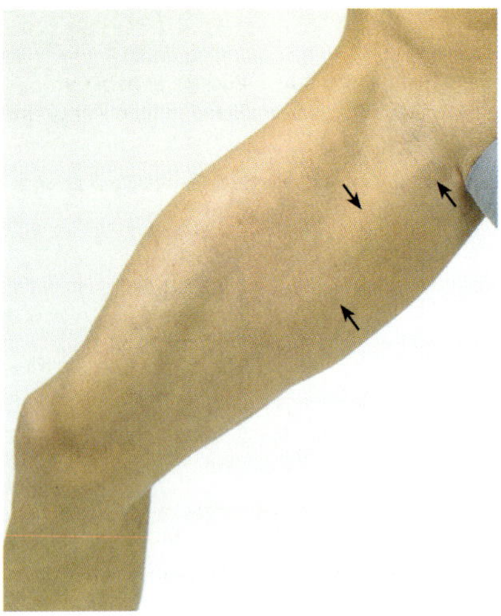

Der M. adductor longus wirkt gleich dem M. adductor magnus. Bei gebeugtem oder stark gestrecktem Hüftgelenk und aus extremen Rotationsstellungen führt er das Bein in die Neutralstellung zurück.

Ursprung	Ramus superior ossis pubis
Ansatz	Linea pectinea Linea aspera (mittleres Drittel)
Innervation	Nervus obturatorius, Ramus anterior, L2–L4

Funktionen

Articulatio coxae

Adduktion

Synergisten	Antagonisten
M. adductor brevis	M. gluteus medius
M. adductor magnus	M. gluteus minimus
M. pectineus	M. piriformis (bei gebeugter Hüfte)
M. gracilis	M. tensor fasciae latae
M. gluteus maximus (kaudaler Anteil)	M. gluteus maximus (kranialer Anteil)
M. rectus femoris	Mm. obturatorii et gemelli (bei gebeugter Hüfte)
M. quadratus femoris (bei gestreckter Hüfte)	M. quadratus femoris (bei gebeugter Hüfte)

Außenrotation (aus maximaler Innenrotation)

Synergisten	Antagonisten
M. gluteus maximus	M. tensor fasciae latae
M. gluteus minimus (dorsaler Anteil)	M. gluteus medius (ventraler Anteil)
M. gluteus medius (dorsaler Anteil)	M. gluteus minimus (ventraler Anteil)
M. quadratus femoris	Mm. adductores (aus maximaler Außenrotation)
M. piriformis	
M. pectineus	
M. sartorius	
M. adductor brevis	
M. adductor magnus	
Mm. obturatorii et gemelli	

Innenrotation (aus maximaler Außenrotation)

Synergisten	Antagonisten
M. tensor fasciae latae	M. gluteus maximus
M. gluteus medius (ventraler Anteil)	M. gluteus minimus (dorsaler Anteil)
M. gluteus minimus (ventraler Anteil)	M. gluteus medius (dorsaler Anteil)
M. adductor brevis	M. quadratus femoris, M. piriformis
M. adductor magnus	M. pectineus, M. sartorius
	Mm. adductores (aus maximaler Innenrotation)
	Mm. obturatorii et gemelli

Extension (aus maximaler Flexion)

Synergisten	Antagonisten
M. gluteus maximus, M. semimembranosus	M. iliopsoas, M. rectus femoris
M. semitendinosus, M. biceps femoris	M. tensor fasciae latae
M. gluteus medius (dorsaler Anteil)	M. gluteus medius (ventraler Anteil)
M. gluteus minimus (dorsaler Anteil)	M. sartorius, M. gracilis, M. pectineus
M. adductor brevis	Mm. adductores (aus maximaler Extension)
M. adductor magnus	
M. pectineus	

Flexion (aus maximaler Extension)

Synergisten	Antagonisten
M. iliopsoas, M. rectus femoris	M. gluteus maximus, M. semimembranosus
M. tensor fasciae latae	M. semitendinosus, M. biceps femoris
M. gluteus medius (ventraler Anteil)	M. gluteus medius (dorsaler Anteil)
M. sartorius, M. gracilis, M. pectineus	M. gluteus minimus (dorsaler Anteil)
M. adductor brevis	Mm. adductores (aus maximaler Flexion)
	M. pectineus (aus maximaler Flexion)

Muskelfunktionsprüfung

Kraftgrad

5/4

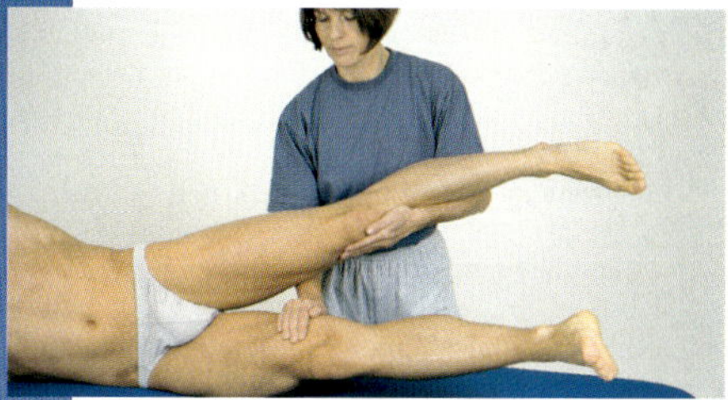

Ausgangsstellung: Der Patient liegt auf der Seite, das zu prüfende Bein liegt unten, das andere wird im Hüftgelenk abduziert.

Untersuchungsgang: Der Untersucher hält mit einer Hand das oben liegende Bein, mit der anderen Hand gibt er am distalen Oberschenkel des unten liegenden Beines Druck in Richtung Unterlage.

Instruktion: „Heben Sie Ihr Bein gegen meinen Widerstand vor dem anderen Bein von der Unterlage ab. Halten Sie die Endstellung."

3

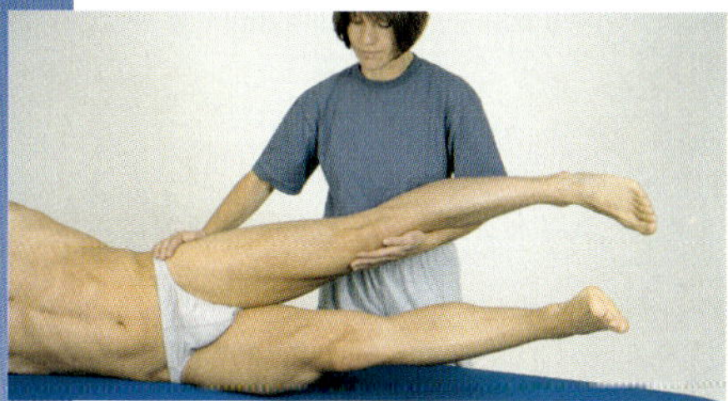

Ausgangsstellung: Der Patient liegt auf der Seite, das zu prüfende Bein liegt unten, das andere wird im Hüftgelenk abduziert.

Untersuchungsgang: Der Untersucher hält mit einer Hand das oben liegende Bein.

Instruktion: „Heben Sie Ihr Bein vor dem anderen Bein von der Unterlage ab."

2

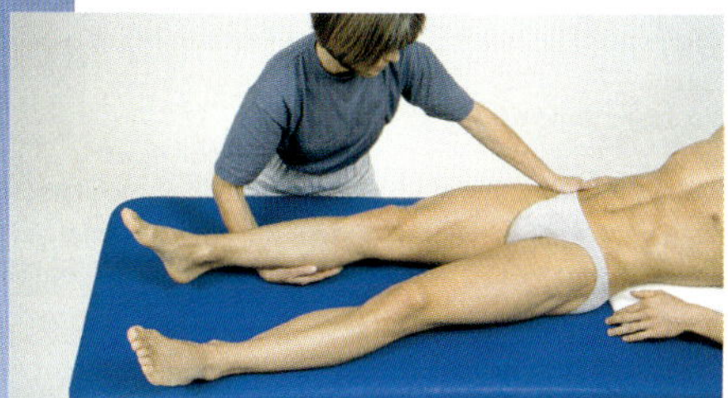

Ausgangsstellung: Der Patient liegt auf dem Rücken. Er hebt den Oberkörper leicht an und stützt sich ab. Beide Beine sind im Hüftgelenk leicht abduziert.

Untersuchungsgang: Der Untersucher fixiert den Unterschenkel und nimmt die Eigenschwere des Beines ab.

Instruktion: „Ziehen Sie Ihr Bein zum anderen Bein hin."

1/0

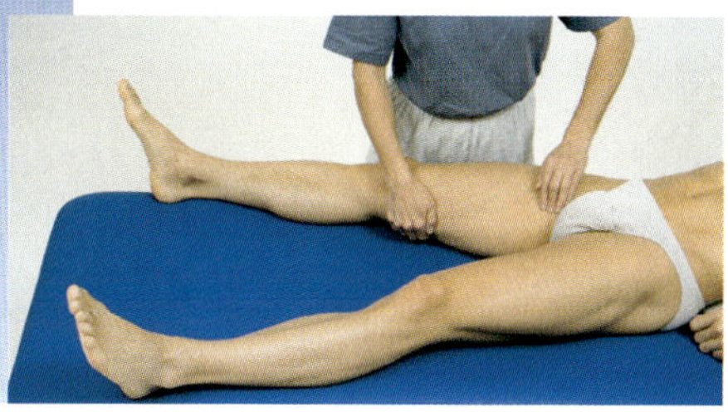

Ausgangsstellung: Der Patient liegt auf dem Rücken. Er hebt den Oberkörper leicht an und stützt sich ab. Beide Beine sind im Hüftgelenk leicht abduziert.

Untersuchungsgang: Der Untersucher palpiert den M. adductor longus.

Instruktion: „Versuchen Sie, Ihr Bein zum anderen heranzuziehen."

Klinische Relevanz

- Die Adduktoren werden häufig bei sportlicher Betätigung geschädigt. Klassisch: Adduktorenzerrung beim Fußballspieler.

Probleme/Hinweise

- Bei dieser Untersuchung stehen die Adduktoren, die auch flexorische Funktion im Hüftgelenk haben, im Vordergrund.
- Der M. adductor longus ist nicht isoliert, sondern nur im Verbund mit den anderen Adduktoren zu testen.

Musculus adductor brevis

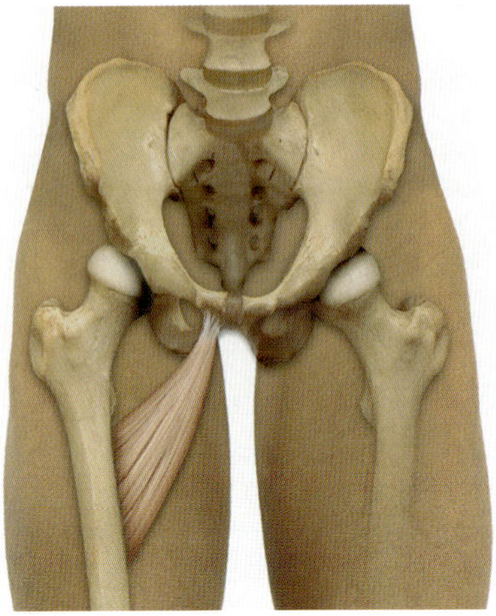

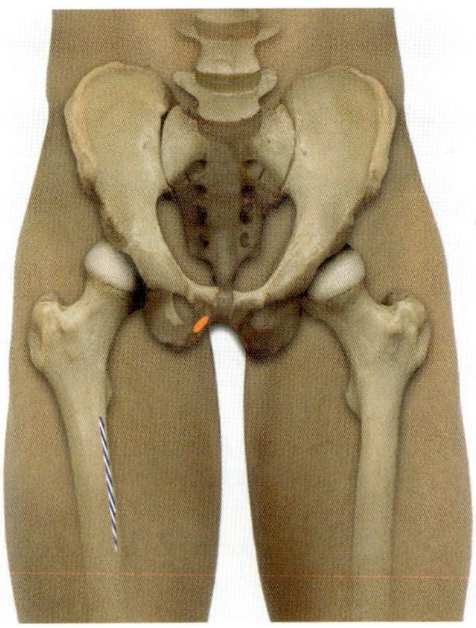

Der M. adductor brevis adduziert im Hüftgelenk. Bei gebeugtem oder stark gestrecktem Hüftgelenk und aus extremen Rotationsstellungen führt er das Bein in die Neutralstellung zurück.

Ursprung Ramus inferior ossis pubis

Ansatz kranialer Anteil der Linea aspera des Femur, lateral des Labium mediale

Innervation Nervus obturatorius, Ramus anterior, L2–L4

Funktionen

Articulatio coxae

Adduktion

Synergisten	Antagonisten
M. adductor longus	M. gluteus medius
M. adductor magnus	M. gluteus minimus
M. pectineus	M. piriformis (bei gebeugter Hüfte)
M. gracilis	M. tensor fasciae latae
M. gluteus maximus (caudaler Anteil)	M. gluteus maximus (kranialer Anteil)
M. rectus femoris	Mm. obturatorii et gemelli (bei gebeugter Hüfte)
M. quadratus femoris (bei gestreckter Hüfte)	M. quadratus femoris (bei gebeugter Hüfte)

Außenrotation (aus maximaler Innenrotation)

Synergisten	Antagonisten
M. gluteus maximus	M. tensor fasciae latae
M. gluteus minimus (dorsaler Anteil)	M. gluteus medius (ventraler Anteil)
M. gluteus medius (dorsaler Anteil)	M. gluteus minimus (ventraler Anteil)
M. quadratus femoris	Mm. adductores (aus maximaler Außenrotation)
M. piriformis	
M. pectineus	
M. sartorius	
M. adductor longus	
M. adductor magnus	
Mm. obturatorii et gemelli	

Innenrotation (aus maximaler Außenrotation)

Synergisten	Antagonisten
M. tensor fasciae latae	M. gluteus maximus
M. gluteus medius (ventraler Anteil)	M. gluteus minimus (dorsaler Anteil)
M. gluteus minimus (ventraler Anteil)	M. gluteus medius (dorsaler Anteil)
M. adductor longus	M. quadratus femoris, M. piriformis
M. adductor magnus	M. pectineus, M. sartorius
	Mm. adductores (aus maximaler Innenrotation)
	Mm. obturatorii et gemelli

Extension (aus maximaler Flexion)

Synergisten	Antagonisten
M. gluteus maximus, M. semimembranosus	M. iliopsoas, M. rectus femoris
M. semitendinosus, M. biceps femoris	M. tensor fasciae latae
M. gluteus medius (dorsaler Anteil)	M. gluteus medius (ventraler Anteil)
M. gluteus minimus (dorsaler Anteil)	M. sartorius, M. gracilis, M. pectineus
M. adductor longus	Mm. adductores (aus maximaler Extension)
M. adductor magnus	
M. pectineus	

Flexion (aus maximaler Extension)

Synergisten	Antagonisten
M. iliopsoas, M. rectus femoris	M. gluteus maximus, M. semimembranosus
M. tensor fasciae latae	M. semitendinosus, M. biceps femoris
M. gluteus medius (ventraler Anteil)	M. gluteus medius (dorsaler Anteil)
M. sartorius, M. gracilis, M. pectineus	M. gluteus minimus (dorsaler Anteil)
M. adductor longus	Mm. adductores (aus maximaler Flexion)
M. adductor magnus	M. pectineus (aus maximaler Flexion)

Muskelfunktionsprüfung

Kraftgrad

5/4

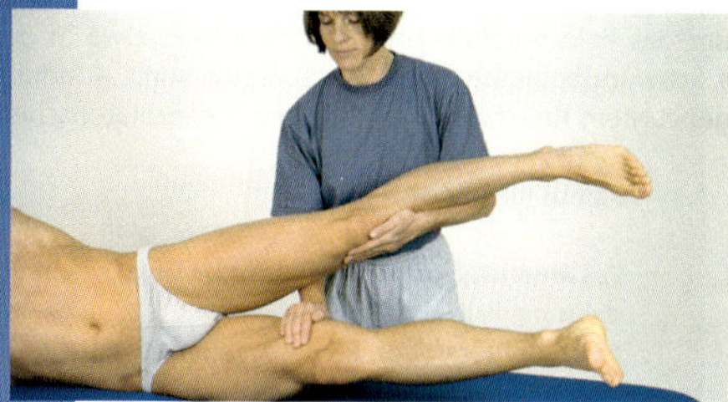

Ausgangsstellung: Der Patient liegt auf der Seite. Das zu prüfende Bein liegt unten, das andere wird im Hüftgelenk abduziert.

Untersuchungsgang: Der Untersucher hält mit einer Hand das oben liegende Bein, mit der anderen Hand gibt er am distalen Oberschenkel des unten liegenden Beines Druck in Richtung Unterlage.

Instruktion: „Heben Sie Ihr Bein gegen meinen Widerstand vor dem anderen Bein von der Unterlage ab. Halten Sie die Endstellung."

3

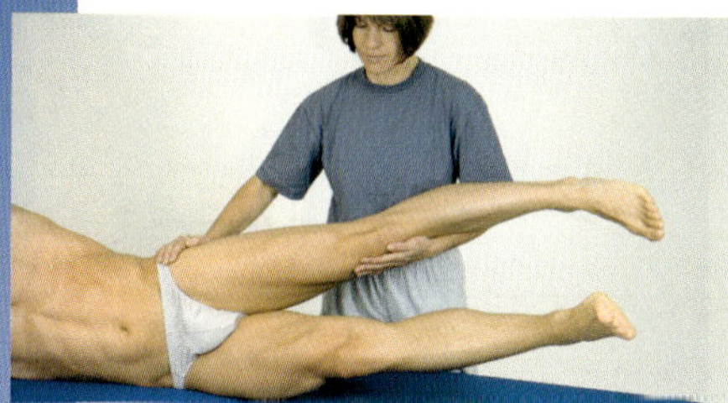

Ausgangsstellung: Der Patient liegt auf der Seite. Das zu prüfende Bein liegt unten, das andere wird im Hüftgelenk abduziert.

Untersuchungsgang: Der Untersucher hält mit einer Hand das oben liegende Bein.

Instruktion: „Heben Sie Ihr Bein vor dem anderen Bein von der Unterlage ab."

2

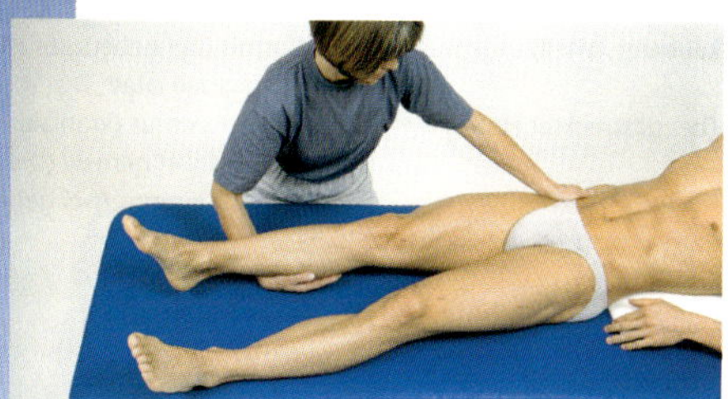

Ausgangsstellung: Der Patient liegt auf dem Rücken. Er hebt den Oberkörper leicht an und stützt sich ab. Beide Beine sind im Hüftgelenk leicht abduziert.

Untersuchungsgang: Der Untersucher fixiert den Unterschenkel und nimmt die Eigenschwere des Beines ab.

Instruktion: „Ziehen Sie Ihr Bein zum anderen Bein hin."

1/0

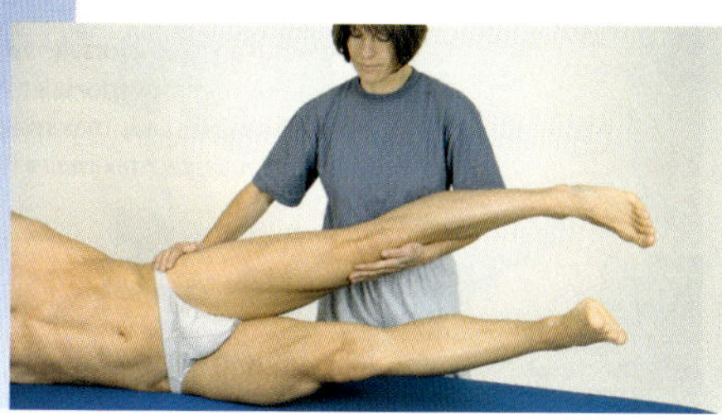

Ausgangsstellung: Der Patient liegt auf der Seite, das zu prüfende Bein liegt unten, das andere wird im Hüftgelenk abduziert.

Untersuchungsgang: Der Untersucher hält mit einer Hand das oben liegende Bein.

Instruktion: „Versuchen Sie, Ihr Bein vor dem anderen Bein von der Unterlage abzuheben."

Klinische Relevanz

- Die Adduktoren werden häufig bei sportlicher Betätigung geschädigt. Klassisch: Adduktorenzerrung beim Fußballspieler.

Probleme/Hinweise

- Die Palpation des M. adductor brevis ist nicht möglich.
- Bei dieser Untersuchung stehen die Adduktoren, die auch flexorische Funktion im Hüftgelenk haben, im Vordergrund.
- Der M. adductor brevis ist nicht isoliert, sondern nur im Verbund mit den anderen Adduktoren zu testen.

Musculus piriformis

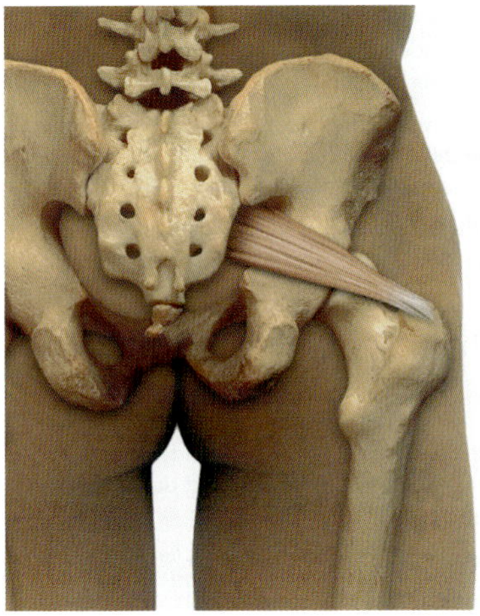

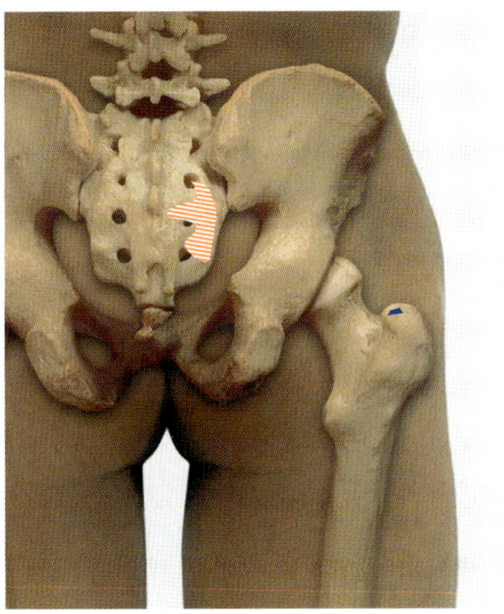

Auch der M. piriformis ist bei gestreckter Hüfte ein Außenrotator des Oberschenkels, bei gebeugter Hüfte ein Abduktor, wie alle „kurzen Außenrotatoren".

Ursprung	Facies pelvica des Os sacrum
Ansatz	obere Grenze des Trochanter major
Innervation	Nervus ischiadicus oder direkte Äste des Plexus sacralis, L5–S2
Besonderheiten	In einem kleinem Teil der Fälle durchbohren Anteile des Nervus ischiadicus den M. piriformis.

Funktionen

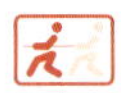

Synergisten

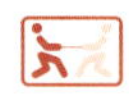

Antagonisten

Articulatio coxae

Synergisten	Antagonisten
Außenrotation (bei gestreckter Hüfte)	
M. gluteus maximus	M. tensor fasciae latae
M. gluteus medius (dorsaler Anteil)	M. gluteus minimus (ventraler Anteil)
M. gluteus minimus (dorsaler Anteil)	M. gluteus medius (ventraler Anteil)
M. quadratus femoris	Mm. adductores (aus maximaler Außenrotation)
Mm. obturatorii und gemelli	
M. pectineus	
M. sartorius	
Mm. adductores (aus maximaler Innenrotation)	
Abduktion (bei gebeugter Hüfte)	
M. gluteus medius	Mm. adductores
M. gluteus minimus	M. pectineus
M. tensor fasciae latae	M. gracilis
Mm. obturatorii und gemelli	M. gluteus maximus (kaudaler Anteil)
M. quadratus femoris	M. quadratus femoris (bei gestreckter Hüfte)

Musculus gemellus superior

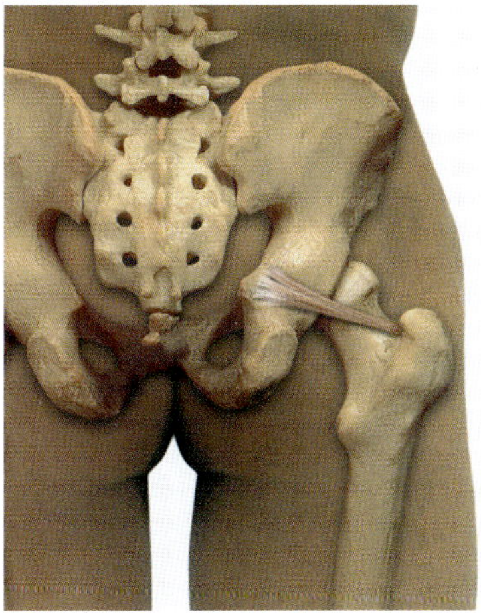

Der M. gemellus superior kann, gemeinsam mit dem M. gemellus inferior, den M. obturatorius internus bei der Außenrotation unterstützen. Dabei wird ihre Kraft nicht durch ein Hypomochlion gemindert wie beim M. obturatorius internus. Auch der M. gemellus superior wirkt bei gebeugtem Hüftgelenk als Abduktor. Seine adduzierende Wirkung bei gestreckter Hüfte ist vernachlässigbar.

Ursprung	Spina ischiadica
Ansatz	Fossa trochanterica
Innervation	direkte Äste aus dem Plexus sacralis, L5–S2

Funktionen

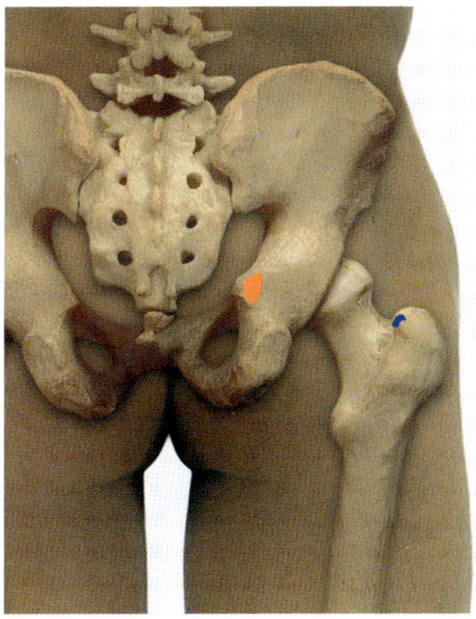

Articulatio coxae

Synergisten	Antagonisten
Außenrotation (bei gestreckter Hüfte)	
M. gluteus maximus	M. tensor fasciae latae
M. gluteus medius (dorsaler Anteil)	M. gluteus minimus (ventraler Anteil)
M. gluteus minimus (dorsaler Anteil)	M. gluteus medius (ventraler Anteil)
M. quadratus femoris	Mm. adductores (aus maximaler Außenrotation)
M. piriformis	
Mm. obturatorii	
M. gemellus inferior	
M. pectineus	
M. sartorius	
Mm. adductores (aus maximaler Innenrotation)	
Abduktion (bei gebeugter Hüfte)	
M. gluteus medius	Mm. adductores
M. gluteus minimus	M. pectineus
M. piriformis	M. gracilis
M. tensor fasciae latae	M. gluteus maximus (kaudaler Anteil)
M. gluteus maximus (kranialer Anteil)	M. quadratus femoris (bei gestreckter Hüfte)
Mm. obturatorii	
M. gemellus inferior	
M. quadratus femoris (bei gebeugter Hüfte)	

Musculus obturatorius internus

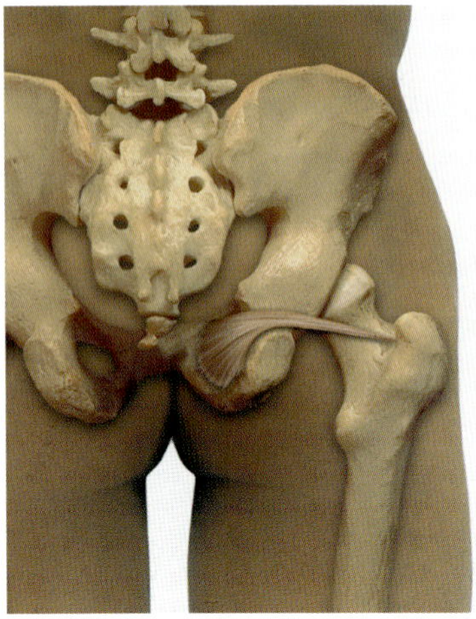

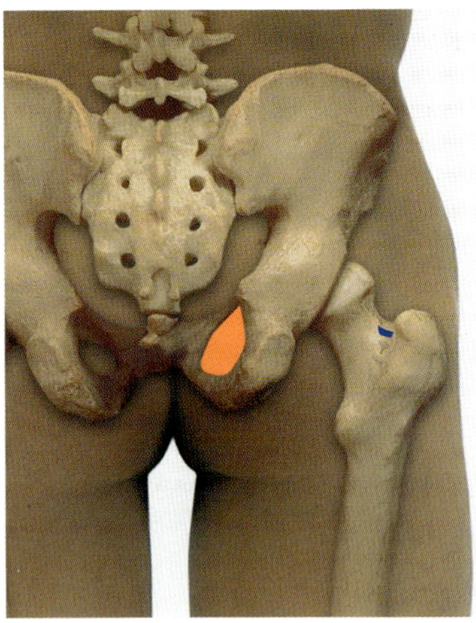

Bei gestrecktem Hüftgelenk rotiert der M. obturatorius internus den Oberschenkel nach außen. Bei rechtwinklig gebeugter Hüfte, wie im Sitzen, wird der Muskel jedoch zum Abduktor des Femur. Seine adduzierende Wirkung bei gestreckter Hüfte ist vernachlässigbar.

Ursprung	Rand des Foramen obturatum (mediale Fläche), Membrana obturatoria
Ansatz	Fossa trochanterica
Innervation	Nervus musculi obturatorii interni, L5–S2
Besonderheiten	Die Incisura ischiadica minor dient dem Muskel als Hypomochlion.

Funktionen

Articulatio coxae

Synergisten	Antagonisten
Außenrotation (bei gestreckter Hüfte)	
M. gluteus maximus	M. tensor fasciae latae
M. gluteus medius (dorsaler Anteil)	M. gluteus minimus (ventraler Anteil)
M. gluteus minimus (dorsaler Anteil)	M. gluteus medius (ventraler Anteil)
M. quadratus femoris	Mm. adductores (aus maximaler Außenrotation)
M. piriformis	
M. obturatorius externus	
Mm. gemelli	
M. pectineus	
M. sartorius	
Mm. adductores (aus maximaler Innenrotation)	
Abduktion (bei gebeugter Hüfte)	
M. gluteus medius	Mm. adductores
M. gluteus minimus	M. pectineus
M. piriformis	M. gracilis
M. tensor fasciae latae	M. gluteus maximus (kaudaler Anteil)
M. obturatorius externus (bei gebeugter Hüfte)	M. quadratus femoris (bei gestreckter Hüfte)
Mm. gemelli (bei gebeugter Hüfte)	
M. quadratus femoris (bei gebeugter Hüfte)	

Musculus gemellus inferior

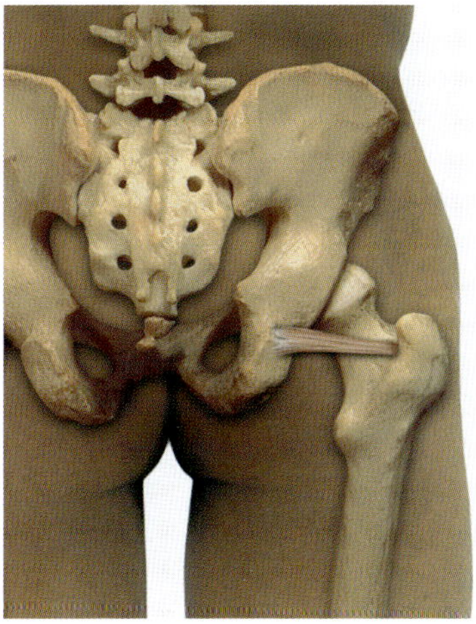

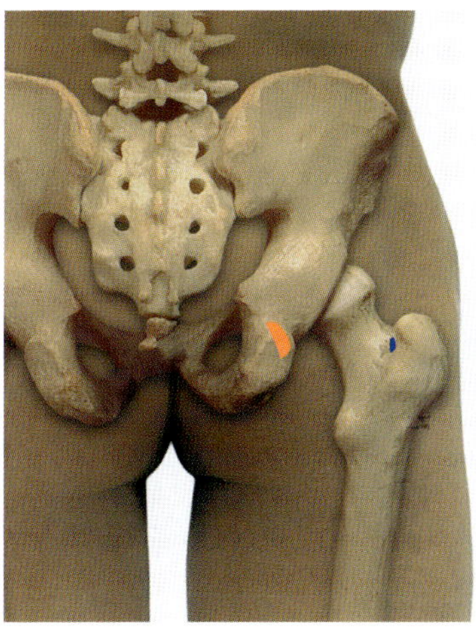

Der M. gemellus inferior kann, gemeinsam mit dem M. gemellus superior, den M. obturatorius internus bei der Außenrotation unterstützen. Dabei wird ihre Kraft nicht durch ein Hypomochlion gemindert wie beim M. obturatorius internus. Auch er wirkt bei gebeugter Hüfte als Abduktor. Seine adduzierende Wirkung bei gestreckter Hüfte ist vernachlässigbar.

Ursprung	Tuber ischiadicum
Ansatz	Fossa trochanterica
Innervation	Nervus musculi obturatorii interni oder Nervus musculi quadrati femoris oder Nervus pudendus oder Nervus ischiadicus, L5–S2

Funktionen

Articulatio coxae

Synergisten	Antagonisten
Außenrotation (bei gestreckter Hüfte)	
M. gluteus maximus	M. tensor fasciae latae
M. gluteus medius (dorsaler Anteil)	M. gluteus minimus (ventraler Anteil)
M. gluteus minimus (dorsaler Anteil)	M. gluteus medius (ventraler Anteil)
M. quadratus femoris	Mm. adductores (aus maximaler Außenrotation)
M. piriformis	
Mm. obturatorii	
M. gemellus superior	
M. pectineus	
M. sartorius	
Mm. adductores (aus maximaler Innenrotation)	
Abduktion (bei gebeugter Hüfte)	
M. gluteus medius	Mm. adductores
M. gluteus minimus	M. pectineus
M. piriformis	M. gracilis
M. tensor fasciae latae	M. gluteus maximus (kaudaler Anteil)
Mm. obturatorii (bei gebeugter Hüfte)	M. quadratus femoris (bei gestreckter Hüfte)
M. gemellus superior (bei gebeugter Hüfte)	
M. quadratus femoris (bei gebeugter Hüfte)	

Musculus obturatorius externus

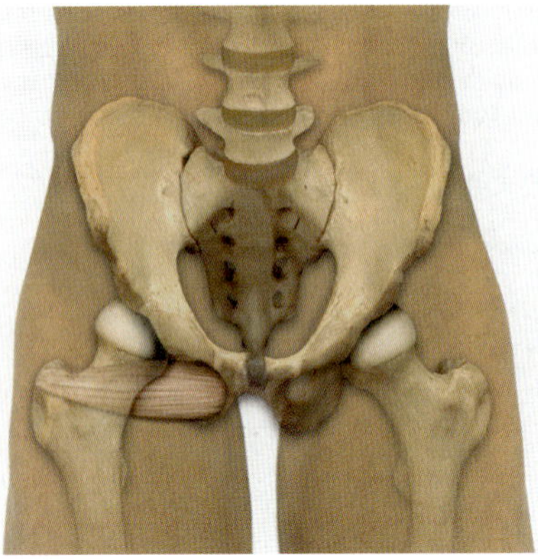

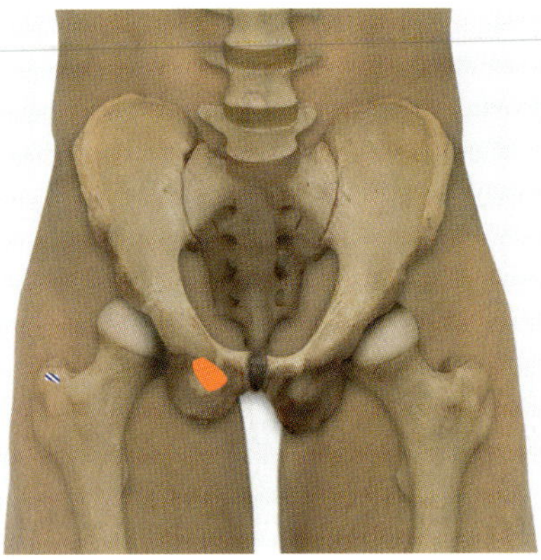

Wie der M. obturatorius internus rotiert auch der M. obturatorius externus bei gestrecktem Hüftgelenk den Oberschenkel nach außen. Bei gebeugtem Hüftgelenk abduziert er das Femur. Seine adduzierende Wirkung bei gestreckter Hüfte ist vernachlässigbar. Gemeinsam mit dem M. quadratus femoris sichert er den Schenkelhals und vermindert dessen Neigung zum Absinken unter der Körperlast.

Ursprung	lateraler Rand des Foramen obturatum, Membrana obturatoria
Ansatz	Fossa trochanterica
Innervation	Nervus obturatorius, Ramus anterior, L2–L4

Funktionen

Articulatio coxae

Synergisten	Antagonisten
Außenrotation (bei gestreckter Hüfte)	
M. gluteus maximus	M. tensor fasciae latae
M. gluteus medius (dorsaler Anteil)	M. gluteus minimus (ventraler Anteil)
M. gluteus minimus (dorsaler Anteil)	M. gluteus medius (ventraler Anteil)
M. quadratus femoris	Mm. adductores (aus maximaler Außenrotation)
M. piriformis	
M. obturatorius internus	
Mm. gemelli	
M. pectineus	
M. sartorius	
Mm. adductores (aus maximaler Innenrotation)	
Abduktion (bei gebeugter Hüfte)	
M. gluteus medius	Mm. adductores
M. gluteus minimus	M. pectineus
M. piriformis	M. gracilis
M. tensor fasciae latae	M. gluteus maximus (kaudaler Anteil)
M. obturatorius internus (bei gebeugter Hüfte)	M. quadratus femoris (bei gestreckter Hüfte)
Mm. gemelli (bei gebeugter Hüfte)	
M. quadratus femoris (bei gebeugter Hüfte)	

Musculus quadratus femoris

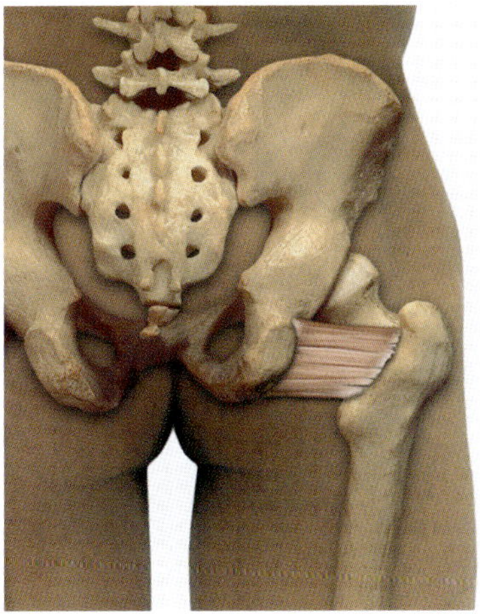

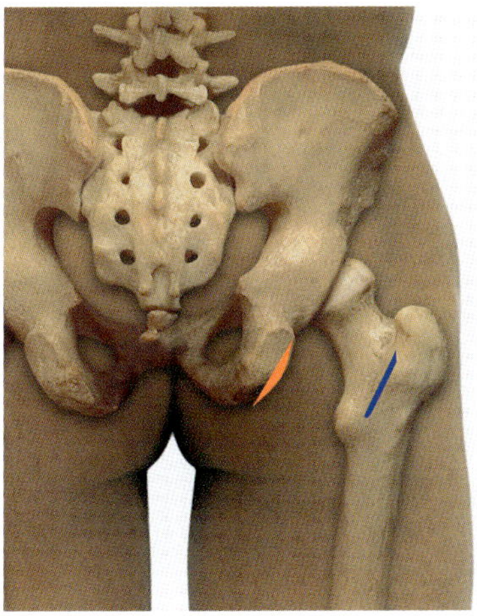

Der M. quadratus femoris ist ein sehr starker und effizienter Außenrotator des Oberschenkels bei gestrecktem Kniegelenk. Bei gebeugtem Kniegelenk abduziert er das Schwungbein. Seine Kontraktion reduziert die Biegebeanspruchung des Schenkelhalses und verlangsamt somit die mit dem Alter zunehmende Absenkung des Femurkopfes.

Ursprung	lateraler Rand des Tuber ischiadicum
Ansatz	Crista intertrochanterica
Innervation	Nervus musculi quadrati femoris, selten auch Nervus ischiadicus, L5–S2

Funktionen

Articulatio coxae

Synergisten	Antagonisten
Außenrotation (bei gestrecktem Oberschenkel)	
M. gluteus maximus	M. tensor fasciae latae
M. gluteus minimus (dorsaler Anteil)	M. gluteus minimus (ventraler Anteil)
M. gluteus medius (dorsaler Anteil)	M. gluteus medius (ventraler Anteil)
M. piriformis	Mm. adductores (aus maximaler Außenrotation)
Mm. obturatorii et gemelli	
M. pectineus	
M. sartorius	
Mm. adductores (aus maximaler Innenrotation)	
Abduktion (bei gebeugter Hüfte)	
Mm. obturatorii und gemelli	Mm. adductores
M. piriformis	M. pectineus
M. tensor fasciae latae	M. gracilis
M. gluteus minimus	M. gluteus maximus (kaudaler Anteil)
M. gluteus medius	
Adduktion (bei gestreckter Hüfte)	
Mm. adductores	Mm. obturatorii und gemelli
M. pectineus	M. piriformis
M. gracilis	M. tensor fasciae latae
M. gluteus maximus (kaudaler Anteil)	M. gluteus minimus
	M. gluteus medius

Folgende Muskeln werden gemeinsam getestet:

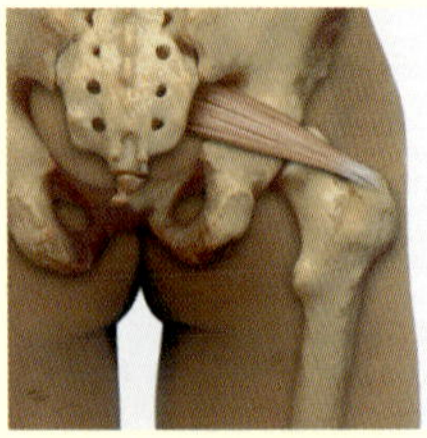

M. piriformis, S. 164

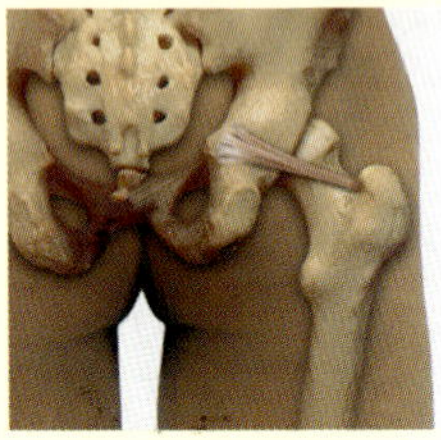

M. gemellus superior, S. 165

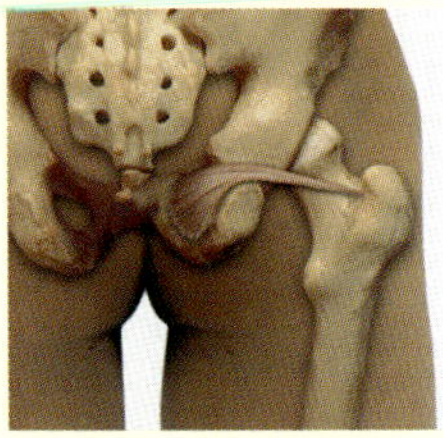

M. obturatorius internus, S. 166

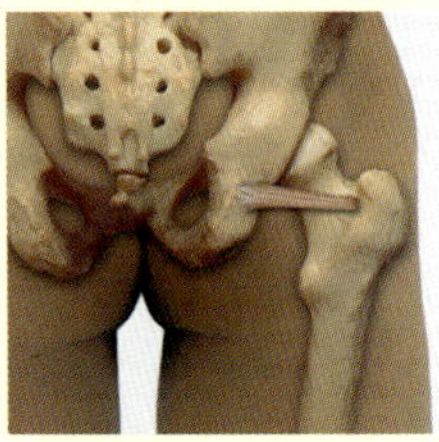

M. gemellus inferior, S. 167

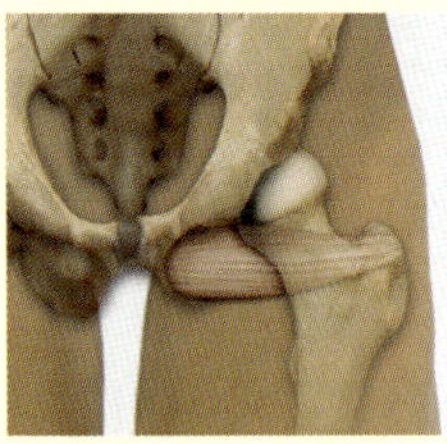

M. obturatorius externus, S. 168

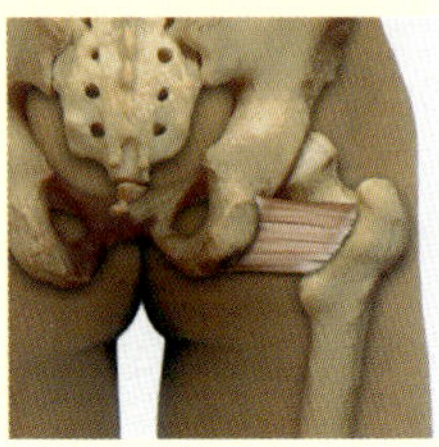

M. quadratus femoris, S. 169

Muskelfunktionsprüfung

Kraftgrad

5/4

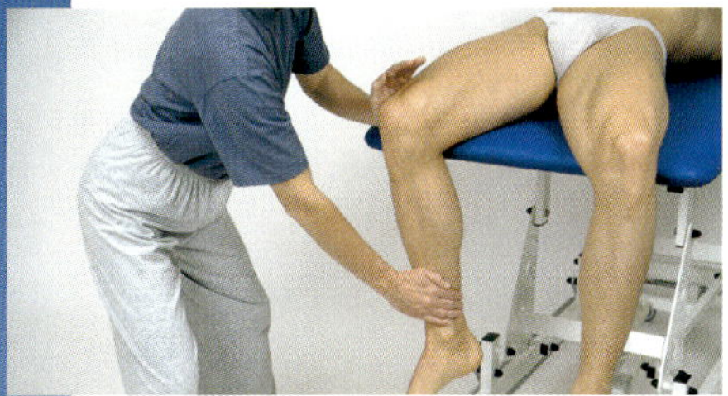

Ausgangsstellung: Der Patient liegt auf dem Rücken, die Unterschenkel hängen über dem Bankende herunter.

Untersuchungsgang: Der Untersucher fixiert mit der einen Hand den distalen Oberschenkel, mit der anderen gibt er an der medialen Seite des distalen Unterschenkels Druck in Richtung Innenrotation im Hüftgelenk.

Instruktion: „Drehen Sie Ihren Unterschenkel gegen meinen Widerstand nach innen und halten Sie die Endstellung, ohne mit dem Oberschenkel auszuweichen."

3

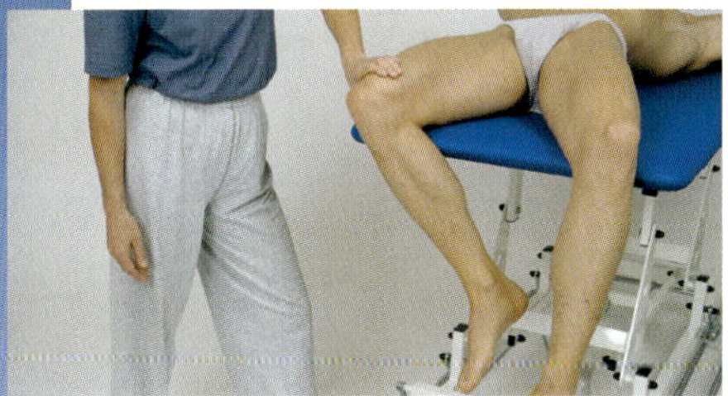

Ausgangsstellung: Der Patient liegt auf dem Rücken, die Unterschenkel hängen über dem Bankende herunter.

Untersuchungsgang: Der Untersucher fixiert mit der einen Hand den distalen Oberschenkel.

Instruktion: „Drehen Sie Ihren Unterschenkel nach innen, ohne mit dem Oberschenkel auszuweichen."

2

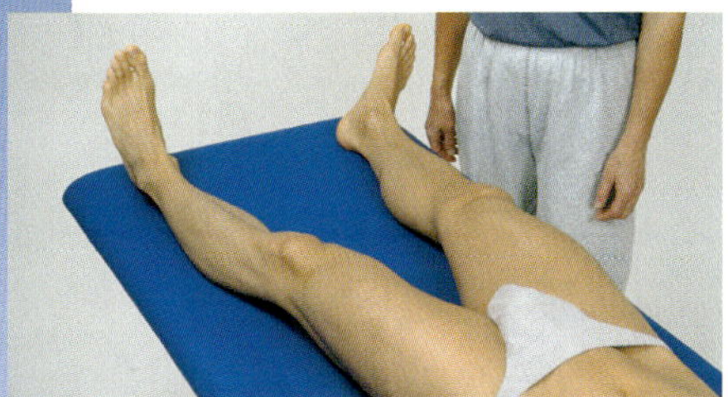

Ausgangsstellung: Der Patient liegt auf dem Rücken.

Untersuchungsgang: Der Untersucher beobachtet die Beinbewegung.

Instruktion: „Drehen Sie Ihr Bein nach außen."

1/0

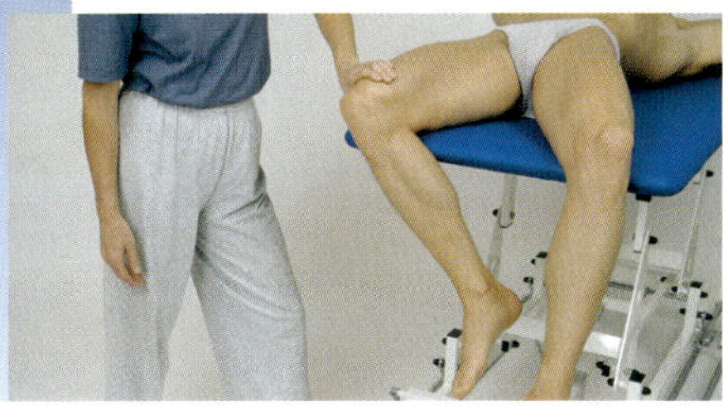

Ausgangsstellung: Der Patient liegt auf dem Rücken, die Unterschenkel hängen über dem Bankende herunter.

Untersuchungsgang: Der Untersucher fixiert mit der einen Hand den distalen Oberschenkel und beobachtet die Beinbewegung.

Instruktion: „Versuchen Sie, Ihren Unterschenkel nach innen zu drehen."

Probleme/Hinweise

- Da bei der Untersuchung zu Kraftgrad 5 und 4 eine Hebelwirkung über das Knie besteht, ist auf vorsichtige Dosierung des Widerstandes zu achten.

Dehntests

M. tensor fasciae latae

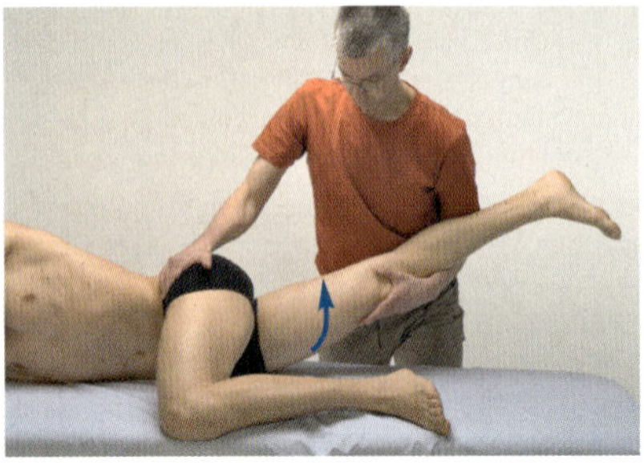

Durchführung
Der Therapeut bewegt den Oberschenkel des Patienten in die maximale Extension, Adduktion und Außenrotation des Hüftgelenks.

Befund
Es liegt eine Muskelverkürzung vor, wenn die Bewegung nicht im vollen Ausmaß durchführbar und das Endgefühl weich-elastisch ist.
Der Patient gibt ein Dehngefühl im Muskelverlauf an.

M. piriformis

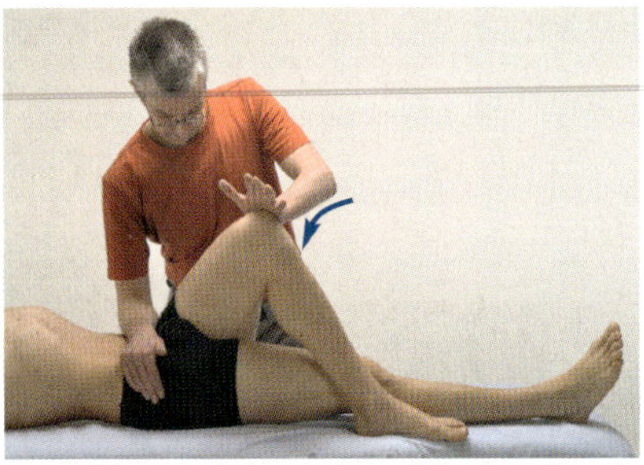

Durchführung
Das Hüftgelenk der zu testenden Seite befindet sich in 45° Flexion. Der Therapeut bewegt den Oberschenkel des Patienten in die maximale Innenrotation und Adduktion des Hüftgelenks.

Befund
Es liegt eine Muskelverkürzung vor, wenn die Bewegung nicht im vollen Ausmaß durchführbar und das Endgefühl weich-elastisch ist.
Der Patient gibt ein Dehngefühl im Muskelverlauf an.

Mm. adductores

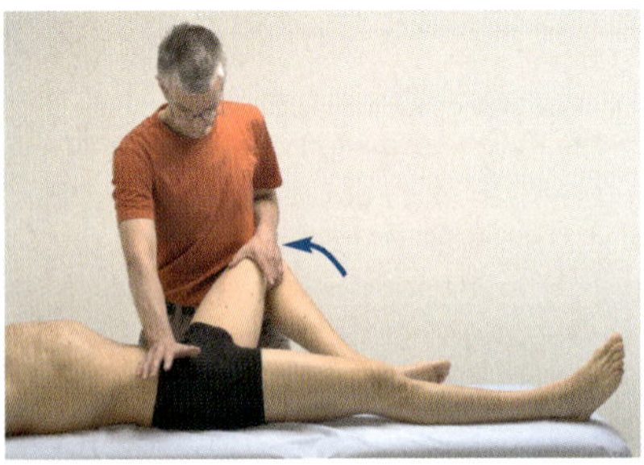

Durchführung
Der Therapeut fixiert das Becken des Patienten auf der Gegenseite von ventral. Das Hüftgelenk der zu testenden Seite befindet sich in 45° Flexion. Der Therapeut bewegt den Oberschenkel in maximale Abduktion im Hüftgelenk.

Befund
Es liegt eine Muskelverkürzung vor, wenn die Bewegung nicht im vollen Ausmaß durchführbar und das Endgefühl weich-elastisch ist.
Der Patient gibt ein Dehngefühl im Muskelverlauf an.
Für den Dehntest des M. gracilis wird das Kniegelenk extendiert.

M. iliopsoas

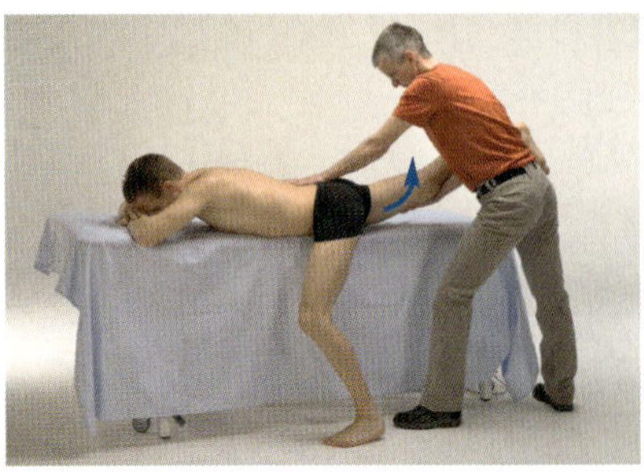

Durchführung
Das nicht zu testende Bein wird im Hüftgelenk maximal flektiert und steht auf dem Boden. Der Therapeut bewegt den Oberschenkel des Patienten in die maximale Extension und Innenrotation des Hüftgelenks.

Befund
Es liegt eine Muskelverkürzung vor, wenn die Bewegung nicht im vollen Ausmaß durchführbar und das Endgefühl weich-elastisch ist.
Der Patient gibt ein Dehngefühl im Muskelverlauf an.

3 Untere Extremität

Kniegelenksmuskulatur

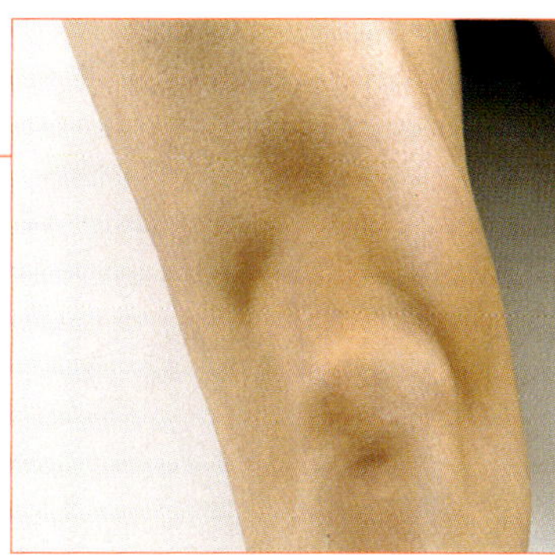

Musculus quadriceps femoris

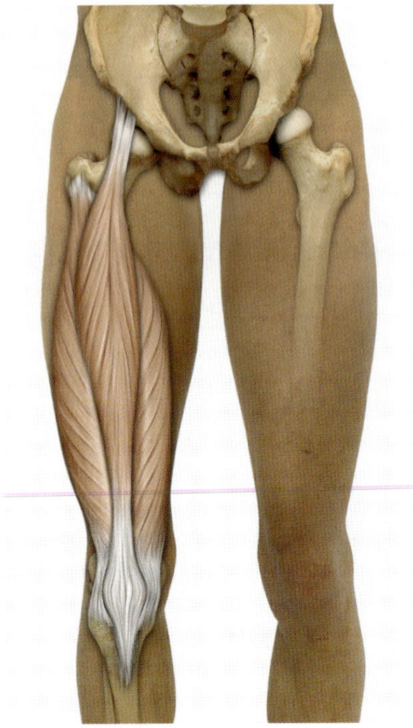

Der M. quadriceps femoris beugt mit dem zweigelenkigen M. rectus femoris in der Hüfte und streckt mit allen seinen Köpfen das Knie. Dabei sichert er auch die Lage der Patella auf der Facies patellaris des Femur. Die rotatorischen Komponenten seiner seitlichen Anteile gleichen sich weitgehend aus, sodass der Muskel als Ganzes beim Laufen keine rotatorischen Kräfte am Knie entwickelt.

Ursprung

M. vastus lateralis: Linea aspera des Femur, Trochanter major, Linea intertrochanterica
M. vastus medialis: Linea aspera, Linea intertrochanterica, Sehnen der Mm. adductor magnus und longus
M. vastus intermedius: obere zwei Drittel des Femurschaftes
M. rectus femoris, Caput rectum: Spina iliaca anterior inferior
M. rectus femoris, Caput reflexum: Sulcus supraacetabularis

Ansatz

gemeinsam via Ligamentum patellae an der Tuberositas tibiae

Innervation

Nervus femoralis, L2–L4

Besonderheiten

Die oberflächlichen Anteile der Muskelfasern dieses Muskels sind gefiedert, die tiefen verlaufen parallel.
Die Patella ist ein Sesambein in der Sehne des M. quadriceps femoris und wirkt bei gebeugtem Knie als Hypomochlion. Sie verbessert durch die Führung der Sehne im Abstand zur Bewegungsachse die Hebelwirkung bzw. das Drehmoment des M. quadriceps femoris.
Das Ligamentum patellae ist Teil der Sehne des Muskels.

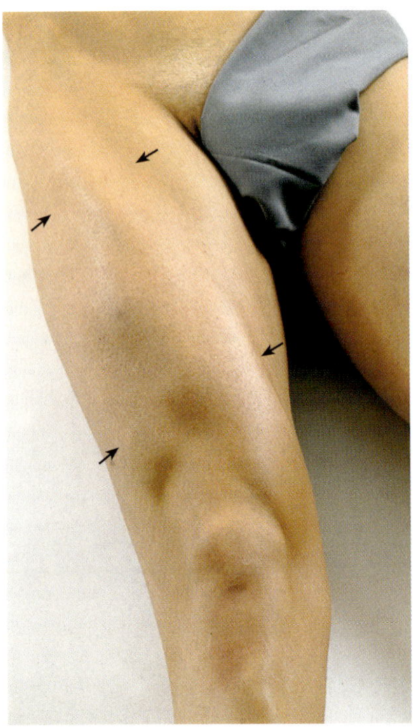

Funktionen

Synergisten	Antagonisten
Articulatio coxae	
Flexion (nur M. rectus femoris)	
M. iliopsoas	M. gluteus maximus
M. tensor fasciae latae	M. semimembranosus
M. sartorius	M. semitendinosus
M. gluteus medius (ventraler Anteil)	M. biceps femoris
M. gracilis	M. gluteus medius (dorsaler Anteil)
M. pectineus	M. gluteus minimus (dorsaler Anteil)
Mm. adductores (aus maximaler Extension)	Mm. adductores (aus maximaler Flexion)
	M. pectineus (aus maximaler Flexion)
Articulatio genus	
Extension	
M. gluteus maximus (via Tractus iliotibialis)	M. biceps femoris
M. tensor fasciae latae (via Tractus iliotibialis)	M. semitendinosus
	M. semimembranosus
	M. sartorius
	M. gracilis
	M. gastrocnemius (nicht bei plantarflektiertem Fuß)

Muskelfunktionsprüfung

Kraftgrad

5/4

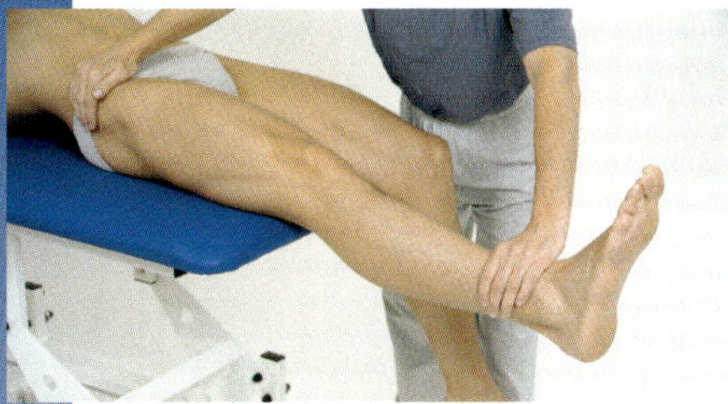

Ausgangsstellung: Der Patient liegt auf dem Rücken, wobei die Unterschenkel über das schmale Ende der Behandlungsbank hängen.

Untersuchungsgang: Der Untersucher fixiert mit einer Hand das Becken des Patienten, mit der anderen gibt er am distalen Unterschenkel Druck in Richtung Flexion im Kniegelenk.

Instruktion: „Strecken Sie Ihr Bein im Kniegelenk gegen meinen Widerstand und halten Sie die Endstellung."

3

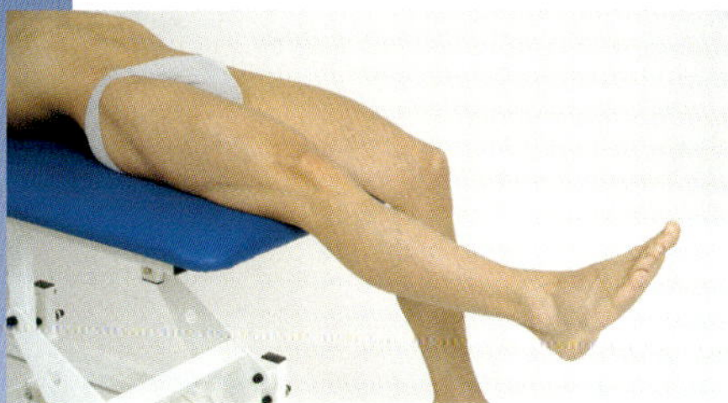

Ausgangsstellung: Der Patient liegt auf dem Rücken, wobei die Unterschenkel über das schmale Ende der Behandlungsbank hängen.

Untersuchungsgang: Der Untersucher beobachtet die Beinbewegung.

Instruktion: „Strecken Sie Ihr Bein im Kniegelenk."

2

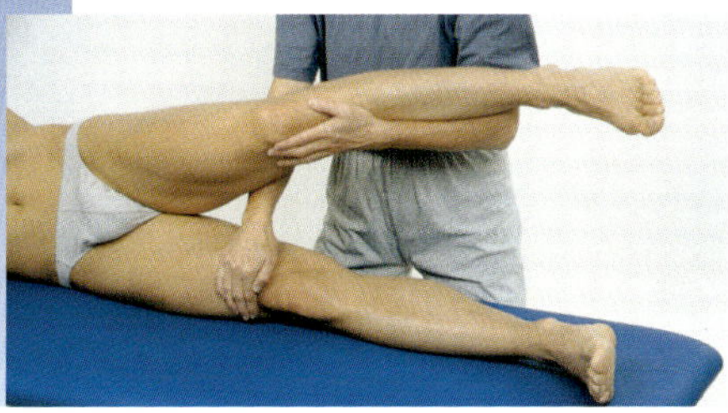

Ausgangsstellung: Der Patient liegt auf der Seite. Beide Beine sind im Hüftgelenk extendiert. Das untere – zu prüfende – Bein ist im Kniegelenk 90° flektiert.

Untersuchungsgang: Der Untersucher hält das obere Bein und fixiert am unteren Bein den Oberschenkel.

Instruktion: „Strecken Sie Ihr Bein im Kniegelenk."

Klinische Relevanz

- Unter dem Begriff „Patellaspitzensyndrom" versteht man eine Insertionstendopathie am Ansatz der Sehne des M. quadriceps femoris an der Patella.

Musculus rectus femoris

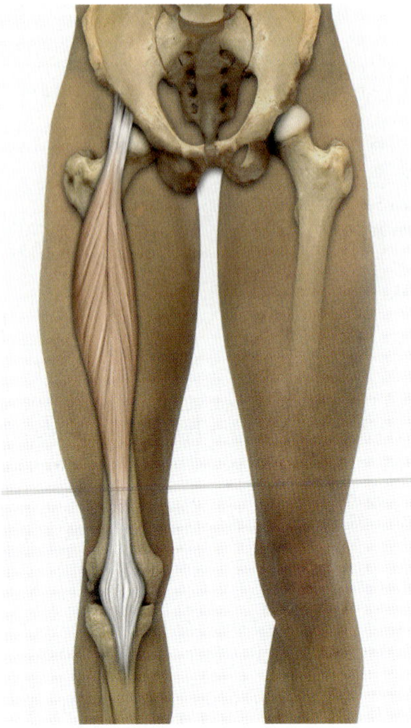

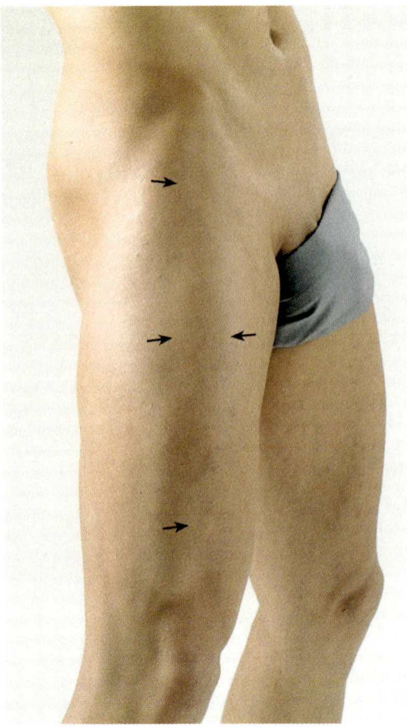

Der M. rectus femoris beugt kraftvoll im Hüftgelenk und streckt im Kniegelenk. Beide Funktionen werden beim Vorschwingen des Schwungbeins gebraucht. Beim langsamen Laufen ist der M. rectus femoris der hauptsächliche Hüftbeuger. Beim ruhigen, beidbeinigen Stehen ist er dagegen kaum angespannt. Der Muskel hat eine vernachlässigbar schwache Wirkung als Adduktor im Hüftgelenk.

Ursprung	M. rectus femoris, Caput rectum: Spina iliaca anterior inferior M. rectus femoris, Caput reflexum: Sulcus supraacetabularis
Ansatz	über das Ligamentum patellae an der Tuberositas tibiae
Innervation	Nervus femoralis, L2–L4

Funktionen

Synergisten	Antagonisten
Articulatio coxae	
Flexion	
M. iliopsoas	M. gluteus maximus
M. tensor fasciae latae	M. semimembranosus
M. gluteus medius (ventraler Anteil)	M. semitendinosus
M. sartorius	M. biceps femoris
M. gracilis	M. gluteus medius (dorsaler Anteil)
M. pectineus	M. gluteus minimus (dorsaler Anteil)
Mm. adductores (aus maximaler Extension)	Mm. adductores (aus maximaler Flexion)
Articulatio genus	
Extension	
M. vastus lateralis	M. biceps femoris
M. vastus intermedius	M. semitendinosus
M. vastus medialis	M. semimembranosus
M. gluteus maximus (via Tractus iliotibialis)	M. sartorius
M. tensor fasciae latae (via Tractus iliotibialis)	M. gracilis
	M. gastrocnemius (nicht bei plantarflektiertem Fuß)
	M. popliteus
Articulatio coxae und Articulationes intervertebrales (LWS)	
Kippung des Beckens nach ventral	
M. iliopsoas	M. gluteus maximus
M. longissimus thoracis	M. rectus abdominis
M. iliocostalis lumborum	M. biceps femoris
M. quadratus lumborum (nur Lordorsierung)	M. semitendinosus
M. sartorius	M. semimembranosus
M. tensor fasciae latae	

Muskelfunktionsprüfung

Kraftgrad

5/4

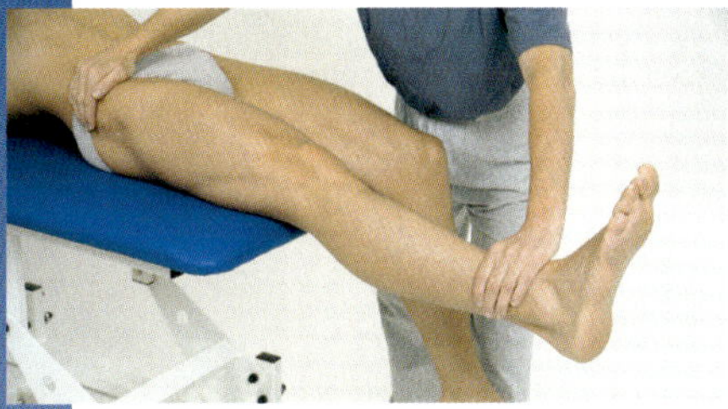

Ausgangsstellung: Der Patient liegt auf dem Rücken, wobei die Unterschenkel über das schmale Ende der Behandlungsbank hängen.

Untersuchungsgang: Der Untersucher fixiert mit einer Hand das Becken des Patienten, mit der anderen gibt er am distalen Unterschenkel Druck in Richtung Flexion im Kniegelenk.

Instruktion: „Strecken Sie Ihr Bein im Kniegelenk gegen meinen Widerstand und halten Sie die Endstellung."

3

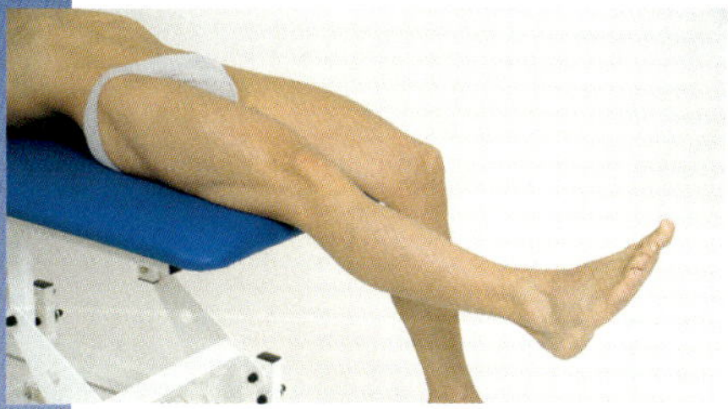

Ausgangsstellung: Der Patient liegt auf dem Rücken, wobei die Unterschenkel über das schmale Ende der Behandlungsbank hängen.

Untersuchungsgang: Der Untersucher beobachtet die Beinbewegung.

Instruktion: „Strecken Sie Ihr Bein im Kniegelenk."

2

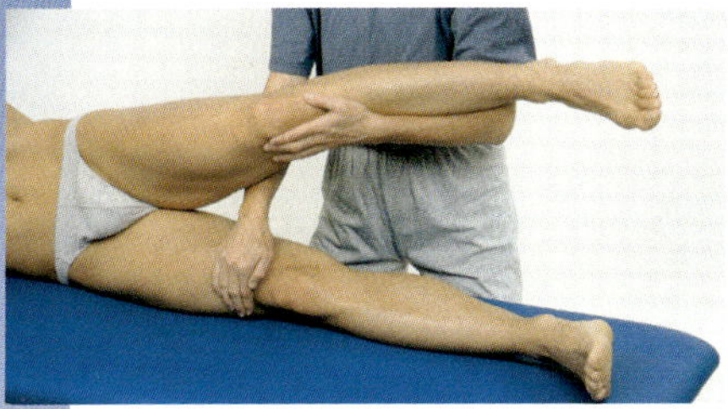

Ausgangsstellung: Der Patient liegt auf der Seite. Beide Beine sind im Hüftgelenk extendiert. Das untere – zu prüfende – Bein ist im Kniegelenk 90° flektiert.

Untersuchungsgang: Der Untersucher hält das obere Bein und fixiert am unteren Bein den Oberschenkel.

Instruktion: „Strecken Sie Ihr Bein im Kniegelenk."

1/0

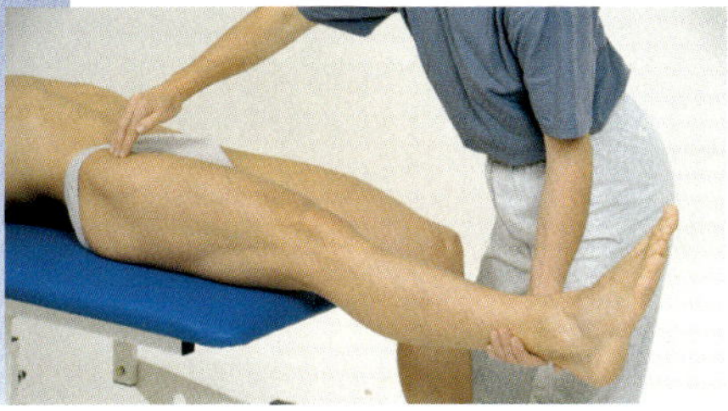

Ausgangsstellung: Der Patient liegt auf dem Rücken, wobei die Unterschenkel über das schmale Ende der Behandlungsbank hängen.

Untersuchungsgang: Der Untersucher tastet die Ursprungssehne des M. rectus femoris.

Instruktion: „Versuchen Sie, Ihr Bein zu strecken."

Klinische Relevanz

- Unter dem Begriff „Patellaspitzensyndrom" versteht man eine Insertionstendopathie am Ansatz der Sehne des M. quadriceps femoris an der Patella.

Probleme/Hinweise

- Der M. rectus femoris wird bei gleichzeitiger Funktion im Sinne einer Hüftflexion und Knieextension aktiv insuffizient, d. h., er kann dann keine volle Kraft mehr entfalten.

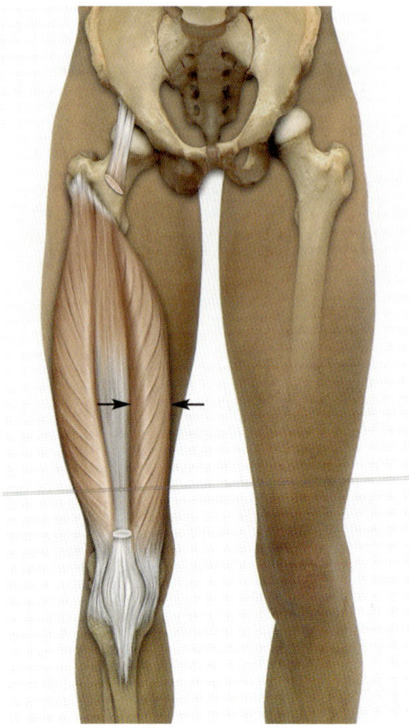

Musculus vastus medialis

Der M. vastus medialis streckt ebenso wie die anderen Mm. vasti das Bein im Kniegelenk, wobei er sich vor allem in der Schlussphase der Extension anspannt und wohl die Patella am Abgleiten nach lateral hindert. Er antagonisiert die außenrotierende Komponente des M. vastus lateralis.

Ursprung	Labium mediale der Linea aspera Linea intertrochanterica
Ansatz	über das Ligamentum patellae an der Tuberositas tibiae
Innervation	Nervus femoralis, L2–L4

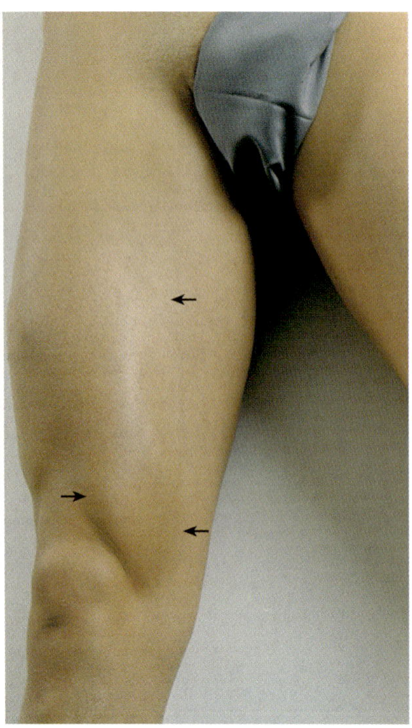

Funktionen

Articulatio genus

Synergisten	Antagonisten
Extension	
M. rectus femoris	M. biceps femoris
M. vastus lateralis	M. semitendinosus
M. vastus intermedius	M. semimembranosus
M. gluteus maximus (via Tractus iliotibialis)	M. sartorius
M. tensor fasciae latae (via Tractus iliotibialis)	M. gracilis
	M. gastrocnemius (nicht bei plantarflektiertem Fuß)
	M. popliteus

Synergisten	Antagonisten
Innenrotation (bei gebeugtem Knie)	
M. semimembranosus	M. biceps femoris
M. semitendinosus	M. vastus lateralis
M. sartorius	M. gluteus maximus (via Tractus iliotibialis)
M. popliteus	M. tensor fasciae latae (via Tractus iliotibialis)
M. gracilis	

Muskelfunktionsprüfung

Kraftgrad

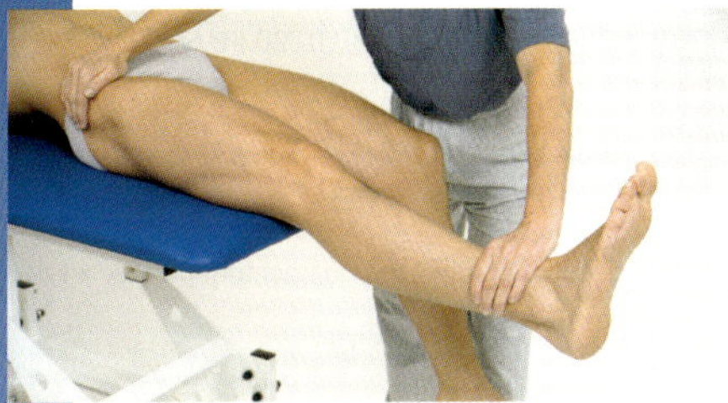

5/4

Ausgangsstellung: Der Patient liegt auf dem Rücken, wobei die Unterschenkel über das schmale Ende der Behandlungsbank hängen.

Untersuchungsgang: Der Untersucher fixiert mit einer Hand das Becken des Patienten, mit der anderen gibt er am distalen Unterschenkel Druck in Richtung Flexion im Kniegelenk.

Instruktion: „Drehen Sie Ihr Bein nach außen und strecken Sie es im Kniegelenk gegen meinen Widerstand; halten Sie die Endstellung."

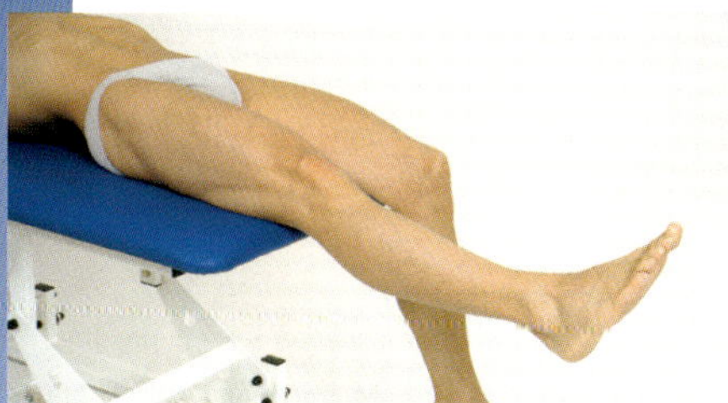

3

Ausgangsstellung: Der Patient liegt auf dem Rücken, wobei die Unterschenkel über das schmale Ende der Behandlungsbank hängen.

Untersuchungsgang: Der Untersucher beobachtet die Beinbewegung.

Instruktion: „Drehen Sie Ihr Bein nach außen und strecken Sie es im Kniegelenk."

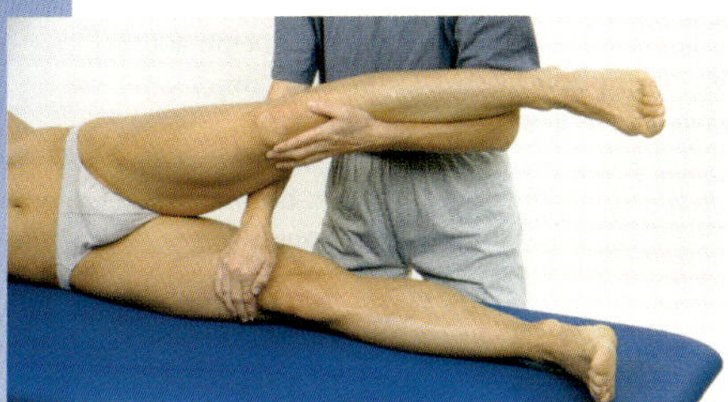

2

Ausgangsstellung: Der Patient liegt auf der Seite. Beide Beine sind im Hüftgelenk extendiert. Das untere – zu prüfende – Bein ist im Kniegelenk 90° flektiert.

Untersuchungsgang: Der Untersucher hält das obere Bein und fixiert am unteren Bein den Oberschenkel.

Instruktion: „Drehen Sie Ihr Bein nach außen und strecken Sie es im Kniegelenk."

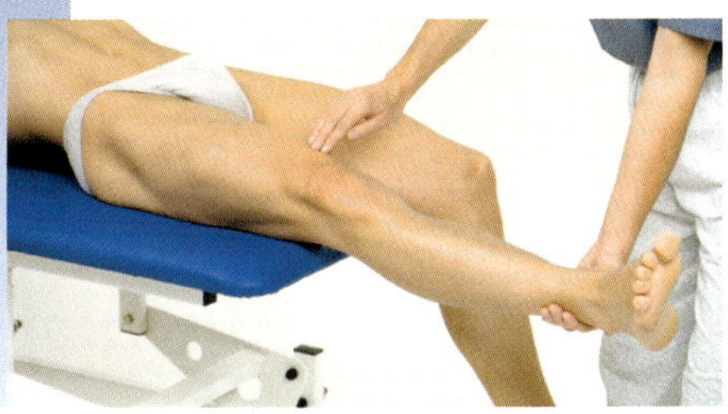

1/0

Ausgangsstellung: Der Patient liegt auf dem Rücken, wobei die Unterschenkel über das schmale Ende der Behandlungsbank hängen.

Untersuchungsgang: Der Untersucher tastet den M. vastus medialis.

Instruktion: „Drehen Sie Ihr Bein nach außen und versuchen Sie, es im Kniegelenk zu strecken."

! Probleme/Hinweise

- Bei Außenrotation im Hüftgelenk wird die Spannung des M. vastus medialis deutlicher.

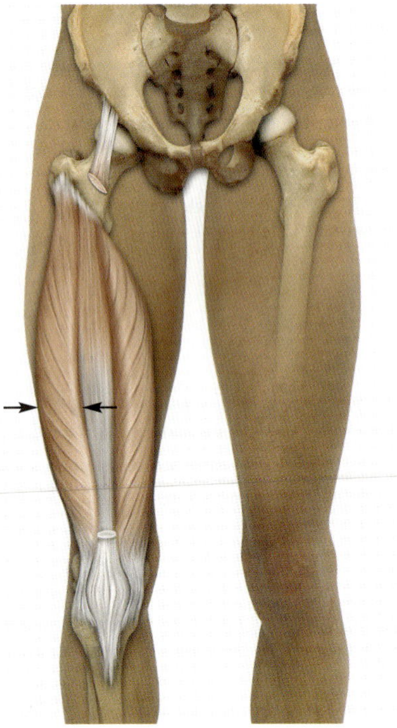

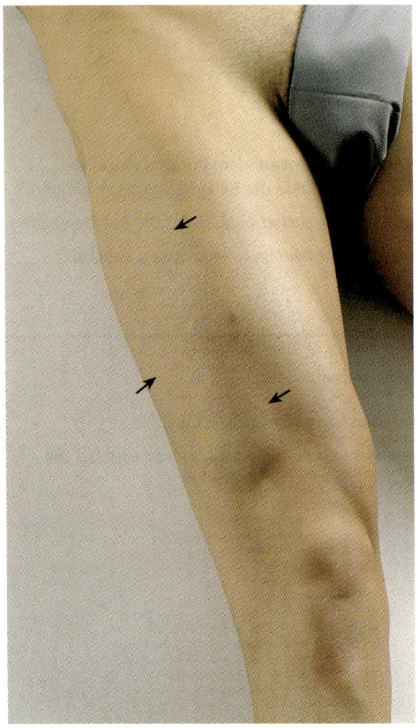

Musculus vastus lateralis

Der M. vastus lateralis streckt das Kniegelenk. Dabei antagonisiert er die innenrotierende Komponente des M. vastus medialis.

Ursprung	Linea aspera, Labium laterale, basaler Trochanter major
Ansatz	über das Ligamentum patellae an der Tuberositas tibiae
Innervation	Nervus femoralis, L2–L4

Funktionen

Synergisten	Antagonisten
Articulatio genus	
Extension	
M. rectus femoris	M. biceps femoris
M. vastus medialis	M. semitendinosus
M. vastus intermedius	M. semimembranosus
M. gluteus maximus (via Tractus iliotibialis)	M. sartorius
M. tensor fasciae latae (via Tractus iliotibialis)	M. gracilis
	M. gastrocnemius (nicht bei plantarflektiertem Fuß)
	M. popliteus
Außenrotation (bei gebeugtem Knie)	
M. biceps femoris	M. semimembranosus
M. gluteus maximus (via Tractus iliotibialis)	M. semitendinosus
M. tensor fasciae latae (via Tractus iliotibialis)	M. sartorius
	M. popliteus
	M. gracilis
	M. vastus medialis

Muskelfunktionsprüfung

Kraftgrad

5/4

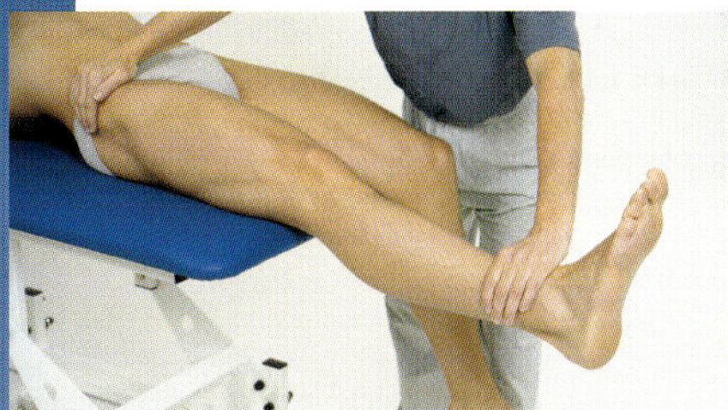

Ausgangsstellung: Der Patient liegt auf dem Rücken, wobei die Unterschenkel über das schmale Ende der Behandlungsbank hängen.

Untersuchungsgang: Der Untersucher fixiert mit einer Hand das Becken des Patienten, mit der anderen gibt er am distalen Unterschenkel Druck in Richtung Flexion im Kniegelenk.

Instruktion: „Drehen Sie Ihr Bein nach innen und strecken Sie es im Kniegelenk gegen meinen Widerstand; halten Sie die Endstellung."

3

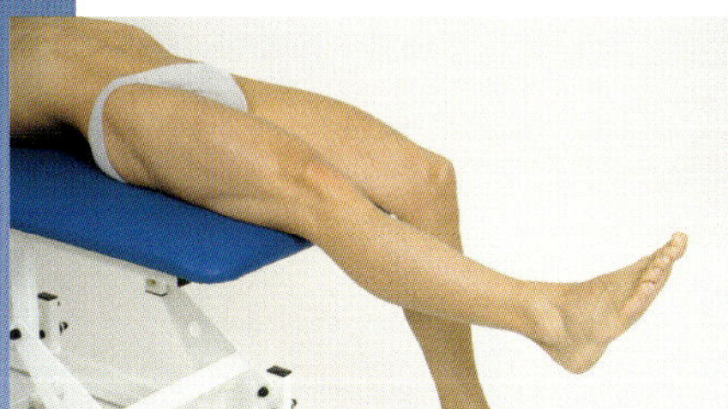

Ausgangsstellung: Der Patient liegt auf dem Rücken, wobei die Unterschenkel über das schmale Ende der Behandlungsbank hängen.

Untersuchungsgang: Der Untersucher beobachtet die Beinbewegung.

Instruktion: „Strecken Sie Ihr Bein im Kniegelenk."

2

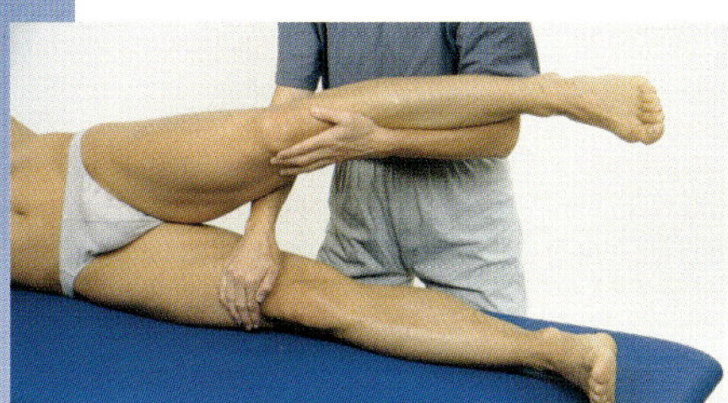

Ausgangsstellung: Der Patient liegt auf der Seite. Beide Beine sind im Hüftgelenk extendiert. Das untere – zu prüfende – Bein ist im Kniegelenk 90° flektiert.

Untersuchungsgang: Der Untersucher hält das obere Bein und fixiert am unteren Bein den Oberschenkel.

Instruktion: „Strecken Sie Ihr Bein im Kniegelenk."

1/0

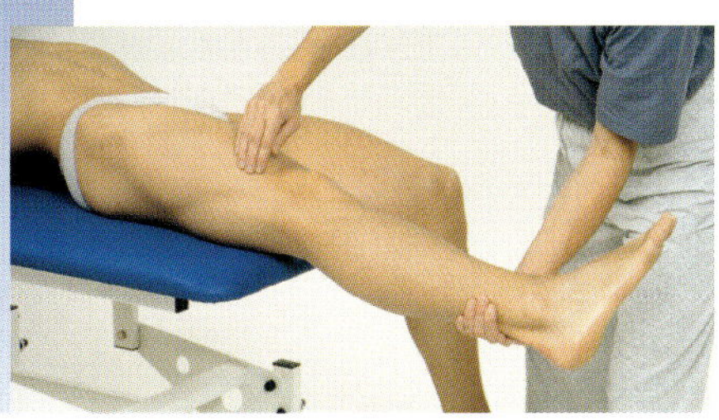

Ausgangsstellung: Der Patient liegt auf dem Rücken, wobei die Unterschenkel über das schmale Ende der Behandlungsbank hängen.

Untersuchungsgang: Der Untersucher tastet den M. vastus lateralis.

Instruktion: „Drehen Sie Ihr Bein nach innen und versuchen Sie, es im Kniegelenk zu strecken."

! Probleme/Hinweise

- Bei Innenrotation im Hüftgelenk wird die Spannung des M. vastus lateralis deutlicher.

Musculus biceps femoris

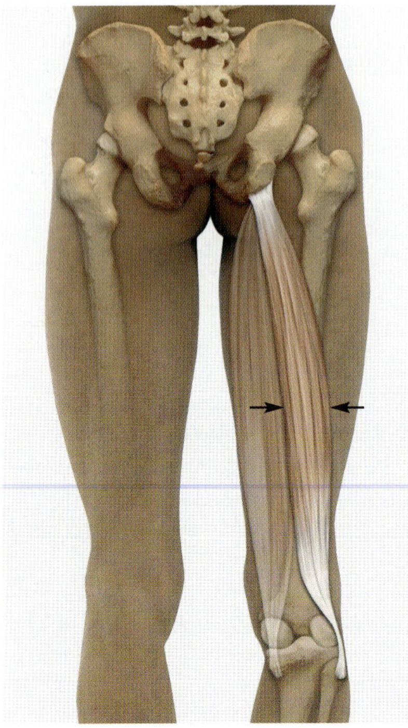

Der M. biceps femoris streckt im Hüftgelenk und rotiert das Femur nach außen. Das gestreckte Knie kann er kraftvoll beugen und bei gebeugtem Knie den Unterschenkel nach außen rotieren. Bei gebeugtem Kniegelenk und fixiertem Unterschenkel, wenn zum Beispiel beim Weiterrutschen auf einer Sitzbank die Füße fest auf dem Boden stehen und das Gesäß zur Seite gerückt wird, rotiert der Muskel das Femur auf dem Unterschenkel nach innen. Bei der Aufrichtung des Rumpfes aus gebückter Haltung zieht er das Becken in eine aufrechte Position und wirkt so indirekt abflachend auf die Lendenlordose.

Ursprung	Caput longum: Tuber ischiadicum und Ligamentum sacrotuberale Caput breve: Linea aspera des Femur, Septum intermusculare laterale
Ansatz	laterale Fläche des Caput fibulae, Condylus lateralis tibiae
Innervation	Caput longum: Nervus ischiadicus, tibialer Anteil, L5–S2 Caput breve: Nervus peroneus communis, L5–S2
Besonderheiten	Die Ansatzsehne des Muskels bildet die obere laterale Begrenzung der Kniekehle.

Funktionen

Synergisten	Antagonisten
Articulatio coxae (nur Caput longum)	
Extension	
M. gluteus maximus	M. iliopsoas
M. semimembranosus	M. rectus femoris
M. semitendinosus	M. tensor fasciae latae
M. gluteus medius (dorsaler Anteil)	M. gluteus medius (ventraler Anteil)
M. gluteus minimus (dorsaler Anteil)	M. sartorius
M. pectineus (aus maximal gebeugter Position)	M. gracilis
Mm. adductores (in die Neutralstellung)	Mm. adductores (in die Neutralstellung)
Außenrotation	
M. gluteus maximus	M. tensor fasciae latae
M. gluteus medius (dorsaler Anteil)	M. gluteus minimus (ventraler Anteil)
M. gluteus minimus (dorsaler Anteil)	M. gluteus medius (ventraler Anteil)
M. piriformis	Mm. adductores (aus maximaler Außenrotation)
M. quadratus femoris	
Mm. obturatorii und gemelli	
M. pectineus	
M. sartorius	
Mm. adductores (aus maximaler Innenrotation)	
Articulatio genus (beide Köpfe)	
Flexion	
M. semitendinosus, M. semimembranosus	M. quadriceps femoris
M. sartorius, M. gracilis,	M. gluteus maximus (via Tractus iliotibialis)
M. gastrocnemius (nicht bei plantarflektiertem Fuß)	M. tensor fasciae latae
	M. popliteus
Außenrotation	
M. gluteus maximus (via Tractus iliotibialis)	M. semimembranosus, M. semitendinosus
M. tensor fasciae latae (via Tractus iliotibialis)	M. sartorius, M. popliteus, M. gracilis
M. vastus lateralis	M. vastus medialis
Articulatio coxae und Articulationes intervertebrales (LWS)	
Kippung des Beckens nach dorsal (nur Caput longum)	
M. gluteus maximus	M. iliopsoas
M. semimembranosus	
M. semitendinosus	

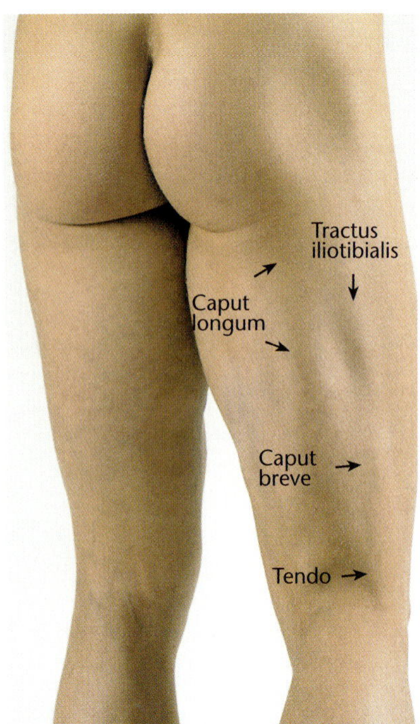

Muskelfunktionsprüfung

Kraftgrad

5/4

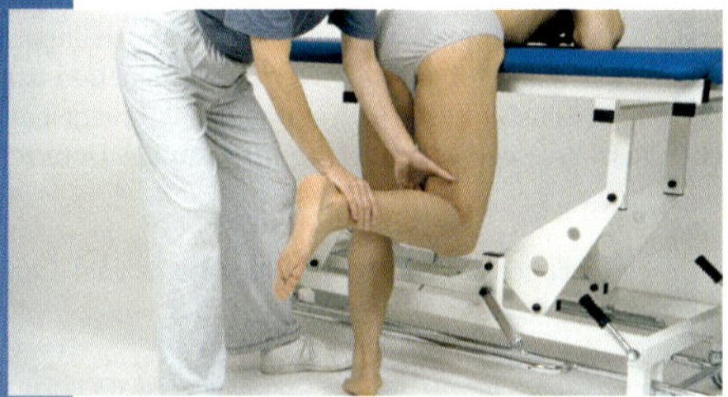

Ausgangsstellung: Der Patient liegt mit dem Oberkörper bäuchlings auf der Behandlungsbank, beide Hüftgelenke sind flektiert. Ein Bein, im Kniegelenk leicht gebeugt, steht vor der Liege auf dem Boden, das andere wird getestet.

Untersuchungsgang: Der Untersucher fixiert mit einer Hand den distalen Oberschenkel des zu prüfenden Beines, mit der anderen gibt er am distalen Unterschenkel Druck in Richtung Extension im Kniegelenk.

Instruktion: „Ziehen Sie die Ferse gegen meinen Widerstand in Richtung Gesäß und halten Sie die Endstellung."

3

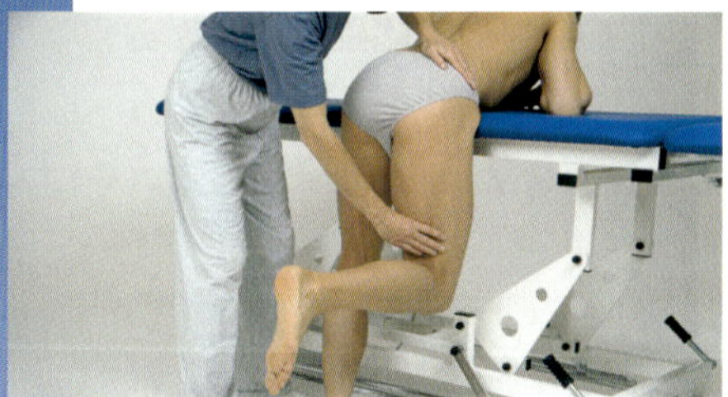

Ausgangsstellung: Der Patient liegt mit dem Oberkörper bäuchlings auf der Behandlungsbank, beide Hüftgelenke sind flektiert. Ein Bein, im Kniegelenk leicht gebeugt, steht vor der Liege auf dem Boden, das andere wird getestet.

Untersuchungsgang: Der Untersucher fixiert mit einer Hand den distalen Oberschenkel des zu prüfenden Beines.

Instruktion: „Ziehen Sie die Ferse in Richtung Gesäß."

2

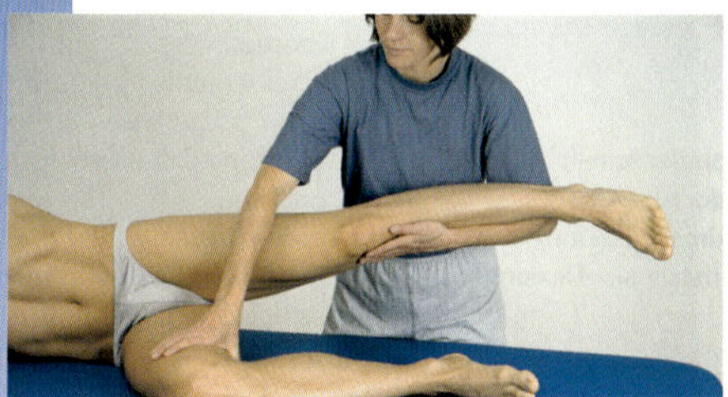

Ausgangsstellung: Der Patient liegt auf der Seite. Das obere Bein ist extendiert, das untere – zu testende – Bein ist im Hüftgelenk 90° und im Kniegelenk leicht flektiert.

Untersuchungsgang: Der Untersucher hält das oben liegende Bein.

Instruktion: „Ziehen Sie die Ferse in Richtung Gesäß."

1/0

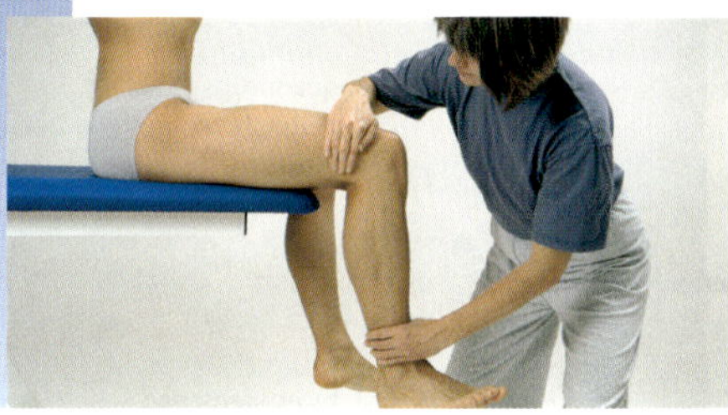

Ausgangsstellung: Der Patient sitzt. Die Beine hängen über der Schmalseite der Behandlungsbank herunter.

Untersuchungsgang: Der Untersucher palpiert den M. biceps femoris.

Instruktion: „Versuchen Sie, die Ferse unter die Behandlungsbank zu ziehen. Drehen Sie dabei die Fußspitze nach außen."

Klinische Relevanz

- Ein Ausfall der ischiokruralen Muskulatur wirkt sich kaum auf alltägliche Funktionen wie Gehen, Aufstehen und Treppensteigen aus, da der M. gluteus maximus den Ausfall kompensieren kann. Im Kniegelenk kommt es jedoch zu einer Überstreckung.

Musculus gastrocnemius

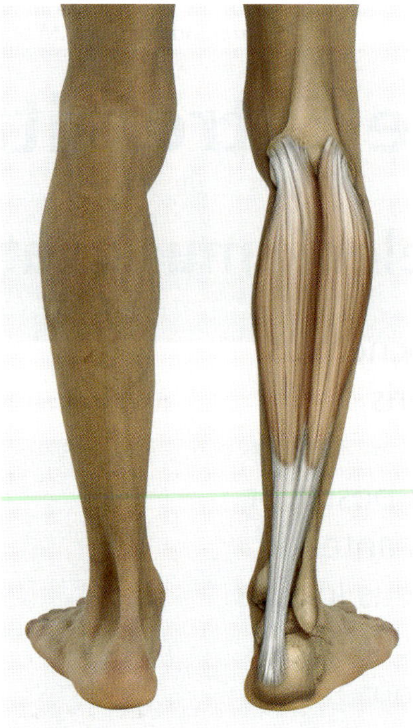

Der M. gastrocnemius beugt kraftvoll im Kniegelenk und in den Sprunggelenken. Damit fällt ihm eine wichtige Aufgabe beim Abrollen des Standbeines zu, bei dem beide Komponenten den Vorschub beim Laufen bewirken. Außerdem soll er am Schwungbein die Extension im Kniegelenk abbremsen. Im unteren Sprunggelenk wirkt der Muskel als Supinator, er hebt also bei der Flexion zugleich den medialen Fußrand an.

Ursprung	Condylus medialis und lateralis femoris
Ansatz	kraniale und mediale Anteile des Tuber calcanei
Innervation	Nervus tibialis, S1–S2
Besonderheiten	Der M. gastrocnemius bildet zusammen mit dem M. soleus und dem M. plantaris den M. triceps surae.

Funktionen

Synergisten	Antagonisten
Articulatio genus	
Flexion	
M. biceps femoris	M. quadriceps femoris
M. semitendinosus	M. gluteus maximus (via Tractus iliotibialis)
M. semimembranosus	M. tensor fasciae latae (via Tractus iliotibialis)
M. sartorius	
M. gracilis	
Articulatio talocruralis	
Flexion	
M. soleus	M. tibialis anterior
M. flexor hallucis longus	M. extensor digitorum longus
Mm. peronei	M. extensor hallucis longus
M. tibialis posterior	M. peroneus tertius
M. flexor digitorum longus	
Articulationes subtalaris und talocalcaneonavicularis	
Supination (Inversion und Flexion)	
M. soleus	Mm. peronei
M. tibialis posterior	M. extensor digitorum longus
M. flexor digitorum longus	
M. flexor hallucis longus	
M. tibialis anterior	

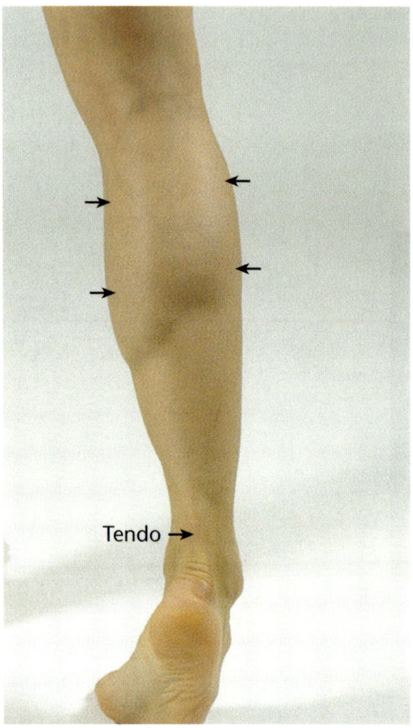

Muskelfunktionsprüfung

Kraftgrad

5/4

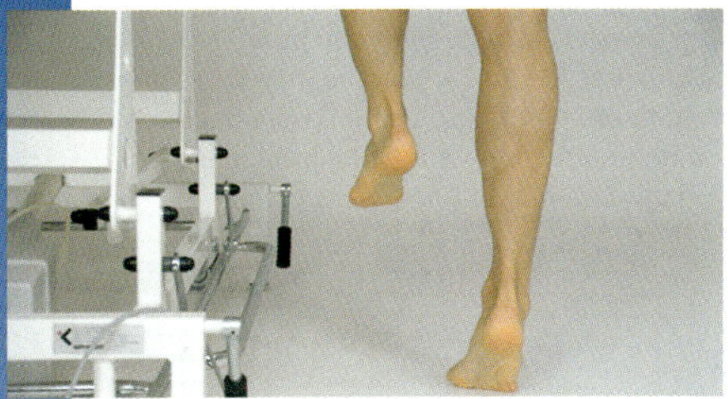

Ausgangsstellung: Der Patient steht auf einem Bein. Zur Wahrung des Gleichgewichtes kann er sich festhalten.

Untersuchungsgang: Der Untersucher beobachtet.

Instruktion: „Drücken Sie sich hoch in den Zehenstand und lassen Sie sich langsam herunter bis die Ferse fast den Boden berührt. Wiederholen Sie die Bewegung fünfmal, ohne sich mit den Händen hochzudrücken."

3

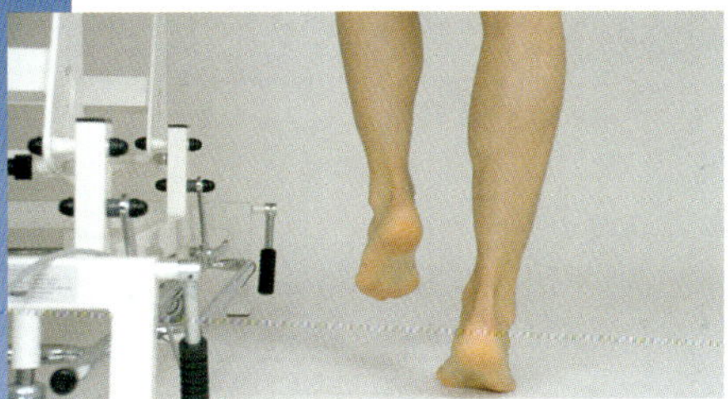

Ausgangsstellung: Der Patient steht auf einem Bein. Zur Wahrung des Gleichgewichtes kann er sich festhalten.

Untersuchungsgang: Der Untersucher beobachtet.

Instruktion: „Drücken Sie sich so hoch Sie können in den Zehenstand und lassen Sie sich dann langsam wieder herunter."

2

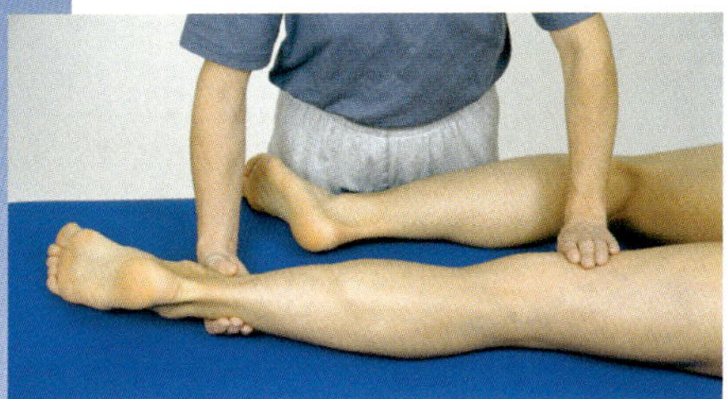

Ausgangsstellung: Der Patient liegt auf der Seite.

Untersuchungsgang: Der Untersucher fixiert den Unterschenkel mit einer Hand von ventral, oberhalb der Knöchelregion.

Instruktion: „Drücken Sie die Fußspitze herunter."

1/0

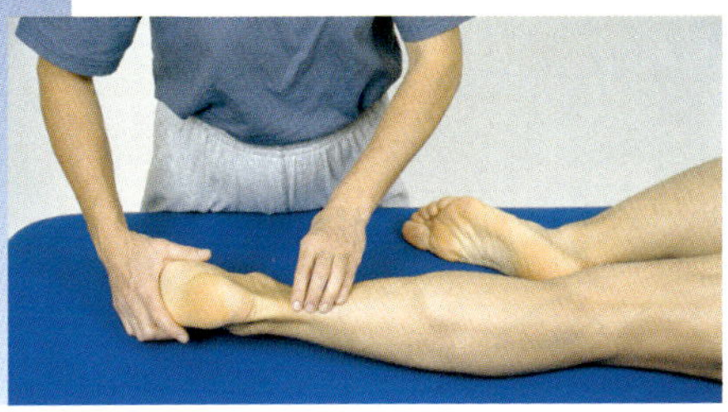

Ausgangsstellung: Der Patient liegt auf der Seite.

Untersuchungsgang: Der Untersucher palpiert den M. gastrocnemius.

Instruktion: „Versuchen Sie, die Fußspitze herunterzudrücken."

Klinische Relevanz

- Als Achillodynie bezeichnet man belastungsabhängige Schmerzen der Achillessehne
- Einem Achillessehnenabriss gehen meist degenerative Prozesse der Achillessehne voraus.

Probleme/Hinweise

- Zur Einstufung des Muskelstatus 4 kann der Patient die volle Bewegung nur 2 bis 3-mal ausführen.
- Die Vorfußstabilisation muss für den Zehenstand möglich sein.

Musculus plantaris

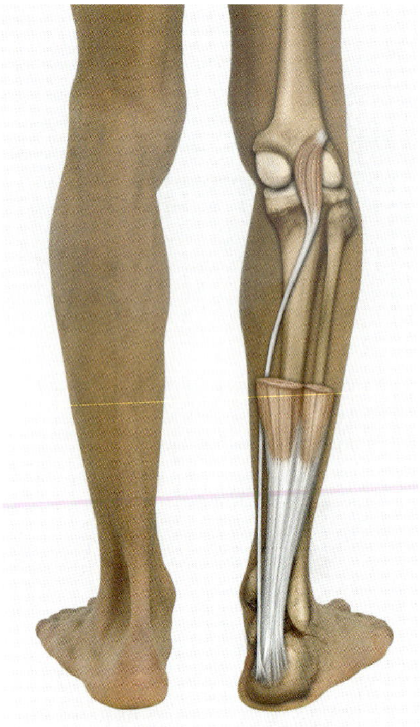

Der M. plantaris beugt vernachlässigbar schwach im Kniegelenk und in den Sprunggelenken. Die Hauptwirkung während der Beugung liegt im Offenhalten der Vasa tibialia posteriora, mit deren Adventitia der M. plantaris über das Bindegewebe der Kniekehle in Verbindung steht. Synergisten oder Antagonisten in Bezug auf seine Funktionen bei der Bewegung von Gelenken hat er daher nicht.

Ursprung	Facies poplitea und Epiconylus lateralis des Femur
Ansatz	kranialer und medialer Anteil des Tuber calcanei
Innervation	Nervus tibialis, S1–S2
Besonderheiten	Der M. plantaris bildet zusammen mit dem M. gastrocnemius und dem M. soleus den M. triceps surae.

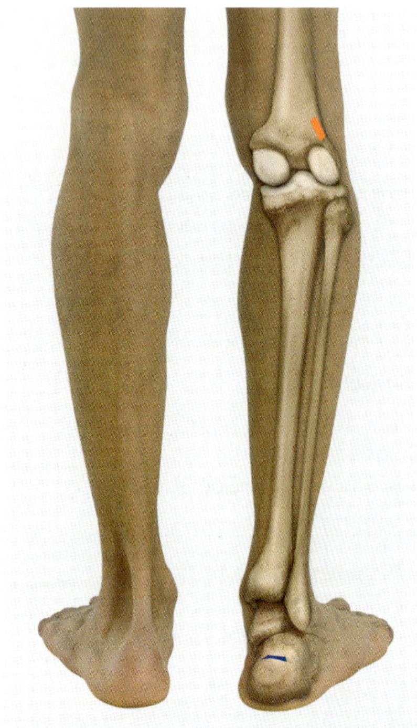

Muskelfunktionsprüfung

Kraftgrad

5/4

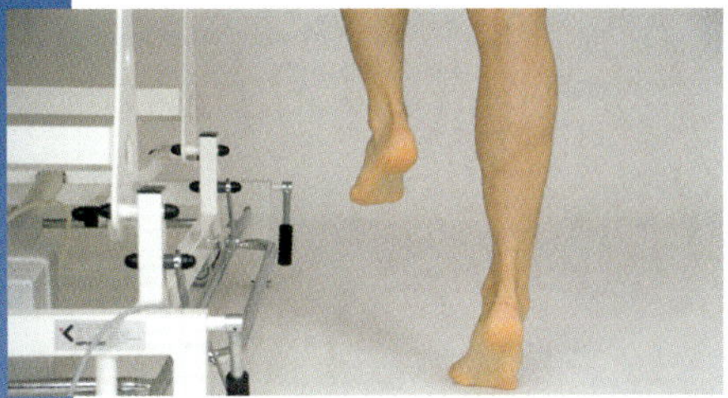

Ausgangsstellung: Der Patient steht auf einem Bein. Zur Wahrung des Gleichgewichtes kann er sich festhalten.

Untersuchungsgang: Der Untersucher beobachtet.

Instruktion: „Drücken Sie sich hoch in den Zehenstand und lassen Sie sich langsam herunter bis die Ferse fast den Boden berührt. Wiederholen Sie die Bewegung fünfmal, ohne sich mit den Händen hochzudrücken."

3

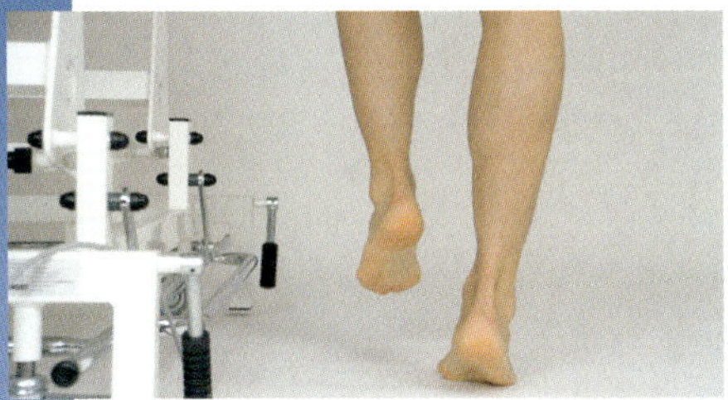

Ausgangsstellung: Der Patient steht auf einem Bein. Zur Wahrung des Gleichgewichtes kann er sich festhalten.

Untersuchungsgang: Der Untersucher beobachtet.

Instruktion: „Drücken Sie sich so hoch Sie können in den Zehenstand und lassen Sie sich dann langsam wieder herunter."

2

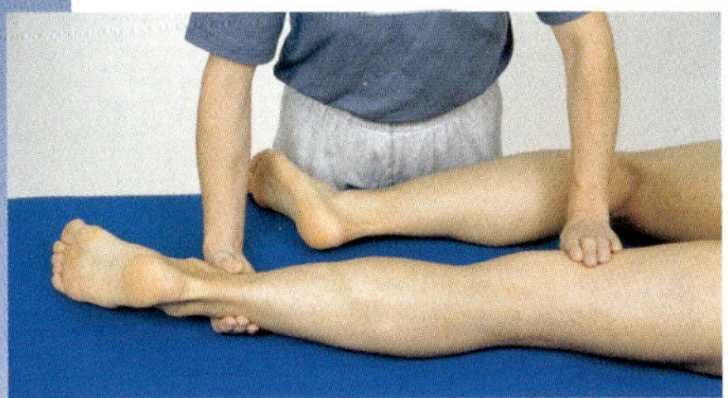

Ausgangsstellung: Der Patient liegt auf der Seite.

Untersuchungsgang: Der Untersucher fixiert den Unterschenkel mit einer Hand von ventral, oberhalb der Knöchelregion.

Instruktion: „Drücken Sie die Fußspitze herunter."

1/0

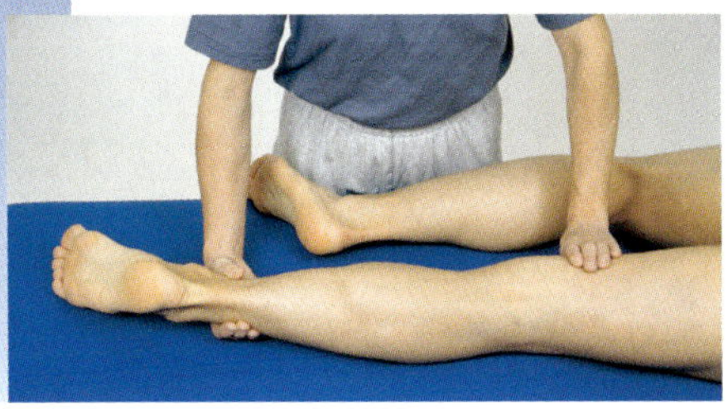

Ausgangsstellung: Der Patient liegt auf der Seite.

Untersuchungsgang: Der Untersucher beobachtet die Fußbewegung.

Instruktion: „Versuchen Sie, die Fußspitze herunterzudrücken."

! Probleme/Hinweise

- Der M. plantaris kann nur mit dem M. gastrocnemius und dem M. soleus zusammen getestet werden.
- Die Vorfußstabilisation muss für den Zehenstand möglich sein.
- Der M. plantaris ist nicht zu palpieren.

Musculus soleus

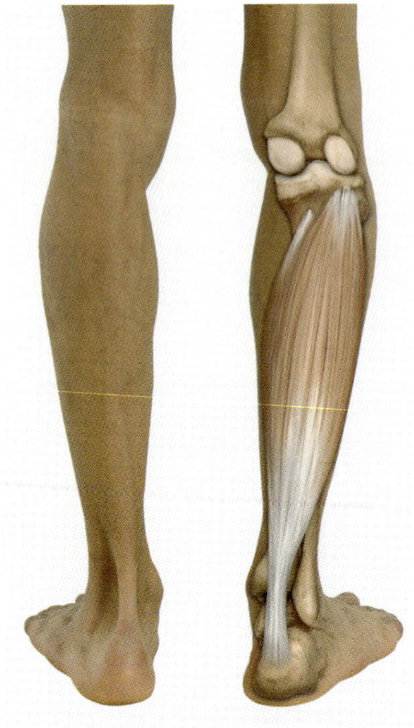

Der M. soleus ist ein wichtiger Flexor im oberen Sprunggelenk und Supinator im unteren Sprunggelenk. Besondere Bedeutung fällt ihm jedoch auch im Stand zu, wenn er die Ausbalancierung des Beines über den Sprunggelenken ermöglich.

Ursprung	dorsales, proximales Drittel der Fibula mittleres Drittel der Tibia Arcus tendineus musculi solei
Ansatz	kranialer und medialer Anteil des Tuber calcanei
Innervation	Nervus tibialis, S1–S2
Besonderheiten	Der M. soleus bildet zusammen mit dem M. gastrocnemius und dem M. plantaris den M. triceps surae.

Funktionen

Synergisten	Antagonisten
Articulatio talocruralis	
Flexion	
M. gastrocnemius	M. tibialis anterior
M. flexor hallucis longus	M. extensor digitorum longus
Mm. peronei	M. extensor hallucis longus
M. tibialis posterior	M. peroneus tertius
M. flexor digitorum longus	
Articulationes subtalaris und talocalcaneonavicularis	
Supination (Inversion und Flexion)	
M. gastrocnemius	Mm. peronei
M. tibialis posterior	M. extensor digitorum longus
M. flexor digitorum longus	
M. flexor hallucis longus	

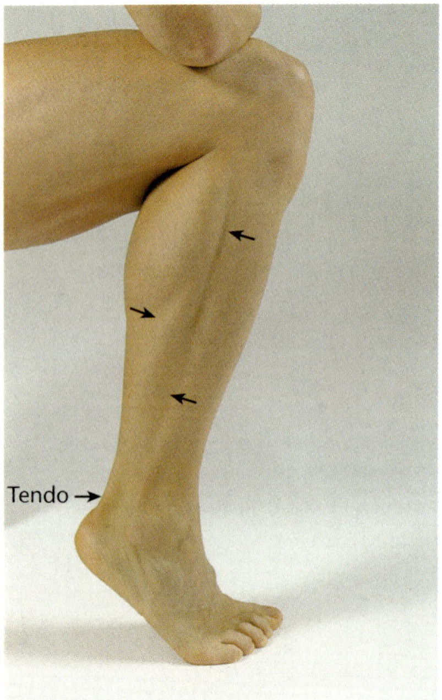

Muskelfunktionsprüfung

Kraftgrad

5/4

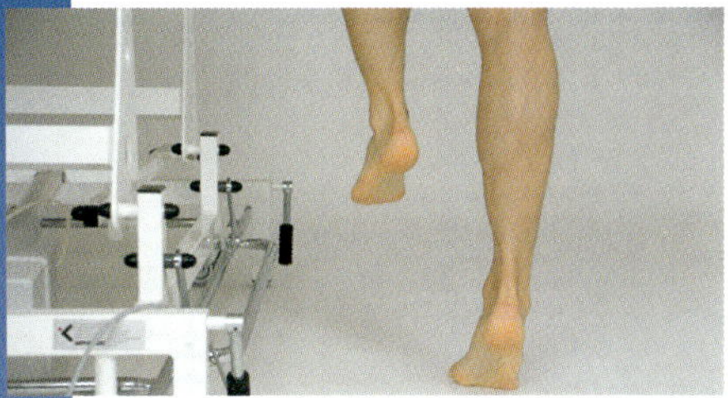

Ausgangsstellung: Der Patient steht auf einem Bein. Zur Wahrung des Gleichgewichtes kann er sich festhalten.

Untersuchungsgang: Der Untersucher beobachtet.

Instruktion: „Drücken Sie sich hoch in den Zehenstand und lassen Sie sich langsam herunter bis die Ferse den Boden berührt. Wiederholen Sie die Bewegung fünfmal, ohne sich mit den Händen hochzudrücken."

3

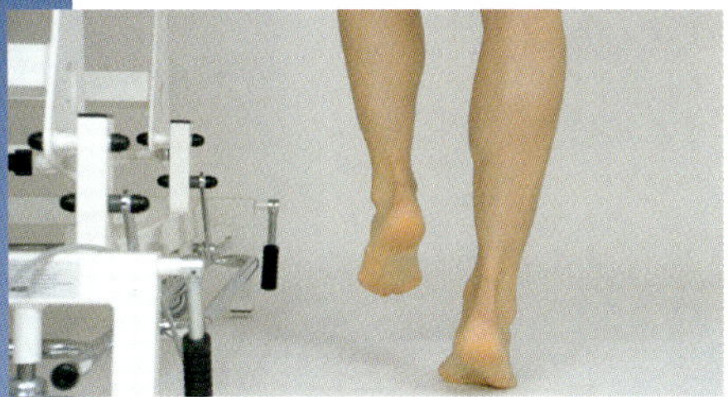

Ausgangsstellung: Der Patient steht auf einem Bein. Zur Wahrung des Gleichgewichtes kann er sich festhalten.

Untersuchungsgang: Der Untersucher beobachtet.

Instruktion: „Drücken Sie sich so hoch Sie können in den Zehenstand und lassen Sie sich dann langsam wieder herunter."

2

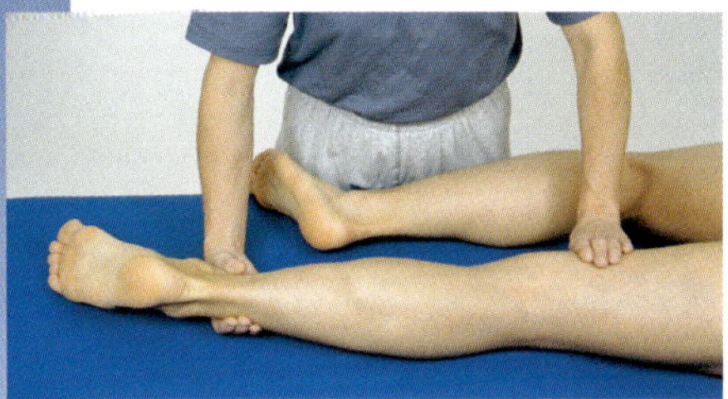

Ausgangsstellung: Der Patient liegt auf der Seite.

Untersuchungsgang: Der Untersucher fixiert den Unterschenkel mit einer Hand von ventral, oberhalb der Knöchelregion.

Instruktion: „Drücken Sie die Fußspitze herunter."

1/0

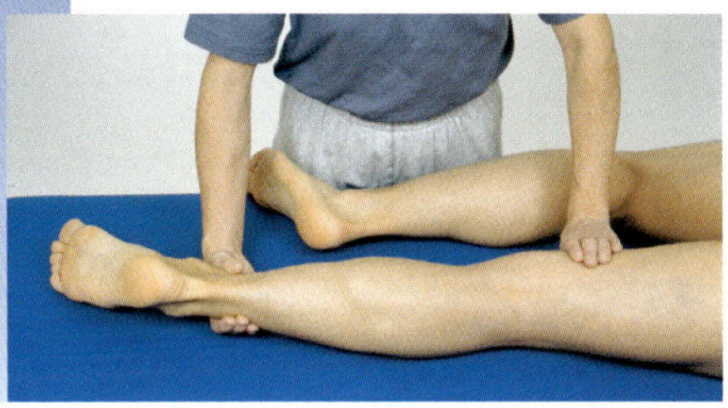

Ausgangsstellung: Der Patient liegt auf der Seite.

Untersuchungsgang: Der Untersucher beobachtet die Fußbewegung.

Instruktion: „Versuchen Sie, die Fußspitze herunterzudrücken."

! Probleme/Hinweise

- Der M. soleus kann nur mit dem M. gastrocnemius und dem M. plantaris zusammen getestet werden.
- Die Vorfußstabilisation muss für den Zehenstand möglich sein.
- Der M. plantarius ist nicht zu palpieren.

Musculus tibialis posterior

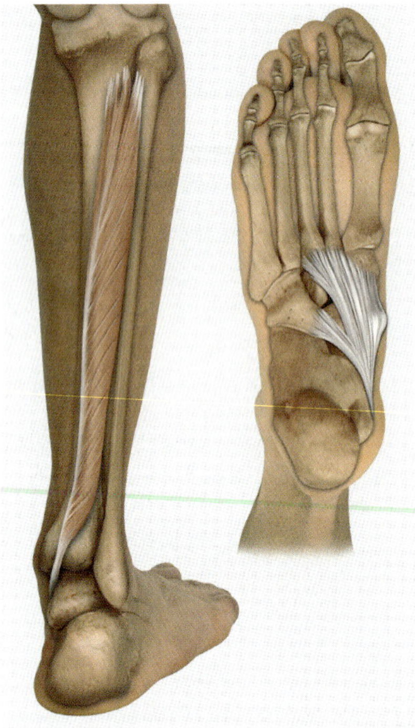

Der M. tibialis posterior supiniert und flektiert den Fuß. Da er unter die Sohle zieht, stützt er, gemeinsam mit dem M. peroneus longus, das Fußgewölbe.

Ursprung	proximale zwei Drittel der Facies posterior tibiae proximale zwei Drittel der Facies medialis fibulae Membrana interossea cruris
Ansatz	Os naviculare Ossa cuneiformia Os cuboideum Ossa metatarsi II–IV
Innervation	Nervus tibialis, L5–S1

Funktionen

Synergisten	Antagonisten
Articulatio talocruralis	
Flexion	
M. gastrocnemius	M. tibialis anterior
M. soleus	M. extensor digitorum longus
M. flexor hallucis longus	M. extensor hallucis longus
Mm. peronei	M. peroneus tertius
M. flexor digitorum longus	
Articulationes subtalaris und talocalcaneonavicularis	
Supination (Inversion und Flexion)	
M. gastrocnemius	Mm. peronei
M. soleus	M. peroneus tertius
M. flexor digitorum longus	M. extensor digitorum longus
M. flexor hallucis longus	

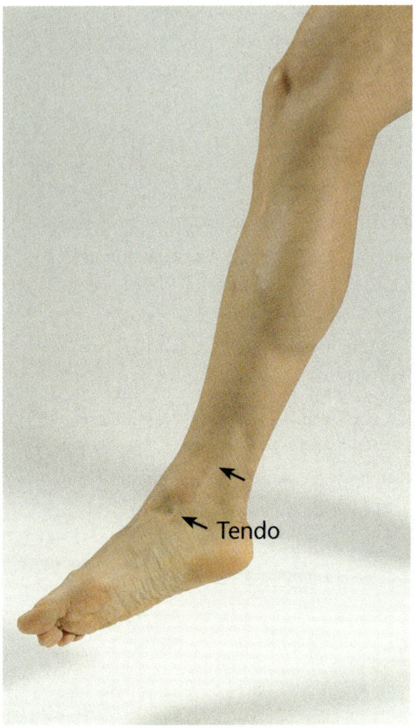

Muskelfunktionsprüfung

Kraftgrad

5/4

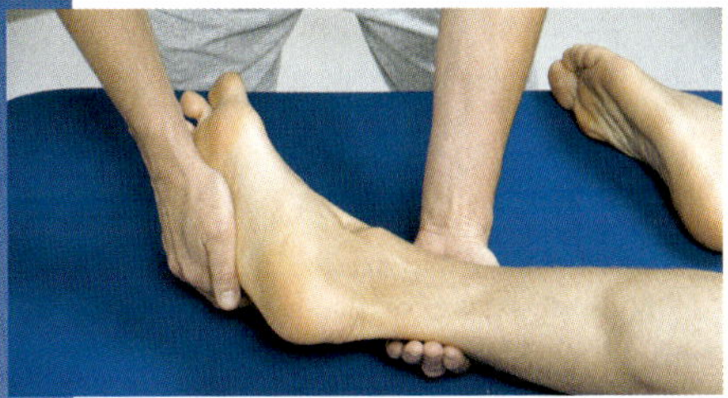

Ausgangsstellung: Der Patient liegt auf der zu untersuchenden Seite.

Untersuchungsgang: Der Untersucher fixiert mit einer Hand den distalen Unterschenkel des Patienten und gibt mit der anderen auf der Plantarfläche der Kleinzehenseite Druck in Richtung Dorsalextension und Pronation.

Instruktion: „Drücken Sie die Kleinzehenseite gegen meinen Widerstand herunter und halten Sie die Endstellung."

3

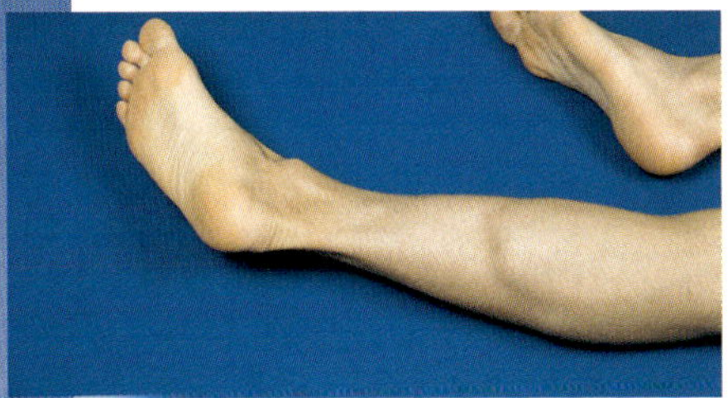

Ausgangsstellung: Der Patient liegt auf der zu untersuchenden Seite.

Untersuchungsgang: Der Untersucher beobachtet die Fußbewegung.

Instruktion: „Drücken Sie die Kleinzehenseite herunter."

2

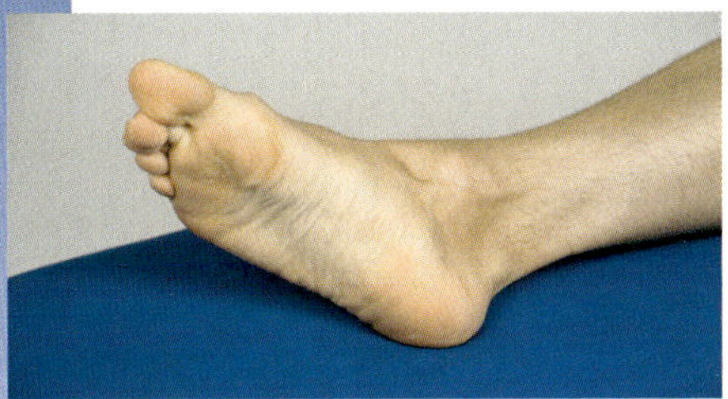

Ausgangsstellung: Der Patient liegt auf dem Rücken.

Untersuchungsgang: Der Untersucher beobachtet die Fußbewegung.

Instruktion: „Drücken Sie die Kleinzehenseite herunter."

1/0

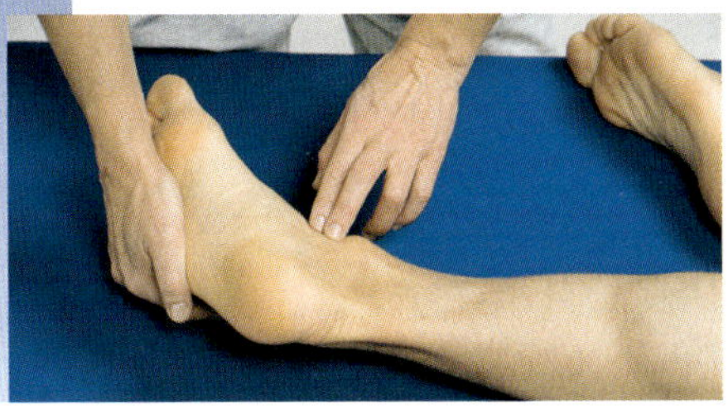

Ausgangsstellung: Der Patient liegt auf der zu untersuchenden Seite.

Untersuchungsgang: Der Untersucher palpiert den M. tibialis posterior.

Instruktion: „Versuchen Sie, die Kleinzehenseite herunterzudrücken."

! Probleme/Hinweise

- Die Funktion des M. tibialis posterior wird vom M. gastrocnemius, vom M. flexor digitorum longus und vom M. flexor hallucis longus unterstützt.

Musculus tibialis anterior

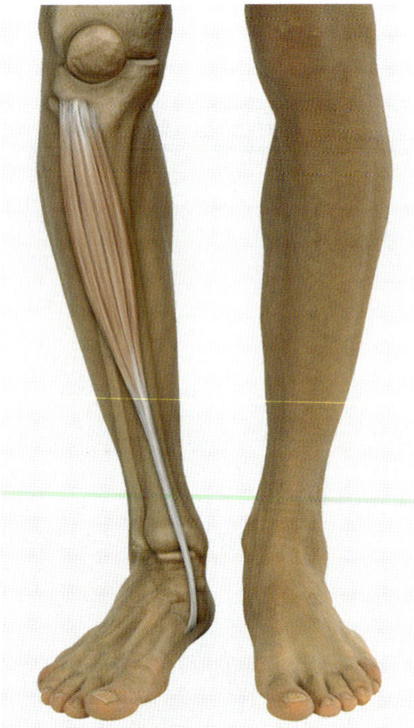

Der M. tibialis anterior führt eine Extension in den Sprunggelenken herbei und kann den medialen Fußrand anheben. Insbesondere, wenn beim Laufen der Fuß vom Boden angehoben und später die Ferse wieder aufgesetzt wird, ist der Muskel aktiv. Beim Stehen balanciert der M. tibialis anterior gemeinsam mit dem antagonistischen M. soleus den Unterschenkel auf der Talusrolle.

Ursprung	Condylus lateralis tibiae proximale, laterale Hälfte der Tibia Membrana interossea cruris Fascia cruris, Septum intermusculare laterale
Ansatz	mediale und plantare Fläche des Os cuneiforme cruris anterius Basis des Os metatarsi I
Innervation	Nervus peroneus profundus, L4–L5
Besonderheiten	Der M. tibialis anterior ist ein Kennmuskel für das Rückenmarkssegment L4.

Funktionen

Synergisten	Antagonisten
Articulatio talocruralis	
Extension	
M. extensor digitorum longus	M. gastrocnemius
M. extensor hallucis longus	M. soleus
	M. flexor hallucis longus
	Mm. peronei
	M. tibialis posterior
	M. flexor digitorum longus
Articulationes subtalaris und talocalcaneonavicularis	
Supination (Inversion und Flexion)	
M. gastrocnemius	Mm. peronei
M. soleus	M. peroneus tertius
M. tibialis posterior	M. extensor digitorum longus
M. flexor digitorum longus	
M. flexor hallucis longus	

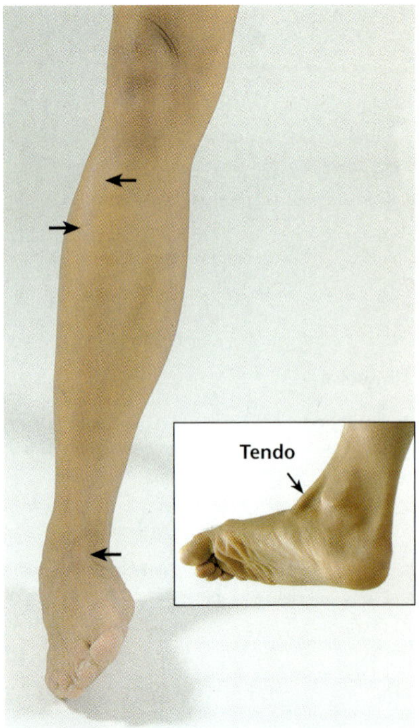

Muskelfunktionsprüfung

Kraftgrad

5/4

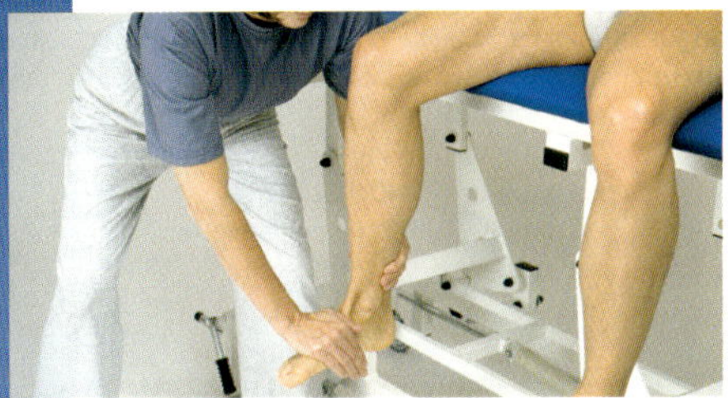

Ausgangsstellung: Der Patient sitzt auf der Untersuchungsliege, die Beine hängen über die Kante der Liege.

Untersuchungsgang: Der Untersucher fixiert mit einer Hand den distalen Unterschenkel des Patienten, mit der anderen gibt er auf der medialen Seite des Fußrückens Druck in Richtung Plantarflexion.

Instruktion: „Ziehen Sie den Fuß mit der Großzehenseite hoch, lassen Sie dabei die Zehen locker. Halten Sie die Endstellung."

3

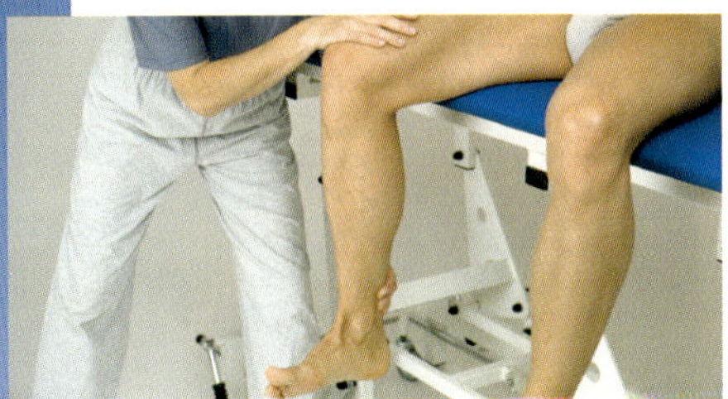

Ausgangsstellung: Der Patient sitzt auf der Untersuchungsliege, die Beine hängen über die Kante der Liege.

Untersuchungsgang: Der Untersucher fixiert mit einer Hand den distalen Unterschenkel des Patienten von dorsal.

Instruktion: „Ziehen Sie den Fuß mit der Großzehenseite hoch."

2

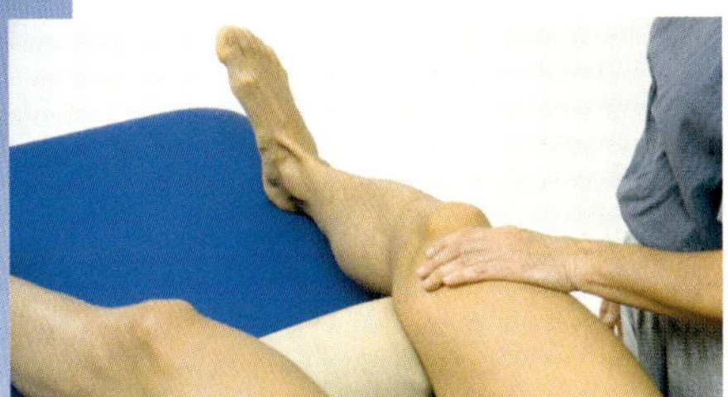

Ausgangsstellung: Der Patient liegt auf dem Rücken. Das Bein ist im Kniegelenk flektiert und wird durch eine Knierolle unterlagert.

Untersuchungsgang: Der Untersucher fixiert den distalen Oberschenkel.

Instruktion: „Ziehen Sie den Fuß mit der Großzehenseite hoch."

1/0

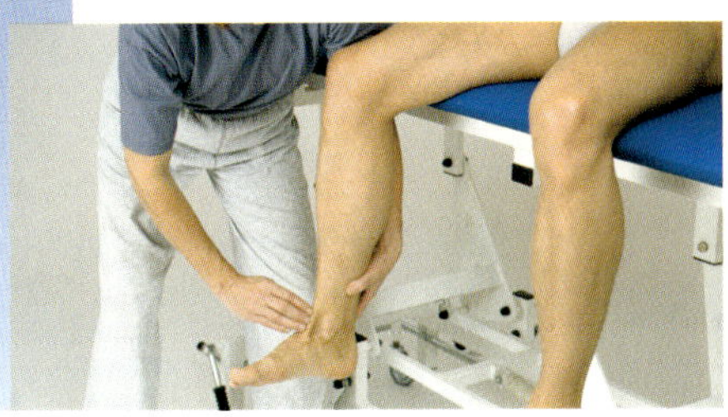

Ausgangsstellung: Der Patient sitzt, die Beine hängen über die Kante der Liege.

Untersuchungsgang: Der Untersucher palpiert den M. tibialis anterior.

Instruktion: „Versuchen Sie, den Fuß mit der Großzehenseite hochzuziehen."

! Probleme/Hinweise

- Bei verkürzter Wadenmuskulatur besteht eventuell eine Kontraktionshemmung des M. tibialis anterior. Deshalb sollte der Krafttest bei im Kniegelenk flektiertem Bein vorgenommen werden.
- Damit der M. extensor digitorum longus und der M. extensor hallucis longus nicht mitarbeiten, müssen die Zehen locker gelassen werden.

Musculus peroneus brevis

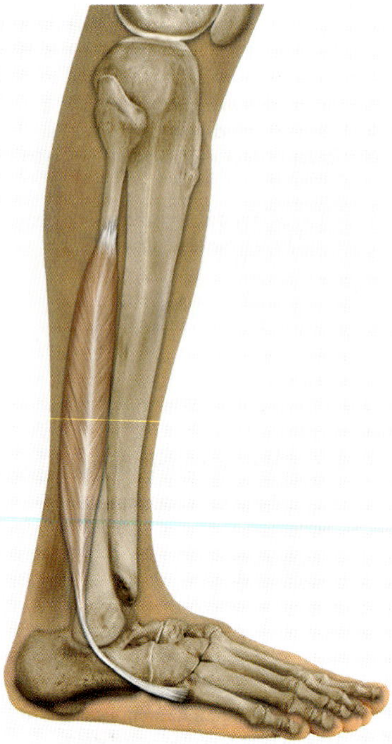

Der M. peroneus brevis ist, wie sein langer Verwandter auch, ein Muskel, der den lateralen Fußrand hebt und den Fuß flektiert sowie bei der Ausrichtung des Fußes an den Bodengegebenheiten hilft. Beide Peroneusmuskeln helfen, insbesondere beim Stand auf einem Bein, das Gleichgewicht zu halten. Die pronierende Komponente ist wichtig, um den starken supinierenden Muskeln einen gleichwertigen Antagonisten entgegenzusetzen und damit das Supinationstrauma zu vermeiden.

Ursprung	distale zwei Drittel der Fibula Septa intermuscularia cruris anterius und posterius
Ansatz	Tuberositas des Os metatarsi V
Innervation	Nervus peroneus superficialis, S1
Besonderheiten	Der M. peroneus brevis ist auch unter dem Synonym M. fibularis brevis zu finden.

Funktionen

Synergisten	Antagonisten
Articulatio talocruralis	
Flexion	
M. gastrocnemius	M. tibialis anterior
M. soleus	M. extensor digitorum longus
M. flexor hallucis longus	M. extensor hallucis longus
M. peroneus longus	M. peroneus tertius
M. tibialis posterior	
M. flexor digitorum longus	
Articulationes subtalaris und talocalcaneonavicularis	
Eversion	
M. peroneus longus	M. gastrocnemius
M. peroneus tertius	M. soleus
M. extensor digitorum longus	M. tibialis posterior
	M. flexor digitorum longus
	M. flexor hallucis longus
	M. tibialis anterior

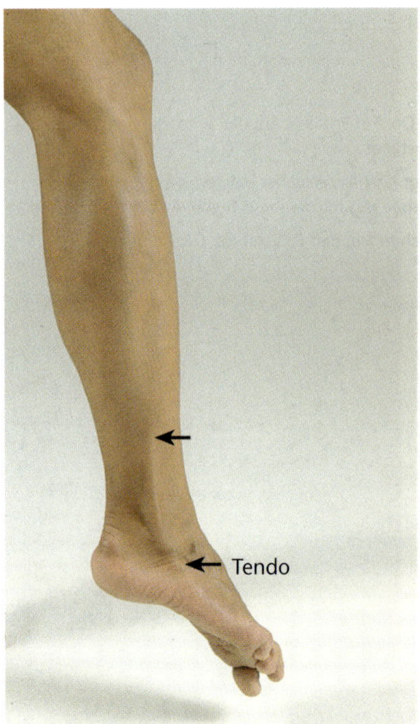

Muskelfunktionsprüfung

Kraftgrad

5/4

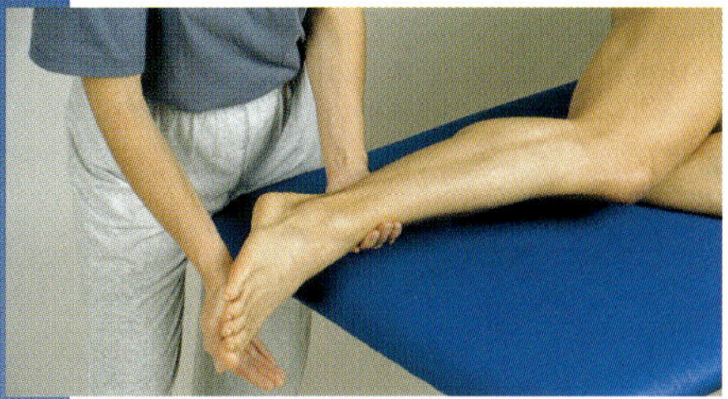

Ausgangsstellung: Der Patient liegt auf der Seite, die der zu untersuchenden gegenüberliegt.

Untersuchungsgang: Der Untersucher fixiert mit einer Hand den distalen Unterschenkel des Patienten, mit der anderen gibt er an der Plantarfläche des Großzehenballens Druck in Richtung Dorsalextension und Supination.

Instruktion: „Drücken Sie Ihren Fuß mit der Großzehenseite gegen meinen Widerstand herunter und halten Sie die Endstellung."

3

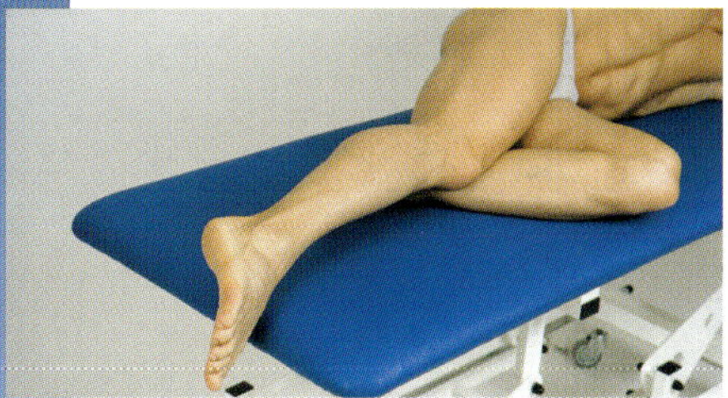

Ausgangsstellung: Der Patient liegt auf der Seite, die der zu untersuchenden gegenüberliegt.

Untersuchungsgang: Der Untersucher beobachtet die Fußbewegung.

Instruktion: „Drücken Sie Ihren Fuß mit der Großzehenseite herunter."

2

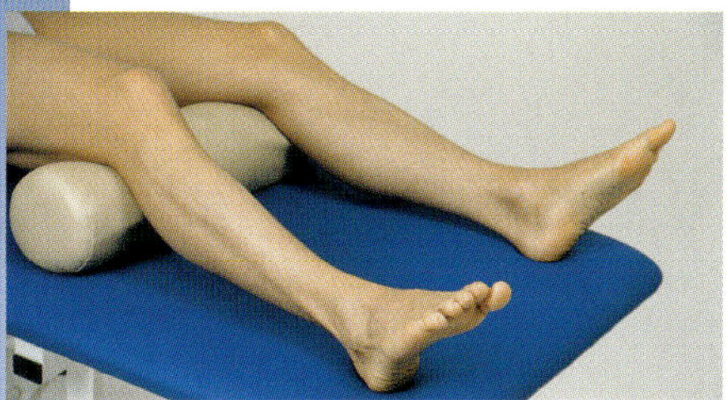

Ausgangsstellung: Der Patient liegt auf dem Rücken. Das Bein ist im Kniegelenk flektiert und wird durch eine Knierolle unterlagert.

Untersuchungsgang: Der Untersucher beobachtet die Fußbewegung.

Instruktion: „Drücken Sie den Fuß mit der Großzehe herunter."

1/0

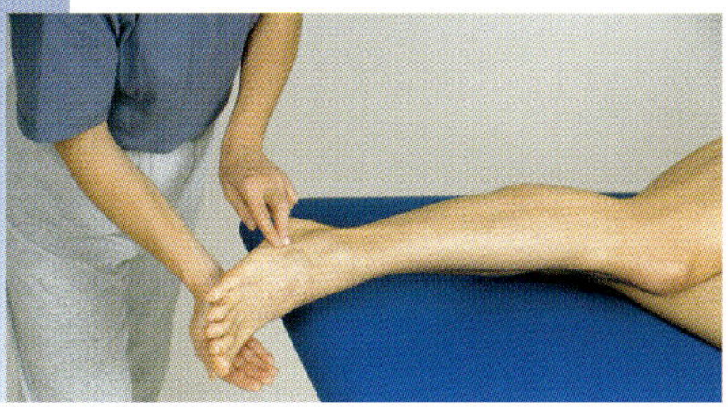

Ausgangsstellung: Der Patient liegt auf der Seite, die der zu untersuchenden gegenüberliegt.

Untersuchungsgang: Der Untersucher palpiert den M. peroneus brevis vor dem Os metatarsi V.

Instruktion: „Versuchen Sie, den Fuß mit der Großzehenseite herunterzudrücken."

Musculus peroneus tertius

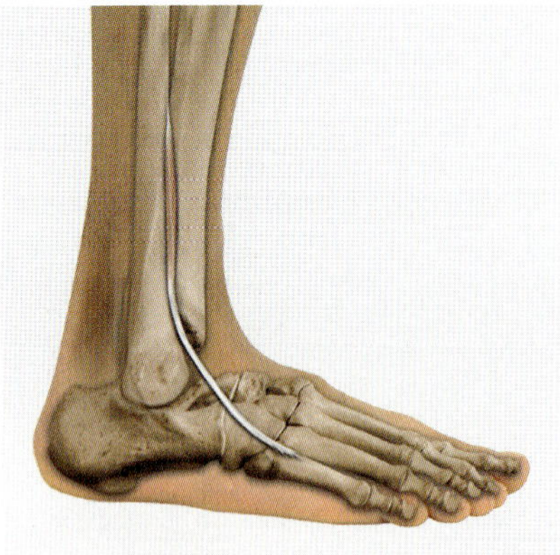

Der M. peroneus tertius ist eine Abspaltung aus dem M. extensor digitorum longus, dessen Sehne jedoch an den lateralen Fußrand geht. Damit hebt er den lateralen Fußrand im Sinne einer Eversion und bewirkt gleichzeitig eine Extension in den Sprunggelenken, insgesamt führt er also zu einer Pronation und wirkt damit der Entstehung von Supinationstraumen entgegen.

Ursprung	distales Drittel der Fibula Membrana interossea cruris
Ansatz	Dorsalseite der Basis des Os metatarsi V
Innervation	Nervus peroneus profundus, L5–S1
Besonderheiten	Der M. peroneus tertius ist inkonstant angelegt. Er leitet sich von den Muskeln der Extensorengruppe ab.

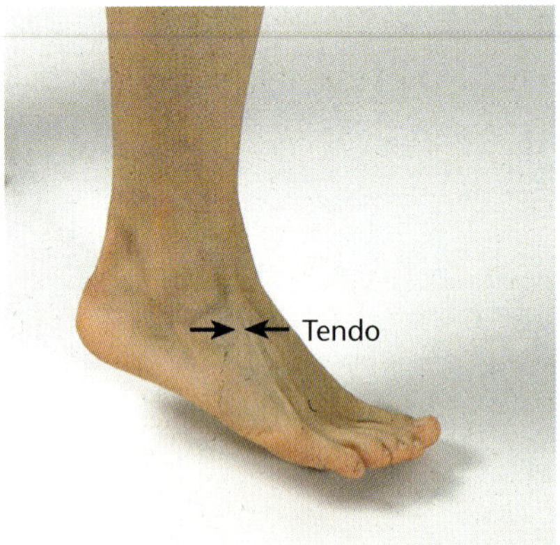

Funktionen

Synergisten	Antagonisten
Articulatio talocruralis	
Extension	
M. tibialis anterior M. extensor digitorum longus M. extensor hallucis longus	M. gastrocnemius M. soleus M. flexor hallucis longus M. peroneus longus M. peroneus brevis M. tibialis posterior M. flexor digitorum longus
Articulationes subtalaris und talocalcaneonavicularis	
Eversion	
M. peroneus longus M. peroneus brevis M. extensor digitorum longus	M. gastrocnemius M. soleus M. flexor digitorum longus M. flexor hallucis longus M. tibialis anterior M. tibialis posterior

Dehntests

M. gastrocnemius, M. plantaris und M. soleus

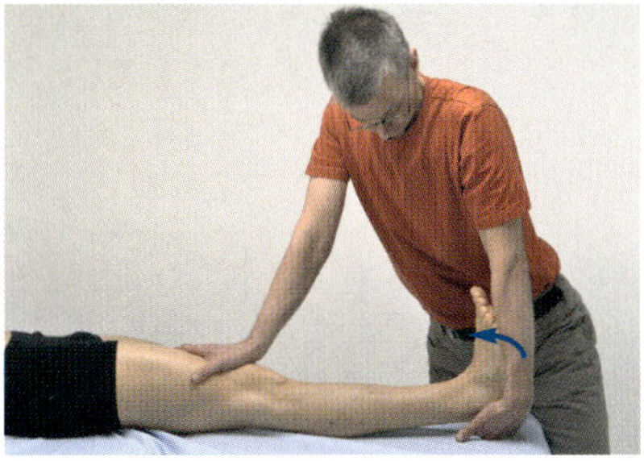

Durchführung
Das Kniegelenk befindet sich in Extension. Der Therapeut bewegt den Fuß des Patienten in die maximale Dorsalextension im OSG.

Befund
Es liegt eine Muskelverkürzung vor, wenn die Bewegung nicht im vollen Ausmaß durchführbar und das Endgefühl weich-elastisch ist.
Der Patient gibt ein Dehngefühl im Muskelverlauf an.
Bei flektiertem Knie wird der M. soleus isoliert getestet.

M. tibialis posterior

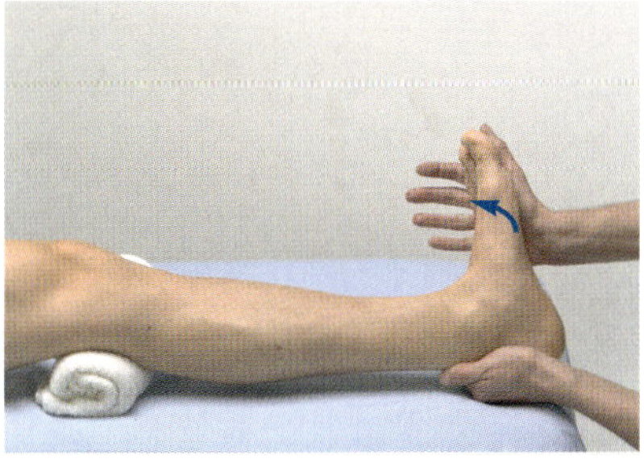

Durchführung
Der Therapeut bewegt den Fuß des Patienten in die maximale Dorsalextension und Pronation im OSG und USG. Das Kniegelenk befindet sich in leichter Flexion.

Befund
Es liegt eine Muskelverkürzung vor, wenn die Bewegung nicht im vollen Ausmaß durchführbar und das Endgefühl weich-elastisch ist.
Der Patient gibt ein Dehngefühl im Muskelverlauf an.

M. tibialis anterior

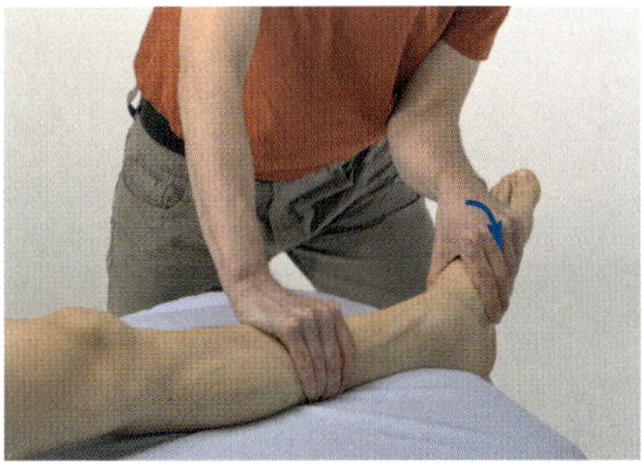

Durchführung
Der Therapeut bewegt den Fuß des Patienten in die maximale Plantarflexion und Pronation im OSG und USG.

Befund
Es liegt eine Muskelverkürzung vor, wenn die Bewegung nicht im vollen Ausmaß durchführbar und das Endgefühl weich-elastisch ist. Der Patient gibt ein Dehngefühl im Muskelverlauf an.

3 Untere Extremität

Zehengelenksmuskulatur

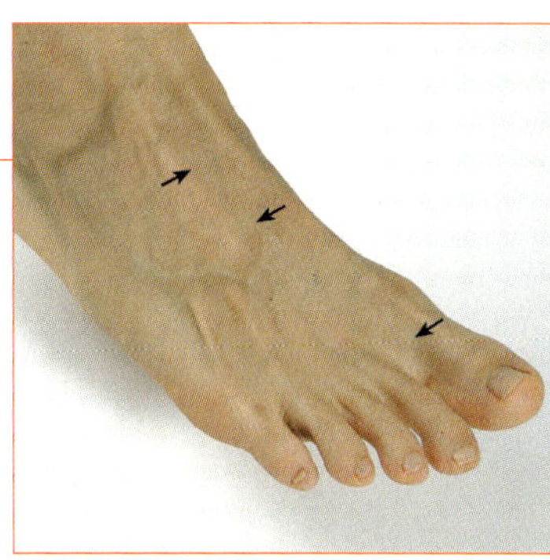

Musculus extensor hallucis brevis

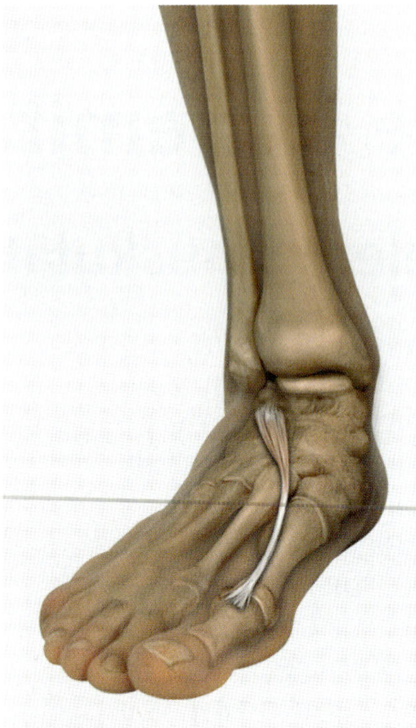

Der M. extensor hallucis brevis streckt den großen Zeh, wie auch der M. extensor hallucis longus.

Ursprung dorsolaterale Fläche des Calcaneus
Sinus tarsi

Ansatz Phalanx proximalis der Großzehe

Innervation Nervus fibularis profundus, L5–S1

Funktionen

Synergisten	Antagonisten
Articulatio metatarsophalangea I	
Extension	
M. extensor hallucis longus	M. flexor hallucis longus
	M. flexor hallucis brevis
	M. abductor hallucis
	M. adductor hallucis

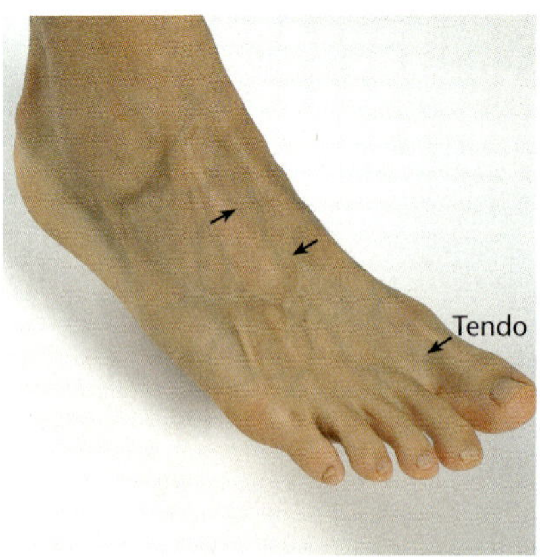

Muskelfunktionsprüfung

Kraftgrad

5/4

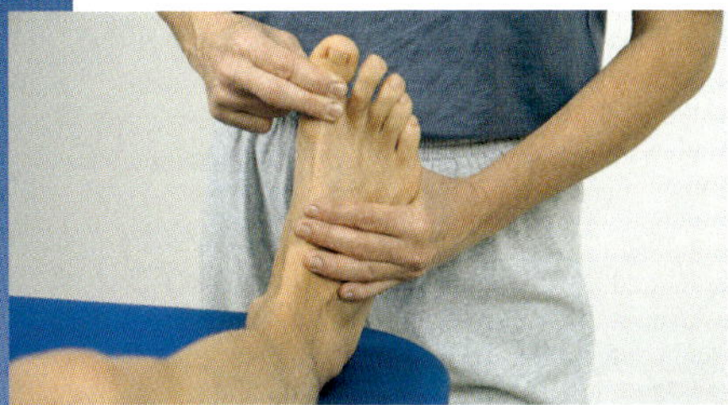

Ausgangsstellung: Der Patient liegt auf dem Rücken. Das Bein ist im Kniegelenk flektiert und wird durch eine Knierolle unterlagert. Der zu untersuchende Fuß befindet sich in Nullstellung.

Untersuchungsgang: Der Untersucher fixiert mit einer Hand den Mittelfuß des Patienten, mit der anderen gibt er an der Grundphalanx der Großzehe Druck in Richtung Flexion im Grundgelenk.

Instruktion: „Strecken Sie die große Zehe gegen meinen Widerstand und halten Sie die Endstellung.“

3/2

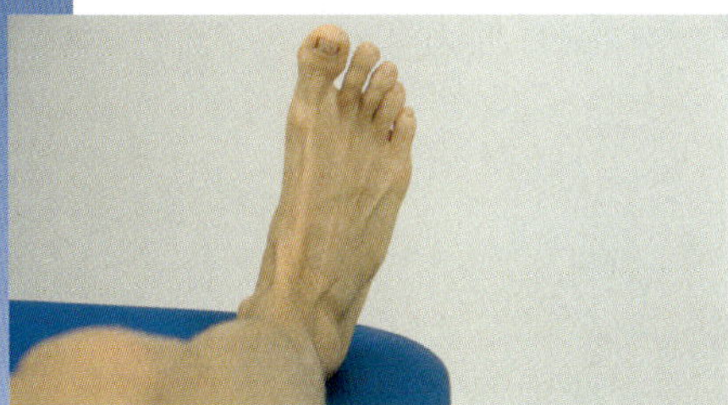

Ausgangsstellung: Der Patient liegt auf dem Rücken. Das Bein ist im Kniegelenk flektiert und wird durch eine Knierolle unterlagert. Der zu untersuchende Fuß befindet sich in Nullstellung.

Untersuchungsgang: Der Untersucher beobachtet die Zehenbewegung.

Instruktion: „Strecken Sie die große Zehe.“

1/0

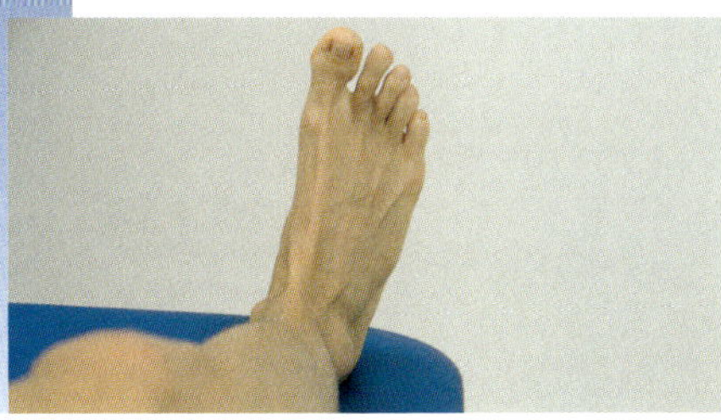

Ausgangsstellung: Der Patient liegt auf dem Rücken. Das Bein ist im Kniegelenk flektiert und wird durch eine Knierolle unterlagert. Der zu untersuchende Fuß befindet sich in Nullstellung.

Untersuchungsgang: Der Untersucher beobachtet die Zehenbewegung.

Instruktion: „Versuchen Sie, die große Zehe zu strecken.“

Probleme/Hinweise

- M. extensor hallucis brevis und M. extensor hallucis longus arbeiten zusammen. Eine Differenzierung der isolierten Anspannung des M. extensor hallucis brevis ist nicht möglich.

Musculus extensor hallucis longus

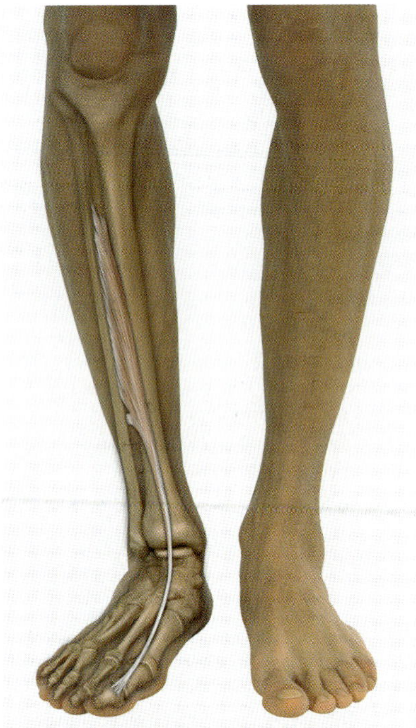

Der M. extensor hallucis longus ist der einzige kraftvolle Extensor der Großzehe, außerdem wirkt er natürlich auch auf das obere Sprunggelenk als Strecker.

Ursprung mittleres Drittel der Ventralfläche der Fibula, Membrana interossea cruris

Ansatz Dorsalfläche der Phalanx distalis der Großzehe

Innervation Nervus peroneus profundus, L5–S1

Besonderheiten Der M. extensor hallucis longus ist ein Kennmuskel für das Rückenmarkssegment L5.

Funktionen

Synergisten	Antagonisten
Articulationes talocruralis, subtalaris und talocalcaneonavicularis	
Extension	
M. tibialis anterior	M. gastrocnemius
M. extensor digitorum longus	M. soleus
	M. flexor hallucis longus
	M. peroneus longus
	M. peroneus brevis
	M. tibialis posterior
	M. flexor digitorum longus
Articulatio metatarsophalangea I	
Extension	
M. extensor hallucis brevis	M. flexor hallucis brevis
	M. flexor hallucis longus
	M. abductor hallucis
	M. adductor hallucis
Articulatio interphalangea pedis I	
Extension	
keine	M. flexor hallucis longus

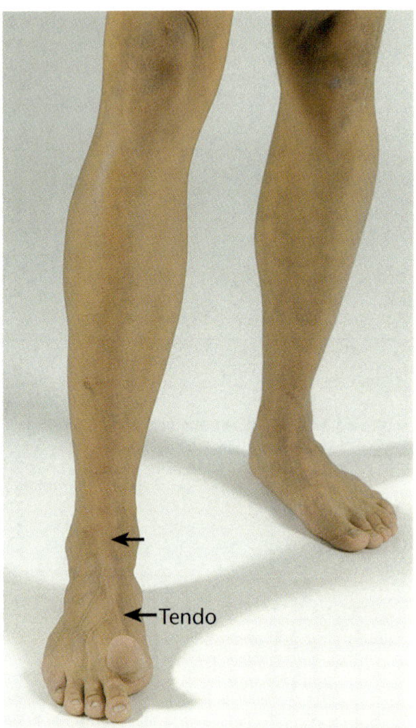

Muskelfunktionsprüfung

Kraftgrad

5/4

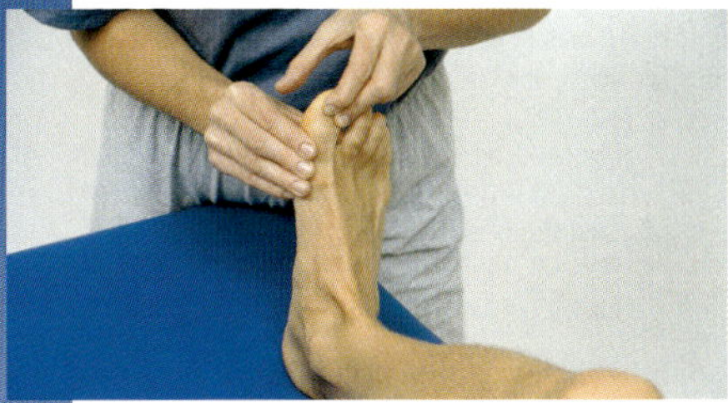

Ausgangsstellung: Der Patient liegt auf dem Rücken. Das Bein ist im Kniegelenk flektiert und wird durch eine Knierolle unterlagert. Der Fuß der zu untersuchenden Extremität befindet sich in Nullstellung.

Untersuchungsgang: Der Untersucher fixiert mit einer Hand die Grundphalanx der Großzehe, mit der anderen gibt er an der Endphalanx der Großzehe Druck in Richtung Flexion im Endgelenk.

Instruktion: „Strecken Sie die Großzehe gegen meinen Widerstand und halten Sie die Endstellung."

3/2

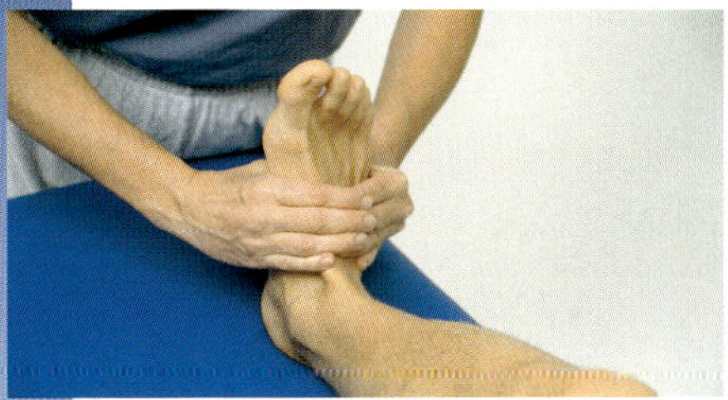

Ausgangsstellung: Der Patient liegt auf dem Rücken. Das Bein ist im Kniegelenk flektiert und wird durch eine Knierolle unterlagert. Der Fuß der zu untersuchenden Extremität befindet sich in Nullstellung.

Untersuchungsgang: Der Untersucher fixiert den Mittelfuß.

Instruktion: „Strecken Sie die Großzehe."

1/0

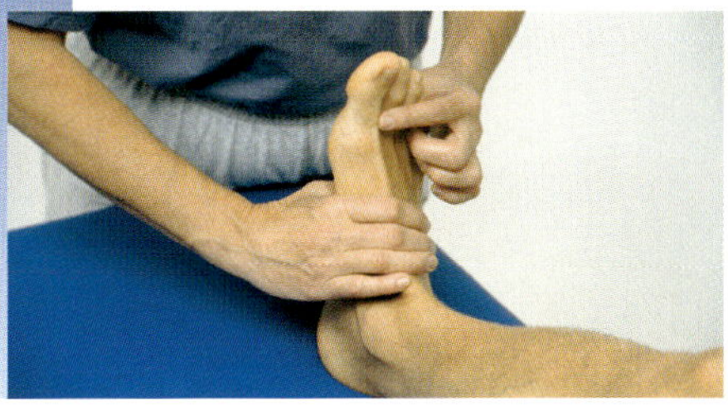

Ausgangsstellung: Der Patient liegt auf dem Rücken. Das Bein ist im Kniegelenk flektiert und wird durch eine Knierolle unterlagert. Der Fuß der zu untersuchenden Extremität befindet sich in Nullstellung.

Untersuchungsgang: Der Untersucher tastet den M. extensor hallucis longus.

Instruktion: „Versuchen Sie, die Großzehe zu strecken."

Klinische Relevanz

- Der Puls der A. dorsalis pedis ist im Bereich des mittleren Fußrückens lateral der Sehne des M. extensor hallucis longus zu tasten.

Probleme/Hinweise

- Der M. extensor hallucis longus unterstützt in seiner Funktion im Sprunggelenk den M. tibialis anterior.

Musculus extensor digitorum brevis

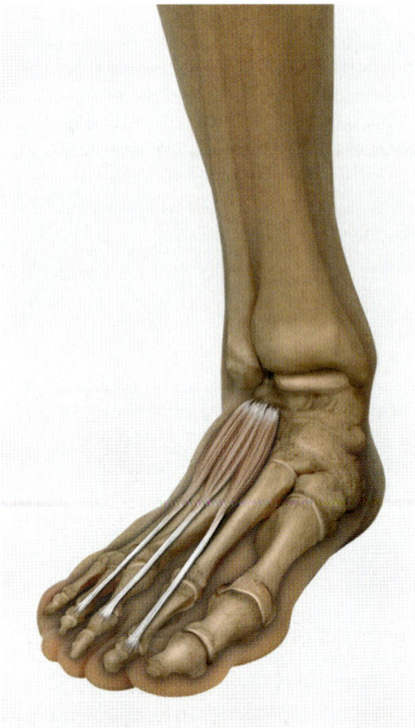

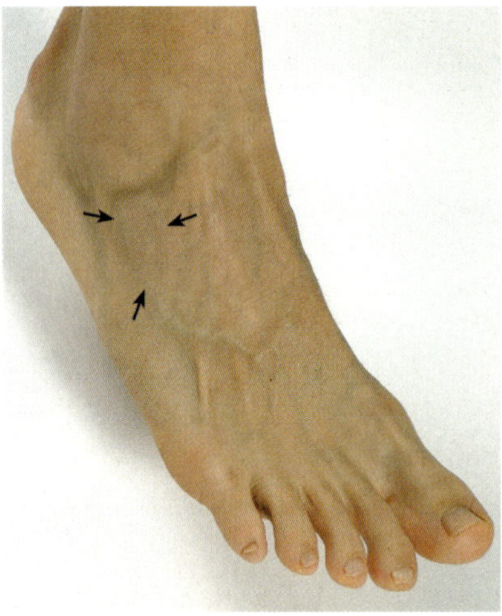

Der M. extensor digitorum brevis streckt die 2. bis 4. Zehe und unterstützt damit den M. extensor digitorum longus.

Ursprung	obere, laterale Fläche des Calcaneus
Ansatz	Dorsalaponeurose der Zehen II–IV
Innervation	Nervus peroneus profundus, L5–S1

Funktionen

Synergisten	Antagonisten
Articulationes metatarsophalangeae und interphalangeae pedis II bis IV	
Extension	
M. extensor digitorum longus (II bis V)	M. flexor digitorum longus M. flexor digitorum brevis Mm. interossei Mm. lumbricales M. quadratus plantae

Muskelfunktionsprüfung

Kraftgrad

5/4

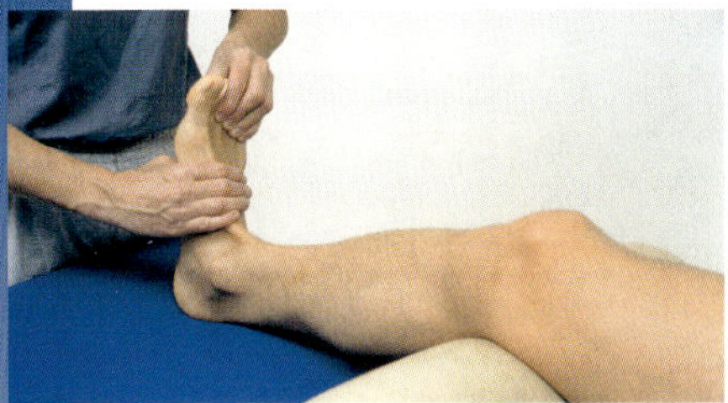

Ausgangsstellung: Der Patient liegt auf dem Rücken. Das Bein ist im Kniegelenk flektiert und wird durch eine Knierolle unterlagert. Der Fuß der zu untersuchenden Extremität befindet sich in Nullstellung.

Untersuchungsgang: Der Untersucher fixiert mit einer Hand den Mittelfuß, mit der anderen gibt er am 2. bis 4. Zeh über alle Zehengelenke Druck in Richtung Flexion.

Instruktion: „Strecken Sie die Zehen gegen meinen Widerstand und halten Sie die Endstellung."

3/2

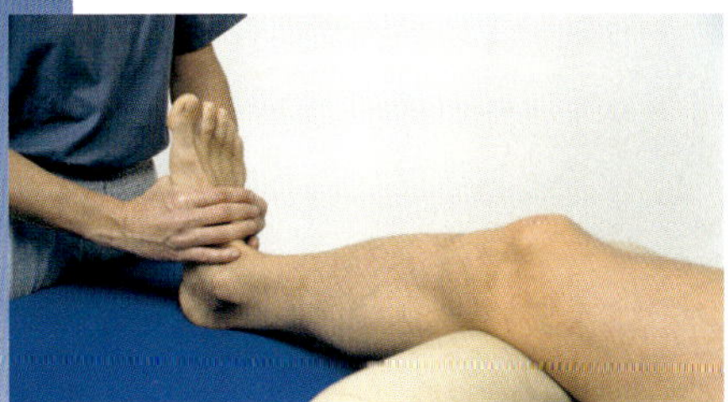

Ausgangsstellung: Der Patient liegt auf dem Rücken. Das Bein ist im Kniegelenk flektiert und wird durch eine Knierolle unterlagert. Der Fuß der zu untersuchenden Extremität befindet sich in Nullstellung.

Untersuchungsgang: Der Untersucher fixiert den Mittelfuß.

Instruktion: „Strecken Sie die Zehen."

1/0

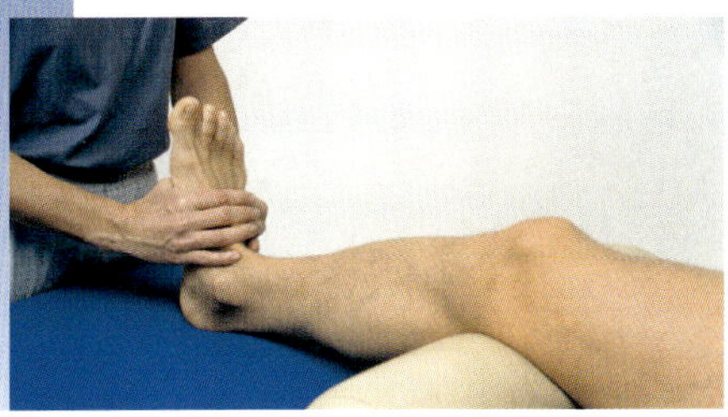

Ausgangsstellung: Der Patient liegt auf dem Rücken. Das Bein ist im Kniegelenk flektiert und wird durch eine Knierolle unterlagert. Der Fuß der zu untersuchenden Extremität befindet sich in Nullstellung.

Untersuchungsgang: Der Untersucher beobachtet die Bewegung der Zehen.

Instruktion: „Versuchen Sie, die Zehen zu strecken."

! Probleme/Hinweise

- Der M. extensor digitorum brevis wird zusammen mit dem M. extensor digitorum longus untersucht.

Musculus extensor digitorum longus

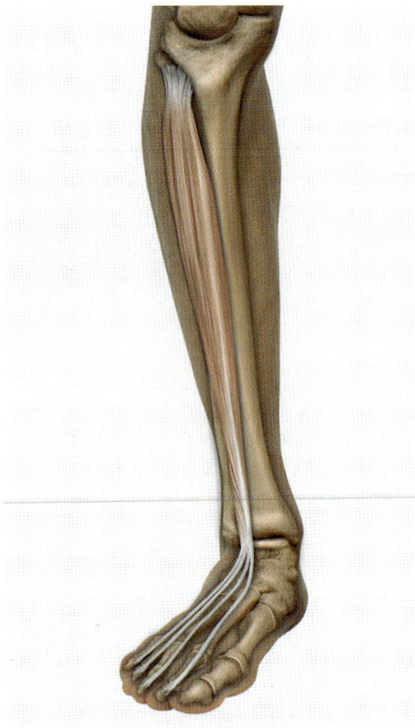

Der M. extensor digitorum longus bewirkt eine Extension in den Zehengelenken, den Metatarsophalangealgelenken und im oberen Sprunggelenk.

Ursprung	Epicondylus lateralis tibiae proximale drei Viertel der Ventralfläche der Fibula Membrana interossea cruris Fascia cruris, Septum intermusculare cruris anterius
Ansatz	über 4 Sehnen zu den Dorsalaponeurosen der Zehen II–V (Phalanx medialis und distalis)
Innervation	Nervus peroneus profundus, L5–S1

Funktionen

Synergisten	Antagonisten
Articulatio talocruralis	
Extension	
M. tibialis anterior M. extensor hallucis longus	M. gastrocnemius M. soleus M. flexor hallucis longus M. peroneus longus M. peroneus brevis M. tibialis posterior M. flexor digitorum longus
Articulationes subtalaris und talocalcaneonavicularis	
Pronation (Eversion und Extension)	
M. peroneus longus M. peroneus brevis M. peroneus tertius	M. gastrocnemius M. soleus M. tibialis posterior M. flexor digitorum longus M. flexor hallucis longus M. tibialis anterior
Articulationes metatarsophalangeae II bis V	
Extension	
M. extensor digitorum brevis (II–IV)	M. flexor digitorum longus (II–IV) M. flexor digitorum brevis Mm. interossei dorsales pedis 1–4 (II–IV) Mm. interossei plantares 1–3 (III–V) Mm. lumbricales pedis 1–4 M. flexor digiti minimi brevis (V) M. opponens digiti minimi (V) M. abductor digiti minimi (V)
Articulationes interphalangeae pedis proximales et distales II bis V	
Extension	
M. extensor digitorum brevis (II–IV) (nicht an den Endgelenken)	M. flexor digitorum brevis (nicht an den Endgelenken) M. flexor digitorum longus

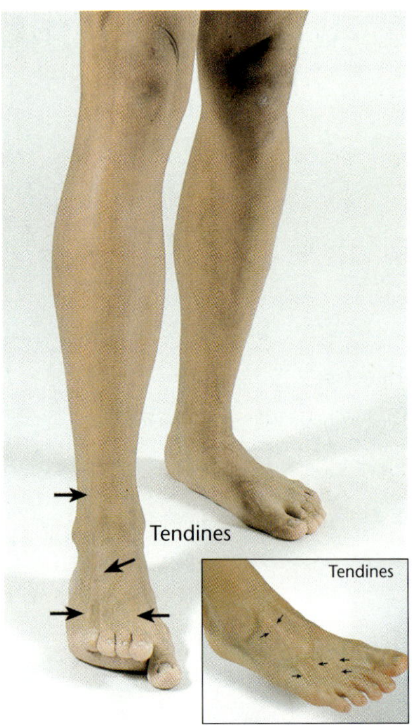

Muskelfunktionsprüfung

Kraftgrad

5/4

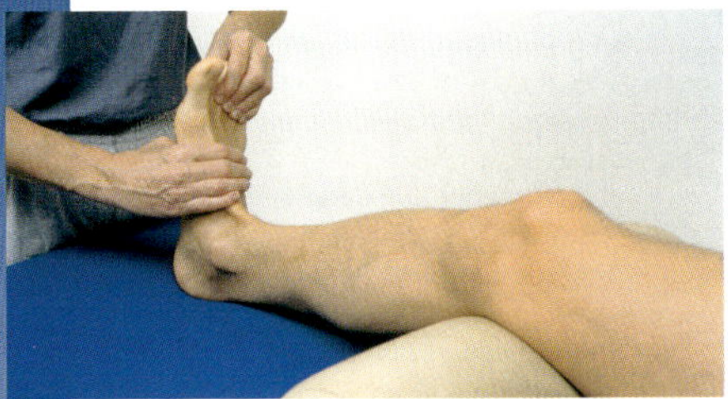

Ausgangsstellung: Der Patient liegt auf dem Rücken. Das Bein ist im Kniegelenk flektiert und wird durch eine Knierolle unterlagert. Der Fuß der zu untersuchenden Extremität befindet sich in Nullstellung.

Untersuchungsgang: Der Untersucher fixiert mit einer Hand den Mittelfuß, mit der anderen gibt er am 2. bis 5. Zeh über alle Zehengelenke Druck in Richtung Flexion.

Instruktion: „Strecken Sie die Zehen gegen meinen Widerstand und halten Sie die Endstellung."

3/2

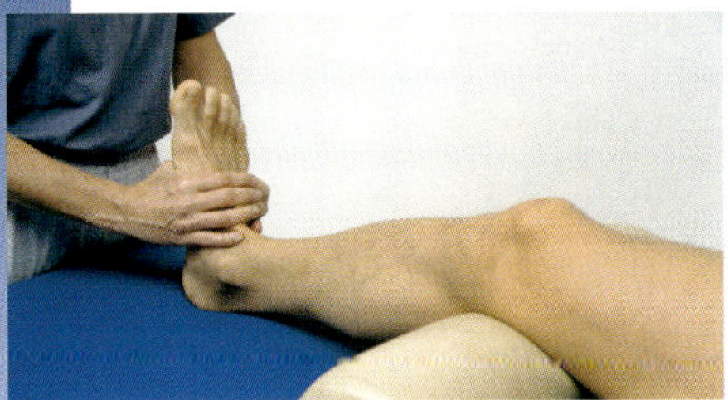

Ausgangsstellung: Der Patient liegt auf dem Rücken. Das Bein ist im Kniegelenk flektiert und wird durch eine Knierolle unterlagert. Der Fuß der zu untersuchenden Extremität befindet sich in Nullstellung.

Untersuchungsgang: Der Untersucher fixiert den Mittelfuß.

Instruktion: „Strecken Sie die Zehen."

1/0

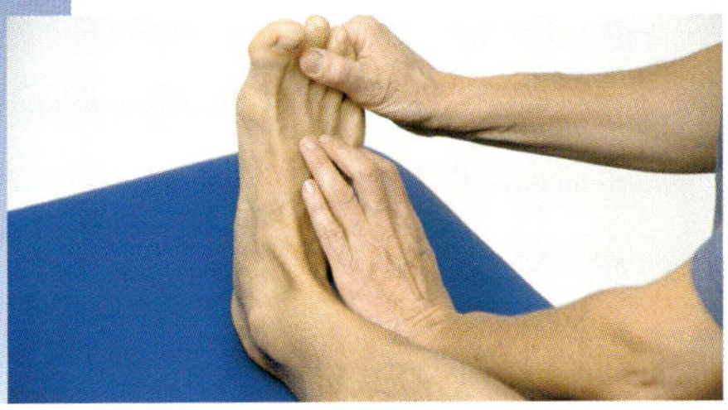

Ausgangsstellung: Der Patient liegt auf dem Rücken. Das Bein ist im Kniegelenk flektiert und wird durch eine Knierolle unterlagert. Der Fuß der zu untersuchenden Extremität befindet sich in Nullstellung.

Untersuchungsgang: Der Untersucher tastet die Sehnen des M. extensor digitorum longus.

Instruktion: „Versuchen Sie, die Zehen zu strecken."

! Probleme/Hinweise

- Der M. extensor digitorum longus wird zusammen mit dem M. extensor digitorum brevis untersucht.
- Der M. extensor digitorum longus unterstützt in seiner Funktion in den Sprunggelenken den M. tibialis anterior.

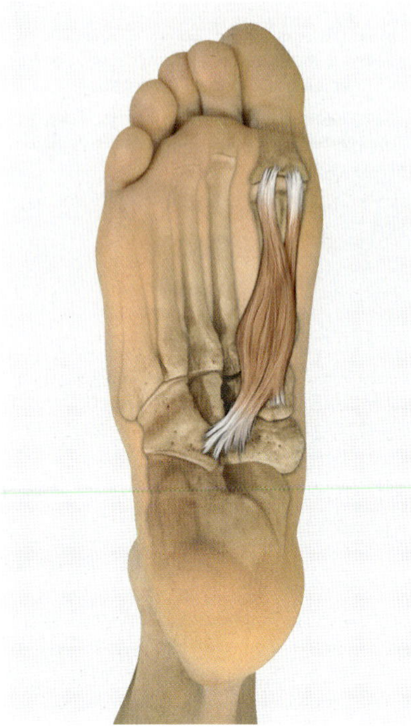

Musculus flexor hallucis brevis

Der M. flexor hallucis brevis beugt die Großzehe kraftvoll in der Endphase des Abhebens des Fußes vom Boden. Er trägt so zum Vorschub bei und hilft, den Fuß in dieser Phase nicht nach medial zu verkanten. Er verspannt außerdem das mediale Fußgewölbe.

Ursprung	Caput mediale und Caput laterale: Plantarseite der Ossa cuneiformia, Ligamentum calcaneocuboideum plantare, Sehne des M. tibialis posterior
Ansatz	Caput mediale: Basis der Phalanx proximalis der Großzehe, mediales Sesambein Caput laterale: Basis der Phalanx proximalis der Großzehe, laterales Sesambein
Innervation	Caput mediale: Nervus plantaris medialis, S1–S3 Caput laterale: Nervus plantaris lateralis, S1–S3

Funktionen

Synergisten	Antagonisten
Articulatio metatarsophalangea I	
Flexion	
M. flexor hallucis longus	M. extensor hallucis longus
M. abductor hallucis	M. extensor hallucis brevis
M. adductor hallucis	

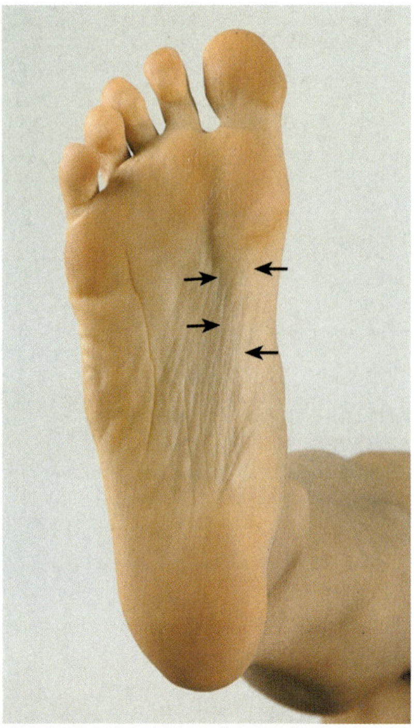

Muskelfunktionsprüfung

Kraftgrad

5/4

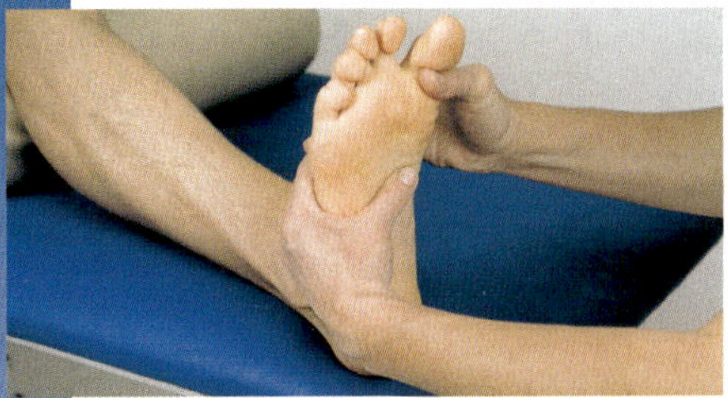

Ausgangsstellung: Der Patient liegt auf dem Rücken. Das Bein ist im Kniegelenk flektiert und wird durch eine Knierolle unterlagert. Der zu untersuchende Fuß befindet sich in Nullstellung.

Untersuchungsgang: Der Untersucher fixiert mit einer Hand den Mittelfuß des Patienten, mit der anderen gibt er an der Grundphalanx der Großzehe Druck in Richtung Extension im Metatarsophalangealgelenk I.

Instruktion: „Beugen Sie Ihre Großzehe gegen meinen Widerstand und halten Sie die Endstellung."

3/2

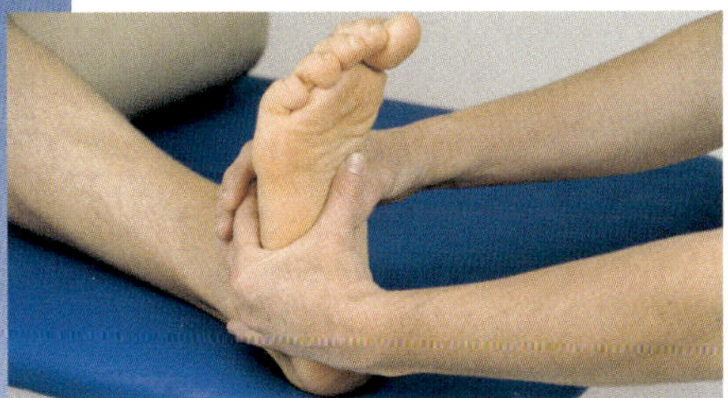

Ausgangsstellung: Der Patient liegt auf dem Rücken. Das Bein ist im Kniegelenk flektiert und wird durch eine Knierolle unterlagert. Der zu untersuchende Fuß befindet sich in Nullstellung.

Untersuchungsgang: Der Untersucher fixiert den Mittelfuß des Patienten.

Instruktion: „Beugen Sie Ihre Großzehe."

1/0

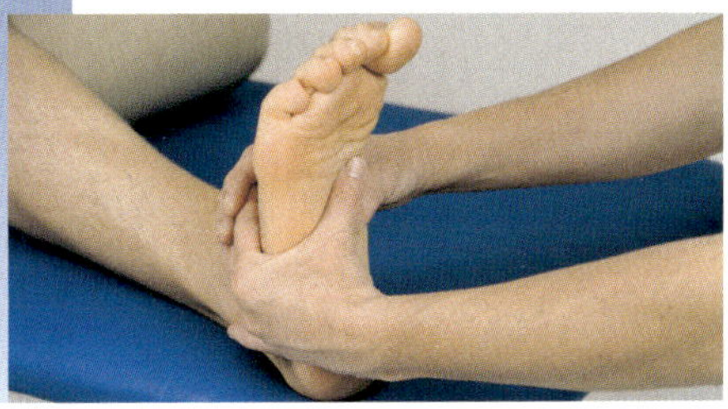

Ausgangsstellung: Der Patient liegt auf dem Rücken, das Kniegelenk ist flektiert unterlagert. Der zu untersuchende Fuß befindet sich in Nullstellung.

Untersuchungsgang: Der Untersucher beobachtet die Bewegung der Großzehe.

Instruktion: „Versuchen Sie, Ihre Großzehe zu beugen."

! Probleme/Hinweise

- Die Funktion des M. flexor hallucis brevis ist nicht von der des M. flexor hallucis longus zu differenzieren.

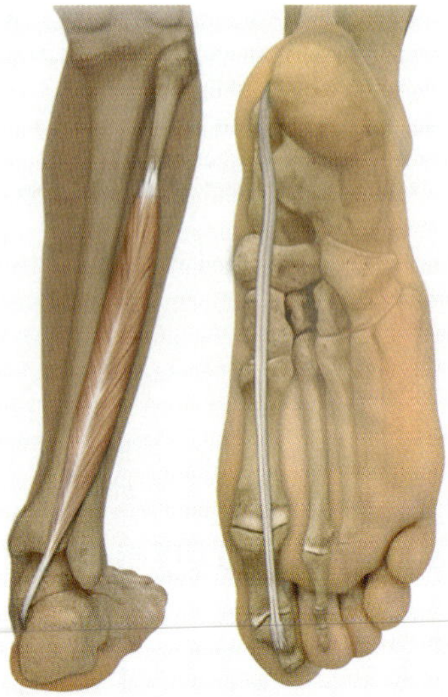

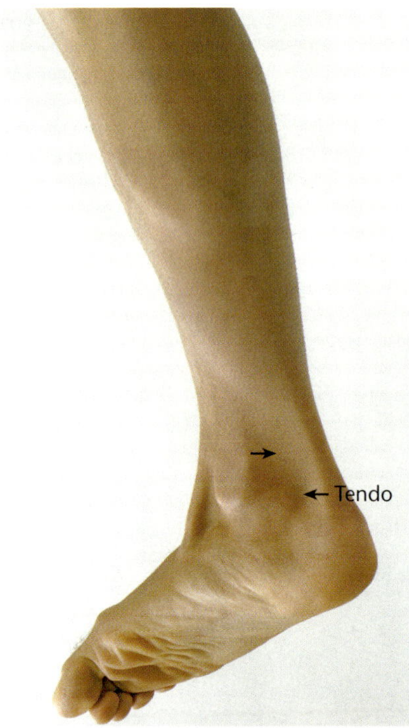

Musculus flexor hallucis longus

Der M. flexor hallucis longus beugt den großen Zeh und die Sprunggelenke. Außerdem besitzt er eine supinierende Wirkung im unteren Sprunggelenk.

Ursprung	distale zwei Drittel der Dorsalfläche der Fibula, Membrana interossea cruris
Ansatz	Phalanx distalis der Großzehe
Innervation	Nervus tibialis, L5–S2

Funktionen

Articulatio talocruralis

Synergisten	Antagonisten
Flexion	
M. gastrocnemius	M. tibialis anterior
M. soleus	M. extensor digitorum longus
Mm. peronei	M. extensor hallucis longus
M. tibialis posterior	
M. flexor digitorum longus	

Articulationes subtalaris und talocalcaneonavicularis

Synergisten	Antagonisten
Supination	
M. gastrocnemius	Mm. peronei
M. soleus	M. extensor digitorum longus
M. tibialis posterior	
M. flexor digitorum longus	
M. tibialis anterior	

Articulatio metatarsophalangea I

Synergisten	Antagonisten
Flexion	
M. flexor hallucis brevis	M. extensor hallucis longus
M. abductor hallucis	M. extensor hallucis brevis
M. adductor hallucis	

Articulatio interphalangea I

Synergisten	Antagonisten
Flexion	
keine	M. extensor hallucis longus

Muskelfunktionsprüfung

Kraftgrad

5/4

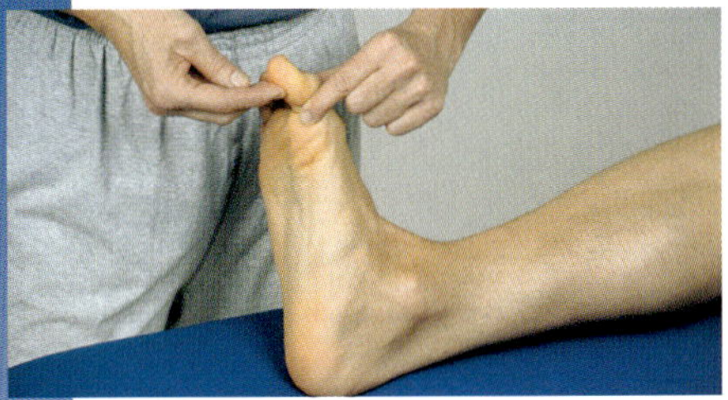

Ausgangsstellung: Der Patient liegt auf dem Rücken. Das Bein ist im Kniegelenk flektiert und wird durch eine Knierolle unterlagert. Der Fuß befindet sich in der Nullstellung.

Untersuchungsgang: Der Untersucher fixiert mit einer Hand die Grundphalanx der Großzehe, mit der anderen gibt er an der Endphalanx der Großzehe Druck in Richtung Extension im Endgelenk.

Instruktion: „Beugen Sie Ihre Großzehe gegen meinen Widerstand und halten Sie die Endstellung."

3/2

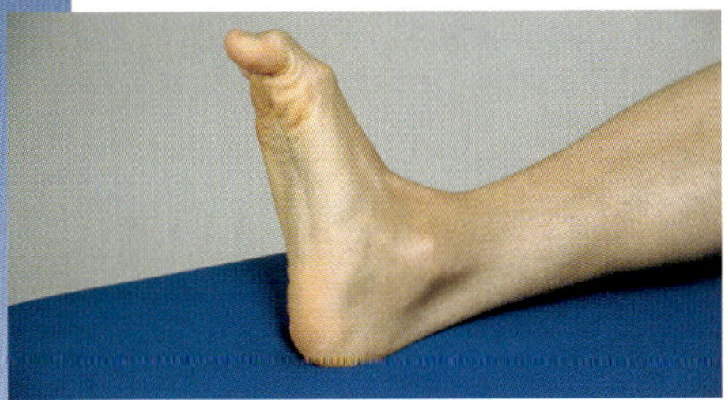

Ausgangsstellung: Der Patient liegt auf dem Rücken. Das Bein ist im Kniegelenk flektiert und wird durch eine Knierolle unterlagert. Der Fuß befindet sich in der Nullstellung.

Untersuchungsgang: Der Untersucher beobachtet die Zehenbewegung.

Instruktion: „Beugen Sie Ihre Großzehe."

1/0

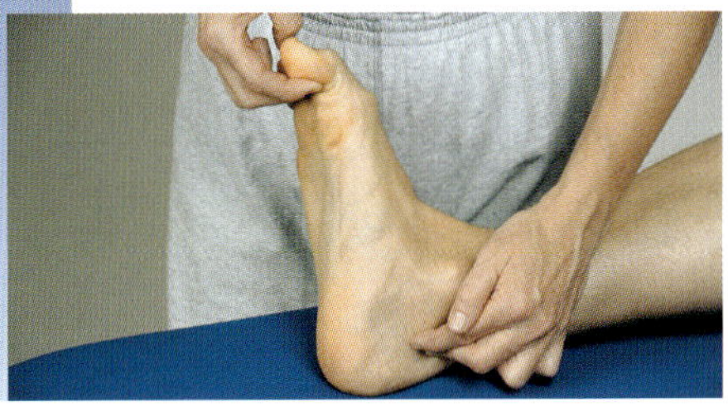

Ausgangsstellung: Der Patient liegt auf dem Rücken. Das Bein ist im Kniegelenk flektiert und wird durch eine Knierolle unterlagert.

Untersuchungsgang: Der Untersucher palpiert die Sehne des M. flexor hallucis longus.

Instruktion: „Versuchen Sie, die Großzehe zu beugen."

! Probleme/Hinweise

- Der M. flexor hallucis longus kann als einziger Muskel die Großzehe im Endgelenk flektieren.
- Im Bereich des medialen Knöchels verlaufen die Sehnen von ventral nach dorsal gesehen in der Reihenfolge: M. tibialis posterior, M. flexor digitorum longus und M. flexor hallucis longus („Tom, Dick und Harry").

Musculus flexor digitorum brevis

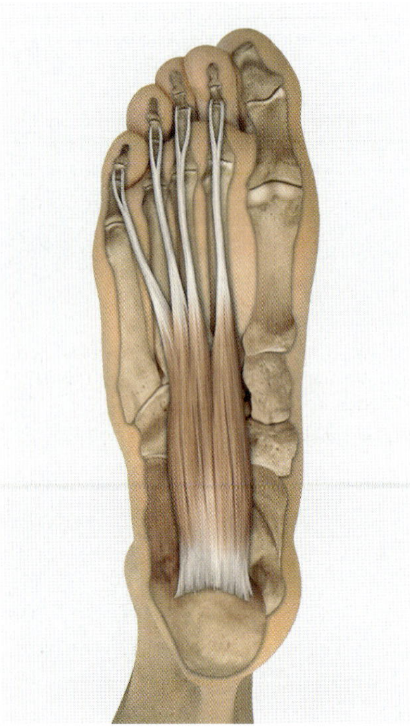

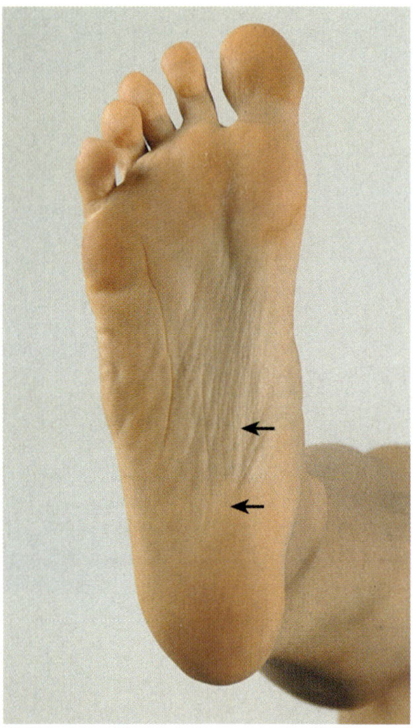

Der M. flexor digitorum brevis ergänzt den M. flexor digitorum longus bei der Flexion der Zehen. Er kann als kurzer Beuger die Wirkung des M. extensor digitorum longus auf die Sprunggelenke fokussieren.

Ursprung	Plantarseite des Tuber calcanei Plantaraponeurose
Ansatz	Phalanx media der Zehen II–V
Innervation	Nervus plantaris medialis, S1–S2
Besonderheiten	Die Sehnen des M. flexor digitorum longus verlaufen durch die zweigeteilten Sehnen des M. flexor digitorum brevis zu den End-phalangen.

Funktionen

Synergisten	Antagonisten
Articulationes metatarsophalangeae II bis V	
Flexion	
M. flexor digitorum longus Mm. interossei dorsales pedis 1–4 (II–IV) Mm. interossei plantares 1–3 (III–V) Mm. lumbricales pedis 1–4 M. flexor digiti minimi (V) M. opponens digiti minimi (V) M. abductor digiti minimi (V)	M. extensor digitorum longus M. extensor digitorum brevis
Articulationes interphalangeae II bis V	
Flexion	
M. flexor digitorum longus	M. extensor digitorum longus M. extensor digitorum brevis (nicht an den Endgelenken)

Muskelfunktionsprüfung

Kraftgrad

5/4

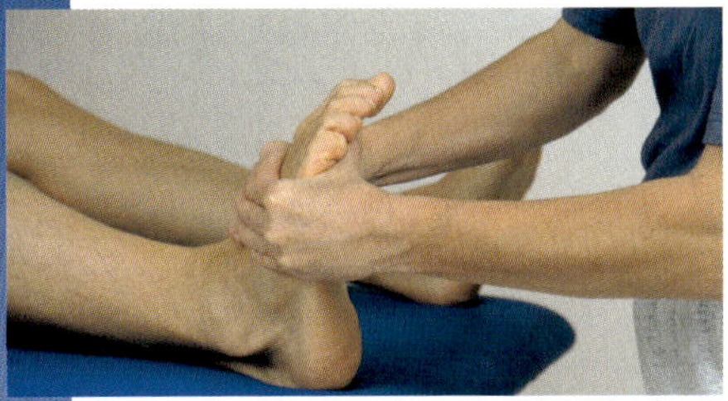

Ausgangsstellung: Der Patient liegt auf dem Rücken. Das Bein ist im Kniegelenk flektiert und wird durch eine Knierolle unterlagert. Der zu untersuchende Fuß befindet sich in Nullstellung.

Untersuchungsgang: Der Untersucher fixiert mit einer Hand den Mittelfuß des Patienten, mit der anderen gibt er an der Mittelphalanx der 2. bis 5. Zehe Druck in Richtung Extension in den Grund- und Mittelgelenken.

Instruktion: „Beugen Sie Ihre Zehen gegen meinen Widerstand und halten Sie die Endstellung."

3/2

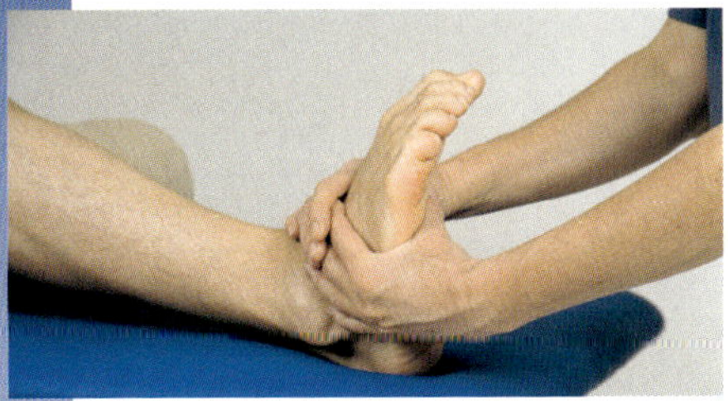

Ausgangsstellung: Der Patient liegt auf dem Rücken. Das Bein ist im Kniegelenk flektiert und wird durch eine Knierolle unterlagert. Der zu untersuchende Fuß befindet sich in Nullstellung.

Untersuchungsgang: Der Untersucher fixiert den Mittelfuß des Patienten.

Instruktion: „Beugen Sie Ihre Zehen."

1/0

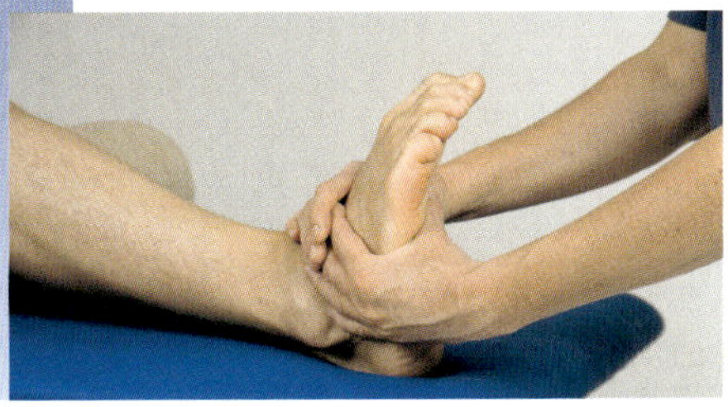

Ausgangsstellung: Der Patient liegt auf dem Rücken. Das Bein ist im Kniegelenk flektiert und wird durch eine Knierolle unterlagert. Der zu untersuchende Fuß befindet sich in Nullstellung.

Untersuchungsgang: Der Untersucher beobachtet die Zehenbewegung.

Instruktion: „Versuchen Sie, Ihre Zehen zu beugen."

! Probleme/Hinweise

- Die Flexion in den Grund- und Mittelgelenken wird vom M. flexor digitorum brevis, dem M. flexor digitorum longus und dem M. flexor digiti minimi zusammen durchgeführt.

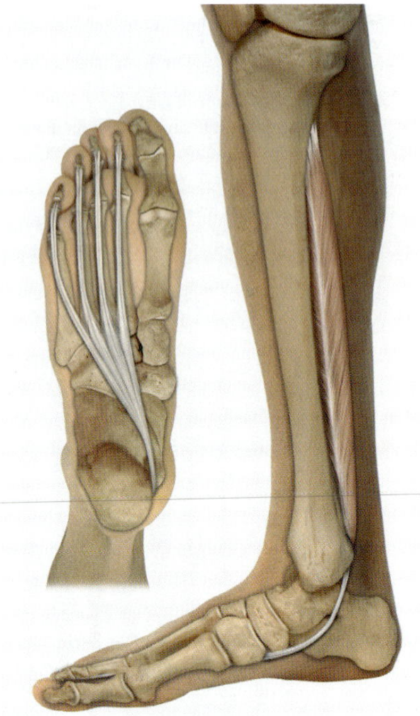

Musculus flexor digitorum longus

Der M. flexor digitorum longus flektiert die Zehen und den Fuß. Damit ist er in der Phase des Abstoßens des Fußes vom Boden und für die Balance beim Stand wichtig.

Ursprung	Dorsalfläche der Tibia
Ansatz	Phalanx distalis der Zehen II–V
Innervation	Nervus tibialis, L5–S2

Funktionen

Articulatio talocruralis

Synergisten	Antagonisten
Flexion	
M. gastrocnemius	M. tibialis anterior
M. soleus	M. extensor digitorum longus
M. flexor hallucis longus	M. extensor hallucis longus
M. peroneus longus	
M. peroneus brevis	
M. tibialis posterior	

Articulationes subtalaris und talocalcaneonavicularis

Synergisten	Antagonisten
Supination (Inversion und Flexion)	
M. gastrocnemius	M. peroneus longus
M. soleus	M. peroneus brevis
M. tibialis posterior	M. extensor digitorum longus
M. flexor hallucis longus	M. peroneus tertius
M. tibialis anterior	

Articulationes metatarsophalangeae II bis V

Synergisten	Antagonisten
Flexion	
M. flexor digitorum brevis	M. extensor digitorum longus
Mm. interossei dorsales pedis 1–4 (II–IV)	M. extensor digitorum brevis (II–IV)
Mm. interossei plantares 1–3 (III–V)	
Mm. lumbricales pedis 1–4	
M. quadratus plantae	

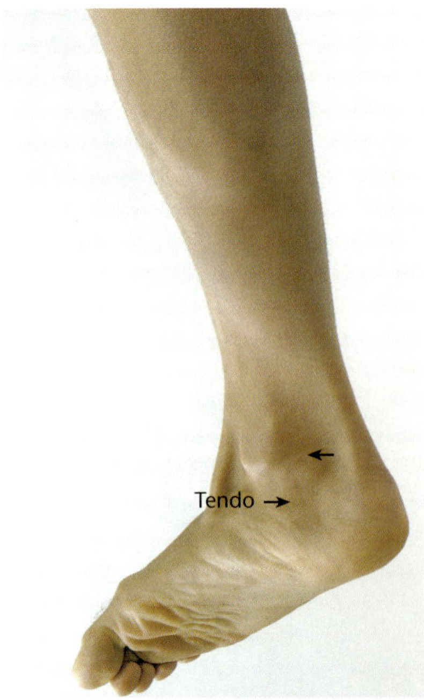

Articulationes interphalangeae II bis V

Synergisten	Antagonisten
Flexion	
M. flexor digitorum brevis	M. extensor digitorum longus
M. quadratus plantae	M. extensor digitorum brevis (II–IV)
M. flexor digiti minimi brevis (V)	
M. abductor digiti minimi (V)	
M. opponens digiti minimi	

Muskelfunktionsprüfung

Kraftgrad

5/4

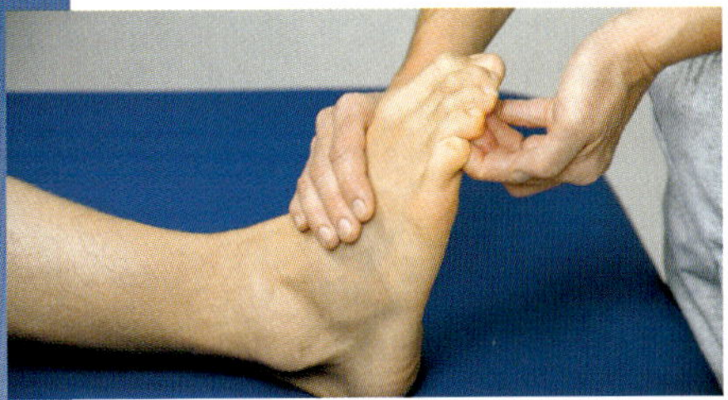

Ausgangsstellung: Der Patient liegt auf dem Rücken. Das Bein ist im Kniegelenk flektiert und wird durch eine Knierolle unterlagert. Der Fuß befindet sich in der Nullstellung.

Untersuchungsgang: Der Untersucher fixiert mit einer Hand den Mittelfuß, mit der anderen gibt er an den Endphalangen der 2. bis 5. Zehe Druck in Richtung Extension.

Instruktion: „Beugen Sie Ihre Zehen gegen meinen Widerstand in allen Gelenken und halten Sie die Endstellung."

3/2

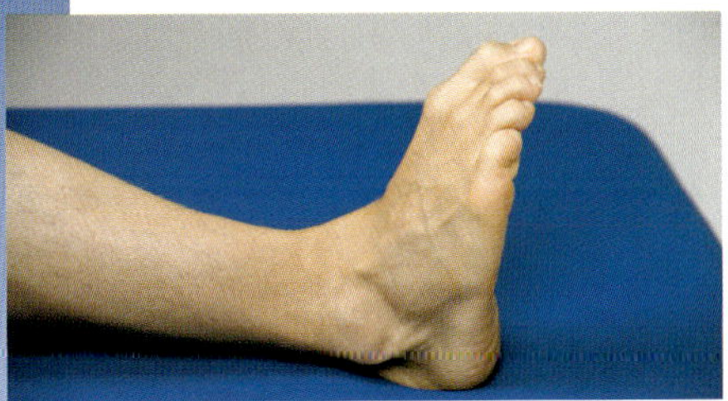

Ausgangsstellung: Der Patient liegt auf dem Rücken. Das Bein ist im Kniegelenk flektiert und wird durch eine Knierolle unterlagert. Der Fuß befindet sich in der Nullstellung.

Untersuchungsgang: Der Untersucher beobachtet die Zehenbewegung.

Instruktion: „Beugen Sie Ihre Zehen."

1/0

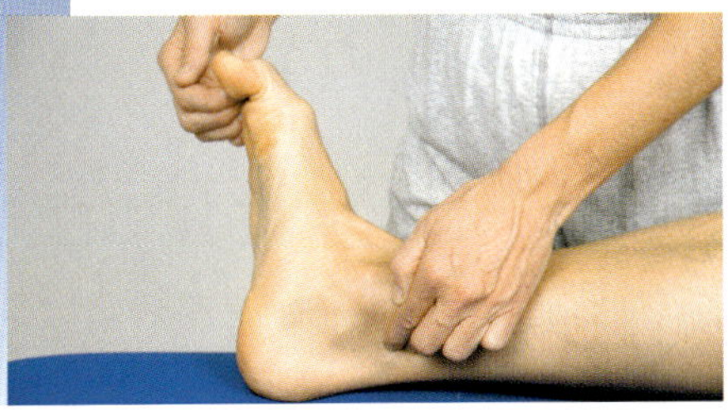

Ausgangsstellung: Der Patient liegt auf dem Rücken. Das Bein ist im Kniegelenk flektiert und wird durch eine Knierolle unterlagert.

Untersuchungsgang: Der Untersucher palpiert den M. flexor digitorum longus.

Instruktion: „Versuchen Sie, Ihre Zehen zu beugen."

! Probleme/Hinweise

- Im Bereich des medialen Knöchels verlaufen die Sehnen von ventral nach dorsal gesehen in der Reihenfolge: M. tibialis posterior, M. flexor digitorum longus und M. flexor hallucis longus („Tom, Dick und Harry").
- Der M. flexor digitorum longus wird zusammen mit dem M. quadratus plantae geprüft.

Musculus quadratus plantae

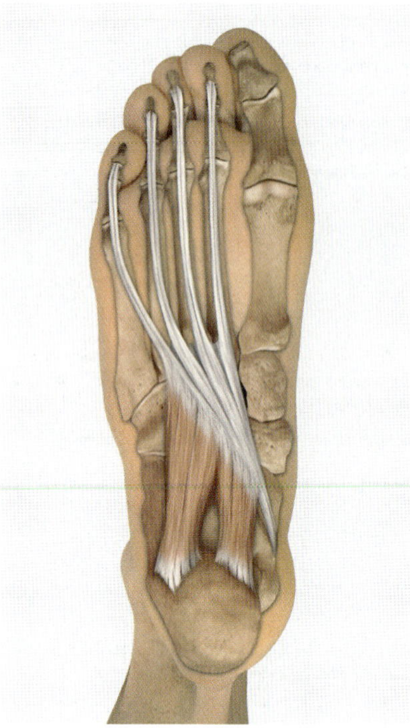

Der M. quadratus plantae zieht die Sehnen des M. flexor digitorum longus, die von medial her in die Fußsohle ziehen, nach dorso lateral. So können die Zehen in Richtung auf die Ferse hin gekrümmt werden. Außerdem addiert sich seine Verkürzung zu der des M. flexor digitorum longus, so dass die Zehen auch dann noch kraftvoll gebeugt werden können, wenn der Fuß in den Sprunggelenken bereits flektiert ist.

Ursprung	Plantarseite des Calcaneus, Ligamentum plantare longum
Ansatz	lateraler Rand des M. flexor digitorum longus vor dessen Aufzweigung in die Endsehnen
Innervation	Nervus plantaris lateralis, S2–S3
Besonderheiten	Der Muskel wird auch als M. flexor accessorius bezeichnet.

Funktionen

Synergisten	Antagonisten
Articulationes metatarsophalangeae II bis V	
Flexion	
M. flexor digitorum brevis	M. extensor digitorum longus
M. flexor digitorum longus	M. extensor digitorum brevis (II–IV)

Articulationes interphalangeae II bis V

Synergisten	Antagonisten
Flexion	
M. flexor digitorum longus	M. extensor digitorum longus
M. flexor digitorum brevis (nicht an den Endgelenken)	M. extensor digitorum brevis (II–IV) (nicht an den Endgelenken)
Mm. interossei dorsales pedis 1–4 (II–IV)	
Mm. interossei plantares 1–3 (III–V)	
Mm. lumbricales pedis 1–4	
M. flexor digiti minimi brevis (V)	
M. opponens digiti minimi (V)	
M. abductor digiti minimi (V)	

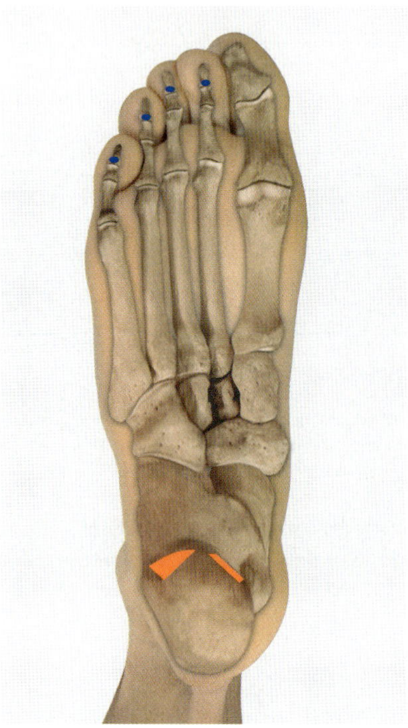

Muskelfunktionsprüfung

Kraftgrad

5/4

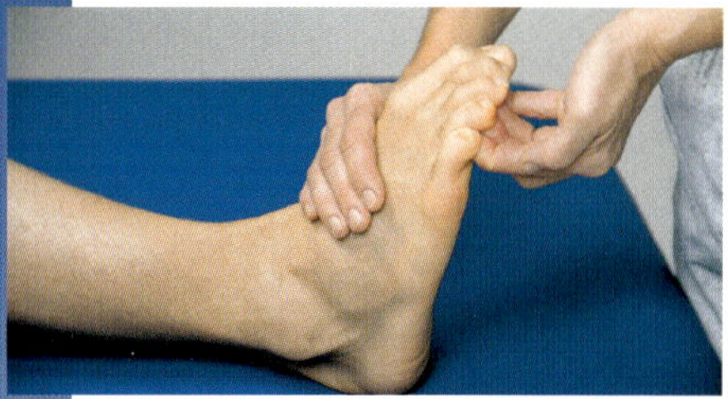

Ausgangsstellung: Der Patient liegt auf dem Rücken. Das Bein ist im Kniegelenk flektiert und wird durch eine Knierolle unterlagert. Der Fuß befindet sich in der Nullstellung.

Untersuchungsgang: Der Untersucher fixiert mit einer Hand den Mittelfuß, mit der anderen gibt er an den Endphalangen der 2. bis 5. Zehe Druck in Richtung Extension.

Instruktion: „Beugen Sie Ihre Zehen gegen meinen Widerstand in allen Gelenken und halten Sie die Endstellung."

3/2

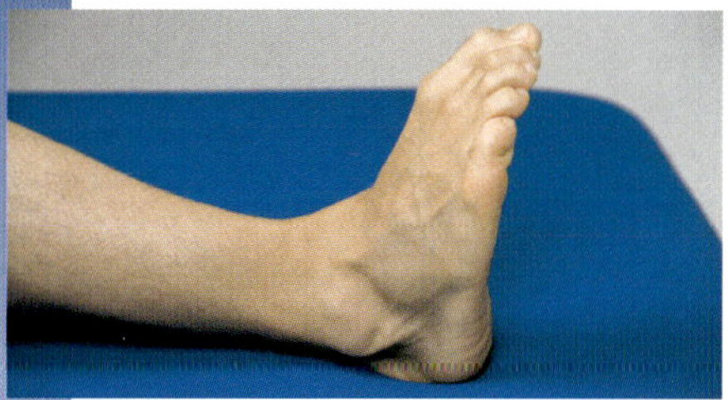

Ausgangsstellung: Der Patient liegt auf dem Rücken. Das Bein ist im Kniegelenk flektiert und wird durch eine Knierolle unterlagert. Der Fuß befindet sich in der Nullstellung.

Untersuchungsgang: Der Untersucher beobachtet die Zehenbewegung.

Instruktion: „Beugen Sie Ihre Zehen."

1/0

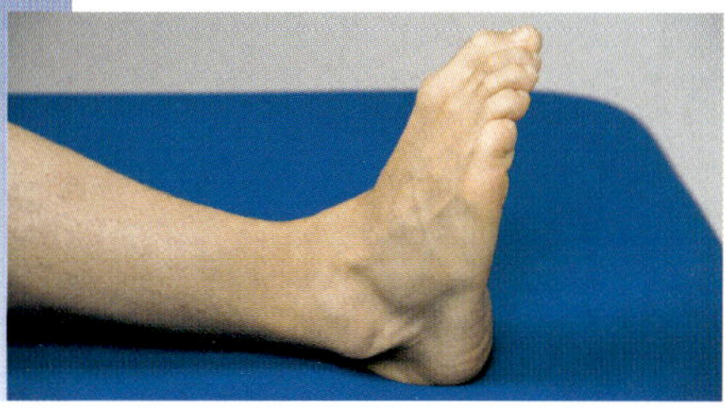

Ausgangsstellung: Der Patient liegt auf dem Rücken. Das Bein ist im Kniegelenk flektiert und wird durch eine Knierolle unterlagert.

Untersuchungsgang: Der Untersucher beobachtet die Zehenbewegung.

Instruktion: „Versuchen Sie, Ihre Zehen zu beugen."

! Probleme/Hinweise

- Der M. quadratus plantae kann nicht palpiert werden.
- Der M. quadratus plantae wird zusammen mit dem M. flexor digitorum longus geprüft.

Musculus flexor digiti minimi brevis

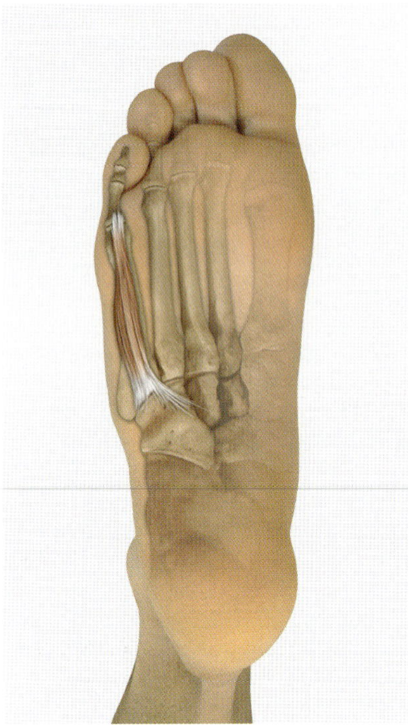

Der M. flexor digiti minimi brevis beugt die 5. Zehe und stützt das Fußgewölbe.

Ursprung	Basis des Os metatarsi V Ligamentum plantare longum Sehnenscheide des M. fibularis longus
Ansatz	Phalanx proximalis digiti minimi
Innervation	Nervus plantaris lateralis, S2–S3

Funktionen

Synergisten	Antagonisten
Articulatio metatarsophalangea V	
Flexion	
M. flexor digitorum longus	M. extensor digitorum longus
M. flexor digitorum brevis	
M. opponens digiti minimi	
M. abductor digiti minimi	
M. interosseus plantaris 3	
M. lumbricalis pedis 4	
Abduktion	
M. abductor digiti minimi	M. interosseus plantaris 3
M. opponens digiti minimi	

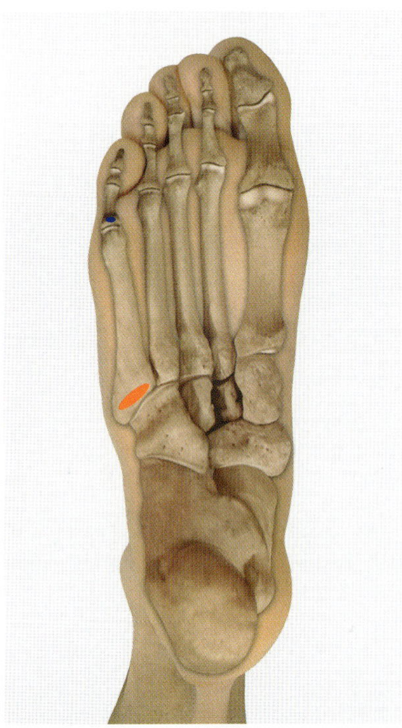

Muskelfunktionsprüfung

Kraftgrad

5/4

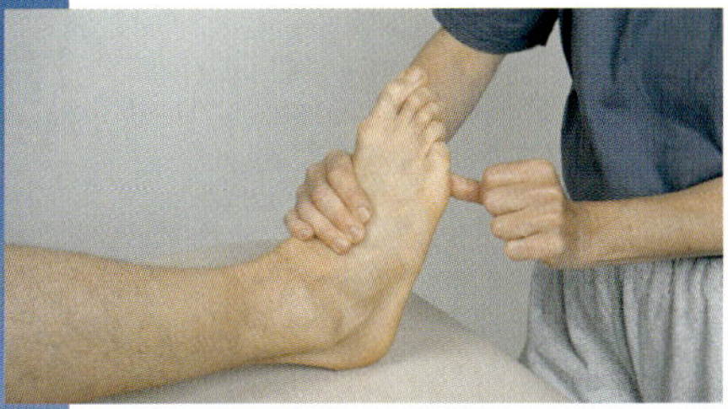

Ausgangsstellung: Der Patient liegt auf dem Rücken. Das Bein ist im Kniegelenk flektiert und wird durch eine Knierolle unterlagert. Der zu untersuchende Fuß befindet sich in Nullstellung.

Untersuchungsgang: Der Untersucher fixiert mit einer Hand den Mittelfuß des Patienten, mit der anderen gibt er an der Grundphalanx der 5. Zehe Druck in Richtung Extension.

Instruktion: „Beugen Sie Ihre Zehen gegen meinen Widerstand und halten Sie die Endstellung."

3/2

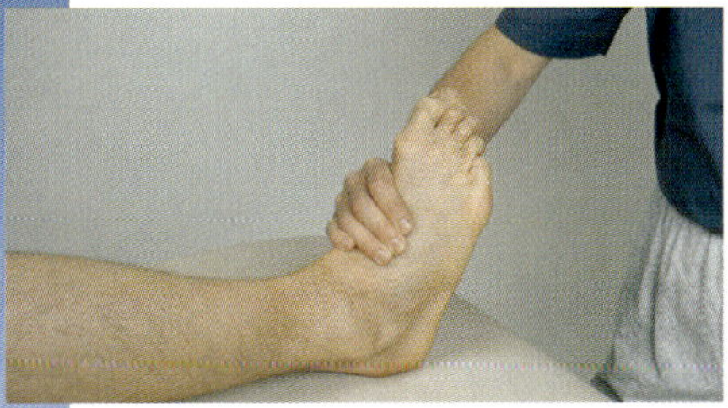

Ausgangsstellung: Der Patient liegt auf dem Rücken. Das Bein ist im Kniegelenk flektiert und wird durch eine Knierolle unterlagert. Der zu untersuchende Fuß befindet sich in Nullstellung.

Untersuchungsgang: Der Untersucher fixiert den Mittelfuß des Patienten.

Instruktion: „Beugen Sie Ihre Zehen."

1/0

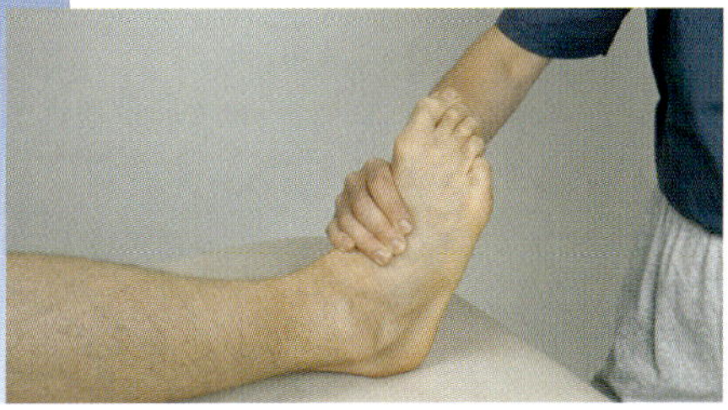

Ausgangsstellung: Der Patient liegt auf dem Rücken. Das Bein ist im Kniegelenk flektiert und wird durch eine Knierolle unterlagert. Der zu untersuchende Fuß befindet sich in Nullstellung.

Untersuchungsgang: Der Untersucher beobachtet die Bewegung der Kleinzehe.

Instruktion: „Versuchen Sie, Ihre Zehen zu beugen."

! Probleme/Hinweise

- Die Flexion in den Grund- und Mittelgelenken wird vom M. flexor digitorum brevis, dem M. flexor digitorum longus, dem M. quadratus plantae und dem M. flexor digiti minimi zusammen durchgeführt.

Musculi interossei dorsales pedis 1 bis 4

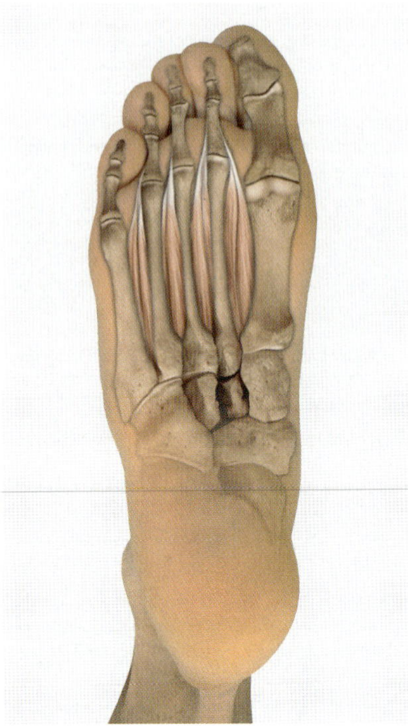

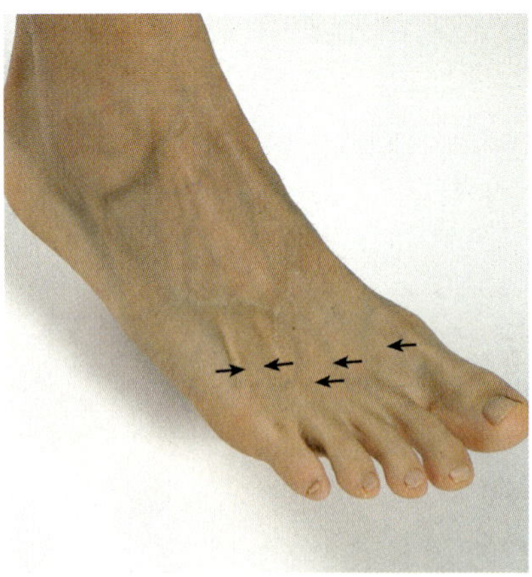

Die Mm. interossei dorsales spreizen die Zehen und beugen in den Metatarsophalangealgelenken. Damit helfen sie, gemeinsam mit den Mm. lumbricales und den Mm. interossei plantares, die Kraftwirkung der langen Extensoren auf die Interphalangealgelenke oder die Sprunggelenke zu leiten. Sie haben kaum eine Wirkung auf die Interphalangealgelenke.

Ursprung	jeweils zweiköpfig von zwei jeweils gegenüberliegenden Ossa metatarsi
Ansatz	Seitenfläche der Phalanx proximalis der Zehen II–IV (fibulare Seite der Zehen II–IV, tibiale Seite der Zehe II)
Innervation	Nervus plantaris lateralis, S2–S3

Funktionen

Synergisten	Antagonisten
Articulationes metatarsophalangeae II bis IV	
Flexion	
M. flexor digitorum longus	M. extensor digitorum longus
M. flexor digitorum brevis	M. extensor digitorum brevis
Mm. interossei plantares 1–2 (III–IV)	
Mm. lumbricales pedis 1–3 (II–IV)	
Abduktion (nur III und IV)	
keine	Mm. interossei plantares 1–2 (III–IV)

Muskelfunktionsprüfung

Kraftgrad

3/2

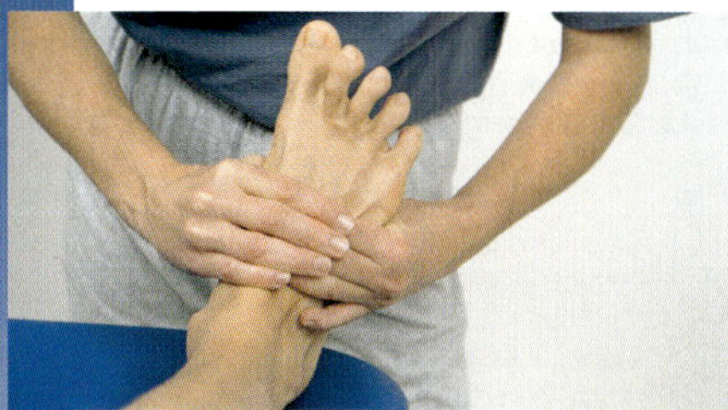

Ausgangsstellung: Der Patient liegt auf dem Rücken. Das Bein ist im Kniegelenk flektiert und wird durch eine Knierolle unterlagert.

Untersuchungsgang: Der Untersucher hält den Fuß in Nullstellung.

Instruktion: „Spreizen Sie Ihre Zehen."

1/0

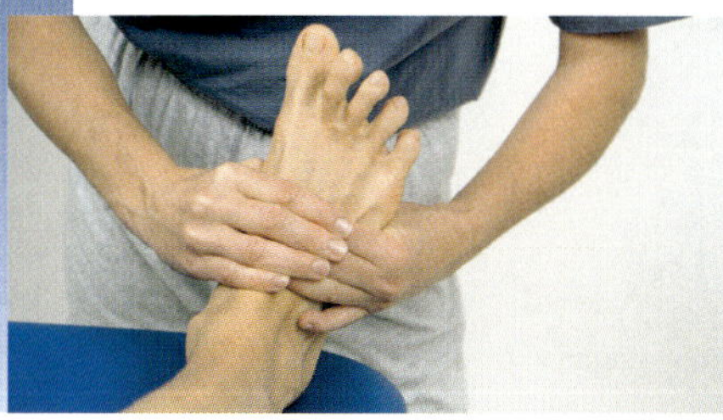

Ausgangsstellung: Der Patient liegt auf dem Rücken. Das Bein ist im Kniegelenk flektiert und wird durch eine Knierolle unterlagert.

Untersuchungsgang: Der Untersucher hält den Fuß in Nullstellung und beobachtet die Zehenbewegung.

Instruktion: „Versuchen Sie, Ihre Zehen zu spreizen."

! Probleme/Hinweise

- Bei diesem Test wurde bewusst auf den Widerstand verzichtet. Durch Untätigkeit im Alltag können die Muskeln oft nicht mehr willkürlich betätigt werden.
- Die vier Mm. interossei dorsales setzen an den Grundphalangen der 2. bis 4. Zehe an. Die Zuordnung erfolgt zur 2. Zehe. Großzehe und Kleinzehe werden durch ihre Abduktoren abgespreizt.

Musculus abductor hallucis

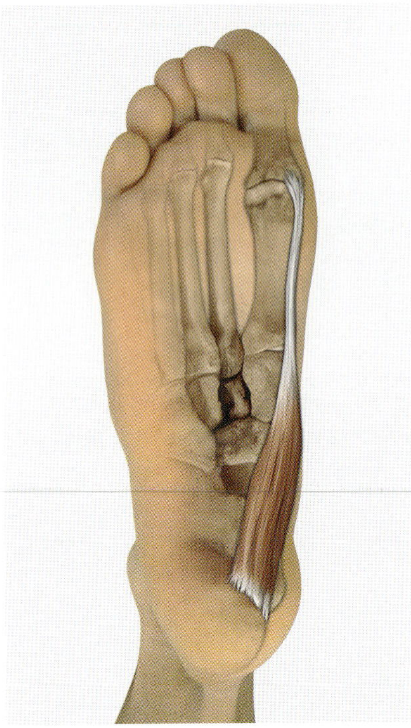

Der M. abductor hallucis abduziert die Großzehe und beugt etwas im zugehörigen Metatarsophalangealgelenk. Vor allem aber stabilisiert er das mediale Fußgewölbe und zwar besonders dann, wenn die Last des Körpergewichtes beim Abstoßen vom Ballen das Gewölbe abzuflachen sucht.

Ursprung	medialer Anteil des Tuber calcanei Plantaraponeurose
Ansatz	Phalanx proximalis der Großzehe
Innervation	Nervus plantaris medialis, S1–S2

Funktionen

Articulatio metatarsophalangeae I

Synergisten	Antagonisten
Abduktion keine	M. adductor hallucis M. extensor hallucis brevis M. flexor hallucis longus (bei adduzierter Stellung der Großzehe) M. extensor hallucis longus (bei adduzierter Stellung der Großzehe)
Flexion M. flexor hallucis longus M. flexor hallucis brevis M. adductor hallucis	M. extensor hallucis longus M. extensor hallucis brevis

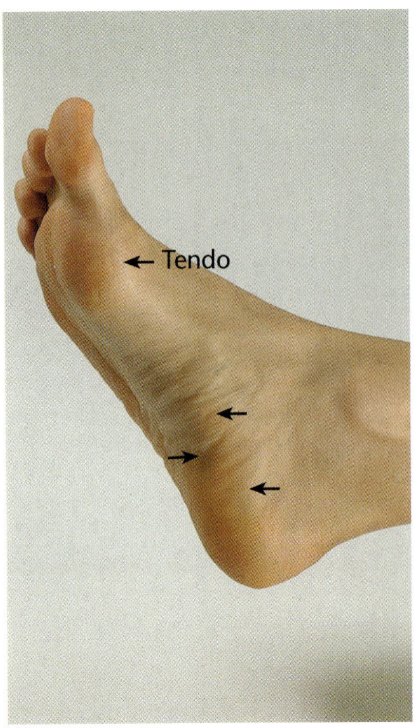

Muskelfunktionsprüfung

Kraftgrad

5/4

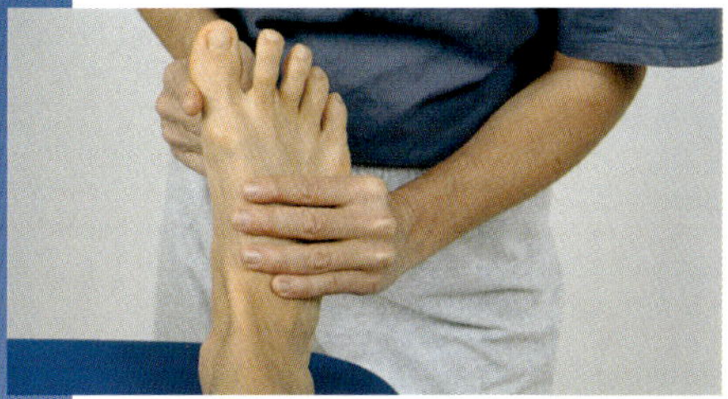

Ausgangsstellung: Der Patient liegt auf dem Rücken. Das Bein ist im Kniegelenk flektiert und wird durch eine Knierolle unterlagert. Der zu untersuchende Fuß befindet sich in Nullstellung.

Untersuchungsgang: Der Untersucher fixiert mit einer Hand den Mittelfuß des Patienten, mit der anderen Hand gibt er an der Außenseite der Grundphalanx der Großzehe Druck in Richtung Adduktion im Metatarsophalangealgelenk I.

Instruktion: „Spreizen Sie Ihre Großzehe gegen meinen Widerstand ab und halten Sie die Endstellung."

3

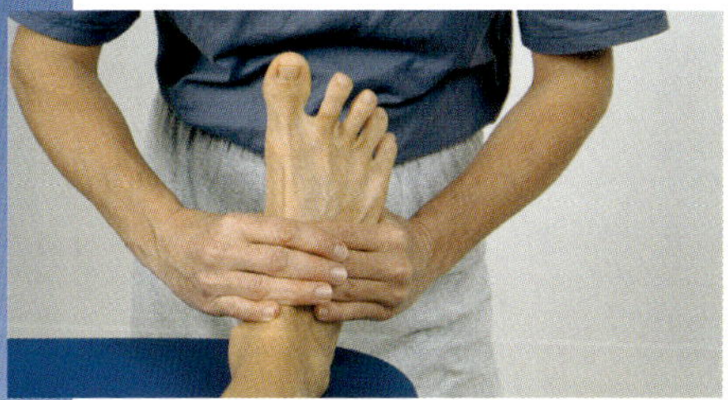

Ausgangsstellung: Der Patient liegt auf dem Rücken. Das Bein ist im Kniegelenk flektiert und wird durch eine Knierolle unterlagert. Der zu untersuchende Fuß befindet sich in Nullstellung.

Untersuchungsgang: Der Untersucher fixiert den Mittelfuß des Patienten.

Instruktion: „Spreizen Sie Ihre Großzehe ab."

2

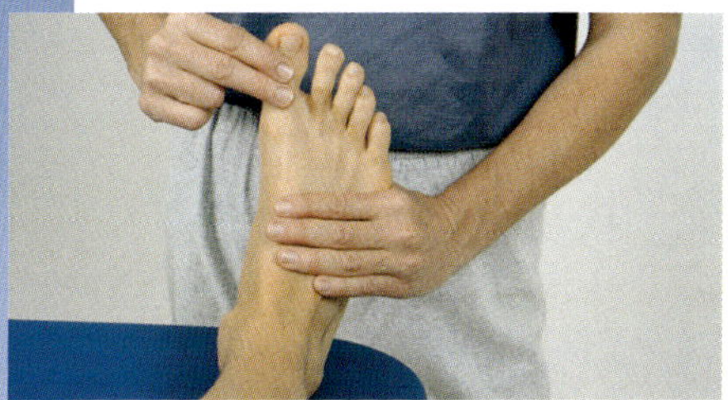

Ausgangsstellung: Der Patient liegt auf dem Rücken. Das Bein ist im Kniegelenk flektiert und wird durch eine Knierolle unterlagert.

Untersuchungsgang: Der Untersucher fixiert den Mitteluß des Patienten und unterstützt die Großzehe.

Instruktion: „Spreizen Sie Ihre Großzehe ab."

1/0

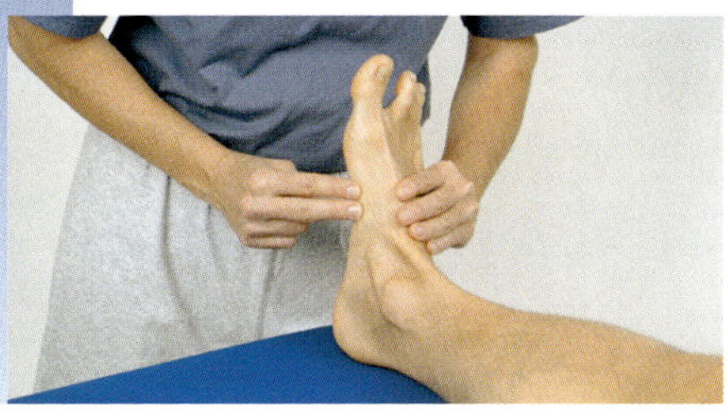

Ausgangsstellung: Der Patient liegt auf dem Rücken. Das Bein ist im Kniegelenk flektiert und wird durch eine Knierolle unterlagert. Der zu untersuchende Fuß befindet sich in Nullstellung.

Untersuchungsgang: Der Untersucher palpiert den M. abductor hallucis.

Instruktion: „Versuchen Sie, Ihre Großzehe abzuspreizen."

! Probleme/Hinweise

- Da sich die Großzehe häufig in Valgusstellung befindet, verkümmert der M. abductor hallucis. Eine Anspannung des Muskels ist dann deutlich erschwert. In diesem Fall ist es hilfreich, die Großzehe passiv in Mittelstellung zu bringen und dann den M. abductor hallucis anspannen zu lassen (siehe Prüfung Kraftgrad 2).
- Beim Hallux valgus werden durch Lageveränderung die Extensoren und Flexoren zu Großzehenadduktoren. Auch diese Spannung wirkt gegen eine Kontraktion des M. abductor hallucis.

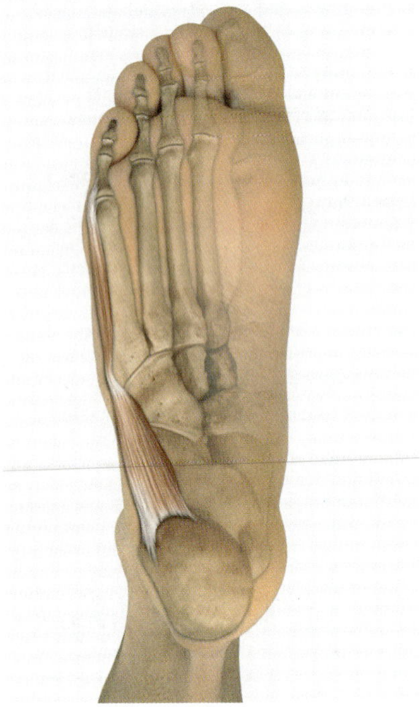

Musculus abductor digiti minimi

Der M. abductor digiti minimi abduziert den kleinen Zeh und beugt ihn. Auch dieser Muskel verspannt das laterale Fußgewölbe.

Ursprung	Processus lateralis des Tuber calacanei, angrenzende Faszien
Ansatz	laterale Fläche der Phalanx proximalis digiti minimi
Innervation	Nervus plantaris lateralis, S2–S3

Funktionen

Synergisten	Antagonisten
Articulatio metatarsophalangea V	
Flexion	
M. flexor digitorum longus	M. extensor digitorum longus
M. flexor digitorum brevis	
M. flexor digiti minimi	
M. opponens digiti minimi	
M. interosseus plantaris 3	
M. lumbricalis pedis 4	
Abduktion	
M. opponens digiti minimi	M. interosseus plantaris 3
	M. lumbricalis pedis 4

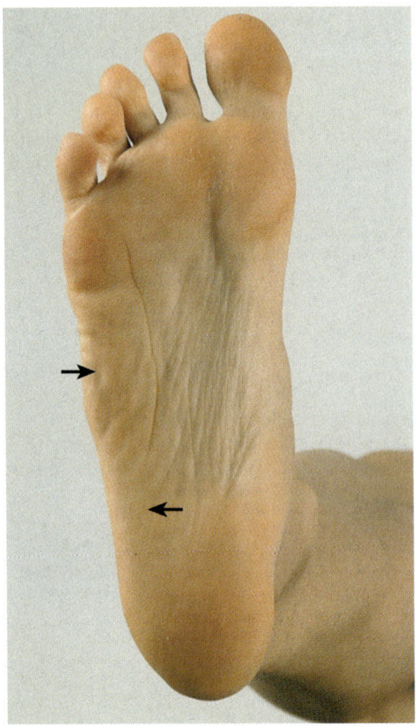

Muskelfunktionsprüfung

Kraftgrad

5/4

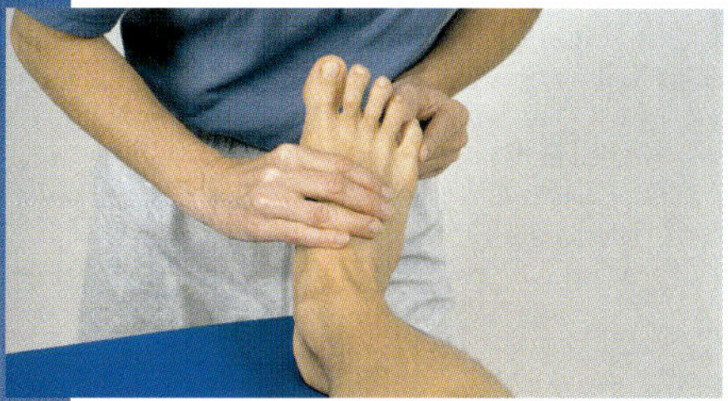

Ausgangsstellung: Der Patient liegt auf dem Rücken. Das Bein ist im Kniegelenk flektiert und wird durch eine Knierolle unterlagert. Der zu untersuchende Fuß befindet sich in Nullstellung.

Untersuchungsgang: Der Untersucher fixiert mit einer Hand den Mittelfuß des Patienten, mit der anderen Hand gibt er an der Außenseite der Grundphalanx der 5. Zehe Druck in Richtung Adduktion im Metatarsophalangealgelenk V.

Instruktion: „Spreizen Sie Ihre Kleinzehe gegen meinen Widerstand ab und halten Sie die Endstellung."

3

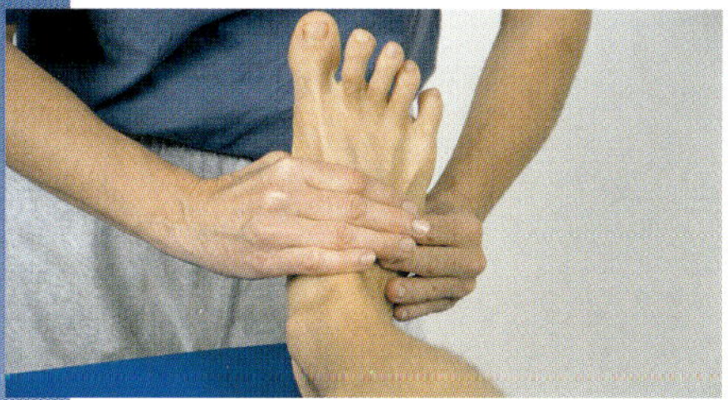

Ausgangsstellung: Der Patient liegt auf dem Rücken. Das Bein ist im Kniegelenk flektiert und wird durch eine Knierolle unterlagert. Der zu untersuchende Fuß befindet sich in Nullstellung.

Untersuchungsgang: Der Untersucher fixiert den Mittelfuß des Patienten.

Instruktion: „Spreizen Sie Ihre Kleinzehe ab."

2

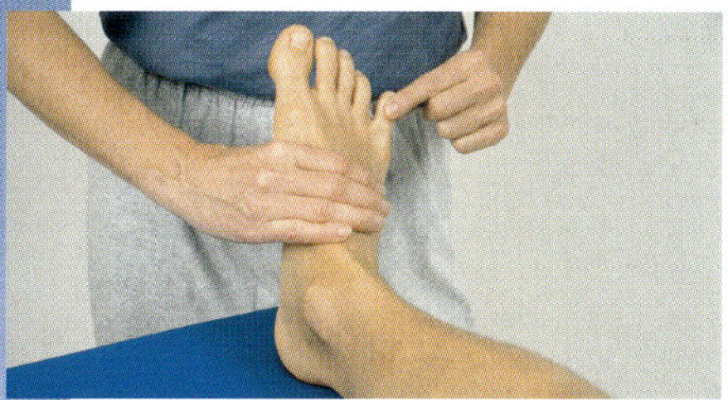

Ausgangsstellung: Der Patient liegt auf dem Rücken. Das Bein ist im Kniegelenk flektiert und wird durch eine Knierolle unterlagert. Der zu untersuchende Fuß befindet sich in Nullstellung.

Untersuchungsgang: Der Untersucher fixiert den Mittelfuß des Patienten und unterstützt die Kleinzehe.

Instruktion: „Spreizen Sie Ihre Kleinzehe ab."

1/0

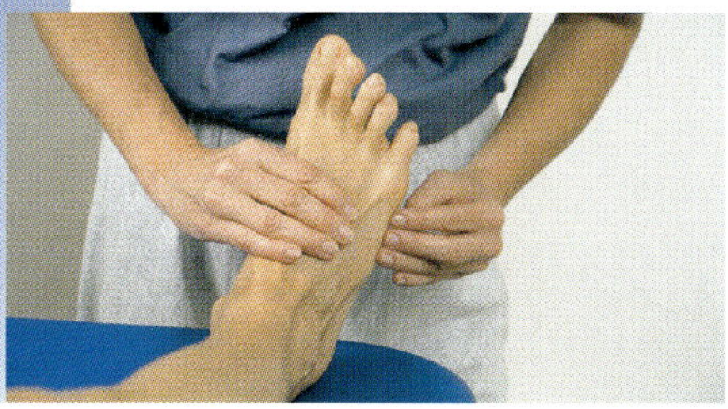

Ausgangsstellung: Der Patient liegt auf dem Rücken. Das Bein ist im Kniegelenk flektiert und wird durch eine Knierolle unterlagert. Der zu untersuchende Fuß befindet sich in Nullstellung.

Untersuchungsgang: Der Untersucher palpiert den M. abductor digiti minimi.

Instruktion: „Versuchen Sie, Ihre Kleinzehe abzuspreizen."

! Probleme/Hinweise

- Da sich die Kleinzehe oft in Varusstellung befindet, verkümmert der M. abductor digiti minimi. Eine Anspannung des Muskels ist dann deutlich erschwert. In diesem Fall ist es hilfreich, die Kleinzehe passiv in Mittelstellung zu bringen und dann den M. abductor digiti minimi anspannen zu lassen (siehe Prüfung Kraftgrad 2).
- Beim Digitus quintus varus superductus werden durch Lageveränderung die Extensoren und Flexoren zu Kleinzehenadduktoren. Auch diese Spannung wirkt einer Kontraktion des M. abductor digiti minimi entgegen.

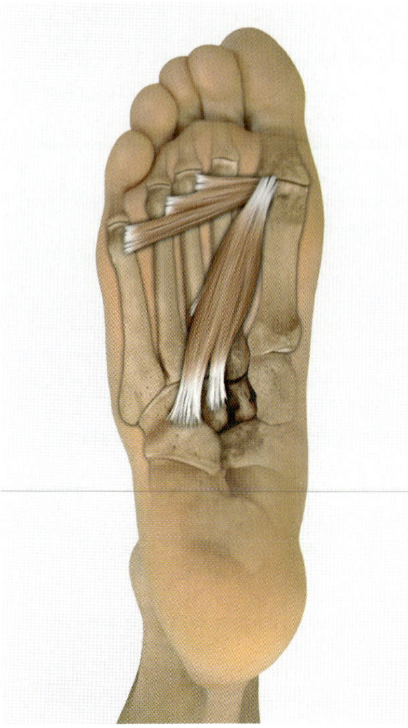

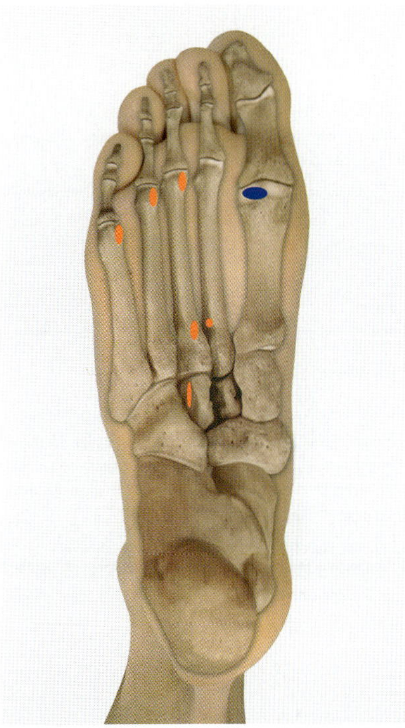

Musculus adductor hallucis

Der M. adductor hallucis adduziert die große Zehe und beugt sie etwas. Vor allem aber verspannt er mit seinem Verlauf quer zur Fußsohle das Fußgewölbe.

Ursprung	Caput obliquum: Os cuboideum, Os cuneiforme laterale, Ligamentum calcaneocuboideum plantare, Ligamentum plantare longum Caput transversum: Kapseln der Articulationes metatarso-phalangeae III bis V, Ligamentum metatarsale transversum profundum
Ansatz	Phalanx proximalis und fibulares Sesambein der Großzehe
Innervation	Nervus plantaris lateralis, S2–S3

Funktionen

Synergisten	Antagonisten
Articulatio metatarsophalangea I	
Adduktion	
M. flexor hallucis longus (bei bereits adduzierter Stellung der Großzehe) M. extensor hallucis longus (bei bereits adduzierter Stellung der Großzehe)	M. abductor hallucis
Flexion	
M. flexor hallucis longus M. flexor hallucis brevis M. abductor hallucis	M. extensor hallucis longus M. extensor hallucis brevis

Muskelfunktionsprüfung

Kraftgrad

5/4/3/ 2/1/0

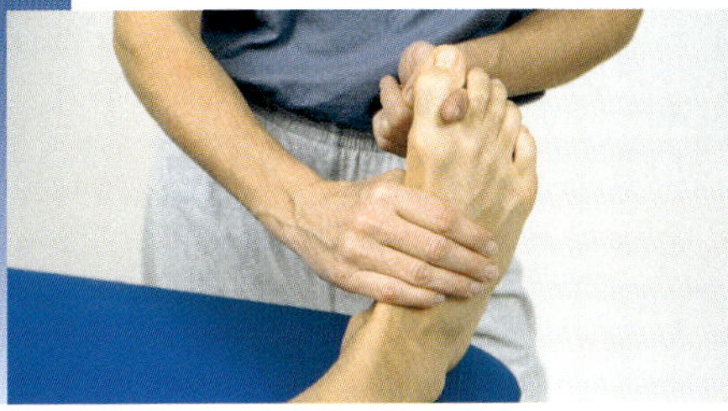

Ausgangsstellung: Der Patient liegt auf dem Rücken. Das Bein ist im Kniegelenk flektiert und wird durch eine Knierolle unterlagert. Der zu untersuchende Fuß befindet sich in Nullstellung.

Untersuchungsgang: Der Untersucher fixiert mit einer Hand den Mittelfuß des Patienten, von der anderen legt er einen Finger zwischen die 1. und 2. Zehe.

Instruktion: „Versuchen Sie, mit Ihren Zehen meinen Finger zusammenzudrücken."

Klinische Relevanz

- Bei vielen Patienten befindet sich das Großzehengrundgelenk schon in Adduktionsstellung (Hallux valgus). So ist bei einem Bewegungsauftrag, die Großzehe an die anderen Zehen heranzuführen, keine Bewegung sichtbar.

Musculi interossei plantares 1 bis 3

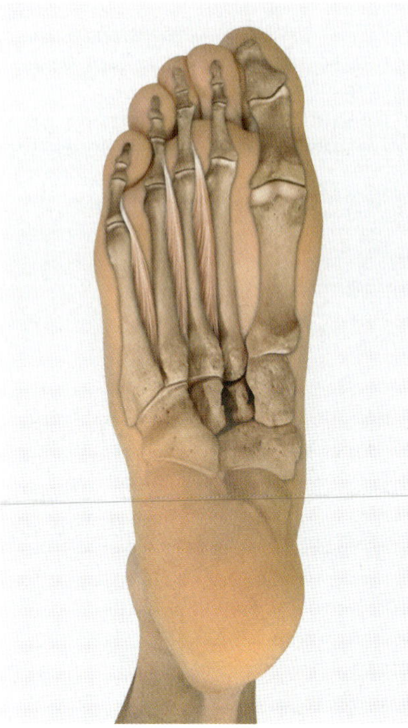

Die Mm. interossei plantares führen den 3., 4. und 5. Zeh an den 2. Zeh heran. Durch ihre beugende Wirkung an den betroffenen Metatarsophalangealgelenken fokussieren sie die Wirkung der langen Extensoren auf die Interphalangealgelenke oder die Sprunggelenke.

Ursprung	Basis und mediale Anteile der Ossa metatarsi III–V
Ansatz	mediale Anteile der Phalanges proximales der Zehen III–V
Innervation	Nervus plantaris lateralis, S2–S3

Funktionen

Synergisten	Antagonisten
Articulationes metatarsophalangeae III bis V	
Flexion	
M. flexor digitorum longus	M. extensor digitorum longus
M. flexor digitorum brevis	M. extensor digitorum brevis (III–IV)
Mm. interossei dorsales pedis 3–4 (III–IV)	
Mm. lumbricales pedis 2–4	
M. quadratus plantae	
M. flexor digiti minimi brevis (V)	
M. opponens digiti minimi (V)	
M. abductor digiti minimi (V)	
Adduktion	
keine	Mm. interossei dorsales pedis 3–4 (III–IV)

Muskelfunktionsprüfung

Kraftgrad

5/4/3/
2/1/0

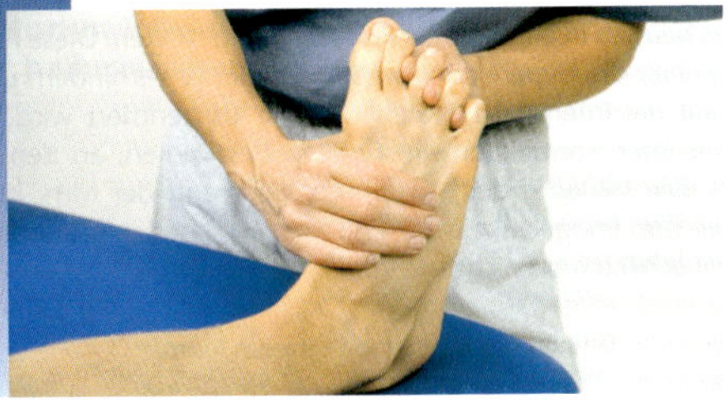

Ausgangsstellung: Der Patient liegt auf dem Rücken. Das Bein ist im Kniegelenk flektiert und wird durch eine Knierolle unterlagert. Der zu untersuchende Fuß befindet sich in Nullstellung.

Untersuchungsgang: Der Untersucher fixiert mit einer Hand den Mittelfuß des Patienten, von der anderen legt er jeweils einen Finger zwischen die 2. und 3., 3. und 4. sowie zwischen die 4. und 5. Zehe.

Instruktion: „Versuchen Sie, mit Ihren Zehen meine Finger zusammenzudrücken."

Probleme/Hinweise

- Vielen Menschen fällt es schwer, diese Bewegung willkürlich durchzuführen.
- Die Mm. interossei plantares werden in ihrer Funktion von den Mm. lumbricales pedis unterstützt.

4 Rumpf

Autochthone Muskulatur, lumbal

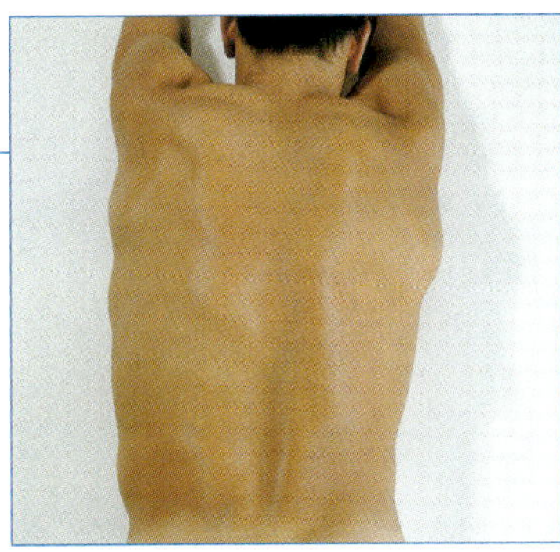

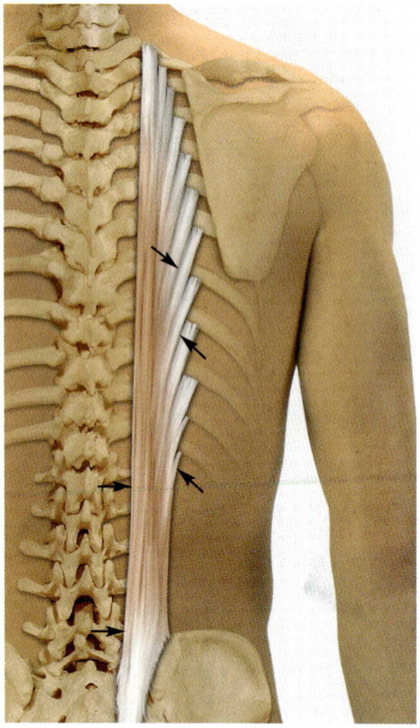

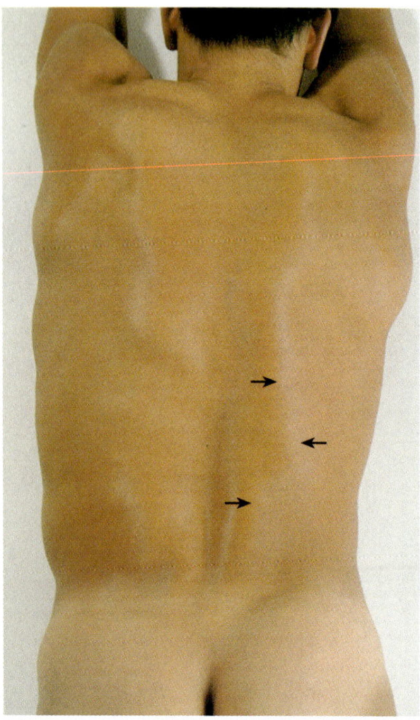

Musculus iliocostalis lumborum

lateraler Trakt, sakrospinales System

Der M. iliocostalis kann, wenn er beidseitig angespannt wird, die gesamte Wirbelsäule kraftvoll strecken. Bei einseitiger Kontraktion neigt der M. iliocostalis die Wirbelsäule zur gleichen Seite. Die rotierende Wirkung auf den Rumpf ist vernachlässigbar gering.

Ursprung	Os sacrum, Crista iliaca, Processus spinosi aller Lendenwirbel, Fascia thoracolumbalis
Ansatz	Angulus costae der 7.–12. Rippe
Innervation	Rami dorsales der Spinalnerven T7–L5
Besonderheiten	Der M. iliocostalis thoracis wird im folgenden nicht als Teil des M. iliocostalis lumborum aufgefasst, sondern separat behandelt.

Funktionen

Articulationes und Disci intervertebrales (LWS)

Synergisten	Antagonisten
Extension (beidseitig) alle anderen autochthonen Rückenmuskeln der Region	M. rectus abdominis M. obliquus externus abdominis M. obliquus internus abdominis
Neigung zur gleichen Seite alle anderen autochthonen Rückenmuskeln der Region M. quadratus lumborum (ohne Mm. spinales und interspinales)	M. rectus abdominis M. obliquus externus abdominis M. obliquus internus abdominis Alle Muskeln, die auf der gleichen Seite als Synergisten wirken, sind bei kontralateraler Anspannung Antagonisten.
Rotation zur gleichen Seite M. longissimus lumborum Alle Muskeln, die auf der gleichen Seite als Antagonisten wirken, sind bei kontralateraler Anspannung Synergisten.	M. obliquus externus abdominis M. multifidus lumborum Mm. rotatores lumborum Alle Muskeln, die auf der gleichen Seite als Synergisten wirken, sind bei kontralateraler Anspannung Antagonisten.

Articulationes costovertebrales und sternocostales

Synergisten	Antagonisten
Senken der Rippen M. rectus abdominis M. obliquus externus abdominis M. obliquus internus abdominis M. transversus abdominis Mm. intercostales interni M. transversus thoracis M. serratus posterior inferior M. quadratus lumborum M. longissimus thoracis	Mm. intercostales externi Mm. intercostales interni (Pars intercartilaginea)

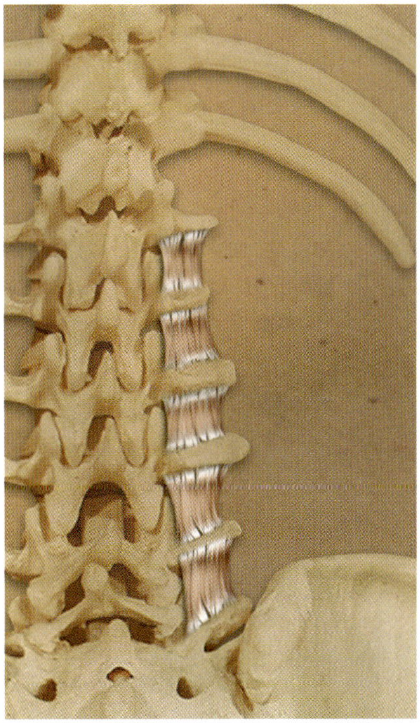

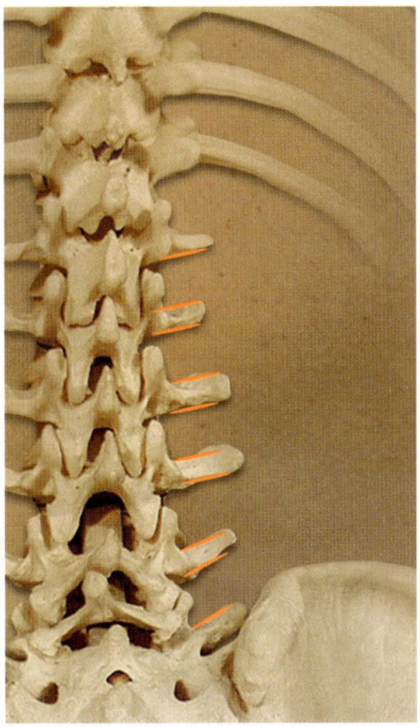

Musculi intertransversarii laterales lumborum

lateraler Trakt, intertransversales System

Die Mm. intertranversarii laterales lumborum strecken die Lendenwirbelsäule bei beidseitiger Anspannung und neigen sie zur gleichen Seite bei einseitiger Kontraktion. Wie die medialen Mm. intertransversarii stabilisieren sie die Lendenwirbelsäule und verhindern das seitliche Abgleiten der Wirbel.

Ursprung	Processus costales aller Lendenwirbel Processus transversus des 12. Brustwirbels
Ansatz	Processus costales der 5.–1. Lendenwirbel Processus transversus des 11. Brustwirbels Tuberositas iliaca
Innervation	Rami ventrales der Spinalnerven T12–L5
Besonderheiten	Die Muskeln sind ventraler Herkunft und werden daher von ventralen Spinalnervenästen innerviert.

Funktionen

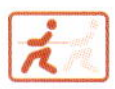

Synergisten

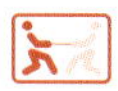

Antagonisten

Articulationes und Disci intervertebrales (LWS)

Synergisten	Antagonisten
Extension (beidseitig) Mm. intertranversarii mediales lumborum alle anderen autochthonen Rückenmuskeln der Region	M. rectus abdominis M. obliquus externus abdominis M. obliquus internus abdominis
Neigung zur gleichen Seite Mm. intertranversarii mediales lumborum alle anderen autochthonen Rückenmuskeln der Region (ohne Mm. spinales und interspinales) M. rectus abdominis M. obliquus externus abdominis M. obliquus internus abdominis M. quadratus lumborum	Alle Muskeln, die auf der gleichen Seite als Synergisten wirken, sind bei kontralateraler Anspannung Antagonisten.

Musculi intertransversarii mediales lumborum

lateraler Trakt, intertransversales System

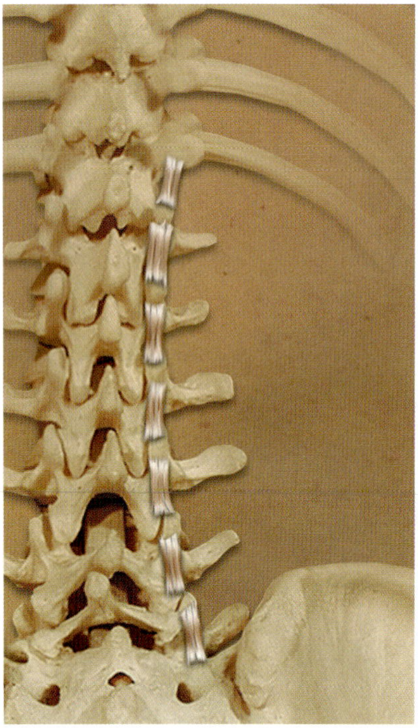

Die Mm. intertranversarii mediales lumborum strecken die Lendenwirbelsäule bei beidseitiger Anspannung und neigen sie bei einseitiger Kontraktion zur Seite. Ihre starke Entwicklung verdanken sie der wichtigen Aufgabe, die Lendenwirbelsäule zu stabilisiern und das seitliche Abgleiten der Wirbel zu verhindern. Deshalb sind sie auch am iliosakralen Übergang, wo diese Gefahr besonders groß ist, am kräftigsten entwickelt.

Ursprung	Tuberositas iliaca, Processus accessorii der 4.–1. Lendenwirbel
Ansatz	Processus mamillares der 4.–2. Lendenwirbel
Innervation	Rami dorsales der Spinalnerven L1–L5

Funktionen

Synergisten	Antagonisten
Articulationes und Disci intervertebrales (LWS)	
Extension (beidseitig) Mm. intertranversarii laterales lumborum alle anderen autochthonen Rückenmuskeln der Region	M. rectus abdominis M. obliquus externus abdominis M. obliquus internus abdominis
Neigung zur gleichen Seite Mm. intertranversarii laterales lumborum alle anderen autochthonen Rückenmuskeln der Region (ohne Mm. spinales und interspinales) M. rectus abdominis M. obliquus externus abdominis M. obliquus internus abdominis M. quadratus lumborum	Alle Muskeln, die auf der gleichen Seite als Synergisten wirken, sind bei kontralateraler Anspannung Antagonisten.

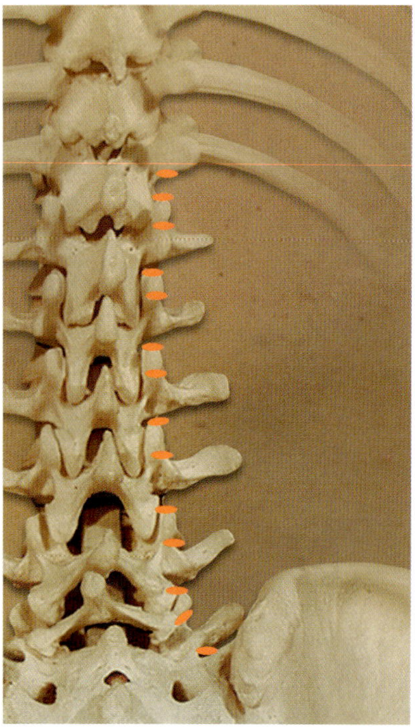

Musculi rotatores lumborum breves und longi
medialer Trakt, transversospinales System

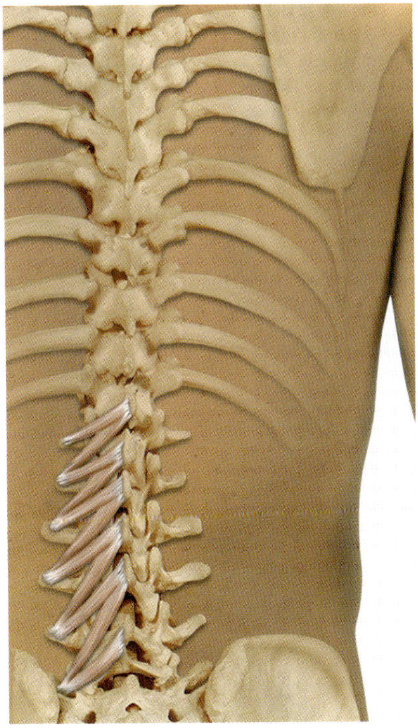

Die Mm. rotatores breves und longi lumborum sind nur schwach und werden durch den mächtigem M. multifidus dieser Region ersetzt. Die Wirkung besteht bei beidseitiger Kontraktion in einer Extension der Wirbelsäule, einseitig haben sie eine mit zunehmender Länge ausgeprägtere zur gleichen Seite neigende und geringer werdende rotatorische Komponente zur Gegenseite. Die Mm. rotatores breves verlaufen zum nächst höheren Wirbel, die Mm. rotatores longi überspringen 2–3 Wirbel. Überspringen Muskeln des gleichen Verlaufes mehr als 3 - 4 Wirbel, so werden sie unter der Bezeichnung M. multifidus zusammengefasst (s. u.), überspringen sie 5-6 Wirbel, bezeichnet man sie als M. semispinalis.

Ursprung	basale Processus mamillares der Lendenwirbel
Ansatz	basale Processus spinosi und Arcus vertebrae der Lendenwirbel
Innervation	Rami dorsales der Spinalnerven L1–L5

Funktionen

Synergisten	Antagonisten
Articulationes und Disci intervertebrales (LWS)	
Extension (beidseitig) alle anderen autochthonen Rückenmuskeln der Region	M. rectus abdominis M. obliquus externus abdominis M. obliquus internus abdominis
Neigung zur gleichen Seite alle anderen autochthonen Rückenmuskeln der Region (ohne Mm. spinales und interspinales) M. rectus abdominis M. obliquus externus abdominis M. obliquus internus abdominis M. quadratus lumborum	Alle Muskeln, die auf der gleichen Seite als Synergisten wirken, sind bei kontralateraler Anspannung Antagonisten.
Rotation zur Gegenseite M. obliquus internus abdominis M. multifidus lumborum Alle Muskeln, die auf der gleichen Seite als Antagonisten wirken, sind bei kontralateraler Anspannung Synergisten.	M. obliquus externus abdominis M. iliocostalis lumborum M. longissimus lumborum Alle Muskeln, die auf der gleichen Seite als Synergisten wirken, sind bei kontralateraler Anspannung Antagonisten.

Musculus multifidus lumborum

medialer Trakt, transversospinales System

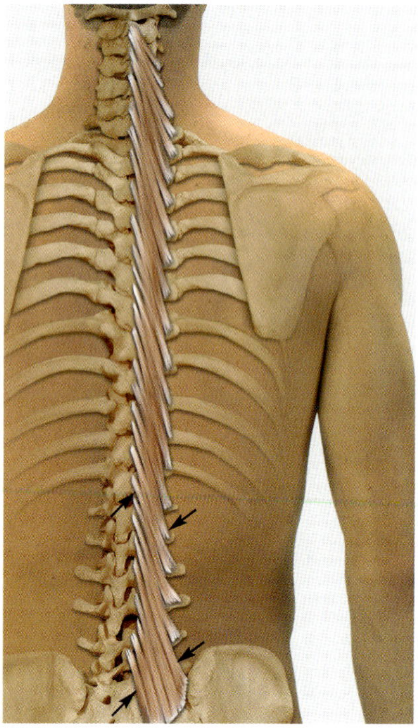

Der M. multifidus lumborum ist ein mächtiger Muskel, der fast die ganze Lendenlordose füllt und damit optisch ausgleicht. Seine Hauptwirkung besteht bei beidseitiger Kontraktion in einer Streckung der Wirbelsäule. Einseitig hat er eine mit zunehmender Länge ausgeprägtere, zur gleichen Seite neigende und geringer werdende, rotatorische Komponente, die jedoch an der Lendenwirbelsäule beide von untergeordneter Bedeutung sind.

Ursprung	Processus mamillares der Lendenwirbel, Os sacrum (Dorsalfläche bis S4) Ligamentum sacroiliacum posterius Crista iliaca
Ansatz	Processus spinosi der oberen Lendenwirbel und unteren Brustwirbel
Innervation	Rami dorsales der Spinalnerven L1–S1

Funktionen

Synergisten	Antagonisten
Articulationes und Disci intervertebrales (LWS)	
Extension (beidseitig) alle anderen autochthonen Rückenmuskeln der Region	M. rectus abdominis M. obliquus externus abdominis M. obliquus internus abdominis
Neigung zur gleichen Seite alle anderen autochthonen Rückenmuskeln der Region (ohne Mm. spinales und interspinales) M. rectus abdominis M. obliquus externus abdominis M. obliquus internus abdominis M. quadratus lumborum	Alle Muskeln, die auf der gleichen Seite als Synergisten wirken, sind bei kontralateraler Anspannung Antagonisten.
Rotation zur Gegenseite M. obliquus externus abdominis Mm. rotatores lumborum Alle Muskeln, die auf der gleichen Seite als Antagonisten wirken, sind bei kontralateraler Anspannung Synergisten.	M. obliquus internus abdominis M. iliocostalis lumborum M. longissimus lumborum Alle Muskeln, die auf der gleichen Seite als Synergisten wirken, sind bei kontralateraler Anspannung Antagonisten.

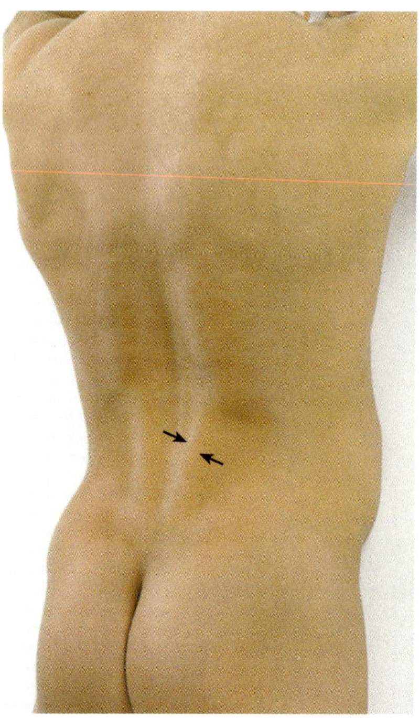

Die flächige Sehne der Mm. iliocostalis lumborum und longissimus thoracis überlagern den M. multifidus lumborum, die aufgeworfene Kontur wird aber vom M. multifidus bestimmt.

Muskelfunktionsprüfung

Kraftgrad

5/4

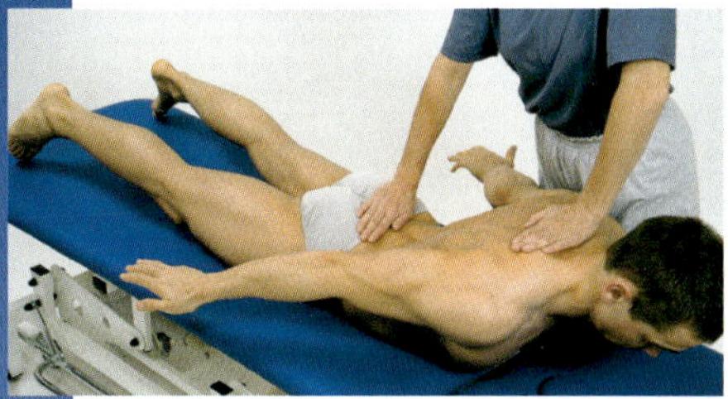

Ausgangsstellung: Der Patient liegt auf dem Bauch. Die Arme sind neben dem Körper platziert, die Handflächen zeigen zur Unterlage.

Untersuchungsgang: Der Untersucher fixiert mit einer Hand das Becken des Patienten und gibt mit der anderen im Bereich der Brustwirbelsäule Druck in Richtung Unterlage.

Instruktion: „Heben Sie Ihren Oberkörper gegen meinen Widerstand von der Unterlage ab und halten Sie die Endstellung."

3

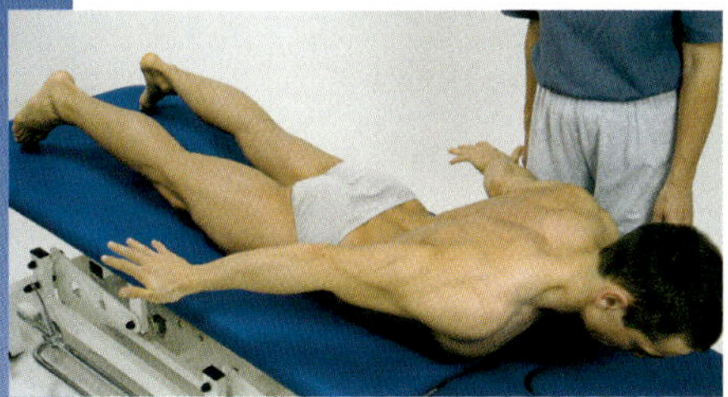

Ausgangsstellung: Der Patient liegt auf dem Bauch. Die Arme sind neben dem Körper platziert, die Handflächen zeigen zur Unterlage.

Untersuchungsgang: Der Untersucher beobachtet die Rumpfbewegung.

Instruktion: „Heben Sie Ihren Oberkörper von der Unterlage ab."

2

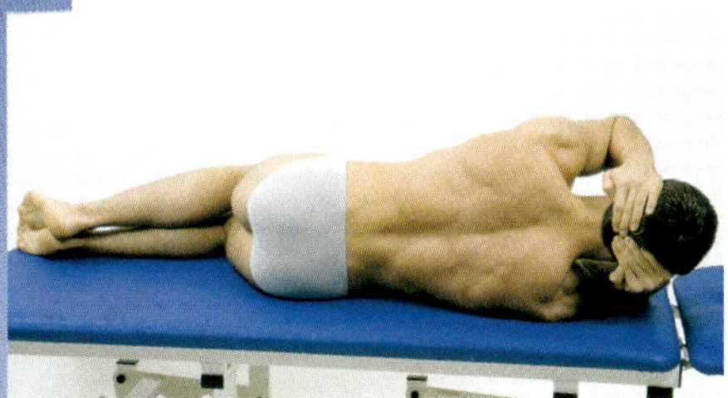

Ausgangsstellung: Der Patient liegt auf der Seite, die Wirbelsäule ist flektiert.

Untersuchungsgang: Der Untersucher beobachtet die Rumpfbewegung.

Instruktion: „Strecken Sie die Wirbelsäule. Nehmen Sie dabei den Kopf in den Nacken und heben Sie das Brustbein."

1/0

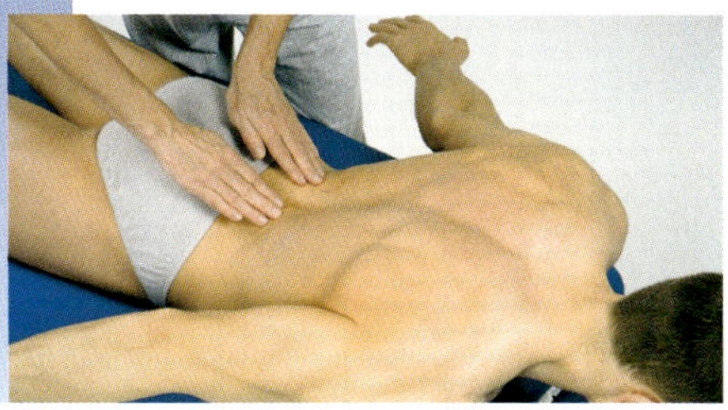

Ausgangsstellung: Der Patient liegt auf dem Bauch. Die Arme sind neben dem Körper platziert, die Handflächen zeigen zur Unterlage.

Untersuchungsgang: Der Untersucher palpiert die lumbalen Wirbelsäulen-Extensoren.

Instruktion: „Versuchen Sie, den Oberkörper von der Unterlage abzuheben."

Klinische Relevanz

- Fehlhaltungen der Wirbelsäule spiegeln sich häufig in regionalen Verhärtungen der autochthonen Rückenmuskulatur wider.
- Rückenschmerzen im Lendenbereich könnten auf krankhafte Prozesse im Nierenlager hinweisen.

Probleme/Hinweise

- Diese Muskelfunktionsprüfung bezieht sich auf die lumbale autochthone Muskulatur. (s. S. 254)
- Die Extension im Bereich der Brust- und Lendenwirbelsäule muss möglich sein.
- Ein Patient mit starken Rückenstreckern und schwachen Hüftstreckern kann die Lendenwirbelsäule überstrecken, nicht aber den Rumpf von der Unterlage abheben.
- Die Mm. interspinales lumborum werden bei dieser Muskelfunktionsprüfung mitgetestet.

Dehntest

Lumbale Rückenstrecker

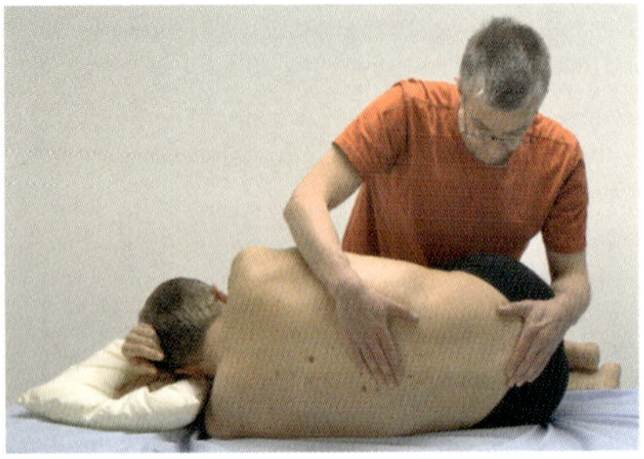

Durchführung
Der Therapeut bewegt den Rumpf des Patienten in die maximale Flexion der LWS, indem die Hüften flektiert und das Becken in die Aufrichtung bewegt wird.

Befund
Es liegt eine Muskelverkürzung vor, wenn die Bewegung nicht im vollen Ausmaß durchführbar und das Endgefühl weich-elastisch ist.
Der Patient gibt ein Dehngefühl im Muskelverlauf an.

4 Rumpf

Autochthone Muskulatur, thorakal

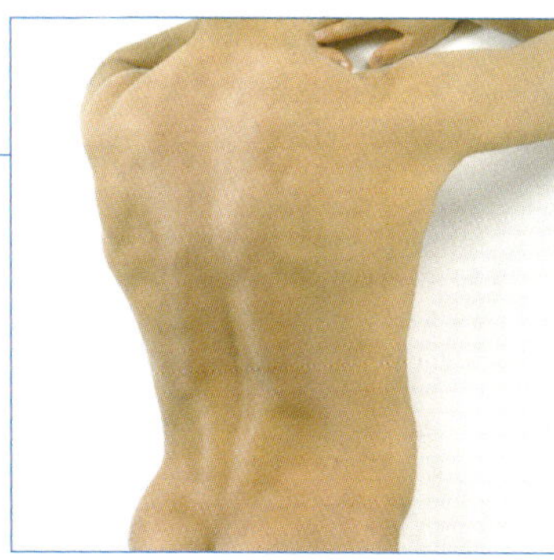

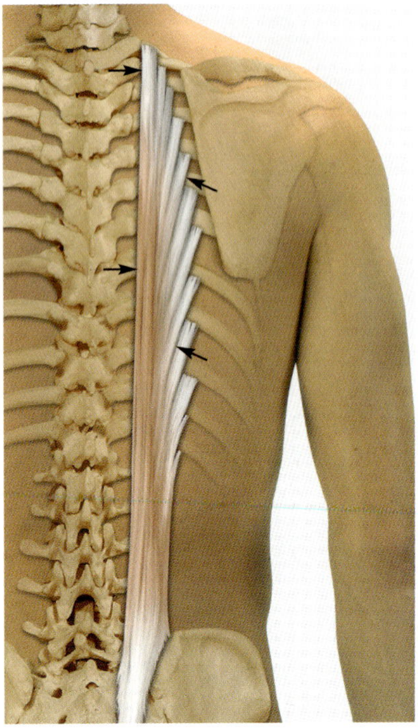

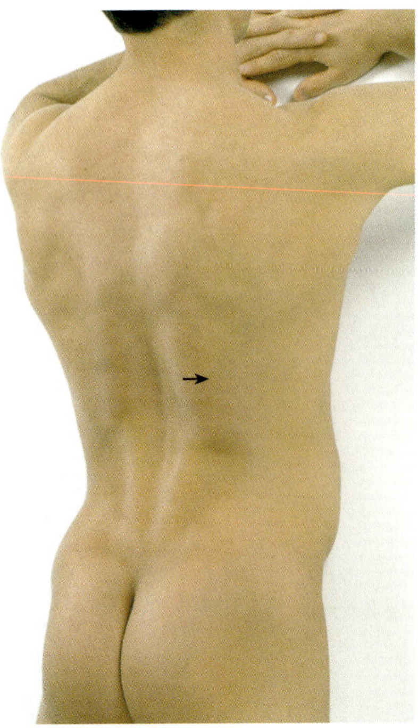

Musculus iliocostalis thoracis

lateraler Trakt, sakrospinales System

Der M. iliocostalis kann, wenn er beidseitig angespannt wird, die gesamte Wirbelsäule kraftvoll strecken. Da der Muskel nur indirekt über die Rippen auf die Wirbelsäule einwirkt, bewirkt er auch eine Senkung der Rippen. Bei einseitiger Anspannung hat er eine rotatorische Komponente zur gleichen Seite.

Ursprung	medial des Angulus costae der 7.–12. Rippe
Ansatz	Angulus costae der 1.–7. Rippe
Innervation	Rami dorsales der Spinalnerven T1–L1

Funktionen

Synergisten	Antagonisten
Articulationes und Disci intervertebrales (BWS)	
Extension (beidseitig)	
alle anderen autochthonen Rückenmuskeln der Region	Die antagonistischen Bauchmuskeln wirken nur sehr indirekt über ihren Ursprung am unteren Thorax.
Neigung zur gleichen Seite	
alle anderen autochthonen Rückenmuskeln der Region (ohne Mm. spinales und interspinales) Die antagonistischen Bauchmuskeln wirken nur sehr indirekt über ihren Ursprung am unteren Thorax.	Alle Muskeln, die auf der gleichen Seite als Synergisten wirken, sind bei kontralateraler Anspannung Antagonisten.
Rotation zur gleichen Seite	
Die antagonistischen Bauchmuskeln wirken nur sehr indirekt über ihren Ursprung am unteren Thorax. Alle Muskeln, die auf der gleichen Seite als Antagonisten wirken, sind bei kontralateraler Anspannung Synergisten.	Mm. rotatores thoracis M. multifidus lumborum Die antagonistischen Bauchmuskeln wirken nur sehr indirekt über ihren Ursprung am unteren Thorax. Alle Muskeln, die auf der gleichen Seite als Synergisten wirken, sind bei kontralateraler Anspannung Antagonisten.
Articulationes costovertebrales und sternocostales	
Senken der Rippen	
M. rectus abdominis M. obliquus externus abdominis M. obliquus internus abdominis M. transversus abdominis Mm. intercostales interni M. transversus thoracis M. serratus posterior inferior M. quadratus lumborum M. longissimus thoracis M. iliocostalis lumborum	Mm. intercostales externi Mm. intercostales interni (Pars intercartilaginea) Mm. scaleni M. serratus posterior superior

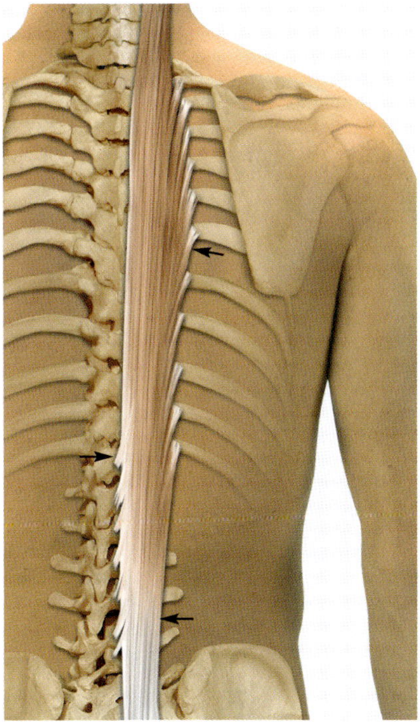

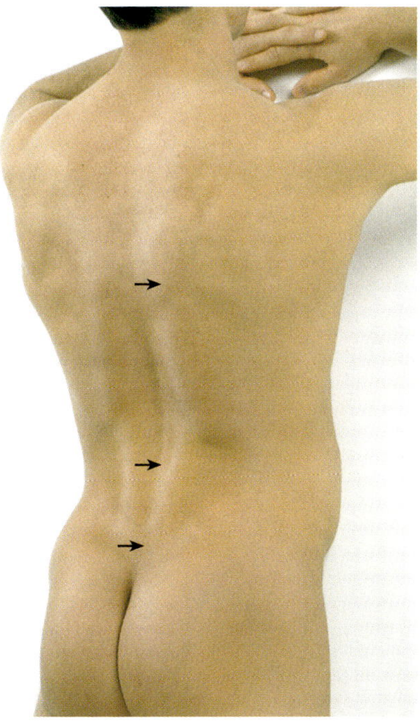

Musculus longissimus thoracis
lateraler Trakt, sakrospinales System

Der M. longissimus thoracis kann, da er auch vom Kreuzbein und vom Darmbein entspringt, gemeinsam mit dem M. iliocostalis, das Becken auf den Femurköpfen nach ventral kippen. Bei einseitiger Kontraktion neigt der M. longissimus die Wirbelsäule zur gleichen Seite. Wenn er beidseitig angespannt wird, wird die Wirbelsäule kraftvoll gestreckt. Die rotierende Wirkung auf den Rumpf ist dagegen vernachlässigbar gering.

Ursprung	Dorsalfläche der Processus transversi der Lendenwirbelkörper tiefes Blatt der Fascia thoracolumbalis, Facies dorsalis des Os sacrum
Ansatz	Processus transversi der Brustwirbelkörper an den unteren 9 oder 10 Rippen zwischen Tuberculum und Rippenwinkel
Innervation	Rami dorsales der Spinalnerven T1–L5

Funktionen

Synergisten	Antagonisten
Articulationes und Disci intervertebrales (LWS)	
Extension (beidseitig) alle anderen autochthonen Rückenmuskeln der Region	Die antagonistischen Bauchmuskeln wirken nur sehr indirekt über ihren Ursprung am unteren Thorax.
Neigung zur gleichen Seite alle anderen autochthonen Rückenmuskeln der Region (ohne Mm. spinales und interspinales) Die antagonistischen Bauchmuskeln wirken nur sehr indirekt über ihren Ursprung am unteren Thorax.	Alle Muskeln, die auf der gleichen Seite als Synergisten wirken, sind bei kontralateraler Anspannung Antagonisten.
Articulationes costovertebrales und sternocostales	
Senken der Rippen M. rectus abdominis M. obliquus externus abdominis M. obliquus internus abdominis M. transversus abdominis Mm. intercostales interni M. transversus thoracis M. serratus posterior inferior M. quadratus lumborum M. iliocostalis thoracis	Mm. intercostales externi Mm. intercostales interni (Pars intercartilaginea) Mm. scaleni M. serratus posterior superior

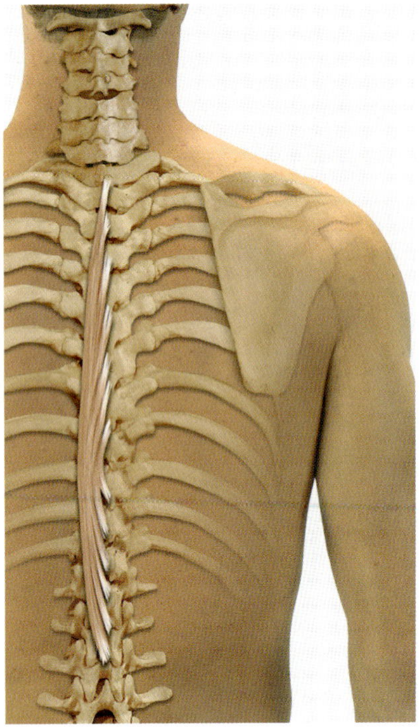

Musculus spinalis thoracis
medialer Trakt, spinales System

Der M. spinalis thoracis ist kräftig entwickelt. Die Wirkung besteht in einer Streckung der Brustwirbelsäule und in ihrer Stabilisierung.

Ursprung	Processus spinosi des 2. und 1. Lendenwirbels und der 12.–10. Brustwirbel
Ansatz	Processus spinosi des 9.–2. Brustwirbels
Innervation	Rami dorsales der Spinalnerven T3–L1

Funktionen

Synergisten	Antagonisten
Articulationes und Disci intervertebrales (BWS)	
Extension (beidseitig) alle anderen autochthonen Rückenmuskeln des Thorax	Die antagonistischen Bauchmuskeln wirken nur sehr indirekt über ihren Ursprung am unteren Thorax.

Musculi rotatores thoracis breves und longi

medialer Trakt, transversospinales System

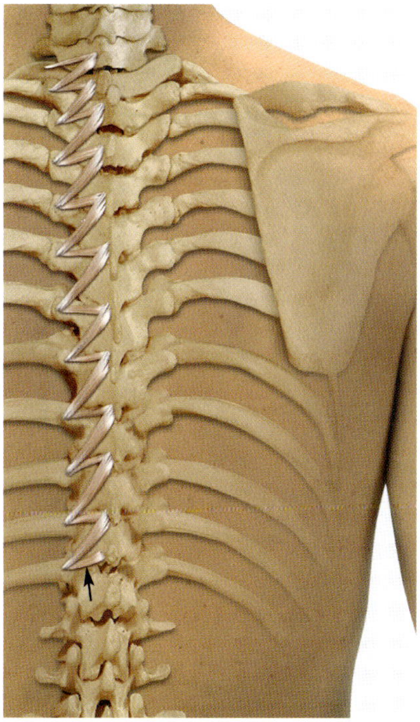

Mm. rotatores thoracis brevis

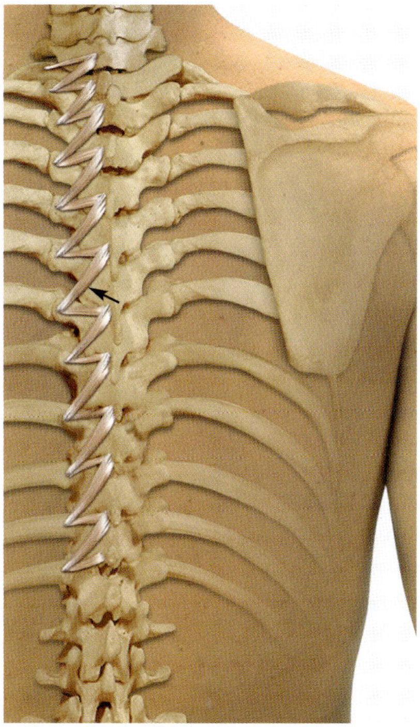

Mm. rotatores thoracis longi

Die Mm. rotatores thoracis breves und longi sind kräftig entwickelt. Die Wirkung besteht bei beidseitiger Kontraktion in einer Streckung der Wirbelsäule. Einseitig haben sie eine mit zunehmender Länge ausgeprägtere zur gleichen Seite neigende und geringer werdende rotatorische Komponente zur Gegenseite. Die Mm. rotatores breves verlaufen zum nächsthöheren Wirbel, die Mm. rotatores longi überspringen zwei Wirbel. Überspringen Muskeln des gleichen Verlaufes mehr als zwei Wirbel, so werden sie unter der Bezeichnung M. multifidus zusammengefasst.

Ursprung	basale Processus transversi der 12.–2. Brustwirbel
Ansatz	basale Processus spinosi und Arcus vertebrae der 11. –1. Brustwirbel und des 7. Halswirbels
Innervation	Rami dorsales der Spinalnerven C7–T12

Funktionen

Synergisten	Antagonisten
Articulationes und Disci intervertebrales (BWS)	
Extension (beidseitig) alle anderen autochthonen Rückenmuskeln der Region	Die antagonistischen Bauchmuskeln wirken nur sehr indirekt über ihren Ursprung am unteren Thorax.
Neigung zur gleichen Seite alle anderen gleichseitigen autochthonen Rückenmuskeln der Region (ohne Mm. spinales und interspinales)	Die antagonistischen Bauchmuskeln wirken nur sehr indirekt über ihren Ursprung am unteren Thorax. Alle Muskeln, die auf der gleichen Seite als Synergisten wirken, sind bei kontralateraler Anspannung Antagonisten.
Rotation zur Gegenseite M. semispinalis thoracis M. obliquus externus abdominis Alle Muskeln, die auf der gleichen Seite als Antagonisten wirken, sind bei kontralateraler Anspannung Synergisten.	M. obliquus internus abdominis M. iliocostalis thoracis M. longissimus thoracis Alle Muskeln, die auf der gleichen Seite als Synergisten wirken, sind bei kontralateraler Anspannung Antagonisten.

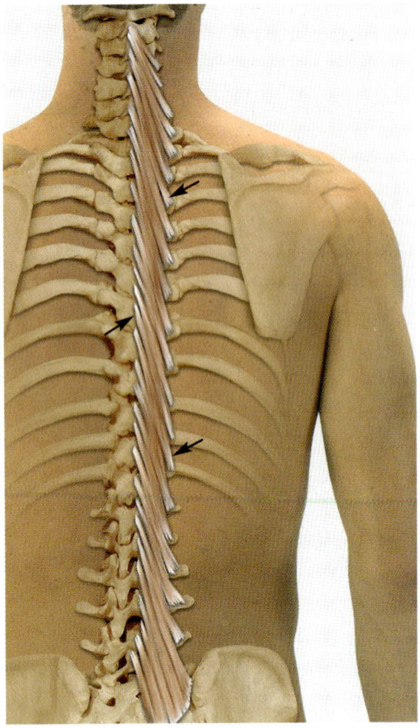

Musculus multifidus thoracis
medialer Trakt, transversospinales System

Der M. multifidus thoracis ist kein sehr kräftiger Muskel. Auch er überspringt 3-4 Wirbel. Seine Wirkung besteht bei beidseitiger Kontraktion in einer Streckung der Wirbelsäule. Einseitig hat er eine mit zunehmender Länge ausgeprägtere zur gleichen Seite neigende und geringer werdende rotatorische Komponente zur Gegenseite.

Ursprung	Processus transversi der Brustwirbel
Ansatz	Processus spinosi der oberen Brustwirbel und unteren Halswirbel
Innervation	Rami dorsales der Spinalnerven C3–T5

Funktionen

Synergisten	Antagonisten
Articulationes und Disci intervertebrales (BWS)	
Extension (beidseitig) alle anderen autochthonen Rückenmuskeln der Region	Die antagonistischen Bauchmuskeln wirken nur sehr indirekt über ihren Ursprung am unteren Thorax.
Neigung zur gleichen Seite alle anderen autochthonen Rückenmuskeln der Region (ohne Mm. spinales und interspinales)	Alle Muskeln, die auf der gleichen Seite als Synergisten wirken, sind bei kontralateraler Anspannung Antagonisten.
Rotation zur Gegenseite Mm. rotatores thoracis M. obliquus externus abdominis Alle Muskeln, die auf der gleichen Seite als Antagonisten wirken, sind bei kontralateraler Anspannung Synergisten.	M. obliquus internus abdominis M. iliocostalis thoracis M. longissimus thoracis Alle Muskeln, die auf der gleichen Seite als Synergisten wirken, sind bei kontralateraler Anspannung Antagonisten.

Musculus semispinalis thoracis
medialer Trakt, transversospinales System

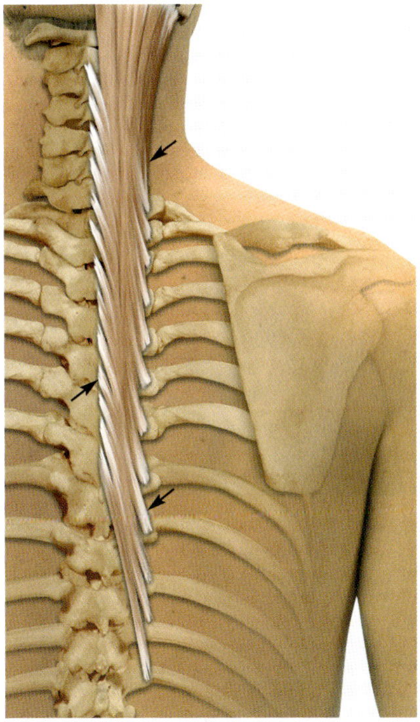

Der M. semispinalis thoracis überspringt 5-6 Wirbel und kann bei beidseitiger Anspannung die Wirbelsäule strecken, bei einseitiger Kontraktion zur gleichen Seite neigen. Seine rotatorische Komponente ist im Brustbereich sehr schwach und wird hier vernachlässigt.

Ursprung	Processus transversi der 12. Brust- bis 7. Halswirbel
Ansatz	Processus spinosi der 3. Brust- bis 6. Halswirbel
Innervation	Rami dorsales der Spinalnerven C6–T12

Funktionen

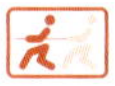 Synergisten	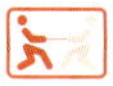 Antagonisten
Articulationes und Disci intervertebrales (BWS)	
Extension (beidseitig) alle anderen autochthonen Rückenmuskeln der Region	Die antagonistischen Bauchmuskeln wirken nur sehr indirekt über ihren Ursprung am unteren Thorax.
Neigung zur gleichen Seite alle anderen autochthonen Rückenmuskeln der Region (ohne Mm. spinales und interspinales)	Die antagonistischen Bauchmuskeln wirken nur sehr indirekt über ihren Ursprung am unteren Thorax. Alle Muskeln, die auf der gleichen Seite als Synergisten wirken, sind bei kontralateraler Anspannung Antagonisten.

4 Rumpf

Autochthone Muskulatur, zervikal

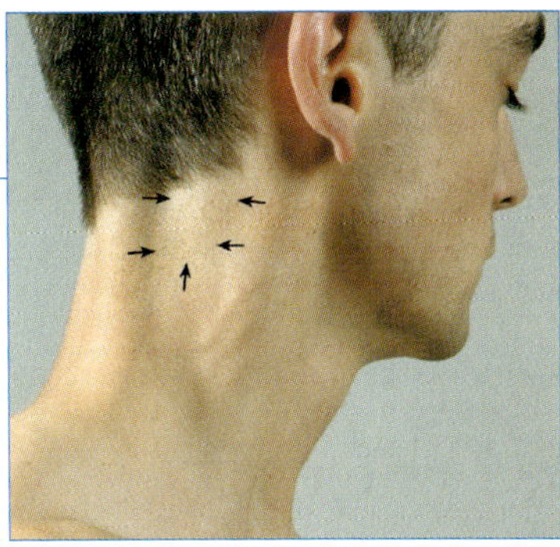

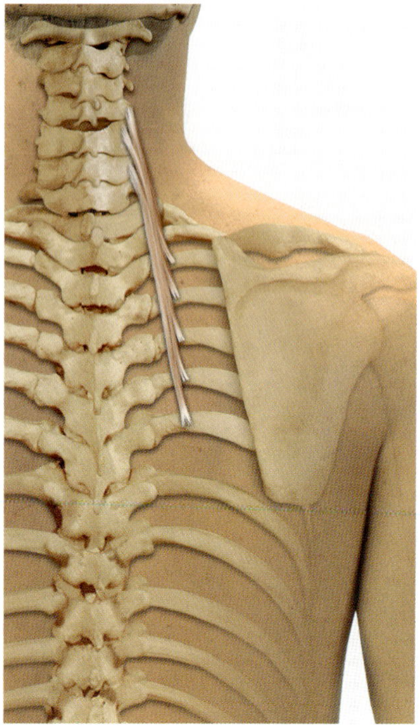

Musculus iliocostalis cervicis

lateraler Trakt, sakrospinales System

Der M. iliocostalis kann, wenn er beidseitig angespannt wird, die Halswirbelsäule kraftvoll strecken.

Ursprung	medial des Angulus costae der 3.–7. Rippe
Ansatz	Processus transversi und Tubercula posteriores der 3.–6. Halswirbel
Innervation	Rami dorsales der Spinalnerven C3–T7

Funktionen

Articulationes und Disci intervertebrales (HWS)

Synergisten	Antagonisten
Extension (beidseitig)	
M. sternocleidomastoideus (aus gestreckter Kopfhaltung) M. trapezius, Pars descendens M. levator scapulae alle anderen autochthonen Rückenmuskeln der Region	M. sternocleidomastoideus (aus gebeugter Kopfhaltung) M. longus capitis M. longus colli M. scalenus anterior infra- und suprahyale Muskulatur
Neigung zur gleichen Seite	
M. sternocleidomastoideus Mm. scaleni M. trapezius, Pars descendens M. levator scapulae alle anderen autochthonen Rückenmuskeln der Region (ohne Mm. spinales und interspinales)	Alle Muskeln, die auf der gleichen Seite als Synergisten wirken, sind bei kontralateraler Anspannung Antagonisten.
Rotation zur gleichen Seite	
M. splenius capitis M. splenius cervicis M. longissimus cervicis M. longissimus capitis M. rectus capitis posterior major M. obliquus capitis inferior Alle Muskeln, die auf der gleichen Seite als Antagonisten wirken, sind bei kontralateraler Anspannung Synergisten.	M. sternocleidomastoideus M. semispinalis cervicis M. semispinalis capitis M. multifidus cervicis Mm. rotatores cervicis M. obliquus capitis superior Alle Muskeln, die auf der gleichen Seite als Synergisten wirken, sind bei kontralateraler Anspannung Antagonisten.

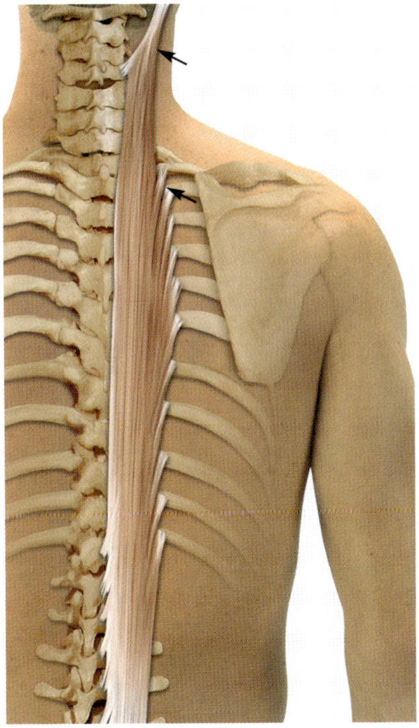

Musculus longissimus capitis
lateraler Trakt, sakrospinales System

Der M. longissimus capitis kann, wenn er beidseitig angespannt wird, die Halswirbelsäule und den Kopf kraftvoll strecken. Bei einseitiger Kontraktion neigt er den Kopf und die Halswirbelsäule zur gleichen Seite und kann zusätzlich den Kopf zur gleichen Seite drehen.

Ursprung	Processus transversi der 3. Hals- bis 3. Brustwirbel
Ansatz	Processus mastoideus
Innervation	Rami dorsales der Spinalnerven C3–T3

Funktionen

Synergisten	Antagonisten
Articulatio atlantooccipitalis und Articulationes und Disci intervertebrales (HWS)	
Extension (beidseitig)	
M. sternocleidomastoideus (aus gestreckter Kopfhaltung) M. trapezius, Pars descendens M. levator scapulae alle anderen autochthonen Rückenmuskeln der Region	M. sternocleidomastoideus (aus gebeugter Kopfhaltung) M. longus capitis M. longus colli M. rectus capitis anterior M. scalenus anterior infra- und suprahyale Muskulatur
Neigung zur gleichen Seite	
M. sternocleidomastoideus Mm. scaleni M. trapezius, Pars descendens M. levator scapulae alle anderen autochthonen Rückenmuskeln der Region (ohne Mm. spinales und interspinales)	Alle Muskeln, die auf der gleichen Seite als Synergisten wirken, sind bei kontralateraler Anspannung Antagonisten.
Rotation zur gleichen Seite	
M. splenius capitis M. splenius cervicis M. iliocostalis cervicis M. longissimus cervicis M. rectus capitis posterior major M. obliquus capitis inferior Alle Muskeln, die auf der gleichen Seite als Antagonisten wirken, sind bei kontralateraler Anspannung Synergisten.	M. sternocleidomastoideus M. semispinalis cervicis M. multifidus cervicis Mm. rotatores cervicis M. obliquus capitis superior Alle Muskeln, die auf der gleichen Seite als Synergisten wirken, sind bei kontralateraler Anspannung Antagonisten.

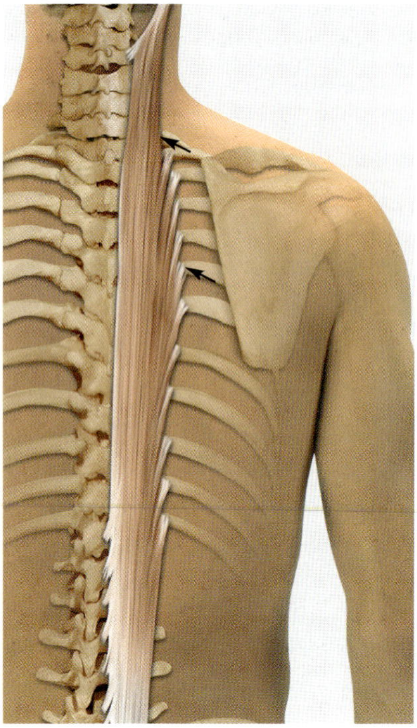

Musculus longissimus cervicis

lateraler Trakt, sakrospinales System

Der M. longissimus cervicis kann, wenn er beidseitig angespannt wird, die Halswirbelsäule kraftvoll strecken und einseitig wirkend zur gleichen Seite neigen.

Ursprung	Processus transversi der 1.–6. Brustwirbel und 3.–7. Halswirbel
Ansatz	Tubercula posteriora der Processus transversi der 2.–5. Halswirbelkörper
Innervation	Rami dorsales der Spinalnerven C3–T6

Funktionen

Synergisten	Antagonisten
Articulationes und Disci intervertebrales (HWS)	
Extension (beidseitig)	
M. sternocleidomastoideus (aus gestreckter Kopfhaltung)	M. sternocleidomastoideus (aus gebeugter Kopfhaltung)
M. trapezius, Pars descendens	M. longus capitis
M. levator scapulae	M. longus colli
alle anderen autochthonen Rückenmuskeln der Region	M. scalenus anterior
	infra- und suprahyale Muskulatur
Neigung zur gleichen Seite	
M. sternocleidomastoideus	Alle Muskeln, die auf der gleichen Seite als Synergisten wirken, sind bei kontralateraler Anspannung Antagonisten.
Mm. scaleni	
M. trapezius, Pars descendens	
M. levator scapulae	
alle anderen autochthonen Rückenmuskeln der Region (ohne Mm. spinales und interspinales)	

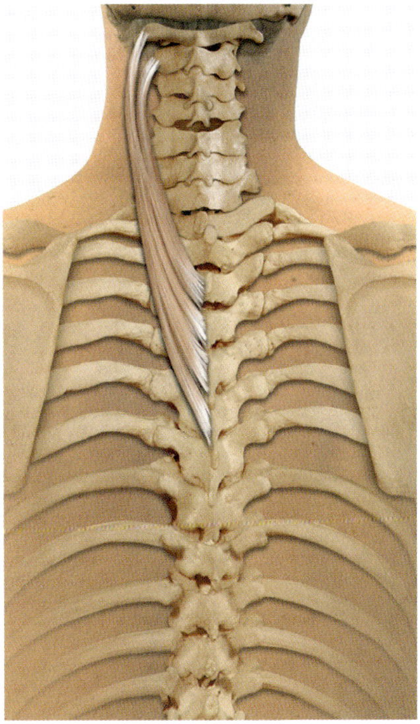

Musculus splenius cervicis
spinotransversales System

Der M. splenius cervicis kann die Halswirbelsäule bei beidseitiger Anspannung strecken, bei einseitiger Kontraktion zur gleichen Seite rotieren und, wenn die rotatorische Komponente durch die Antagonisten ausgeglichen wird, den Hals auch zur gleichen Seite neigen. Der Muskel verläuft dorsal der anderen autochtonen Muskeln dieser Region und fixiert sie damit an der Wirbelsäule ähnlich wie ein Retinaculum.

Ursprung	Processus spinosi der 3.–6. Brustwirbel
Ansatz	Tubercula posteriora der Processus transversus des 1. und 2. Halswirbels
Innervation	Rami dorsales der Spinalnerven C5–C7

Funktionen

Articulationes und Disci intervertebrales (HWS)

Synergisten	Antagonisten
Extension (beidseitig)	
M. sternocleidomastoideus (aus gestreckter Kopfhaltung)	M. sternocleidomastoideus
M. trapezius, Pars descendens	M. longus capitis
M. levator scapulae	M. longus colli
alle anderen autochthonen Rückenmuskeln der Region	M. scalenus anterior
	infra- und suprahyale Muskulatur
Rotation zur gleichen Seite	
M. splenius capitis	M. sternocleidomastoideus
M. iliocostalis	Mm. rotatores
M. longissimus	M. semispinalis
M. rectus capitis posterior major	M. obliquus capitis superior
M. obliquus capitis inferior	Alle Muskeln, die auf der gleichen Seite als Antagonisten wirken, sind bei kontralateraler Anspannung Synergisten.
Alle Muskeln, die auf der gleichen Seite als Synergisten wirken, sind bei kontralateraler Anspannung Antagonisten.	

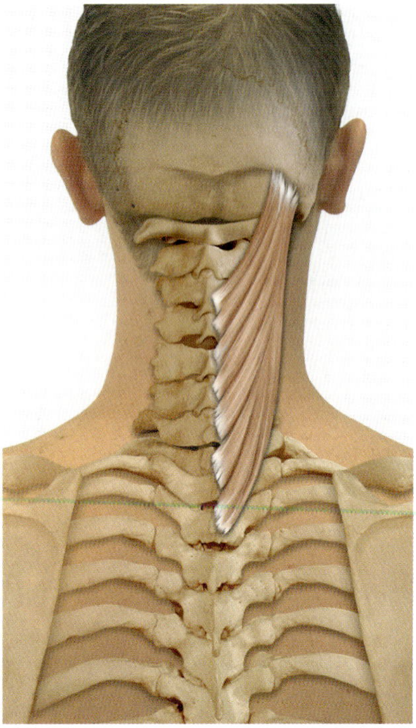

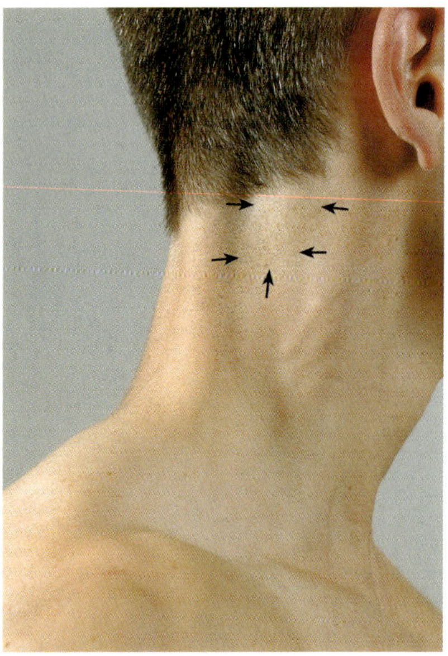

Musculus splenius capitis
spinotransversales System

Der M. splenius capitis kann, wie der M. splenius cervicis, die Halswirbelsäule bei beidseitiger Anspannung strecken, bei einseitiger Kontraktion zur gleichen Seite rotieren und, wenn die rotatorische Komponente durch die Antagonisten ausgeglichen wird, den Hals auch zur gleichen Seite neigen. Im Gegensatz zum M. splenius cervicis wirkt der Kopfteil des spinotransversales Systems jedoch auch auf die Kopfgelenke und kann damit helfen, den Kopf zur gleichen Seite zu drehen, zu neigen oder, beidseitig arbeitend, in den Nacken zu legen.

Ursprung	kaudale Hälfte des Ligamentum nuchae Processus spinosi der 7. Hals- bis 3. Brustwirbel
Ansatz	Processus mastoideus Linea nuchalis superior
Innervation	Rami dorsales der Spinalnerven C3–C5

Funktionen

Synergisten	Antagonisten
Articulatio atlantooccipitalis und Articulationes und Disci intervertebrales (HWS)	
Extension (beidseitig)	
M. sternocleidomastoideus (aus gestreckter Kopfhaltung)	M. sternocleidomastoideus (aus gebeugter Kopfhaltung)
M. trapezius, Pars descendens	M. longus capitis
M. levator scapulae	M. longus colli (nur HWS)
alle anderen autochthonen Rückenmuskeln der Region	M. rectus capitis anterior
	M. scalenus anterior (nur HWS)
	infra- und suprahyale Muskulatur
Articulationes intervertebrales (HWS)	
Rotation zur gleichen Seite	
M. splenius cervicis	M. sternocleidomastoideus
M. iliocostalis	Mm. rotatores
M. longissimus	M. semispinalis
M. rectus capitis posterior major	M. obliquus capitis superior
M. obliquus capitis inferior	Alle Muskeln, die auf der gleichen Seite als Antagonisten wirken, sind bei kontralateraler Anspannung Synergisten.
Alle Muskeln, die auf der gleichen Seite als Synergisten wirken, sind bei kontralateraler Anspannung Antagonisten.	

Musculus spinalis cervicis
medialer Trakt, spinales System

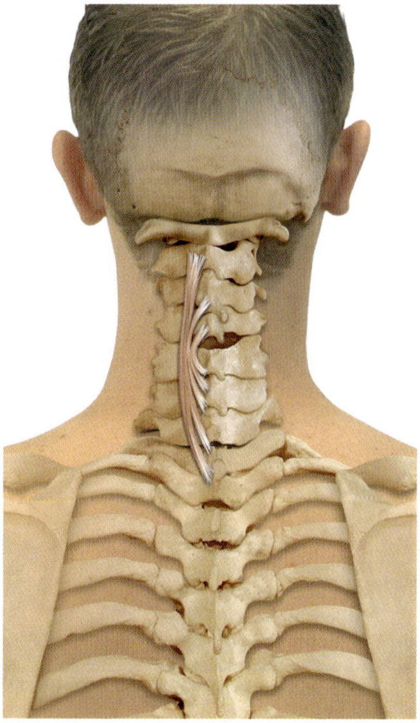

| Der schwache M. spinalis cervicis streckt und stabilisiert die Halswirbelsäule.

Ursprung	Processus spinosi der 2. Brust- bis 6. Halswirbel
Ansatz	Processus spinosi der 4.–2. Halswirbel
Innervation	Rami dorsales der Spinalnerven C2–T6

Funktionen

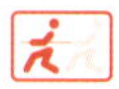
Synergisten

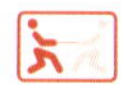
Antagonisten

Articulationes und Disci intervertebrales (HWS)

Extension (beidseitig)

Synergisten:
M. sternocleidomastoideus (aus gestreckter Kopfhaltung)
M. trapezius, Pars descendens
M. levator scapulae
alle anderen autochthonen Rückenmuskeln der Region

Antagonisten:
M. sternocleidomastoideus (aus gebeugter Kopfhaltung)
M. longus capitis
M. longus colli
M. scalenus anterior
infra- und suprahyale Muskulatur

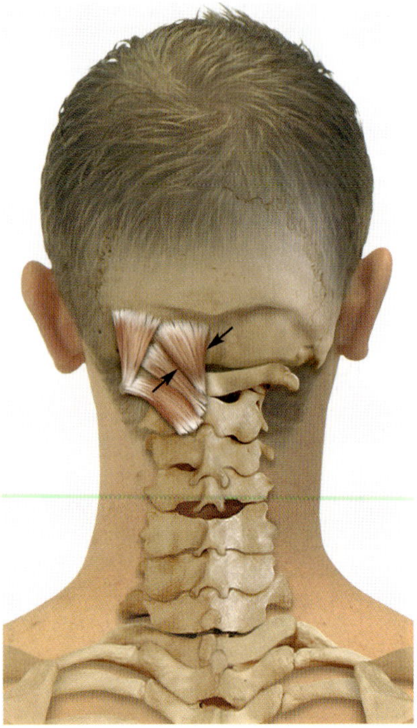

Musculus rectus capitis posterior minor
lateraler Trakt

Der M. rectus capitis posterior minor streckt im Atlantooccipitalgelenk.

Ursprung	Tuberculum posterius atlantis
Ansatz	medialer Anteil der Linea nuchalis inferior Os occipitale
Innervation	Nervus suboccipitalis aus dem Ramus dorsalis des Spinalnervs C1
Besonderheiten	Der Muskel begrenzt das Trigonum arteriae vertebralis.

Funktionen

Synergisten	Antagonisten
Articulatio atlantooccipitalis	
Extension (beidseitig)	
M. sternocleidomastoideus (aus gestreckter Kopfhaltung) M. trapezius, Pars descendens M. levator scapulae alle anderen autochthonen Rückenmuskeln, die an den Kopf ziehen	M. sternocleidomastoideus (aus gebeugter Kopfhaltung) M. longus capitis M. rectus capitis anterior infra- und suprahyale Muskulatur

Musculus obliquus capitis superior
lateraler Trakt

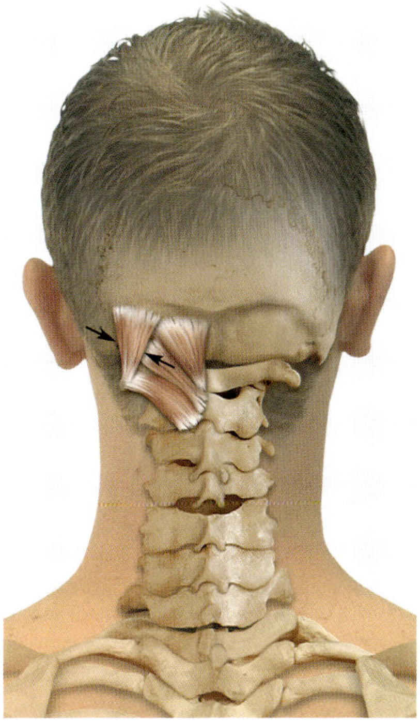

Der M. obliquus capitis superior verläuft vom Querfortsatz des Atlas zum Hinterhaupt. Obwohl er damit eine stark rotierende Komponente hätte, bleiben ihm aus den Bewegungsmöglichkeiten des Atlantooccipitalgelenkes nur die Extension und die Seitneigung und höchstens eine geringgradige und deshalb hier vernachlässigte Rotation.

Ursprung	Tuberculum posterior atlantis
Ansatz	Os occipitale, oberhalb und lateral der Linea nuchalis inferior
Innervation	Nervus suboccipitalis aus dem Ramus dorsalis des Spinalnervs C1
Besonderheiten	Der Muskel begrenzt das Trigonum arteriae vertebralis.

Funktionen

Articulatio atlantooccipitalis

Synergisten	Antagonisten
Extension (beidseitig)	
M. sternocleidomastoideus (aus gestreckter Kopfhaltung) M. trapezius, Pars descendens M. levator scapulae alle anderen autochthonen Rückenmuskeln, die an den Kopf ziehen	M. sternocleidomastoideus (aus gebeugter Kopfhaltung) M. longus capitis M. rectus capitis anterior infra- und suprahyale Muskulatur
Neigung zur gleichen Seite	
M. sternocleidomastoideus M. trapezius, Pars descendens M. levator scapulae alle anderen autochthonen Rückenmuskeln (ohne Mm. spinales und interspinales), die an den Kopf ziehen	Alle Muskeln, die auf der gleichen Seite als Synergisten wirken, sind bei kontralateraler Anspannung Antagonisten.

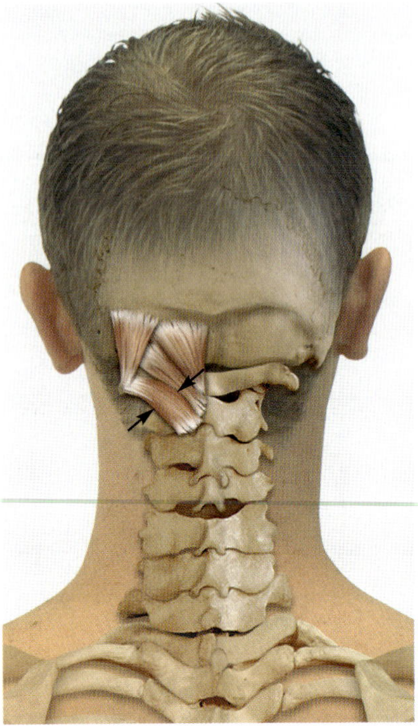

Musculus obliquus capitis inferior
medialer Trakt

Der M. obliquus capitis inferior verläuft vom Dornfortsatz des Axis zum Querfortsatz des Atlas. Obwohl er nicht am Kopf ansetzt, rotiert er über seine Wirkung auf das atlantoaxiale Gelenk den Kopf zur gleichen Seite. Darüber hinaus stabilisiert er bei beidseitiger Anspannung, wie alle kurzen Nackenmuskeln, die empfindlichen Kopfgelenke.

Ursprung	Processus spinosus des Axis
Ansatz	dorsaler Processus transversus atlantis
Innervation	Nervus suboccipitalis, C2
Besonderheiten	Der Muskel begrenzt das Trigonum arteriae vertebralis.

Funktionen

Synergisten

Articulatio atlantoaxialis

Rotation zur gleichen Seite
M. splenius capitis
M. splenius cervicis
M. longissimus capitis
M. rectus capitis posterior major
Alle Muskeln, die auf der gleichen Seite als Synergisten wirken, sind bei kontralateraler Anspannung Antagonisten.

Antagonisten

M. sternocleidomastoideus
Alle Muskeln, die auf der gleichen Seite als Synergisten wirken, sind bei kontralateraler Anspannung Antagonisten.

Muskelfunktionsprüfung

Kraftgrad

5/4

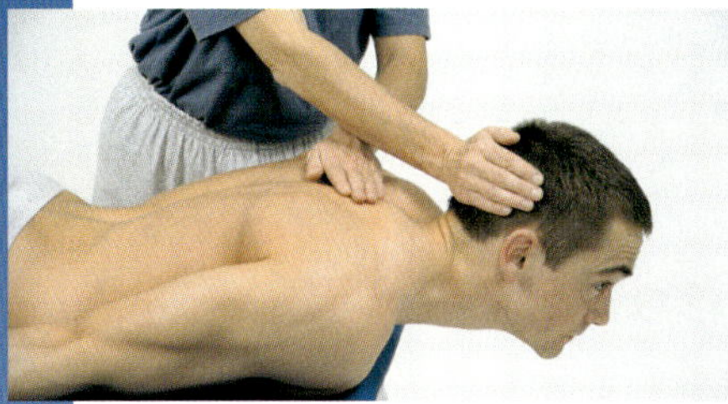

Ausgangsstellung: Der Patient liegt auf dem Bauch, bis zum Schultergürtel auf der Behandlungsliege, der Kopf hängt über.

Untersuchungsgang: Der Untersucher fixiert den Brustkorb und gibt Widerstand am Hinterhaupt in Richtung HWS-Flexion.

Instruktion: „Heben Sie Ihren Kopf gegen meinen Widerstand bis in den Nacken hoch und halten Sie die Position."

3

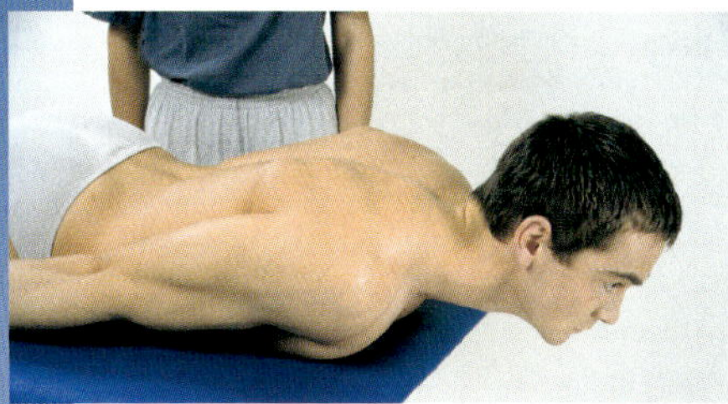

Ausgangsstellung: Der Patient liegt auf dem Bauch, bis zum Schultergürtel auf der Behandlungsliege, der Kopf hängt über.

Untersuchungsgang: Der Untersucher beobachtet die Kopfbewegung.

Instruktion: „Heben Sie Ihren Kopf bis in den Nacken hoch."

2

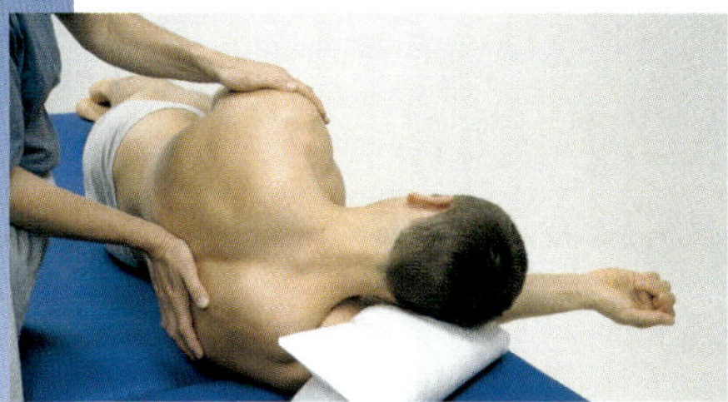

Ausgangsstellung: Der Patient liegt auf der Seite, die Halswirbelsäule ist flektiert.

Untersuchungsgang: Der Untersucher fixiert den Thorax.

Instruktion: „Strecken Sie die Halswirbelsäule, führen Sie den Kopf in den Nacken."

1/0

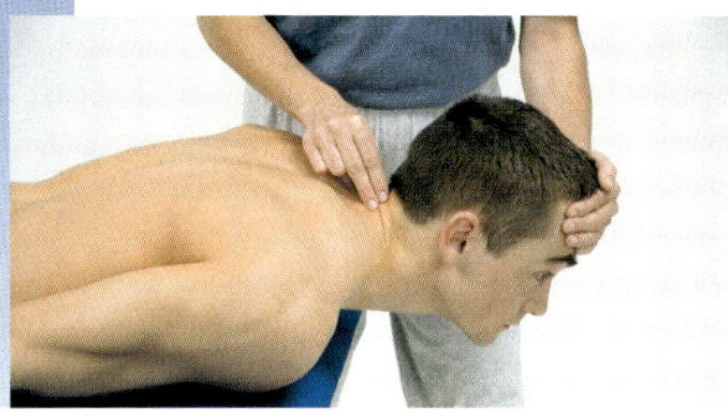

Ausgangsstellung: Der Patient liegt auf dem Bauch, bis zum Schultergürtel auf der Behandlungsliege, der Kopf hängt über.

Untersuchungsgang: Der Untersucher palpiert die HWS-Extensoren.

Instruktion: „Versuchen Sie, den Kopf hochzuheben."

Klinische Relevanz

- Die gleichzeitige Kontraktion der vorderen und hinteren Halsmuskelgruppen stabilisiert die HWS in einer neutralen Position, wie zum Beispiel beim Balancieren eines Gegenstandes auf dem Kopf.
- Der M. obliquus capitis inferior wird benötigt, um die Einheit des Atlantooccipitalgelenkes, sowohl in Ruhe als auch bei Bewegungen, zu bewahren.

Probleme/Hinweise

- Es ist normalerweise nicht möglich, die hier genannten Muskeln funktionell zu differenzieren.
- Der Übergang Os occipitale – Atlas wird in der physiotherapeutischen Literatur mit C0 bezeichnet.

Dehntests

Mm. semispinales, Mm. splenii und Mm. longissimi (beidseits)

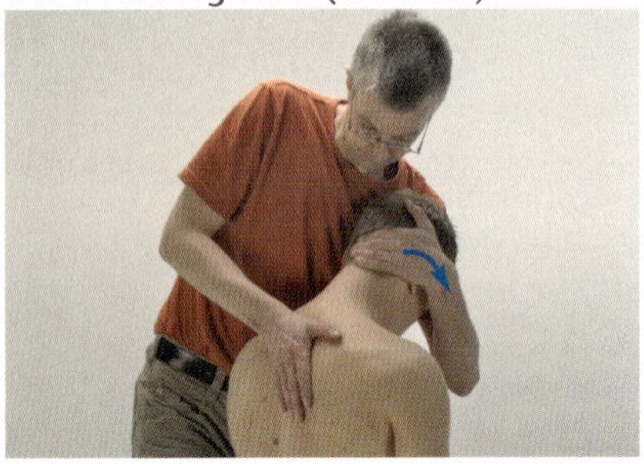

Durchführung
Der Therapeut bewegt den Kopf und die HWS des Patienten unter leichter Traktion in die maximale Flexion.

Befund
Es liegt eine Muskelverkürzung vor, wenn die Bewegung nicht im vollen Ausmaß durchführbar und das Endgefühl weich-elastisch ist.
Der Patient gibt ein Dehngefühl im Muskelverlauf an.

Kurze HWS-Extensoren

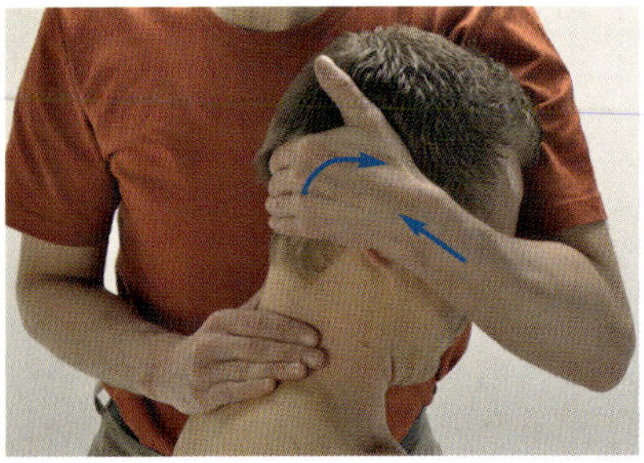

Durchführung
Der Therapeut fixiert die mittlere HWS mit seinem Daumen und Zeigefinger.
Mit der anderen Hand umgreift er das Okziput und stabilisiert den Kopf an seiner Schulter. Der Therapeut bewegt den Kopf in die maximale Flexion der oberen Kopfgelenke, indem er das Okziput nach dorsal-kranial schiebt.

Befund
Es liegt eine Muskelverkürzung vor, wenn die Bewegung nicht im vollen Ausmaß durchführbar und das Endgefühl weich-elastisch ist.
Der Patient gibt ein Dehngefühl im Muskelverlauf an.

4 Rumpf

Ventrale Muskulatur, abdominal

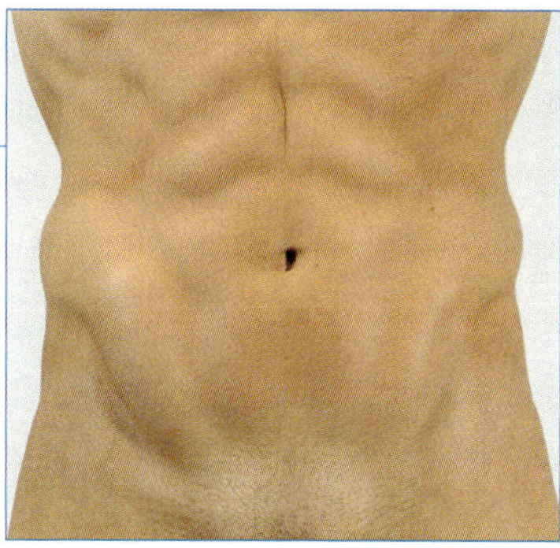

Musculus rectus abdominis

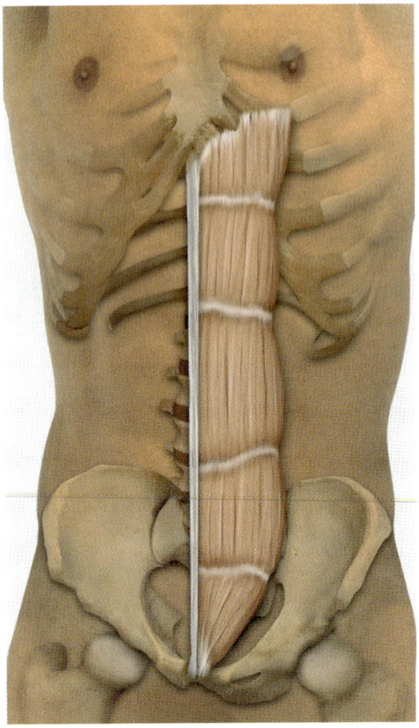

Der M. rectus abdominis ist ein kraftvoller Beuger der Rumpfwirbelsäule, etwa bei der Aufrichtung aus der Rückenlage. Der M. rectus abdominis hilft bei der Bauchpresse. Sein kranialer Anteil hat besondere Bedeutung für die feine Regulation der Exspiration beim Sprechen.

Ursprung	Außenfläche der 5.–7. Rippenknorpel, Processus xiphoideus
Ansatz	Crista pubica Symphysis pubica
Innervation	Nervi intercostales, T5–T11 Nervus subcostalis, T12 Nervus iliohypogastricus, T12–L1 Nervus ilioinguinalis, L1
Besonderheiten	Der Muskel weist auf seiner Vorderfläche bindegewebige Intersektionen auf, die in das vordere Blatt der Rektusscheide einstrahlen. Auf der Rückseite verlaufen die Muskelfasern kontinuierlich und ohne Intersektionen. Eine kleine Portion des Muskels, die vom Schambein zur Linea alba unterhalb des Bauchnabels zieht, wird auch als M. pyramidalis bezeichnet.

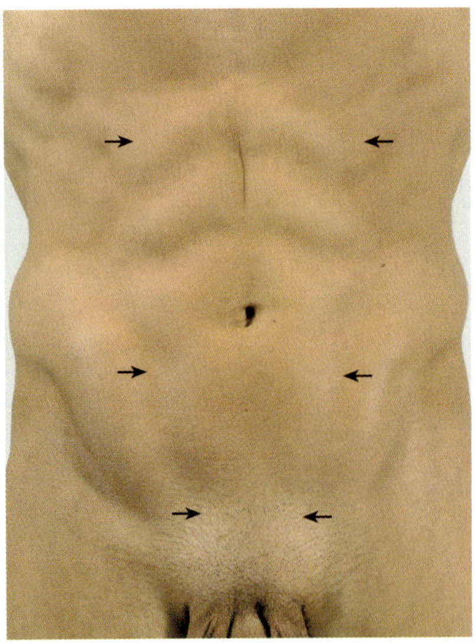

Funktionen

Synergisten	Antagonisten
Articulationes und Disci intervertebrales (vor allem BWS)	
Flexion (beidseitig) M. obliquus externus abdominis M. obliquus internus abdominis	alle autochthonen Rückenmuskeln der Region
Bauchpresse (beidseitig) M. transversus abdominis M. obliquus externus abdominis M. obliquus internus abdominis Diaphragma	

Muskelfunktionsprüfung

Kraftgrad

5/4

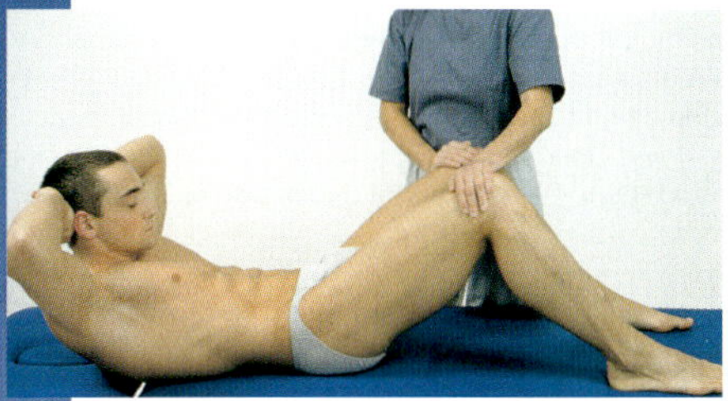

Ausgangsstellung: Der Patient liegt auf dem Rücken, die Beine sind angebeugt aufgestellt und die Hände am Kopf.

Untersuchungsgang: Der Untersucher fixiert die Beine.

Instruktion: „Rollen Sie sich hoch, indem Sie Kopf, Schultern und Brustkorb deutlich von der Unterlage abheben."

3

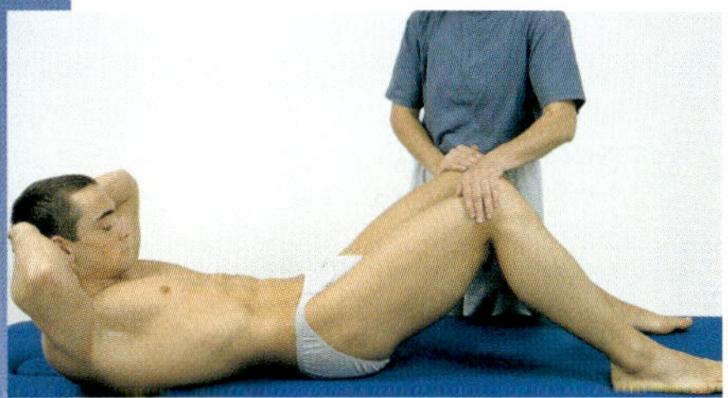

Ausgangsstellung: Der Patient liegt auf dem Rücken, die Beine sind angebeugt aufgestellt, die Hände am Kopf.

Untersuchungsgang: Der Untersucher fixiert die Beine.

Instruktion: „Rollen Sie sich hoch, indem Sie Kopf, Schultern und Brustkorb so weit wie möglich von der Unterlage abheben."

2

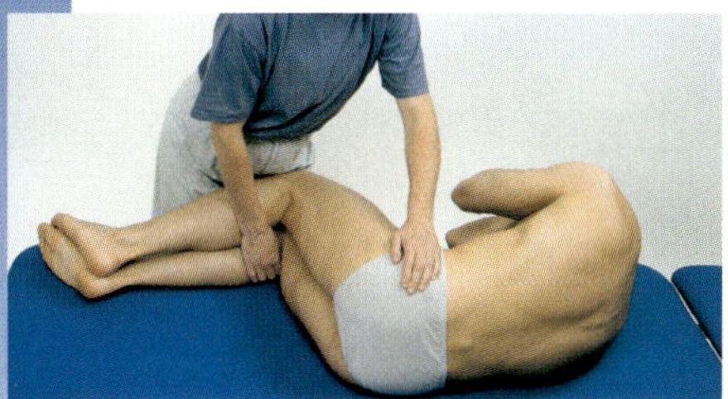

Ausgangsstellung: Der Patient liegt auf der Seite, die Beine sind in den Hüft- und Kniegelenken angebeugt.

Untersuchungsgang: Der Untersucher fixiert Beine und Becken und beobachtet die Rumpfbewegung.

Instruktion: „Rollen Sie sich ein, die Nase zieht dabei zum Bauchnabel."

1/0

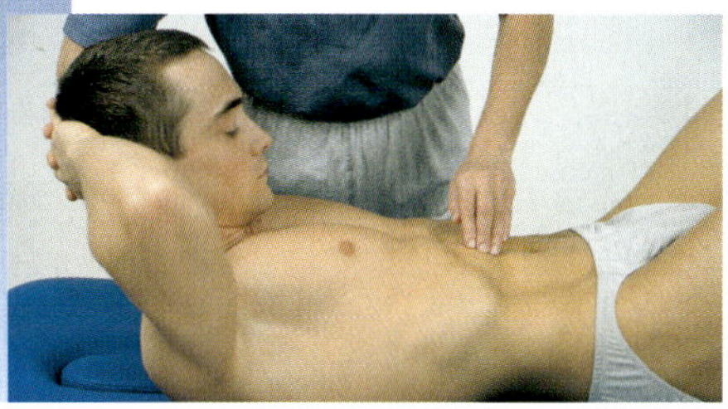

Ausgangsstellung: Der Patient liegt auf dem Rücken, die Beine sind angebeugt aufgestellt und die Hände am Kopf.

Untersuchungsgang: Der Untersucher palpiert den M. rectus abdominis.

Instruktion: „Versuchen Sie, Kopf und Schultern von der Unterlage abzuheben."

Klinische Relevanz

- Als Rektusdiastase bezeichnet man das Auseinanderweichen der Mm. recti.

Probleme/Hinweise

- Einige Anteile der schrägen Bauchmuskeln unterstützen die dargestellte Bewegung.

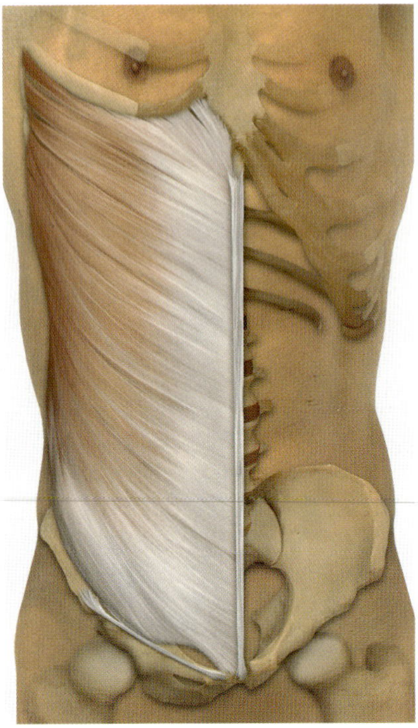

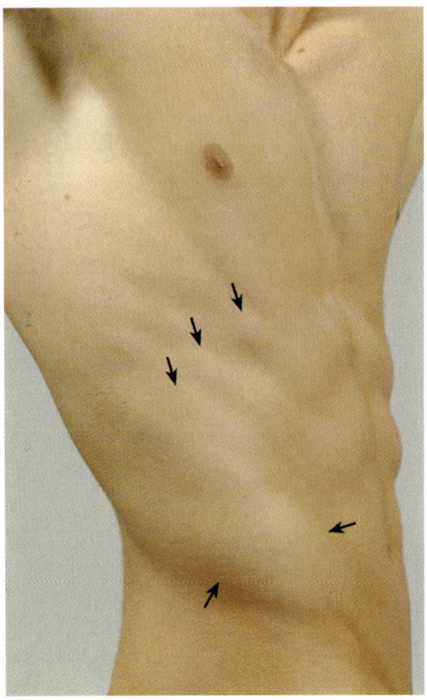

Musculus obliquus externus abdominis

Der M. obliquus externus abdominis dreht den Thorax gegen das Becken zur Gegenseite und wirkt bei beidseitiger Anspannung beugend auf die Wirbelsäule. Außerdem erzeugt er, gemeinsam mit den anderen flachen Bauchmuskeln, die „Bauchpresse", etwa bei der Geburt oder bei Miktion und Defäkation. Sein cranialer Anteil kann bei beidseitiger Anspannung die untere Thoraxapertur verengen und damit exspiratorisch wirken, was hier unberücksichtigt bleibt.

Ursprung	5.–12. Rippe, kaudale Ränder sowie Außenflächen
Ansatz	Tuberculum pubicum, Crista pubica, Labium externum der Crista iliaca, Ligamentum inguinale, Linea alba
Innervation	Nervi intercostales, T5–T11 Nervus subcostalis, T12 Nervus iliohypogastricus, T12–L1 Nervus ilioinguinalis, L1
Besonderheiten	Der M. obliquus externus abdominis ist an der Bildung des vorderen Blattes der Rectusscheide beteiligt.

Funktionen

Synergisten	Antagonisten
Articulationes und Disci intervertebrales (vor allem BWS)	
Rotation des Rumpfes zur Gegenseite M. obliquus internus abdominis der Gegenseite M. multifidus lumborum Mm. rotatores lumborum Alle Muskeln, die auf der gleichen Seite als Antagonisten wirken, sind bei kontralateraler Anspannung Synergisten.	M. transversus abdominis M. obliquus internus abdominis M. iliocostalis lumborum M. longissimus thoracis Alle Muskeln, die auf der gleichen Seite als Synergisten wirken, sind bei kontralateraler Anspannung Antagonisten.
Flexion (beidseitig) M. rectus abdominis M. obliquus internus abdominis	alle autochthonen Rückenmuskeln der Region
Articulationes und Disci intervertebrales (LWS und BWS)	
Neigung zur gleichen Seite M. obliquus internus abdominis M. quadratus lumborum Mm. rotatores lumborum Mm. levatores costarum alle autochthonen Rückenmuskeln (ohne Mm. spinales umd interspinales)	M. obliquus externus abdominis der Gegenseite M. obliquus internus abdominis der Gegenseite M. quadratus lumborum der Gegenseite alle kontralateralen autochthonen Rücken muskeln (ohne Mm. spinales und interspinales)
Bauchpresse (beidseitig) M. transversus abdominis M. obliquus internus abdominis M. rectus abdominis Diaphragma	keine
kahnförmiges Einziehen der Bauchwand (beidseitig) M. transversus abdominis M. obliquus internus abdominis	M. rectus abdominis Diaphragma

Muskelfunktionsprüfung

Kraftgrad

5/4

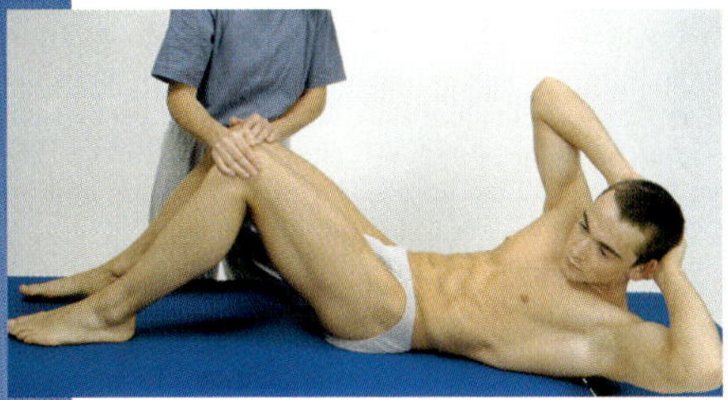

Ausgangsstellung: Der Patient liegt auf dem Rücken, die Beine sind angebeugt aufgestellt und die Hände am Kopf.

Untersuchungsgang: Der Untersucher beobachtet die Rumpfbewegung.

Instruktion: „Heben Sie den Kopf und die Schultern von der Unterlage ab und führen Sie die rechte Schulter in Richtung linke Beckenseite. Der Brustkorb darf mit abheben."

3

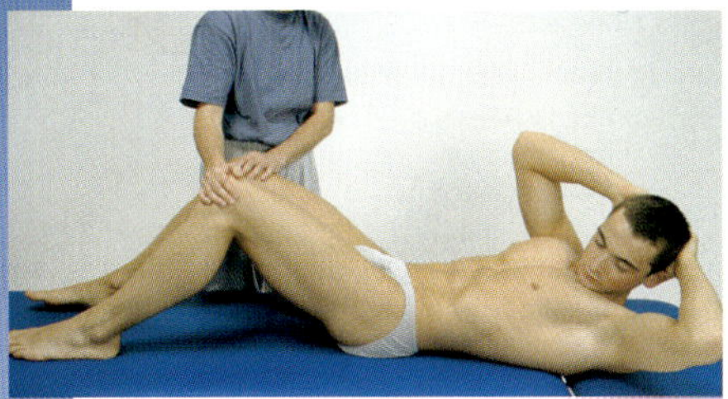

Ausgangsstellung: Der Patient liegt auf dem Rücken, die Beine sind angebeugt aufgestellt und die Hände am Kopf.

Untersuchungsgang: Der Untersucher beobachtet die Rumpfbewegung.

Instruktion: „Heben Sie den Kopf und die Schultern so weit wie möglich von der Unterlage ab und führen Sie die rechte Schulter in Richtung linke Beckenseite."

2

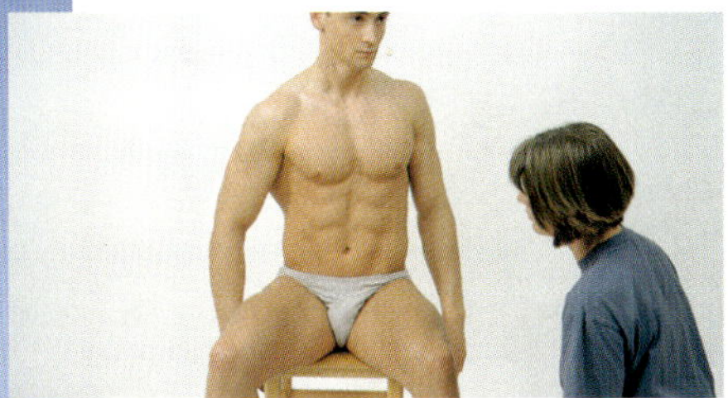

Ausgangsstellung: Der Patient sitzt in aufrechter Haltung.

Untersuchungsgang: Der Untersucher beobachtet den Rumpf des Patienten.

Instruktion: „Drehen Sie Ihren Rumpf nach links."

1/0

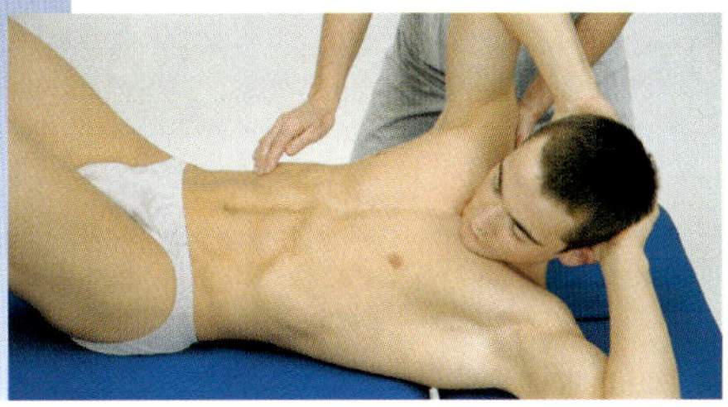

Ausgangsstellung: Der Patient liegt auf dem Rücken, die Beine sind angebeugt aufgestellt und die Hände am Kopf.

Untersuchungsgang: Der Untersucher palpiert den M. obliquus externus abdominis.

Instruktion: „Versuchen Sie, die rechte Schulter in Richtung linke Beckenseite abzuheben."

! Probleme/Hinweise

- Der Umfang der Untersuchungen ist von der Beweglichkeit der Wirbelsäule und den Körperproportionen abhängig.
- Die angebeugten Beine verhindern weitestgehend, dass der M. iliopsoas bei der Bewegung mithilft.
- Der rechte M. obliquus externus abdominis und der linke M. obliquus internus abdominis sowie die beiden Mm. transversi abdominis arbeiten zusammen.
- Bei dieser Darstellung wird der M. obliquus externus abdominis rechts getestet.

Musculus obliquus internus abdominis

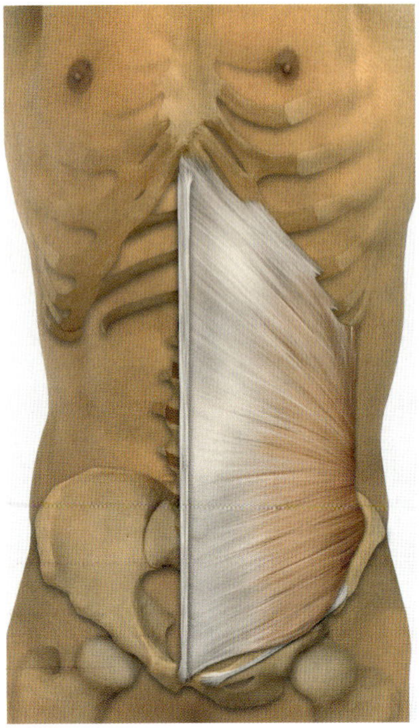

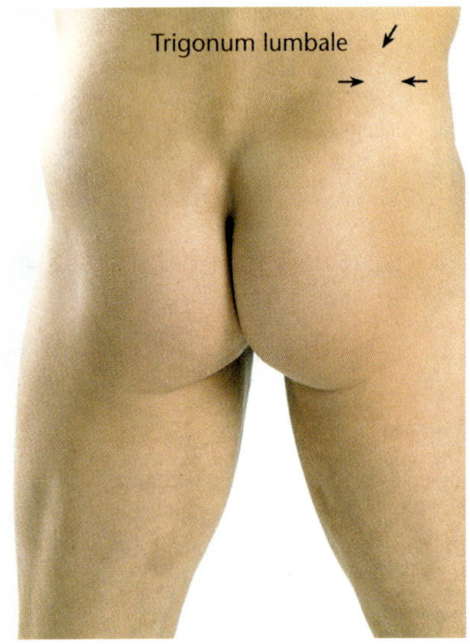

Der M. obliquus internus abdominis dreht den Thorax gegen das Becken zur gleichen Seite und wirkt bei beidseitiger Anspannung beugend auf die Wirbelsäule. Zusätzlich erzeugt er bei beidseitiger Anspannung, gemeinsam mit den anderen flachen Bauchmuskeln, die „Bauchpresse", etwa bei der Geburt oder bei Miktion und Defäkation. Sein kranialer Anteil kann bei beidseitiger Anspannung die untere Thoraxapertur verengen und damit exspiratorisch wirken, was hier unberücksichtigt bleibt.

Ursprung	Ligamentum inguinale, Crista iliaca, Fascia thoracolumbalis
Ansatz	Crista pubica, Rippenknorpel der 9.–12. Rippe, Linea alba via Rektusscheide
Innervation	Nervi intercostales, T5–T11 Nervus subcostalis, T12 Nervus iliohypogastricus, T12–L1 Nervus ilioinguinalis, L1
Besonderheiten	Der M. obliquus internus abdominis ist an der Bildung des vorderen und hinteren Blattes der Rectusscheide beteiligt. Im Bereich des Trigonum lumbale liegt der Muskel unmittelbar unter der Körperfaszie.

Funktionen

Synergisten	Antagonisten
Articulationes und Disci intervertebrales (vor allem BWS)	
Rotation des Rumpfes zur gleichen Seite	
M. transversus abdominis M. obliquus externus abdominis der Gegenseite M. iliocostalis lumborum M. longissimus thoracis Alle Muskeln, die auf der gleichen Seite als Antagonisten wirken, sind bei kontralateraler Anspannung Synergisten.	M. obliquus externus abdominis M. multifidus lumborum Mm. rotatores lumborum Alle Muskeln, die auf der gleichen Seite als Synergisten wirken, sind bei kontralateraler Anspannung Antagonisten.
Flexion (beidseitig)	
M. rectus abdominis M. obliquus externus abdominis	alle autochthonen Rückenmuskeln der Region
Articulationes und Disci intervertebrales (BWS und LWS)	
Neigung zur gleichen Seite	
M. obliquus externus abdominis M. quadratus lumborum Mm. rotatores lumborum Mm. levatores costarum alle autochthonen Rückenmuskeln (ohne Mm. spinales umd interspinales)	M. obliquus externus abdominis der Gegenseite M. obliquus internus abdominis der Gegenseite M. quadratus lumborum der Gegenseite alle kontralateralen autochthonen Rückenmuskeln (ohne Mm. spinales und interspinales)
Bauchpresse (beidseitig)	
M. transversus abdominis M. obliquus externus abdominis M. rectus abdominis Diaphragma	keine
kahnförmiges Einziehen der Bauchwand (beidseitig)	
M. transversus abdominis M. obliquus externus abdominis	M. rectus abdominis Diaphragma

Muskelfunktionsprüfung

Kraftgrad

5/4

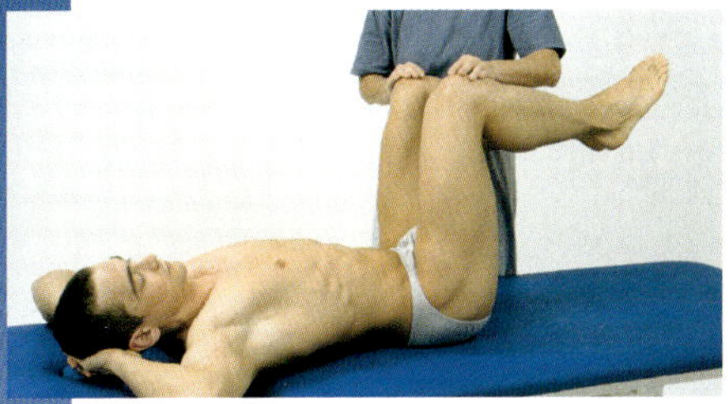

Ausgangsstellung: Der Patient liegt auf dem Rücken, die Hände befinden sich am Kopf. Die Beine sind in Hüft- und Kniegelenk 90° flektiert.

Untersuchungsgang: Der Untersucher unterstützt die Beinstellung.

Instruktion: „ Lösen Sie die rechte Beckenseite deutlich von der Unterlage und nähern Sie diese dem linken Brustkorbrand. Die Schultern sollen dabei auf der Unterlage liegen bleiben."

3

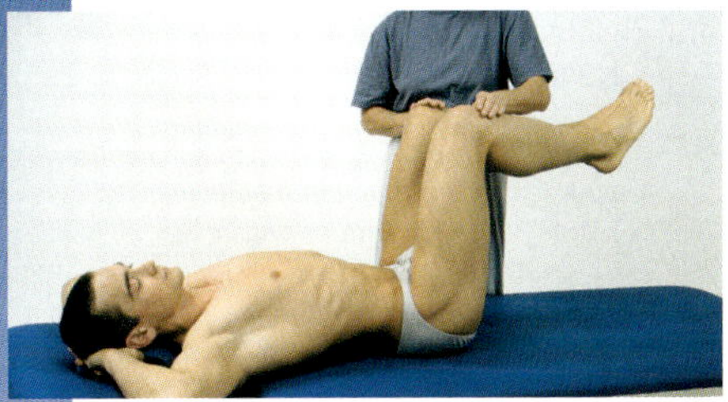

Ausgangsstellung: Der Patient liegt auf dem Rücken, die Hände befinden sich am Kopf. Die Beine sind in Hüft- und Kniegelenk 90° flektiert.

Untersuchungsgang: Der Untersucher unterstützt die Beinstellung.

Instruktion: „Lösen Sie die rechte Beckenseite so weit wie möglich von der Unterlage und nähern Sie diese dem linken Brustkorbrand. Die Schultern sollen dabei auf der Unterlage liegen bleiben."

2

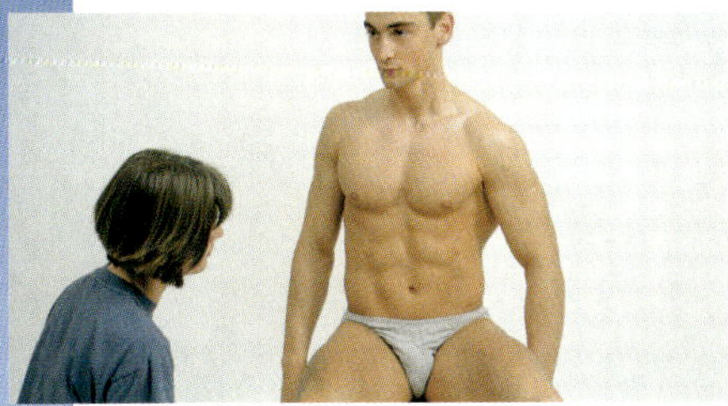

Ausgangsstellung: Der Patient sitzt in aufrechter Haltung.

Untersuchungsgang: Der Untersucher beobachtet den Rumpf des Patienten.

Instruktion: „Drehen Sie Ihren Rumpf nach rechts."

1/0

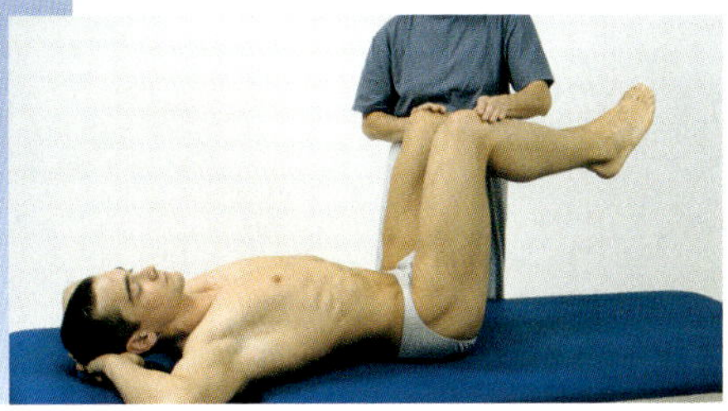

Ausgangsstellung: Der Patient liegt auf dem Rücken, die Hände befinden sich am Kopf. Die Beine sind in Hüft- und Kniegelenk 90° flektiert.

Untersuchungsgang: Der Untersucher unterstützt die Beinstellung.

Instruktion: „Versuchen Sie, die rechte Beckenseite von der Unterlage zu lösen und dem linken Brustkorbrand zu nähern."

! Probleme/Hinweise

- Der rechte M. obliquus internus abdominis und der linke M. obliquus externus abdominis sowie die Mm. tranversi abdominis arbeiten bei dieser Bewegung zusammen.
- Der M. obliquus internus abdominis ist am günstigsten im Trigonum lumbale zu palpieren.
- Bei der Rumpfrotation, bei der die Hauptaktivität von den Mm. transversi abdomini kommt, arbeiten außer den anderen schrägen Bauchmuskeln auch die schräg verlaufenden Rückenmuskeln mit.
- Bei dieser Darstellung wird der M. obliquus internus abdominis rechts getestet.

Musculus cremaster

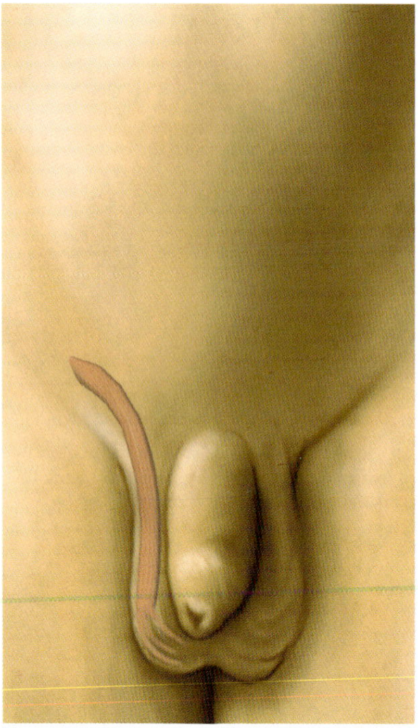

Der M. cremaster hebt den Hoden kurzzeitig im Hodensack an. Diese Bewegung erfolgt bei der willkürlichen Anspannung der unteren Bauchmuskeln und reflektorisch bei Auslösung des Cremasterreflexes und ist als unbedeutende Reliktfunktion zu betrachten. Eine kontinuierliche Anhebung des Hodens und Straffung des Hodensacks zur Temperaturregulation erfolgt durch die Fleischhaut (Tunica dartos) des Hodensacks, nicht durch den M. cremaster.

Ursprung am weitesten kaudal gelegene Fasern des M. obliquus internus abdominis und einige Fasern des M. transversus abdominis

Ansatz Hodenhüllen

Innervation Nervus genitofemoralis, Ramus genitalis, L1–L2

Besonderheiten Bei einer Läsion des Spinalnervs L2 ist der Cremasterreflex abgeschwächt oder aufgehoben. Bei dierem Reflex wird der gleichseitige Hoden im Skrotum angehoben, wenn die Haut medial im oberen Drittel des Oberschenkels bestrichen wird.

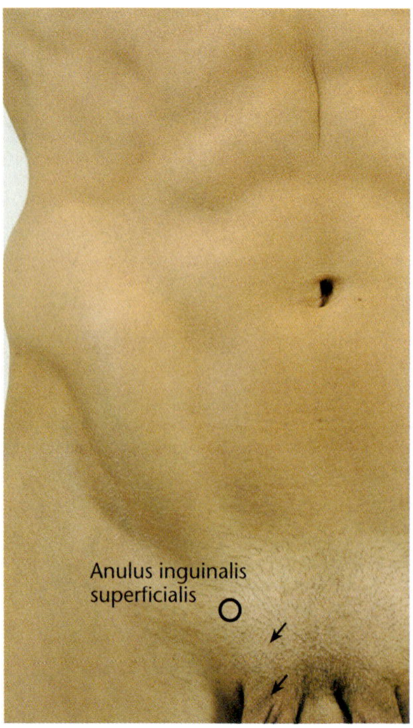

Musculus transversus abdominis

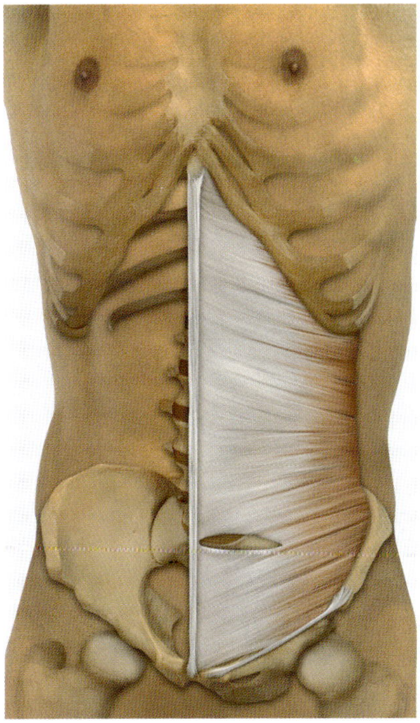

Der M. transversus abdominis dreht den Thorax gegen das Becken zur gleichen Seite. Sein kranialer Anteil kann bei beidseitiger Anspannung die untere Thoraxapertur verengen und damit exspiratorisch wirken. Besonders geeignet ist der Muskel jedoch zur Erzeugung eines hohen intraabdominellen Druckes bei der „Bauchpresse“, etwa bei der Geburt oder bei Miktion und Defäkation, sowie bei der kahnförmigen Einziehung der Bauchdecke. Seine exspiratorische Funktion bleibt in der Auflistung unberücksichtigt (siehe M. transversus thoracis).

Ursprung
Rippenknorpel der 6.–12. Rippe
Processus costales der Lendenwirbel

Ansatz
Linea alba

Innervation
Nervi intercostales, T5–T11
Nervus subcostalis, T12
Nervus iliohypogastricus, T12–L1
Nervus ilioinguinalis, L1

Besonderheiten
Der M. transversus abdominis ist oberhalb der Linea arcuata an der Bildung des hinteren Blattes und darunter an der Bildung des oberflächlichen Blattes der Rectusscheide beteiligt.

Funktionen

Synergisten	Antagonisten
Articulationes und Disci intervertebrales (vor allem BWS)	
Rotation des Rumpfes zur gleichen Seite	
M. obliquus internus abdominis	M. obliquus externus abdominis
M. obliquus externus abdominis der Gegenseite	M. obliquus internus abdominis der Gegenseite
M. iliocostalis lumborum	M. multifidus lumborum
M. longissimus thoracis	Mm. rotatores lumborum
Alle Muskeln, die auf der gleichen Seite als Antagonisten wirken, sind bei kontralateraler Anspannung Synergisten.	Alle Muskeln, die auf der gleichen Seite als Synergisten wirken, sind bei kontralateraler Anspannung Antagonisten.
Bauchpresse (beidseitig)	
M. obliquus internus abdominis	keine
M. obliquus externus abdominis	
M. rectus abdominis	
Diaphragma	
kahnförmiges Einziehen der Bauchwand (beidseitig)	
M. obliquus internus abdominis	M. rectus abdominis
M. obliquus externus abdominis	Diaphragma

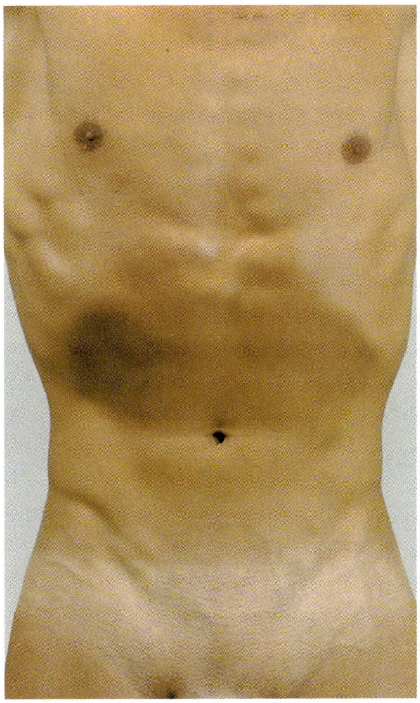

Musculus quadratus lumborum

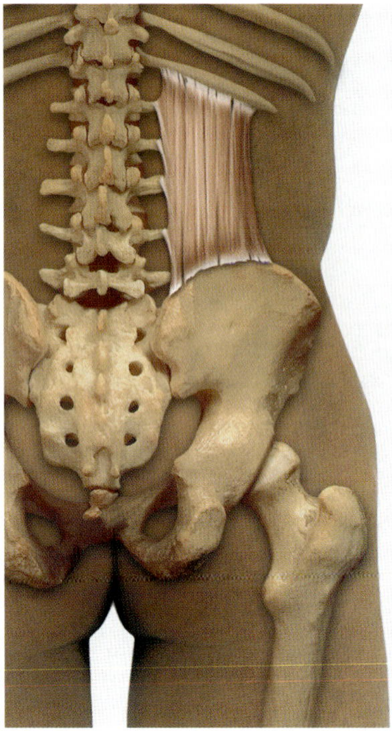

Der M. quadratus lumborum wird auf der Schwungbeinseite kraftvoll angespannt und hilft den kleinen Glutealmuskeln am Standbein das Absinken des Beckens zur Schwungbeinseite zu verhindern. Außerdem vermag er bei einseitiger Anspannung die Rumpfwirbelsäule zur gleichen Seite zu neigen. Bei beidseitiger Kontraktion stabilisiert der Muskel gemeinsam mit dem M. serratus posterior inferior die untere Thoraxapertur, die so einen stabilen Ursprung für das Diaphragma ergibt. Er wirkt also inspiratorisch, was in der Auflistung der Funktionen unberücksichtigt bleibt. Eine kyphosierende Wirkung des M. quadratus lumborum auf die Lendenlordose, vergleichbar der Wirkung der Mm. longi auf die Halslordose, ist aufgrund des weit dorsal der Wirbelkörper verlaufenden Muskelbauches sehr unwahrscheinlich.

Ursprung	Crista iliaca Ligamentum iliolumbale
Ansatz	untere Begrenzung der 12. Rippe Processus costales des 1.–4. Lendenwirbels
Innervation	Nervi intercostales, T12–L1 Nervus subcostalis, T12 Nervus iliohypogastricus, T12–L1 Nervus ilioinguinalis, L1

Funktionen

Synergisten	Antagonisten
Articulationes intervertebrales (vor allem LWS)	
Neigung zur gleichen Seite	
M. obliquus internus abdominis	M. obliquus externus abdominis der Gegenseite
M. obliquus externus abdominis	M. obliquus internus abdominis der Gegenseite
Mm. rotatores lumborum	M. quadratus lumborum der Gegenseite
Mm. levatores costarum	alle kontralateralen autochthonen Rückenmuskeln (ohne Mm. spinales und interspinales)
alle autochthonen Rückenmuskeln (ohne Mm. spinales und interspinales)	

Muskelfunktionsprüfung

Kraftgrad

5/4

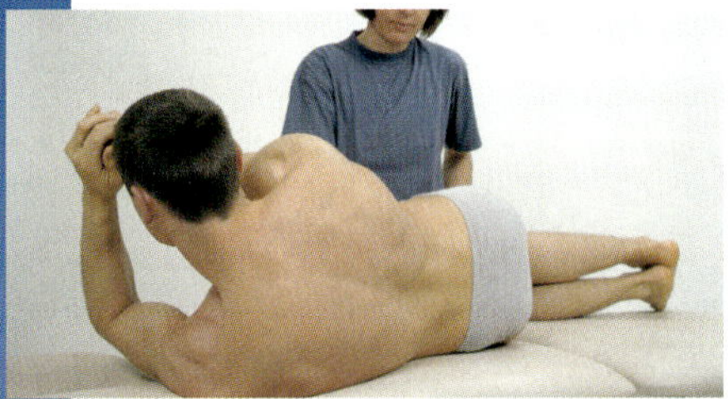

Ausgangsstellung: Der Patient liegt auf der Seite, die Hüft- und Kniegelenke sind 90° flektiert und die Hände vor dem Kopf gefaltet.

Untersuchungsgang: Der Untersucher fixiert die Beine.

Instruktion: „Heben Sie Ihren Oberkörper seitlich von der Unterlage ab."

3

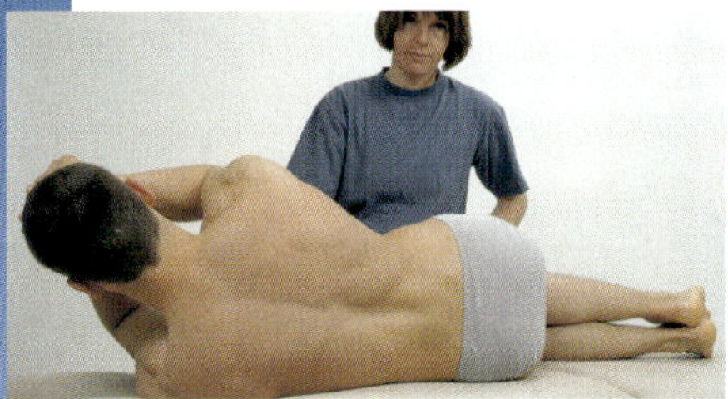

Ausgangsstellung: Der Patient liegt auf der Seite, die Hüft- und Kniegelenke sind 90° flektiert und die Hände vor dem Kopf gefaltet.

Untersuchungsgang: Der Untersucher fixiert die Beine.

Instruktion: „Heben Sie Ihren Oberkörper so weit wie möglich von der Unterlage ab."

2

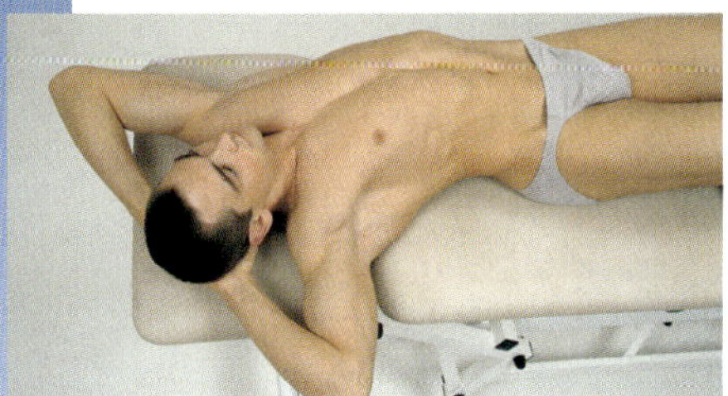

Ausgangsstellung: Der Patient liegt mit hinter dem Kopf verschränkten Armen auf dem Rücken, die Beine sind angebeugt aufgestellt.

Untersuchungsgang: Der Untersucher beobachtet die Rumpfbewegung.

Instruktion: „Schieben Sie Ihren Oberkörper über die Unterlage, die rechte Seite des Brustkorbes soll sich der rechten Beckenseite nähern."

1/0

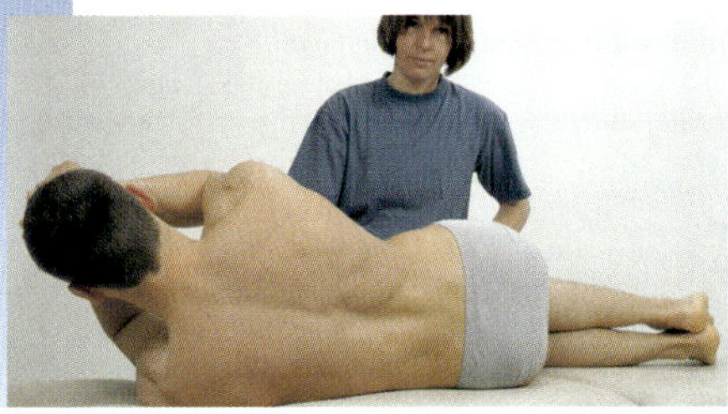

Ausgangsstellung: Der Patient liegt auf der Seite, die Hüft- und Kniegelenke sind 90° flektiert und die Hände vor dem Kopf gefaltet.

Untersuchungsgang: Der Untersucher fixiert die Beine.

Instruktion: „Versuchen Sie, Ihren Oberkörper seitlich von der Unterlage abzuheben."

! Probleme/Hinweise

- Der M. quadratus lumborum ist nicht zu tasten.
- Die Aktivität des M. quadratus lumborum ist von der Aktivität der anderen Rücken- und Bauchmuskeln nicht zu trennen.

Dehntests

M. quadratus lumborum

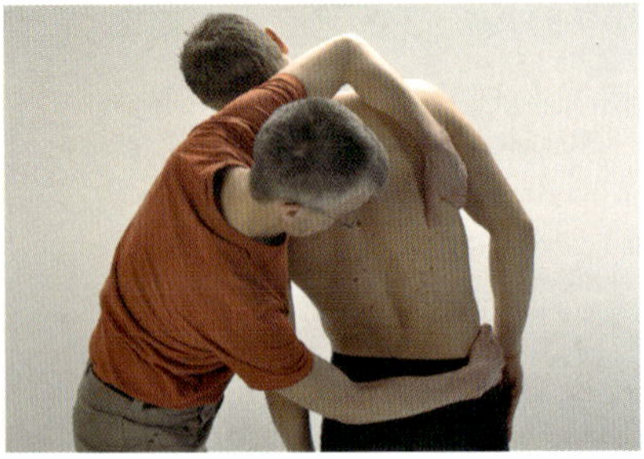

Durchführung
Der Therapeut fixiert das Becken und bewegt den Rumpf des Patienten in die maximale Lateralflexion der LWS zur Gegenseite.

Befund
Es liegt eine Muskelverkürzung vor, wenn die Bewegung nicht im vollen Ausmaß durchführbar und das Endgefühl weich-elastisch ist.
Der Patient gibt ein Dehngefühl im Muskelverlauf an.

M. rectus abdominis (beidseits)

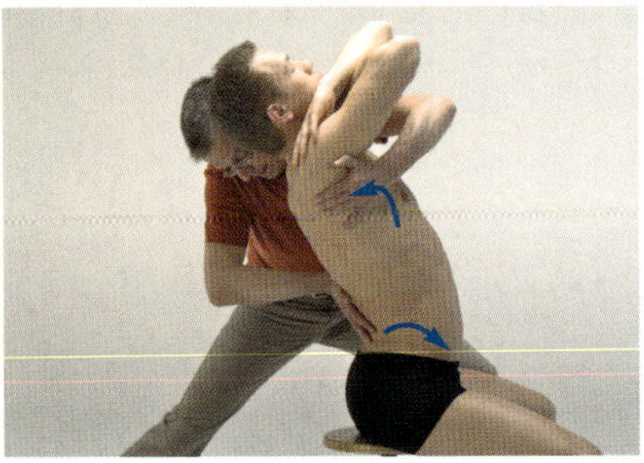

Durchführung
Der Therapeut bewegt den Rumpf des Patienten in die maximale Extension der LWS, indem das Becken nach ventral gekippt und der Oberkörper nach hinten-oben geführt wird.

Befund
Es liegt eine Muskelverkürzung vor, wenn die Bewegung nicht im vollen Ausmaß durchführbar und das Endgefühl weich-elastisch ist.
Der Patient gibt ein Dehngefühl im Muskelverlauf an.

M. rectus abdominis, Mm. obliqui externus (re.) und internus abdominis (li.)

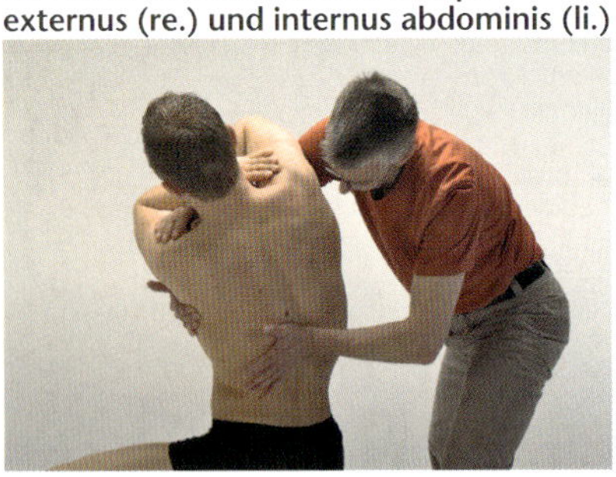

Durchführung
Der Therapeut bewegt den Rumpf des Patienten in die maximale Extension, Lateralflexion links und Rotation rechts.

Befund
Es liegt eine Muskelverkürzung vor, wenn die Bewegung nicht im vollen Ausmaß durchführbar und das Endgefühl weich-elastisch ist.
Der Patient gibt ein Dehngefühl im Muskelverlauf an.

Hinweis
Das Endgefühl ist bei einer kapsulären Bewegungseinschränkung im Seitenvergleich pathologisch fest-elastisch.

4 Rumpf

Ventrale Muskulatur, thorakal

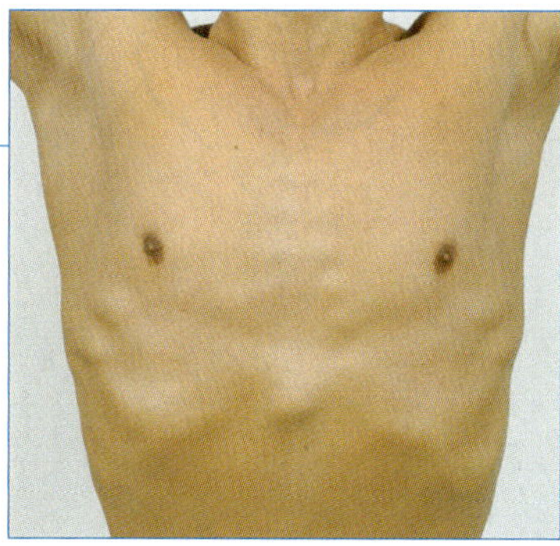

Musculi intercostales externi

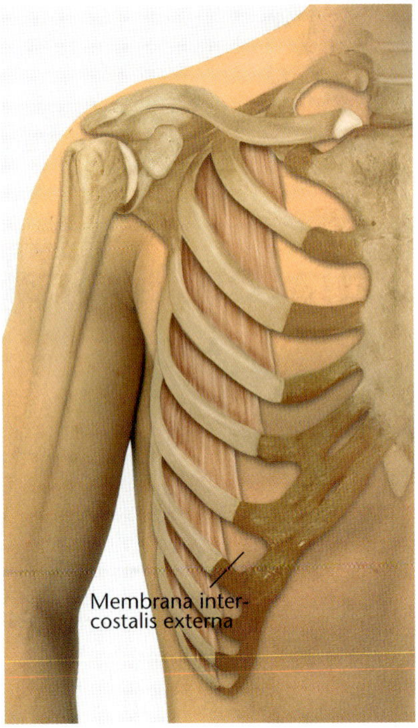

Die Mm. intercostales externi weiten die Interkostalräume und heben also die jeweils obere Rippe an. Daraus resultiert auch eine Weitung der Pleurahöhlen und damit eine Inspiration. Dabei wird der Thorax im sagittalen und vor allem im transversalen Durchmesser vergrößert und das Brustbein sowie die ventralen Rippen werden angehoben. Über die funktionelle Beziehung zwischen den Interkostalmuskeln und dem Diaphragma siehe dort.

Ursprung	kaudale Ränder der 1.–11. Rippe
Ansatz	kraniale Ränder der 2.–12. Rippe
Innervation	Nervi intercostales, T1–T11
Besonderheiten	Im vorderen, parasternalen Teil des Interkostalraumes wird der Muskel durch eine bindegewebige Membrana intercostalis externa ersetzt.

Funktionen

Synergisten	Antagonisten
Articulationes costovertebrales und sternocostales	
Rotation der Rippen um die Achse des Collum costae (Anheben des ventralen Anteils der Rippen)	
Mm. intercostales interni (interkartilaginärer Anteil)	Mm. intercostales interni (interossärer Anteil)
Mm. scaleni	M. transversus thoracis
M. serratus posterior superior	M. transversus abdominis
	Mm. obliqui abdominis

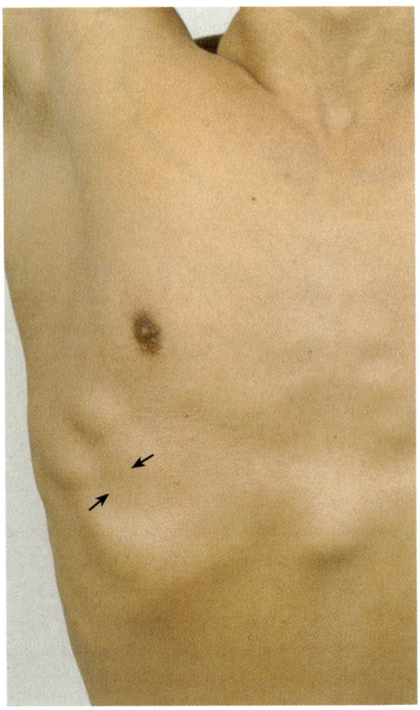

Muskelfunktionsprüfung

Kraftgrad

5/4

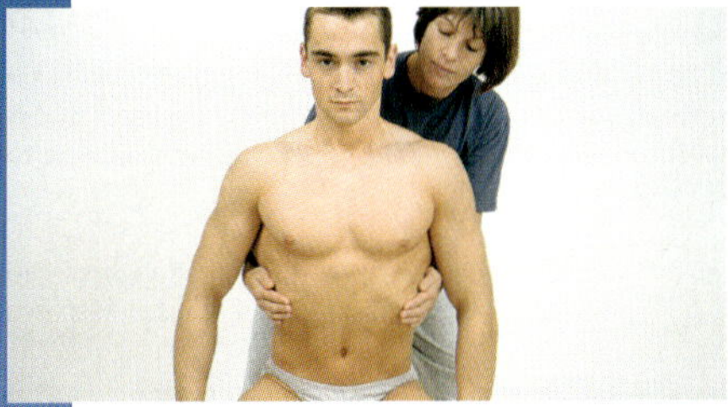

Ausgangsstellung: Der Patient sitzt in aufrechter Haltung.

Untersuchungsgang: Der Untersucher fixiert mit den Händen beidseitig den unteren Rippenbogen und gibt Druck in Richtung Exspiration.

Instruktion: „Atmen Sie tief gegen meinen Widerstand ein."

3/2

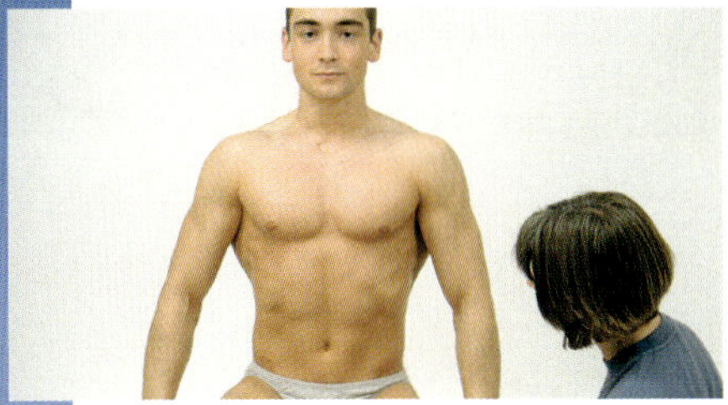

Ausgangsstellung: Der Patient sitzt in aufrechter Haltung.

Untersuchungsgang: Der Untersucher beobachtet die Thoraxbewegung.

Instruktion: „Atmen Sie tief ein."

1/0

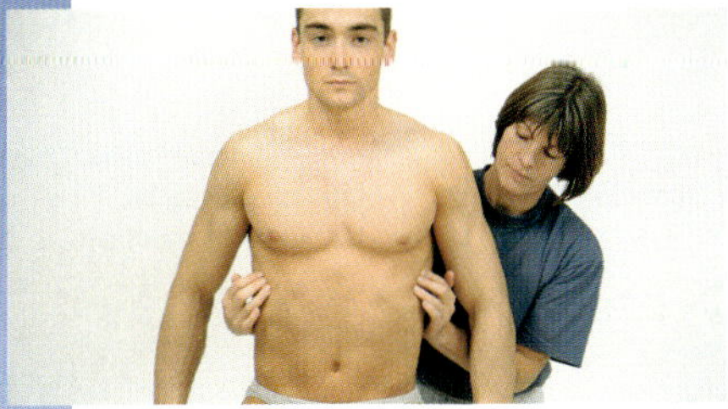

Ausgangsstellung: Der Patient sitzt in aufrechter Haltung.

Untersuchungsgang: Der Untersucher palpiert die Mm. intercostales externi.

Instruktion: „Atmen Sie so tief wie möglich ein."

! Probleme/Hinweise

- Der M. serratus posterior superior hat die gleiche Funktion wie die Mm. intercostales externi.
- Bei leichter Inspiration kontrahieren hauptsächlich die Mm. scaleni, erst bei angestrengter Inspiration werden die äußeren Intercostalmuskeln eingesetzt.

Musculus serratus posterior superior

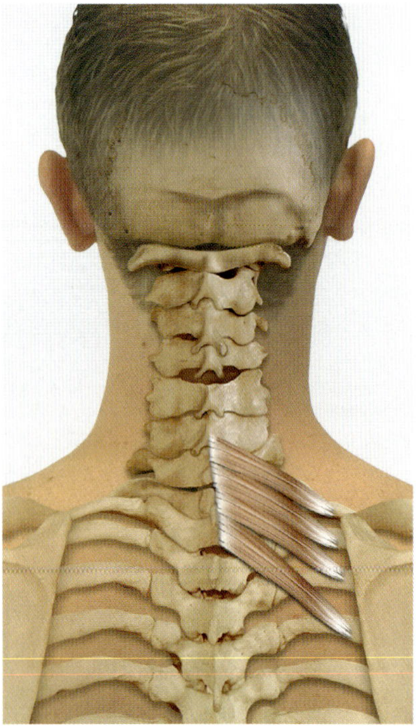

Der M. serratus posterior superior verläuft von den letzten beiden Hals- und den ersten beiden Brustwirbeln absteigend sehr weit bis über den Angulus costae hinaus nach lateral an die zweite bis fünfte Rippe. Damit kann er die Rippen und letztlich den ganzen ventralen Brustkorb bei der Inspiration anheben. Die streckende Wirkung auf die Wirbelsäule ist vernachlässigbar.

Ursprung	Processus spinosus des 6. und 7. Halswirbels Processus spinosus des 1. und 2. Brustwirbels
Ansatz	2.–5. Rippe, lateral vom Angulus costae
Innervation	Rami ventrales der Spinalnerven C6–T2

Funktionen

Synergisten	Antagonisten
Articulationes costovertebrales und sternocostales II bis V	
Rotation der Rippen um die Achse des Collum costae (Anheben der Rippen)	
Mm. intercostales externi Mm. intercostales interni (interkartilaginärer Anteil) Mm. scaleni	Mm. intercostales interni (interossärer Anteil) M. transversus thoracis M. transversus abdominis

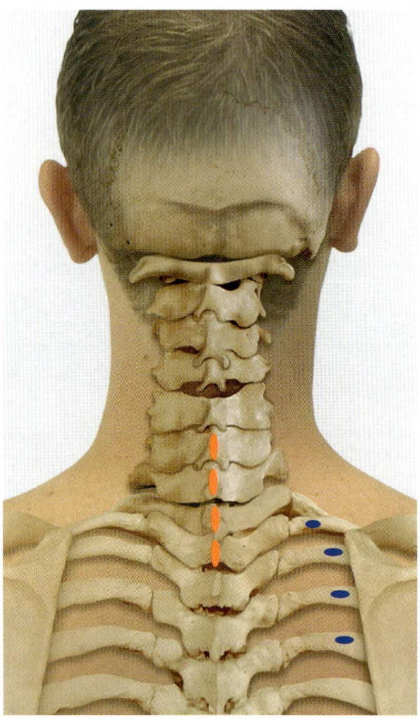

Muskelfunktionsprüfung

Kraftgrad

5/4

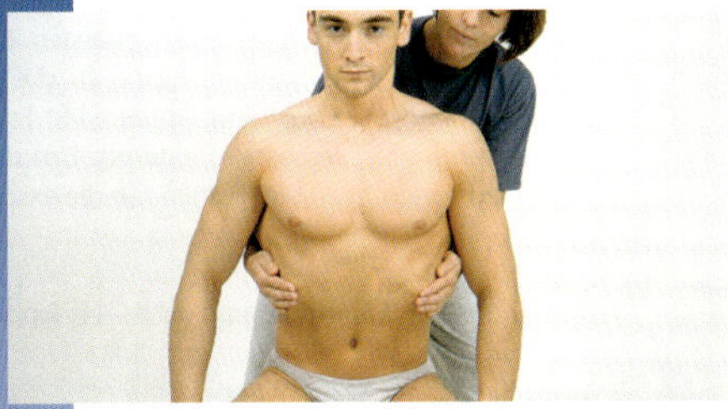

Ausgangsstellung: Der Patient sitzt in aufrechter Haltung.

Untersuchungsgang: Der Untersucher fixiert mit den Händen beidseitig den unteren Rippenbogen und gibt Druck in Richtung Exspiration.

Instruktion: „Atmen Sie tief gegen meinen Widerstand ein."

3/2/1/0

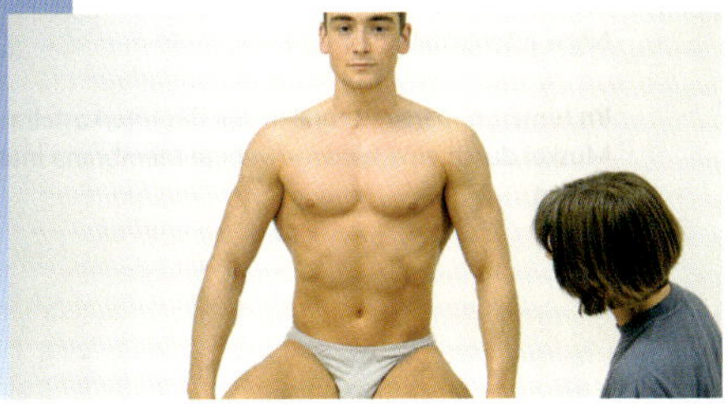

Ausgangsstellung: Der Patient sitzt in aufrechter Haltung.

Untersuchungsgang: Der Untersucher beobachtet die Thoraxbewegung.

Instruktion: „Atmen Sie tief ein."

Probleme/Hinweise

- Der M. serratus posterior superior fungiert mit den Mm. intercostales externi als Rippenheber. Daher ist es nicht möglich direkten Widerstand an der 2. bis 5. Rippe zu geben, um damit die Aktivität zu unterscheiden.

Musculus serratus posterior inferior

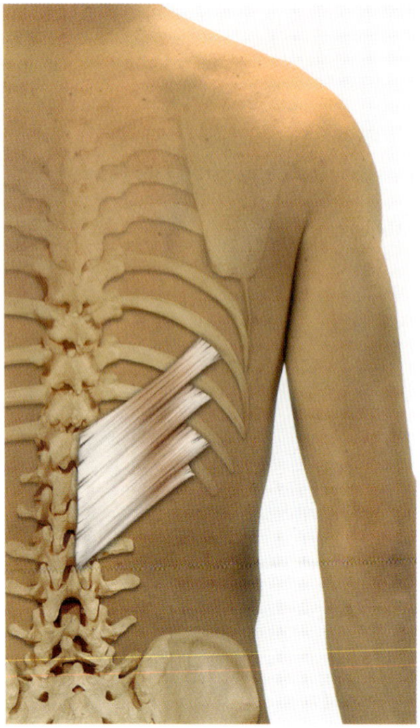

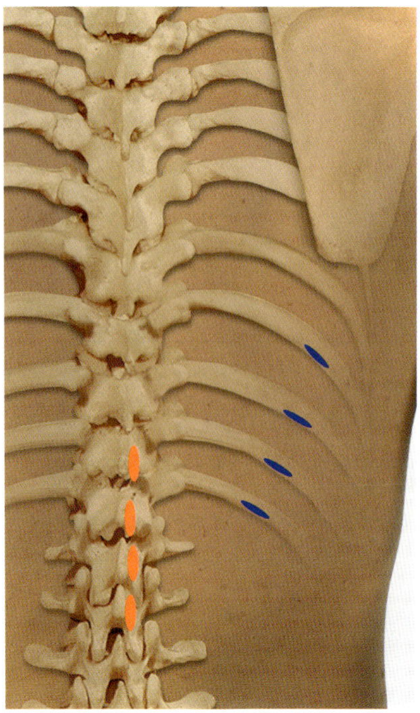

Der M. serratus posterior inferior ist ein Muskel, der bei der Inspiration den dorsalen Umfang der Thoraxapertur, also die Costae spuriae, daran hindert, dem Zug des Zwerchfells folgend nach kranial und ventral in den Thorax hinein „eingeklappt" zu werden.

Ursprung	Processus spinosus des 11. und 12. Brustwirbels Processus spinosus des 1. und 2. Lendenwirbels
Ansatz	9.–12. Rippe, kaudaler Rand
Innervation	Rami ventrales der Spinalnerven T11–L2

Funktionen

Synergisten	Antagonisten
Articulationes costovertebrales und sternocostales IX bis XII	
Stabilisierung des dorsalen Umfangs der unteren Thoraxapertur bei Inspiration	
M. quadratus lumborum M. iliocostalis lumborum	Diaphragma

Muskelaktivität

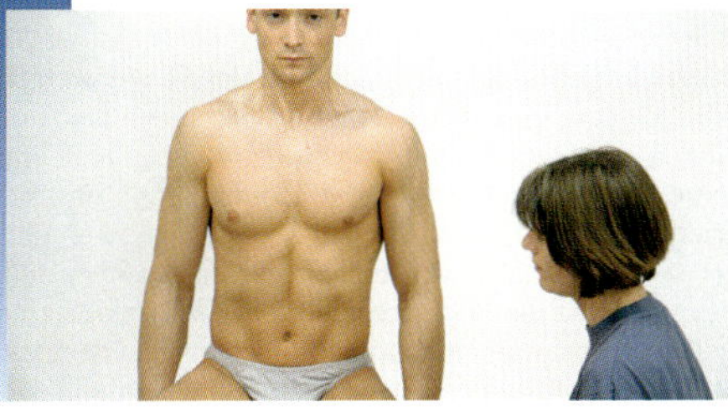

Muskelfunktionsprüfung

Ausgangsstellung: Der Patient sitzt in aufrechter Haltung.

Untersuchungsgang: Der Untersucher beobachtet die Thoraxbewegung.

Instruktion: „Atmen Sie tief aus."

Probleme/Hinweise

- Der M. serratus posterior inferior ist wie die Mm. intercostales interni ein Rippensenker.
- Die Bauchmuskeln helfen bei dieser Funktion mit.

Diaphragma

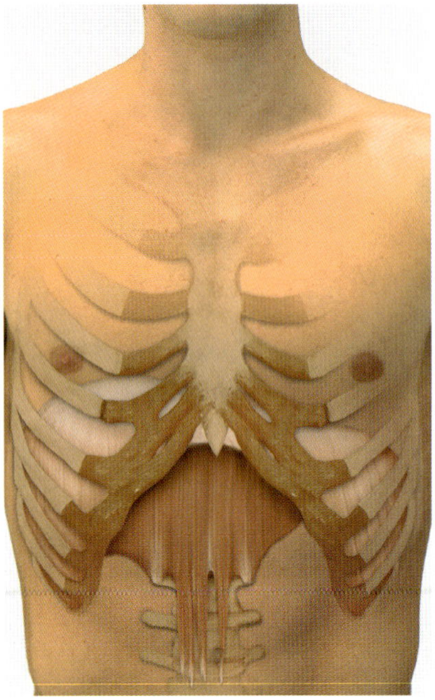

Das Diaphragma ist der volumeneffizienteste Atemmuskel des Menschen. Der muskuläre Anteil des Zwerchfells, dessen Teile nach dem Ursprung der Muskelfasern benannt wurden, senkt das Centrum tendineum und weitet damit das Volumen des Thorax oberhalb des Zwerchfells. Dies führt zu einer Druckabsenkung im Thorax und damit in den Pleurahöhlen und auch in der Lunge. Bei geöffneter Stimmritze kommt es zum Einstrom der Atemluft in die Lunge. Gleichzeitig werden die Organe im Thorax und im oberen Abdomen nach kaudal verlagert und der Bauch gewinnt an Umfang. Entsprechend wirken die antagonistischen Bauchmuskeln, indem sie direkt die Rippen, von denen sie entspringen, nach unten ziehen und gleichzeitig die Organe des oberen Abdomens nach oben gegen das Zwerchfell drükken. Für die inspiratorische Funktion ist das Diaphragma allerdings auf die muskuläre Stabilisierung des Brustkorbes durch die Mm. intercostales und besonders der unteren Thoraxapertur durch die Mm. serratus posterior inferior und quadratus lumborum angewiesen. Ohne diese Stabilisierung produziert das allein arbeitende Zwerchfell eine paradoxe Atmung, d. h. bei dem Versuch einzuatmen wird der schlaffe Thorax vom Zwerchfell zusammengezogen, die untere Thoraxapertur wird enger und der Patient atmet aus.

Ursprung

Pars sternalis: Rückfläche des Processus xiphoideus, tiefes Blatt der Rektusscheide
Pars costalis: Innenfläche der Rippenknorpel der 7.–12. Rippe
Pars lumbalis: Crus mediale und Crus laterale, entspringen jeweils links und rechts von dem Ligamentum longitudinale anterius vor den ersten drei lumbalen Wirbelkörpern und von dem Ligamentum arcuatum mediale und laterale

Ansatz

Centrum tendineum

Innervation

rechter und linker Nervus phrenicus, C3–C5

Funktionen

Synergisten	Antagonisten
Inspiration	
Mm. intercostales externi	Mm. intercostales interni (interossärer Anteil)
Mm. intercostales interni (interkartilaginärer Anteil)	M. transversus thoracis
Mm. scaleni	M. obliquus abdominis externus
M. serratus posterior superior	M. obliquus abdominis internus
	M. transversus abdominis
	M. rectus abdominis

4 Rumpf

Beckenbodenmuskulatur

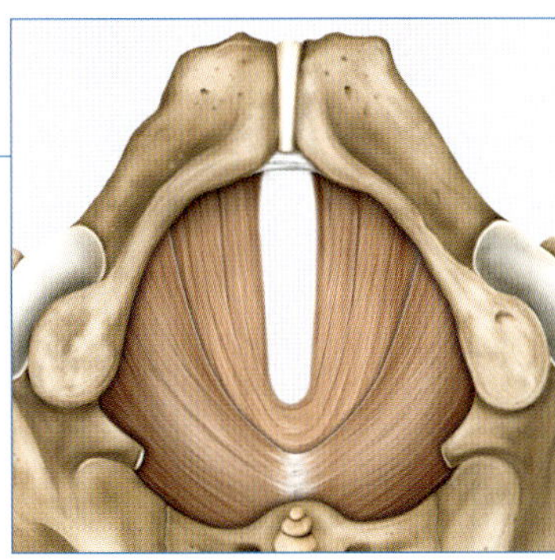

Musculus levator ani

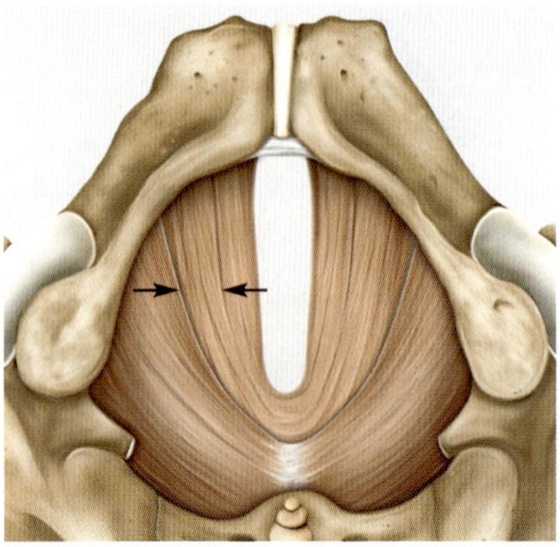

M. pubococcygeus Coccygealwirbel!

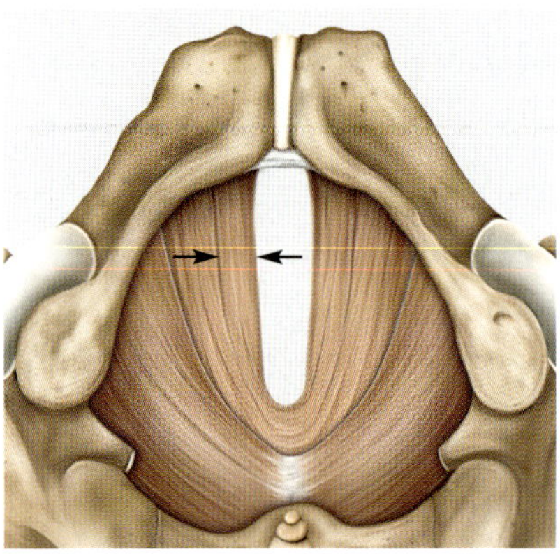

M. puborectalis Coccygealwirbel!

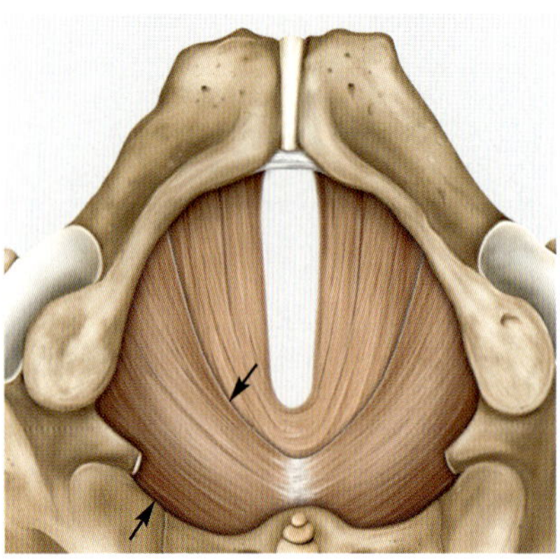

M. iliococcygeus Coccygealwirbel!

Der M. levator ani bildet den muskulösen Beckenboden und kann mit seiner Spannung, die bei intraperitonealem Druckanstieg, etwa beim Niesen oder Husten, noch zunimmt, die Bauch- und Beckeneingeweide zurückhalten. Er bildet das muskulöse Grundgerüst, in das der Enddarm, die Harnröhre und die Vagina eingewoben und damit fixiert sind. Seine Teile sind nach ihrer Lage als einzelne Muskeln benannt und werden im Folgenden von innen nach außen sortiert aufgezählt:
M. pubococcygeus
M. puborectalis
M. iliococcygeus

Ursprung	vom Os pubis über den Arcus tendineus, der sich an der Faszie des M. obturatorius verankert, bis zur Spina ischiadica
Ansatz	Centrum tendineum des Perineums, zwischen den Durchlässen für die Organöffnungen in der Mittellinie sich verankernd, mit einzelnen Fasern auch in den Wandungen von Darm und Vagina, sowie dorsal am Os coccygis.
Innervation	direkte Äste aus dem Plexus sacralis, S3–S4

Musculus pubococcygeus Coccygealwirbel!

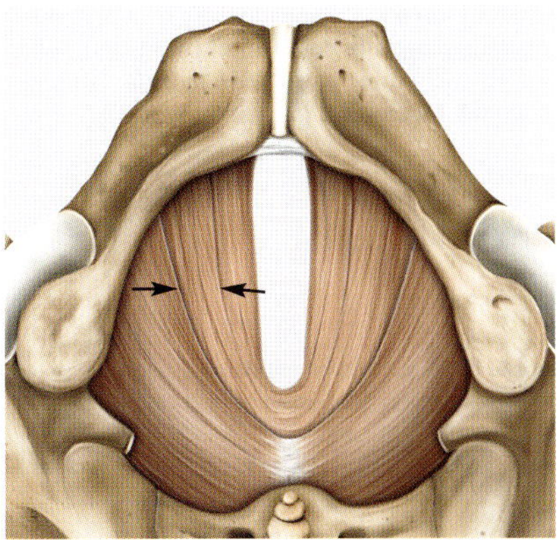

Der M. pubococcygeus liegt lateral zwischen dem Os pubis und dem Os coccygis. Er schließt sich lateral an die vorgenannten Muskeln an, erreicht aber im Gegensatz zu diesen das Os coccygis. Die Fasern, die nahe der Mittellinie zwischen Os coccygis und dem hinteren Umfang des Rektums verlaufen, können den nach ventral gerichteten Zug der Mm. pubovaginalis und puborectalis antagonisieren und damit zur Öffnung von Rektum und Vagina beitragen.

Ursprung	Os pubis, Innenfläche, Arcus tendineus musculi levatoris ani
Ansatz	Oc coccygis, Centrum tendineum perinei
Innervation	direkte Äste aus dem Plexus sacralis, S3–S4
Besonderheiten	Der M. pubococcygeus bildet zusammen mit dem M. levator prostatae resp. M. pubovaginalis, dem M. puborectalis und dem M. iliococcygeus den M. levator ani.

Musculus pubovaginalis

Der M. pubovaginalis vermag die Vagina von der Seite her und von dorsal einzuengen und zum Schambein hin nach vorne und oben zu ziehen. Aus dem Verlauf des Muskels scheint es wahrscheinlich, dass die Vagina dadurch in eine stärker horizontale Lage gebracht wird. In dieser Position wirkt sie wie ein Ventil und wird durch einen ansteigenden intraperitonealen Druck oder durch die Last des ungeborenen Kindes von oben komprimiert und damit verschlossen.

Musculus puboprostaticus

Der M. puboprostaticus ist das männliche Gegenstück zum M. pubovaginalis und soll in der Lage sein, die Prostata ein wenig anzuheben.

Musculus ischiococcygeus

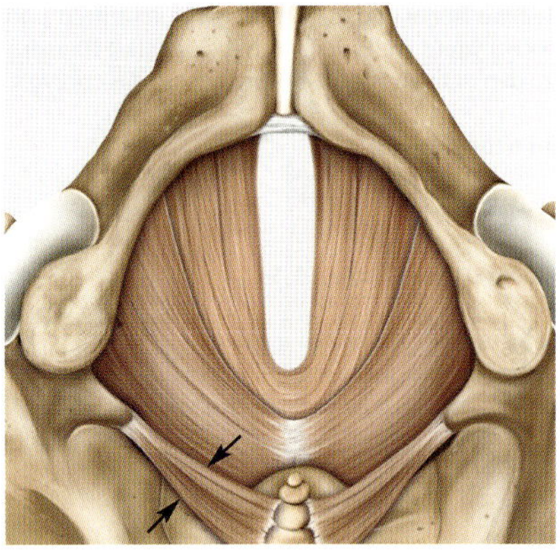

Der M. ischiococcygeus hat ebenfalls keine unmittelbare Beziehung zu den Organdurchtritten. Seine Fasern verlaufen in gleicher Ausrichtung wie die des M. iliococcygeus, jedoch weiter dorsal als dieser, in breiter Fläche vom lateralen Os sacrum und Os coccygis zu Spina ischiadica. Der Muskel wird nicht als Teil des M. levator ani aufgefasst, erfüllt aber ebenfalls die Funktion der muskulären Beckenbodenverspannung.

Ursprung	Spina ischiadica, Innenfläche
Ansatz	Os sacrum, kaudale Seitenränder Os coccygis
Innervation	direkte Äste aus dem Plexus sacralis, S3–S4

Musculus sphincter ani externus

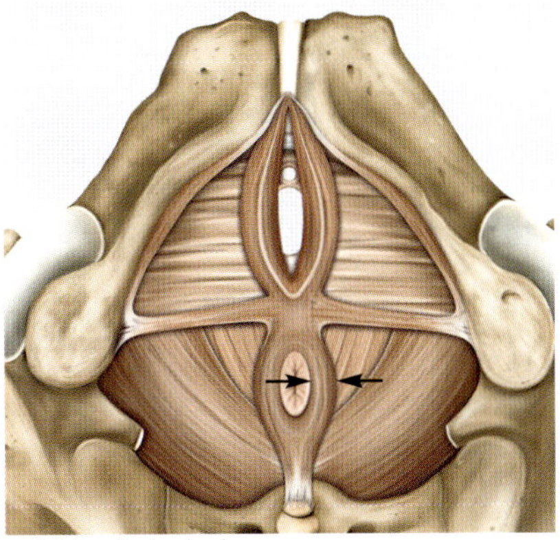
weiblicher Beckenboden

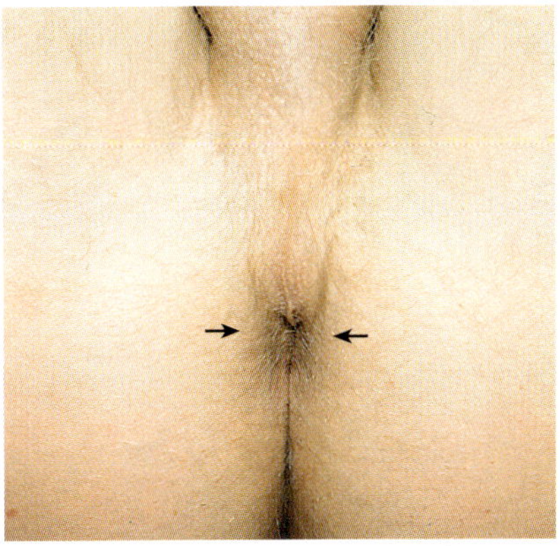
männliche Analregion, Abbildung: Foto-Archiv KVM

Der M. sphincter ani externus wird nach seiner Lage zur Haut der Analregion in drei Anteile aufgegliedert. Die Pars subcutanea stellt einen ringförmig um die Analöffnung laufenden Hautmuskel dar, ähnlich den Mm. orbiculares im Gesicht. Die Muskelfasern der Partes superficialis (sehr kräftig) und profunda legen sich von der Seite her an den Anus an und können ihn so zwischen sich einengen. Sie umgeben den Anus also nicht ringförmig, sondern sind jeweils am Ligamentum anococcygeum und am Perineum verhaftet. Der Muskel wird beim Analreflex und beim willkürlichen Analverschluss in verzweifelter Lage angespannt. Seine Rückhaltefunktion ist vor allem von Bedeutung, wenn der M. sphincter ani internus bereits erschlafft ist. Die beiden Muskeln wirken also strenggenommen nicht synergistisch.

Ursprung	Dermis rund um den Anus Centrum tendineum perinei
Ansatz	Dermis und Subcutis rund um den Anus Ligamentum anococcygeum
Innervation	Nervus pudendus, S2–S4

Musculus transversus perinei profundus

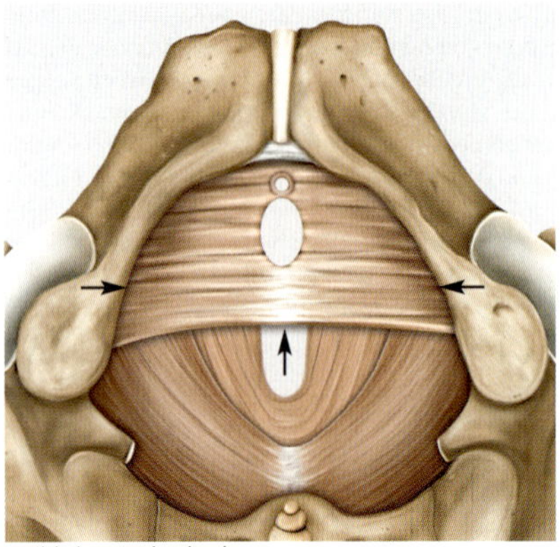
weiblicher Beckenboden

Der M. transversus perinei profundus sichert das „Levatorentor" des M. levator ani, das ohne diese Struktur ein möglicher Locus minoris resistentiae für Eingeweidebrüche wäre. Beim Mann bildet er am Durchtritt des membranösen Teils der Harnsamenröhre den M. sphincter urethrae, bei der Frau ist diese Ausbildung von kreisförmig die Urethra umgebenden Muskelfasern weniger deutlich ausgeprägt.

Ursprung	Ramus inferior ossis pubis, Ramus ossis ischii
Ansatz	Muskelplatte um die Durchtrittsöffnungen für die Urethra (beim Mann) bzw. Urethra und Vagina (bei der Frau)
Innervation	Nervus pudendus oder Nervi perineales oder Nervus dorsalis clitoridis bzw. penis, S2–S4

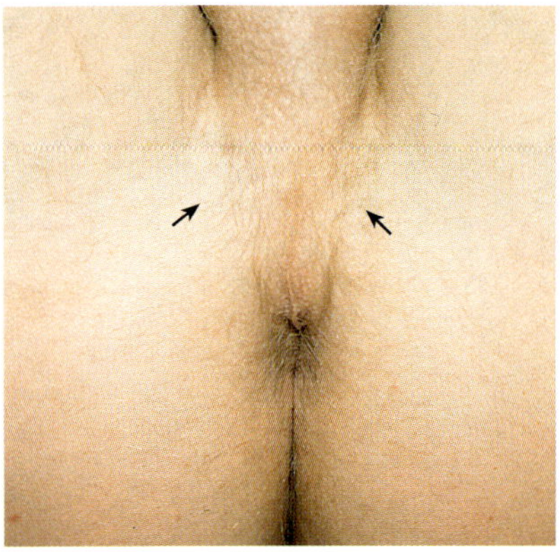
männliche Analregion, Abbildung: Foto-Archiv KVM

Musculus transversus perinei superficialis

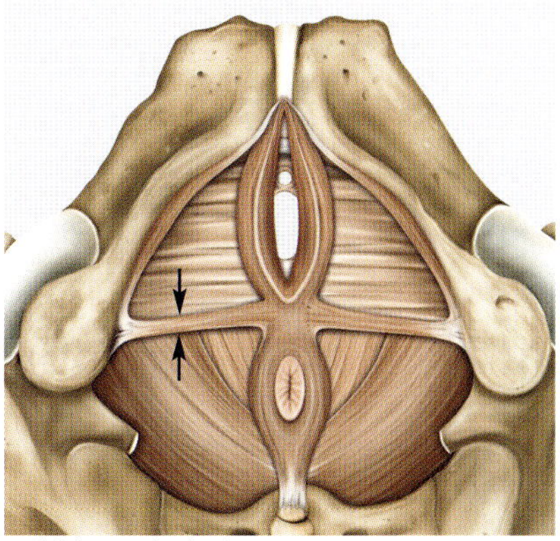
weiblicher Beckenboden

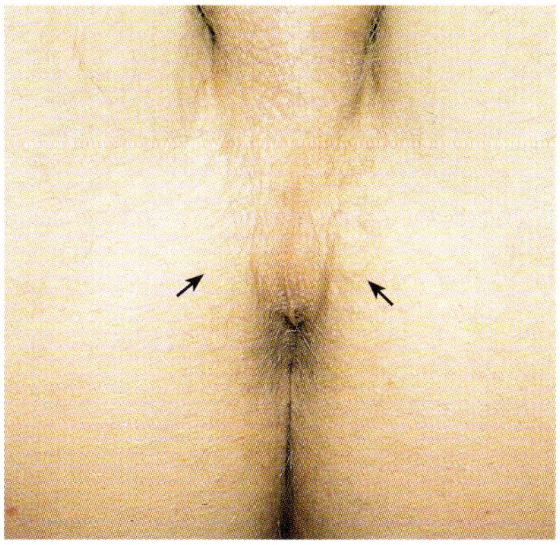
männliche Analregion, Abbildung: Foto-Archiv KVM

Der M. transversus perinei superficialis kann möglicherweise, genau wie der M. transversus perinei profundus, die Raphe perinealis und damit den Anus und die Peniswurzel bzw. die hintere Vulva in der Mittellinie auf dem Perineum fixieren. Der Muskel ist oft nur rudimentär entwickelt.

Ursprung	oberflächliche Abspaltung des M. transversus perinei profundus, Tuber ischiadicum, Ramus ossis ischii
Ansatz	Centrum tendineum perinei
Innervation	Nervus pudendus oder Nervi perineales, S2–S4
Besonderheiten	Der M. transverus perinei superficialis ist ein inkonstant ausgebildeter Muskel.

Musculus ischiocavernosus

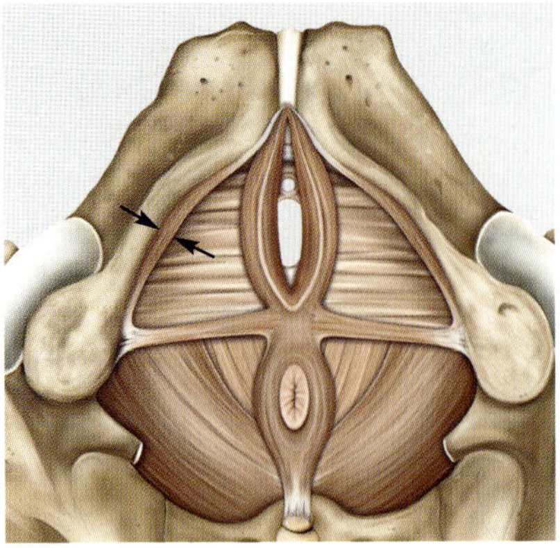

weiblicher Beckenboden

Am schlaffen Penis bewirkt die Kontraktion des Muskels eine geringe Retraktion, das erigierte Glied wird durch den Muskel zur Bauchdecke hin gezogen. In der Phase der Blutfüllung der Schwellkörper kann der M. ischiocavernosus den tiefen, am Os pubis verhafteten Teil des Corpus cavernosum penis bzw. clitoridis gegen das Os pubis komprimieren und damit diesen Teil des Schwellkörpers in den freien vorderen Teil auspressen. Der hintere Teil kann sich dann wie ein Schwamm wieder voll Blut füllen, das mit der nächsten Kontraktionswelle des M. ischiocavernosus wieder nach vorne gepumpt wird. Dadurch kann der für die Erektion benötigte Druck gesteigert werden.

Ursprung	Ramus ossis ischii
Ansatz	Tunica albuginea der Corpora cavernosa clitoridis oder penis
Innervation	Nervus pudendus, S2–S4

Musculus bulbospongiosus

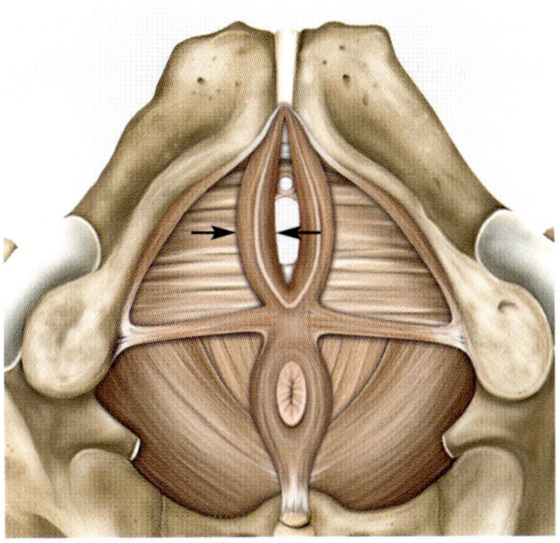
weiblicher Beckenboden

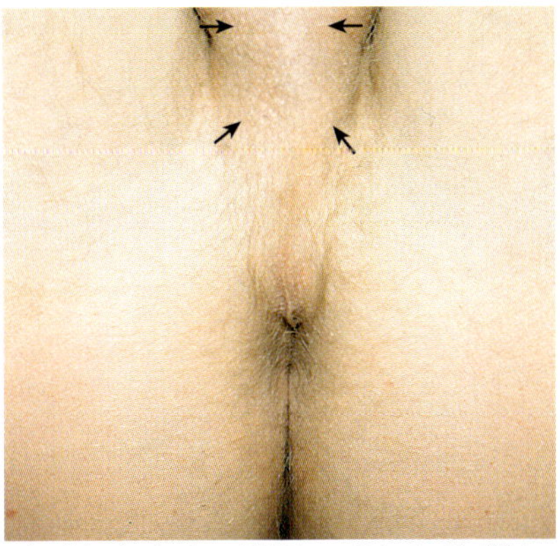
männliche Analregion, Abbildung: Foto-Archiv KVM

Beim Mann umgreift der M. bulbospongiosus den Bulbus penis und kann ihn – und damit das Corpus spongiosum – komprimieren. Dadurch wird Blut aus dem hinteren Bulbus penis in die Glans gepumpt und die Erektion verstärkt. Andererseits kann aber auch der Inhalt der langen männlichen Harnröhre durch seine Kontraktion in Richtung auf die äußere Öffnung hin ausgetrieben werden, etwa in der Endphase der Miktion und bei der Ejakulation. Bei der Frau verläuft der Muskel seitlich der Vaginalöffnung zur Raphe perinealis, kann den Introitus vaginae ein wenig verengen und die Raphe und damit auch den Anus etwas nach ventral ziehen.

Ursprung	Centrum tendineum
Ansatz	bei der Frau: Corpus cavernosum clitoridis beim Mann: Fascia urogenitalis inferior und Penisrücken
Innervation	Nervus pudendus, S2–S4

Nerven des Rumpfes															
Nerv	Innervierte Muskeln	Segmentale Ursprungsgebiete													
		T1	T2	T3	T4	T5	T6	T7	T8	T9	T10	T11	T12	L1	L2
N. phrenicus C3 - C5															
	M. diaphragma C3-C5														
Nn. intercostales		■	■	■	■	■	■	■	■	■	■	■	■		
	M. serratus posterior superior	■	■	■	■										
	M. rectus abdominis					■	■	■	■	■	■	■	■		
	M. obliquus externus abdominis					■	■	■	■	■	■	■	■		
	M. obliquus internus abdominis								■	■	■	■	■		
	M. transversus abdominis					■	■	■	■	■	■	■	■		
	M. serratus posterior inferior														
	Mm. intercostales externi und interni	■	■	■	■	■	■	■	■	■	■	■			
N. subcostalis (N. intercostalis XII)										■	■	■	■		
	M. pyramidalis												■		
	M. quadratus lumborum												■		
N. iliohypogastricus													■	■	
	M. obliquus externus abdominis												■	■	
	M. obliquus internus abdominis												■	■	
	M. transversus abdominis												■	■	
N. ilioinguinalis														■	
	M. obliquus internus abdominis													■	
	M. transversus abdominis													■	
N. genitofemoralis														■	■
	M. transversus abdominis													■	■
	M. cremaster													■	■
Die autochthone Rückenmuskulatur wird von den Rr. dorsales der Spinalnerven innerviert.															
Die Beckenbodenmuskulatur wird vom N. pudendus (S1–S4) innerviert															

5 Hals

Ventrale Muskulatur

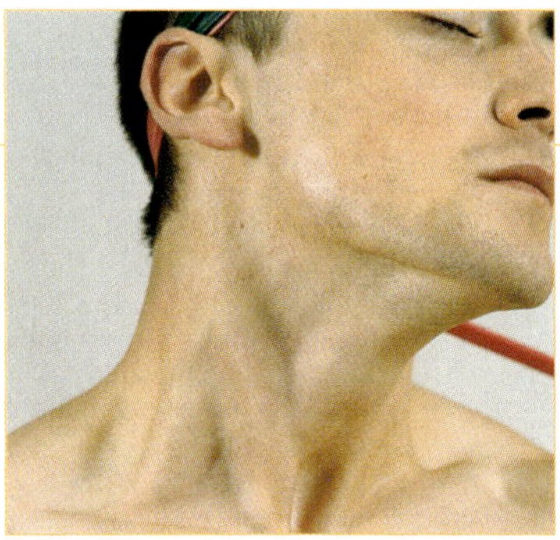

Musculus sternocleidomastoideus

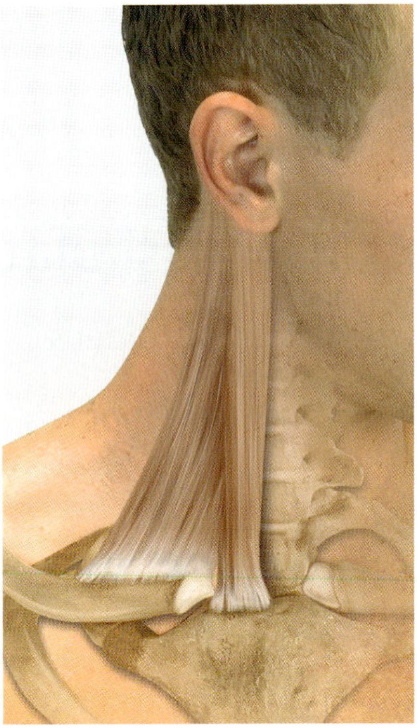

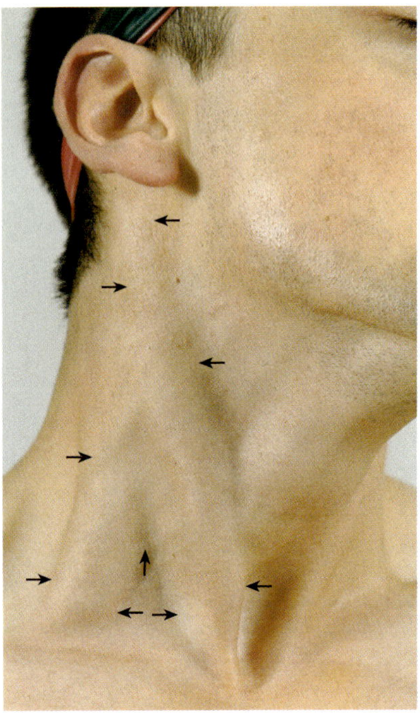

Der M. sternocleidomastoideus neigt den Kopf und die Halswirbelsäule zur gleichen Seite und rotiert bei einseitiger Anspannung Kopf und Halswirbelsäule zur Gegenseite. Die rotatorische Komponente hebt sich bei beidseitiger Anspannung auf. Seine Beuge- und Streckwirkung hängt von der Stellung des Kopfes ab. Bei gebeugtem Kopf beugt der M. sternocleidomastoideus Kopf und Halswirbelsäule zusätzlich, bei gestrecktem Kopf streckt er beide. Die Wirkung des Muskels auf das Brustbein und das Schlüsselbein sind vernachlässigbar gering.

Ursprung

Caput sternale: Manubrium sterni
Caput claviculare: mediales Drittel der Clavicula

Ansatz

Processus mastoideus

Innervation

N. accessorius (XI), Plexus cervicalis, C2

Funktionen

Synergisten	Antagonisten
Articulatio atlantooccipitalis	
Flexion (aus gebeugter Kopfhaltung)	
M. rectus capitis anterior, M. longus capitis, M. scalenus anterior, Mm. suprahyoidei, Mm. infrahyoidei	Autochthone Nackenmuskeln, die an den Kopf ziehen M. sternocleidomastoideus (aus gestreckter Kopfhaltung) M. levator scapulae M. trapezius, Pars descendens
Extension (aus gestreckter Kopfhaltung)	
M. semispinalis capitis M. longissimus capitis M. splenius capitis M. levator scapulae M. trapezius, Pars descendens	M. rectus capitis anterior M. longus capitis Mm. suprahyoidei Mm. infrahyoidei
Articulatio atlantoaxialis	
Rotation zur Gegenseite	
M. trapezius, Pars descendens Alle Muskeln, die auf der gleichen Seite als Antagonisten wirken, sind bei kontralateraler Anspannung Synergisten.	M. longissimus capitis M. splenius capitis M. rectus capitis posterior major M. obliquus capitis inferior Alle Muskeln, die auf der gleichen Seite als Synergisten wirken, sind bei kontralateraler Anspannung Antagonisten.
Articulationes und Disci intervertebrales (HWS)	
Flexion (aus gebeugter Kopfhaltung)	
M. longus colli, M. longus capitis, M. scalenus anterior, Mm. suprahyoidei, Mm. infrahyoidei	Autochthone Nackenmuskeln M. levator scapulae M. trapezius, Pars descendens
Extension (aus gestreckter Kopfhaltung)	
M. semispinalis capitis, M. longissimus capitis M. splenius capitis, M. levator scapulae M. trapezius, Pars descendens	M. rectus capitis anterior, M. longus capitis, M. longus colli, M. trapezius, Pars descendens M. scalenus anterior
Articulationes und Disci intervertebrales (HWS), atlantooccipitalis und atlantoaxialis	
Seitneigung zur gleichen Seite	
M. splenius capitis, M. longissimus capitis, M. rectus capitis lateralis (nur Atlantookzipitalgelenk), Mm. scaleni, M. trapezius, Pars descendens, M. levator scapulae	Alle Muskeln, die auf der gleichen Seite als Synergisten wirken, sind bei kontralateraler Anspannung Antagonisten.

Muskelfunktionsprüfung

Kraftgrad

5/4

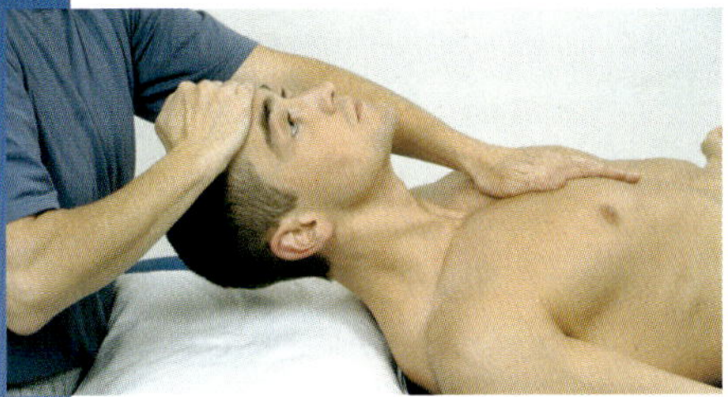

BEIDSEITIGE PRÜFUNG

Ausgangsstellung: Der Patient liegt auf dem Rücken.

Untersuchungsgang: Der Untersucher fixiert mit der einen Hand das Sternum und gibt mit der anderen an der Stirn des Patienten Druck in Richtung Unterlage.

Instruktion: „Heben Sie den Kopf gegen meinen Widerstand ab und halten Sie diese Stellung."

3

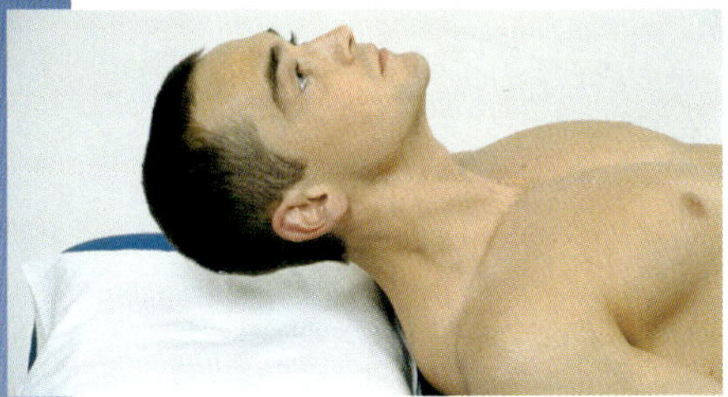

BEIDSEITIGE PRÜFUNG

Ausgangsstellung: Der Patient liegt auf dem Rücken.

Untersuchungsgang: Der Untersucher beobachtet die Kopfbewegung.

Instruktion: „Heben Sie den Kopf von der Unterlage ab."

2

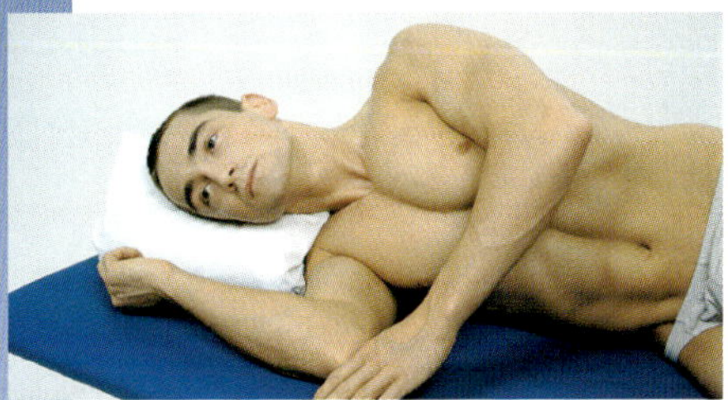

BEIDSEITIGE PRÜFUNG

Ausgangsstellung: Der Patient liegt auf der Seite, der Kopf ist schulterbreit unterlagert.

Untersuchungsgang: Der Untersucher beobachtet die Kopfbewegung.

Instruktion: „Schieben Sie Ihren Kopf über die Unterlage nach vorne. Der Brustkorb bleibt liegen."

1/0

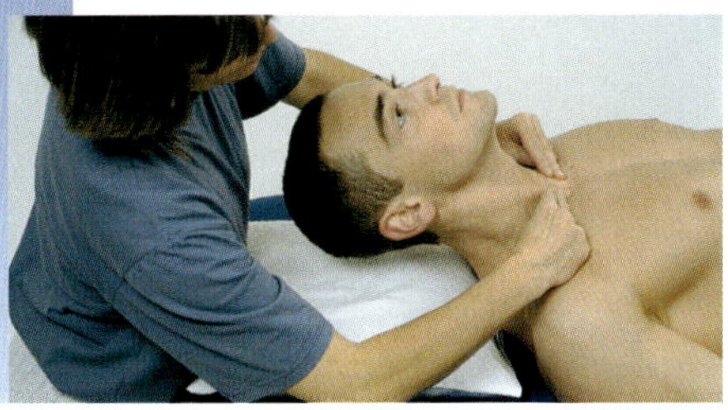

BEIDSEITIGE PRÜFUNG

Ausgangsstellung: Der Patient liegt auf dem Rücken.

Untersuchungsgang: Der Untersucher palpiert den M. sternocleidomastoideus auf beiden Seiten des Halses.

Instruktion: „Versuchen Sie, den Kopf von der Unterlage abzuheben."

Klinische Relevanz

- Eine einseitige Kontraktur des M. sternocleidomastoideus verursacht einen Torticollis.
- Eine Kontraktion des M. sternocleidomastoideus kann die Lordose der Halswirbelsäule verstärken, indem der Kopf – relativ gesehen zur Halswirbelsäule – nach vorne geschoben wird und die untere Halswirbelsäule – relativ gesehen zur Brustwirbelsäule – gebeugt wird.
- Der M. sternocleidomastoideus ist ein Teil der Atemhilfsmuskulatur.

Probleme/Hinweise

- Bei dieser Bewegung helfen die kurzen Nackenmuskeln (Extensoren) mit.
- Die Prüfung des M. sternocleidomastoideus kann durch zusätzliche Kopfrotation zur kontralateralen Seite auch einseitig erfolgen.

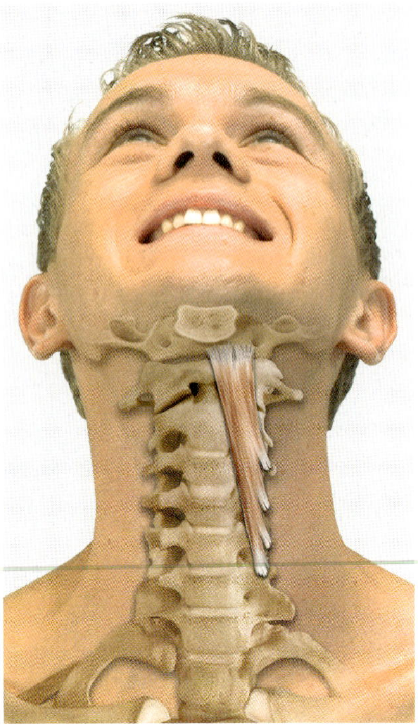

Musculus longus capitis

Der M. longus capitis beugt die Halswirbelsäule und wirkt damit der lordosierenden Wirkung der Nackenmuskeln entgegen. Außerdem beugt er den Kopf gegen Widerstand.

Ursprung	Tubercula anteriora der Processus transversi der 3.–6. Halswirbel
Ansatz	Pars basilaris des Os occipitale
Innervation	direkte Äste aus dem Plexus cervicalis, C1–C4

Funktionen

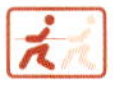 Synergisten	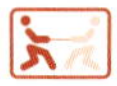 Antagonisten
Articulatio atlantooccipitalis	
Flexion	
M. sternocleidomastoideus (aus gebeugter Kopfhaltung) M. rectus capitis anterior Mm. suprahyoidei Mm. infrahyoidei	Autochthone Nackenmuskeln, die an den Kopf ziehen M. sternocleidomastoideus (aus gestreckter Kopfhaltung) M. trapezius, Pars descendens M. levator scapulae
Articulationes und Disci intervertebrales (HWS)	
Flexion	
M. sternocleidomastoideus (aus gebeugter Kopfhaltung) M. longus colli M. scalenus anterior Mm. suprahyoidei Mm. infrahyoidei	Autochthone Nackenmuskeln M. sternocleidomastoideus (aus gestreckter Kopfhaltung) M. trapezius, Pars descendens M. levator scapulae

Musculus rectus capitis anterior

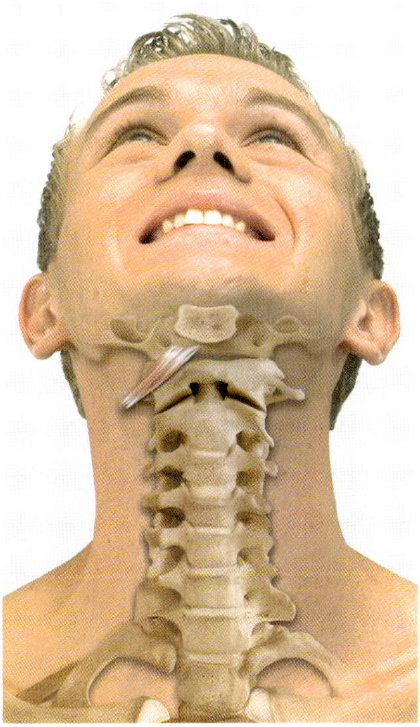

Der M. rectus capitis anterior beugt den Kopf minimal im Atlantooccipitalgelenk. Doch gibt es für diese Aufgabe weit effizientere Muskeln mit größerem Hebel. Die Hauptaufgabe des Muskels besteht, wie die aller Mm. recti capitis, in der Stabilisierung des Atlantooccipitalgelenkes bei Bewegungen des Kopfes durch andere Muskeln oder bei Schleuderbewegungen. In diesem Sinne arbeitet der Muskel flexibel mit allen anderen Muskeln dieser Region zusammen.

Ursprung	Processus transversus des Atlas
Ansatz	Pars basilaris des Os occipitale
Innervation	Rami ventrales aus dem Plexus cervicalis, C1–C4

Funktionen

Synergisten	Antagonisten
Articulatio atlantooccipitalis	
Flexion	
M. sternocleidomastoideus (aus gebeugter Kopfhaltung) M. longus capitis, M. scalenus anterior Mm. suprahyoidei Mm. infrahyoidei	Autochthone Nackenmuskeln, die an den Kopf ziehen M. trapezius, Pars descendens M. levator scapulae

Musculus longus colli

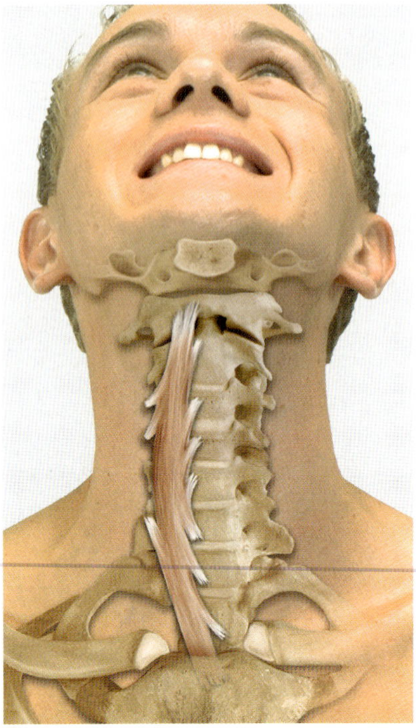

Der M. longus colli beugt die Halswirbelsäule und wirkt damit wie der M. longus capitis der lordosierenden Wirkung der Nackenmuskeln entgegen.

Ursprung
Tubercula anteriora der Processus transversi der oberen Halswirbel, Körper des letzten Hals- und der ersten Brustwirbel

Ansatz
Tuberculum anterius des Atlas
Processus transversi der unteren Halswirbel
Körper der oberen Halswirbel

Innervation
Rami anteriores der Spinalnerven C3–C6

Besonderheiten
Der M. longus colli ist auch unter dem Synonym M. longus cervicis zu finden.

Funktionen

Synergisten	Antagonisten
Articulationes und Disci intervertebrales (HWS)	
Flexion	
M. sternocleidomastoideus (aus gebeugter Kopfhaltung)	Autochthone Nackenmuskeln, die an den Kopf ziehen
M. longus capitis	M. sternocleidomastoideus (aus gestreckter Kopfhaltung)
M. scalenus anterior	M. levator scapulae
Mm. suprahyoidei	M. trapezius, Pars descendens
Mm. infrahyoidei	

Muskelfunktionsprüfung

Kraftgrad

5/4

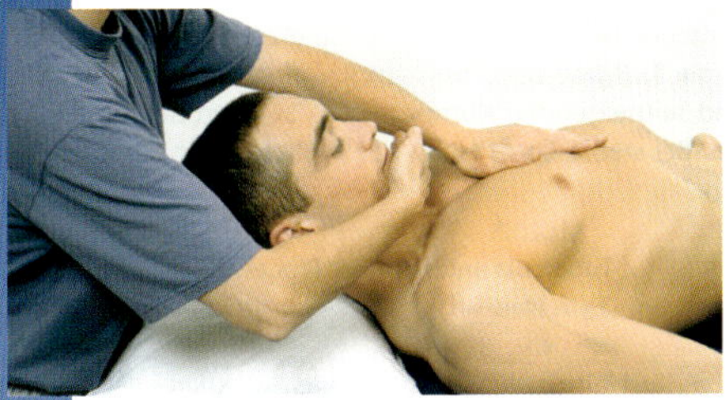

Ausgangsstellung: Der Patient liegt auf dem Rücken.

Untersuchungsgang: Der Untersucher fixiert mit einer Hand das Sternum, mit der anderen gibt er unter dem Kinn Druck in Richtung HWS-Extension.

Instruktion: „Heben Sie den Kopf an und bringen Sie das Kinn gegen meinen Widerstand zum Brustbein."

3

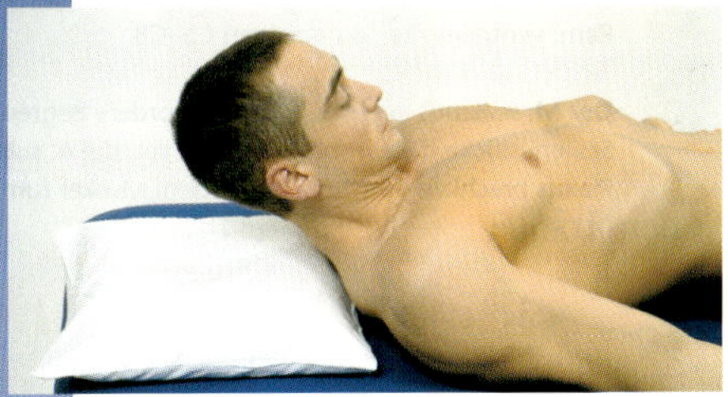

Ausgangsstellung: Der Patient liegt auf dem Rücken.

Untersuchungsgang: Der Untersucher beobachtet die Kopfbewegung.

Instruktion: „Heben Sie den Kopf von der Unterlage ab und bringen Sie das Kinn zum Brustbein."

2

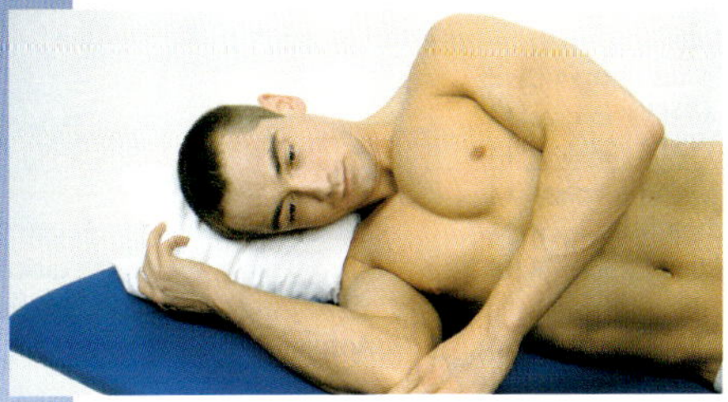

Ausgangsstellung: Der Patient liegt auf der Seite.

Untersuchungsgang: Der Untersucher beobachtet die Kopfbewegung.

Instruktion: „Beugen Sie die Halswirbelsäule, indem Sie das Kinn Richtung Brustbein ziehen."

1/0

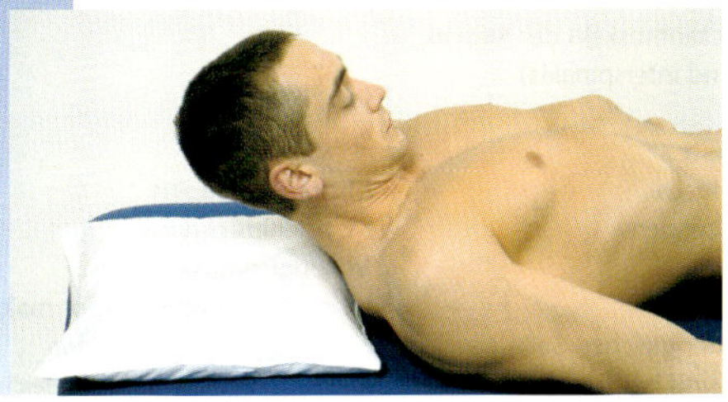

Ausgangsstellung: Der Patient liegt auf dem Rücken.

Untersuchungsgang: Der Untersucher beobachtet die Kopfbewegung.

Instruktion: „Versuchen Sie, den Kopf von der Unterlage abzuheben."

Probleme/Hinweise

- Der M. longus capitis, M. rectus capitis anterior und der M. longus colli sind funktionell nicht zu differenzieren.

Musculus scalenus posterior

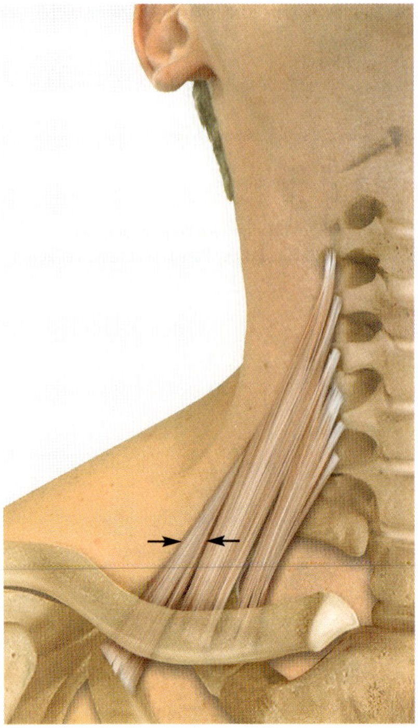

Der M. scalenus posterior entspricht in seiner Wirkung dem M. scalenus medius. Beide neigen die Halswirbelsäule zur Seite und helfen als Atemmuskeln bei der Inspiration.

Ursprung	Tubercula posteriora der Processus transversi des 5. und 6. Halswirbels
Ansatz	Oberrand der 2. Rippe
Innervation	Rami ventrales der Spinalnerven C7–C8

Funktionen

Synergisten	Antagonisten
Articulationes und Disci intervertebrales (HWS)	
Seitneigung zur gleichen Seite M. sternocleidomastoideus M. scalenus anterior M. scalenus medius M. trapezius, Pars descendens M. levator scapulae alle autochthonen Rückenmuskeln der Region (ohne Mm. spinales und interspinales)	Alle Muskeln, die auf der gleichen Seite als Synergisten wirken, sind bei kontralateraler Anspannung Antagonisten.

Muskelfunktionsprüfung

Kraftgrad

5/4

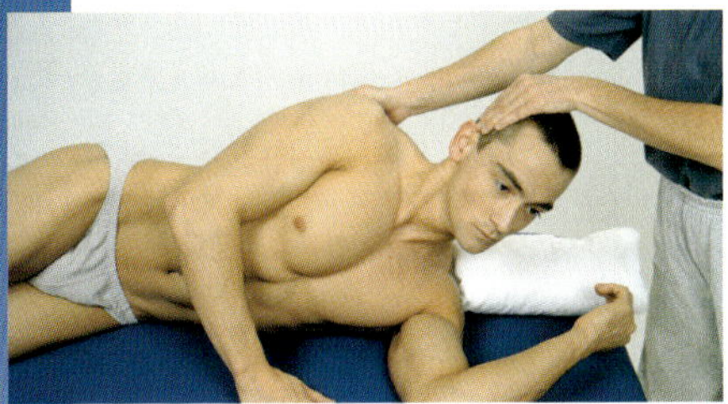

Ausgangsstellung: Der Patient liegt auf der Seite.

Untersuchungsgang: Der Untersucher fixiert mit einer Hand die Schulter des Patienten, mit der anderen gibt er seitlich am Kopf des Patienten Druck in Richtung Unterlage.

Instruktion: „Heben Sie Ihren Kopf gegen meinen Widerstand ab und halten Sie diese Stellung."

3

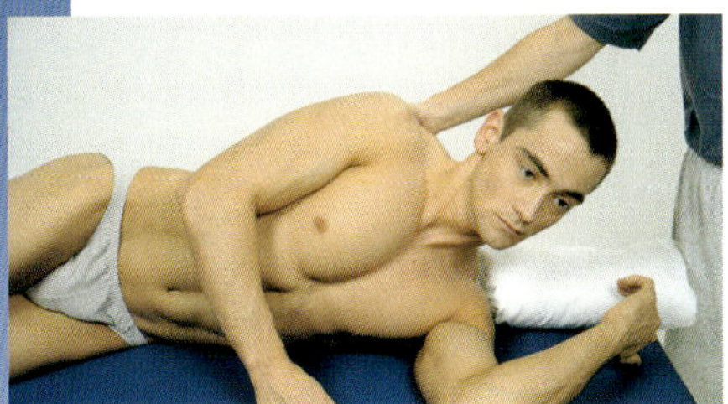

Ausgangsstellung: Der Patient liegt auf der Seite.

Untersuchungsgang: Der Untersucher fixiert mit einer Hand die Schulter des Patienten.

Instruktion: „Heben Sie Ihren Kopf von der Unterlage ab."

2

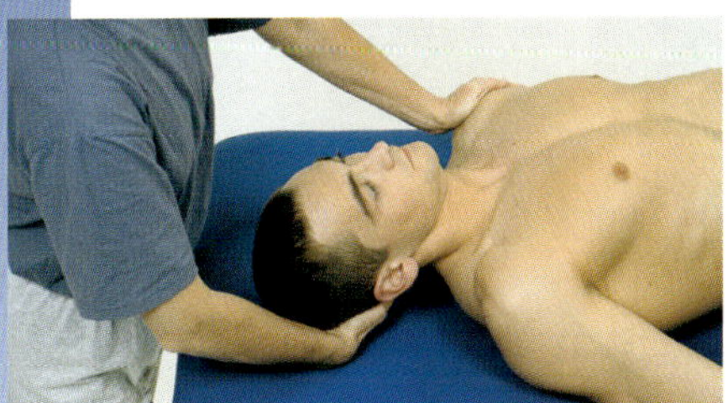

Ausgangsstellung: Der Patient liegt auf dem Rücken.

Untersuchungsgang: Der Untersucher fixiert die gegenüberliegende Schulter und nimmt die Eigenschwere des Kopfes ab.

Instruktion: „Nähern Sie Ihr rechtes Ohr der rechten Schulter."

1/0

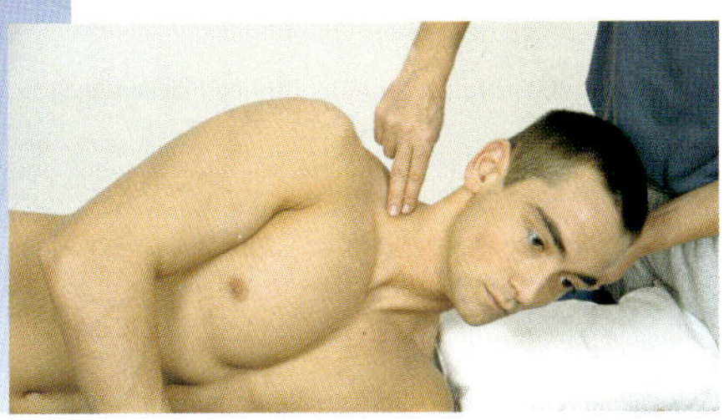

Ausgangsstellung: Der Patient liegt auf der Seite.

Untersuchungsgang: Der Untersucher palpiert die Mm. scaleni.

Instruktion: „Versuchen Sie, Ihren Kopf von der Unterlage abzuheben."

Klinische Relevanz

- Zwischen dem M. scalenus anterior und dem M. scalenus medius verläuft der Plexus brachialis und die Arteria subclavia (Scalenuslücke).
- Der Plexus brachialis kann über der ersten Rippe gedehnt oder zwischen den beiden Mm. scaleni eingeklemmt werden – z. B. beim Tragen eines schweren Gegenstandes – wodurch das Scalenussyndrom verursacht wird.

Probleme/Hinweise

- Der M. sternocleidomastoideus kann die Funktion der Mm. scaleni übernehmen.
- Unterstützt werden die Mm. scaleni von den Mm. intertransversarii anteriores.

Musculus sternohyoideus

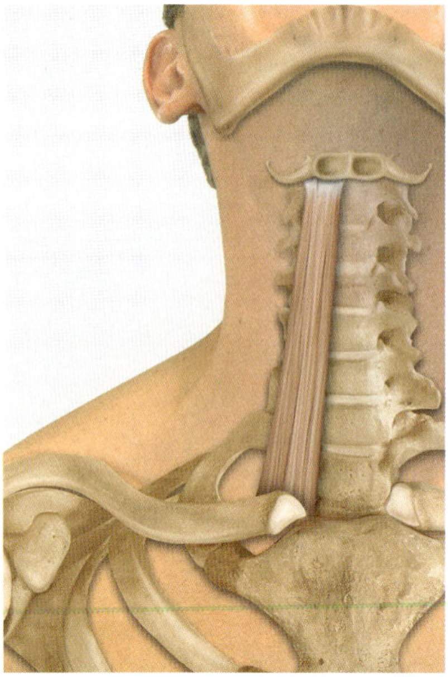

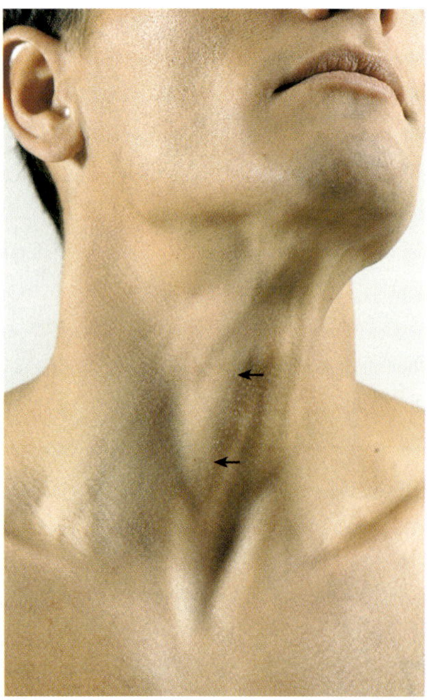

Der M. sternohyoideus senkt das Zungenbein. Ist die suprahyale Muskulatur zwischen Zungenbein und Mandibula kontrahiert, so wirkt der Muskel, wie alle infrahyalen Muskeln mit Ausnahme des M. sternothyroideus, gemeinsam mit dem M. digastricus und dem M. mylohyoideus als Öffner des Unterkiefers. Diese Funktion bleibt in der Auflistung der Synergisten und Antagonisten unberücksichtigt, weil der Muskel nicht direkt auf das Kiefergelenk wirkt.

Ursprung
medialer Anteil der Clavicula
Ligamentum sternoclaviculare posterius
Dorsalfläche des Manubrium sterni

Ansatz
Corpus ossis hyoidei

Innervation
Ansa cervicalis, C1–C4

Funktionen

Synergisten	Antagonisten

Os hyoideum

Senken des Os hyoideum

Synergisten	Antagonisten
M. sternothyroideus	M. digastricus
M. thyrohyoideus (bei fixiertem Larynx)	M. geniohyoideus (bei fixierter Mandibula)
M. omohyoideus (schwach)	M. mylohyoideus (bei fixierter Mandibula)

Articulationes und Disci intervertebrales (HWS) und Articulatio atlantooccipitalis

Flexion (indirekt)

Synergisten	Antagonisten
M. sternocleidomastoideus (aus gebeugter Kopfhaltung)	Autochthone Nackenmuskeln, die an den Kopf ziehen
M. longus capitis	M. sternocleidomastoideus (aus gestreckter Kopfhaltung)
M. longus colli (nur HWS)	M. trapezius, Pars descendens
M. scalenus anterior (nur HWS)	M. levator scapulae
Mm. suprahyoidei	
M. sternothyroideus	
M. thyrohyoideus (bei fixiertem Larynx)	
M. omohyoideus (schwach)	

Musculus omohyoideus

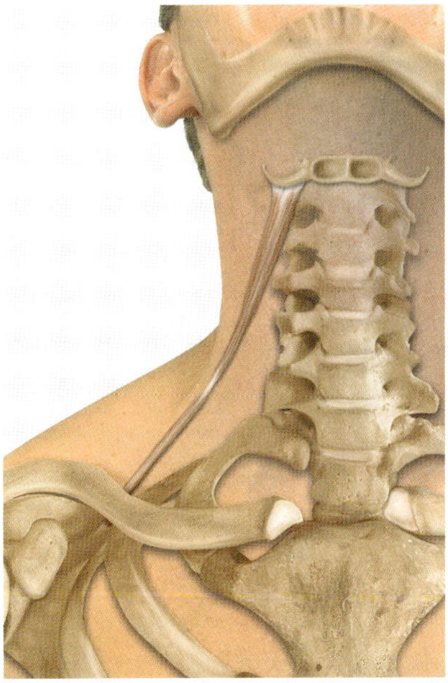

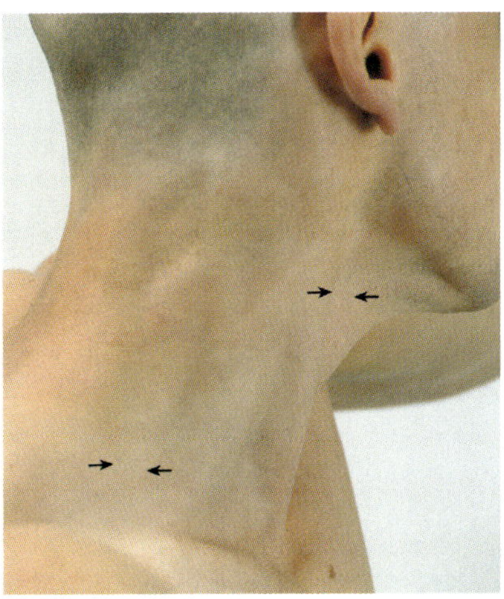

Der M. omohyoideus senkt das Zungenbein und zieht es geringfügig nach dorsal. Seine Wirkung auf das Schulterblatt ist gering und daher zu vernachlässigen. Essenziell ist dagegen die Wirkung des M. omohyoideus auf die Vena jugularis interna. Diese hält er, besonders bei aufrechter Körperhaltung, gegen einen Unterdruck offen, indem er die mit ihr verwachsene Fascia praetrachealis anspannt.

Ursprung	Margo superior scapulae Ligamentum transversum scapulae superius
Ansatz	Corpus ossis hyoidei
Innervation	Ansa cervicalis, C1–C4
Besonderheiten	Der Muskel besitzt eine Zwischensehne.

Funktionen

Os hyoideum

Synergisten	Antagonisten
Senken des Os hyoideum	
M. sternohyoideus	M. digastricus
M. sternothyroideus	M. geniohyoideus (bei fixierter Mandibula)
M. thyrohyoideus (bei fixiertem Larynx)	M. mylohyoideus (bei fixierter Mandibula)

Articulationes und Disci intervertebrales (HWS) und Articulatio atlantooccipitalis

Synergisten	Antagonisten
Flexion (indirekt)	
M. sternocleidomastoideus (aus gebeugter Kopfhaltung)	Autochthone Nackenmuskeln, die an den Kopf ziehen
M. longus capitis	M. sternocleidomastoideus (aus gestreckter Kopfhaltung)
M. longus colli (nur HWS)	M. trapezius, Pars descendens
M. scalenus anterior (nur HWS)	M. levator scapulae
Mm. suprahyoidei	
M. sternothyroideus	
M. thyrohyoideus (bei fixiertem Larynx)	
M. sternohyoideus	

Musculus sternothyroideus

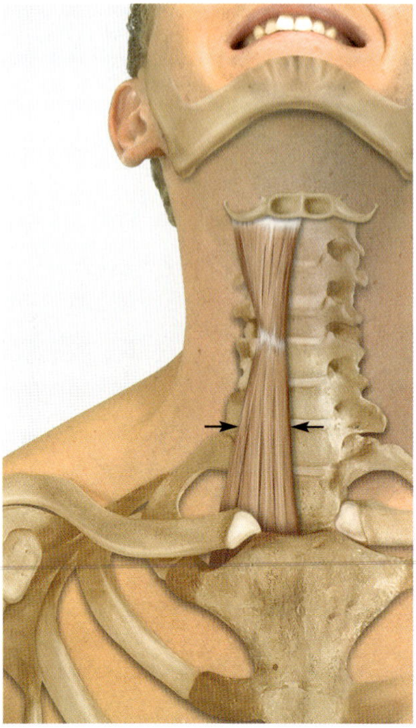

Der M. sternothyroideus kann den Larynx senken und damit nach dem Schlucken in seine Ausgangslage zurückbringen. Der Kehldeckel kann sich öffnen, weil er nach unten vom Zungenbein und damit vom Corpus adiposum laryngis fortbewegt wird. So steht der vollständige Resonanzraum für die Stimme wieder zur Verfügung.

Ursprung	Dorsalfläche des Manubrium sterni Dorsalfläche des 1. Rippenknorpels
Ansatz	Linea obliqua der Cartilago thyroidea
Innervation	Ansa cervicalis, C1–C4

Funktionen

Synergisten	Antagonisten
Larynx	
Senken des Larynx (elastische Längsspannung der Trachea)	M. thyrohyoideus (indirekt: M. stylopharyngeus) (indirekt: suprahyale Muskeln)
Articulationes und Disci intervertebrales (HWS) und Articulatio atlantooccipitalis	
Flexion (indirekt) M. sternocleidomastoideus (aus gebeugter Kopfhaltung) M. longus capitis M. longus colli (nur HWS) M. scalenus anterior (nur HWS) Mm. suprahyoidei M. sternohyoideus M. thyrohyoideus (bei fixiertem Larynx) M. omohyoideus (schwach)	Autochthone Nackenmuskeln, die an den Kopf ziehen M. sternocleidomastoideus (aus gestreckter Kopfhaltung) M. trapezius, Pars descendens M. levator scapulae

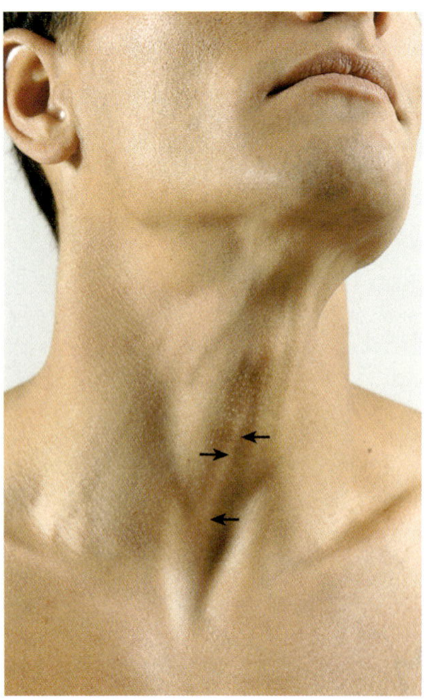

Musculus thyrohyoideus

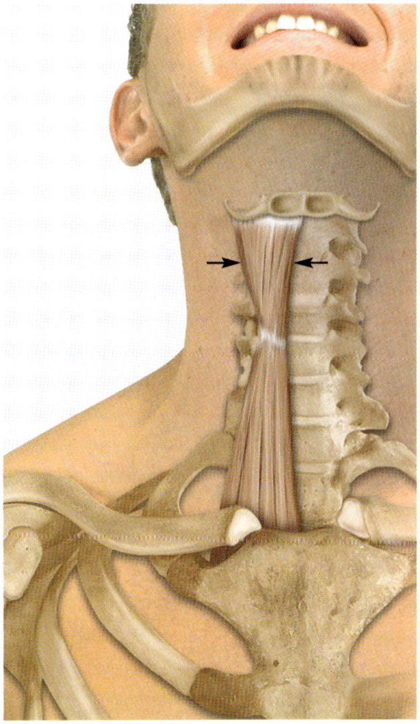

Der M. thyrohyoideus hebt den Kehlkopf zum Zungenbein hin an und hilft damit, den Kehldeckel gegen das Corpus adiposum praeepiglotticum zu drücken, wodurch dieser sich senkt und den Eingang in den Larynx beim Schlucken verdeckt. Der M. thyrohyoideus ist daher ein wichtiger Muskel des Schluckaktes. Wird der Larynx jedoch durch den M. sternothyroideus am Sternum fixiert, kann der M. thyrohyoideus, gemeinsam mit dem M. sternohyoideus, das Zungenbein auch senken. Ist die suprahyale Muskulatur zwischen Zungenbein und Mandibula kontrahiert, so wirkt der Muskel, wie alle infrahyalen Muskeln gemeinsam mit dem M. digastricus und dem M. mylohyoideus als Öffner des Unterkiefers. Diese Funktion bleibt in der Auflistung der Synergisten und Antagonisten unberücksichtigt, weil der Muskelnicht direkt auf das Kiefergelenk wirkt.

Ursprung	Linea obliqua der Cartilago thyroidea
Ansatz	Cornu majus ossis hyoidei
Innervation	Ansa cervicalis via Nervus hypoglossus (XII), C1–C2

Funktionen

Larynx

Synergisten	Antagonisten
Anheben des Larynx (indirekt bei fixiertem Os hyoideum)	
M. stylopharyngeus	M. sternothyroideus
suprahyale Muskeln	M. omohyoideus (schwach)
	(elastische Längsspannung der Trachea)

Os hyoideum

Synergisten	Antagonisten
Senken des Os hyoideum (bei fixiertem Larynx)	
M. sternohyoideus	M. digastricus
M. sternothyroideus	M. geniohyoideus (bei fixierter Mandibula)
M. omohyoideus (schwach)	M. mylohyoideus (bei fixierter Mandibula)

Articulationes und Disci intervertebrales (HWS) und Articulatio atlantooccipitalis

Synergisten	Antagonisten
Flexion (indirekt)	
M. sternocleidomastoideus (aus gebeugter Kopfhaltung)	Autochthone Nackenmuskeln, die an den Kopf ziehen
M. longus capitis	M. sternocleidomastoideus (aus gestreckter Kopfhaltung)
M. longus colli (nur HWS)	M. trapezius, Pars descendens
M. scalenus anterior (nur HWS)	M. levator scapulae
Mm. suprahyoidei	
M. sternohyoideus	
M. sternothyroideus	
M. omohyoideus (schwach)	

Folgende Muskeln werden gemeinsam getestet:

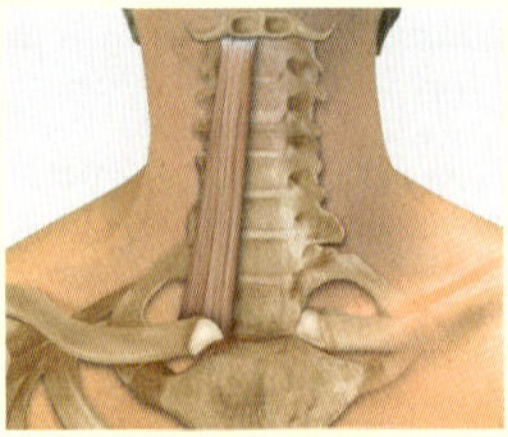

M. sternohyoideus, S. 322

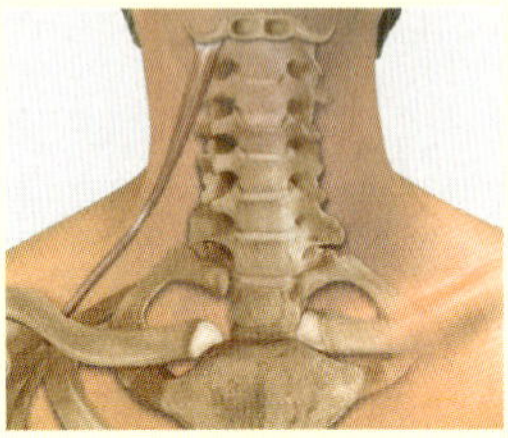

M. omohyoideus, S. 323

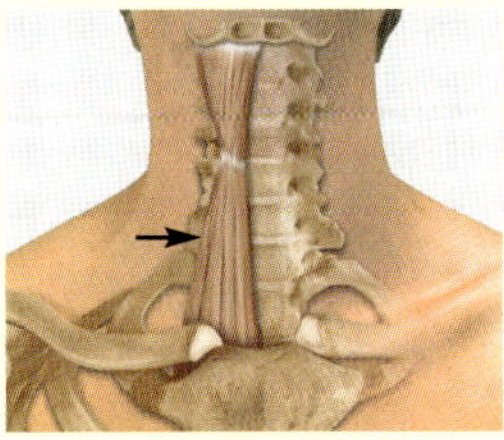

M. sternothyroideus, S. 324

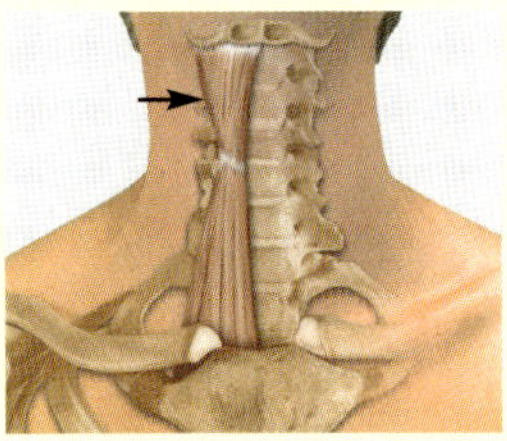

M. thyrohyoideus, S. 325

Muskelaktivität

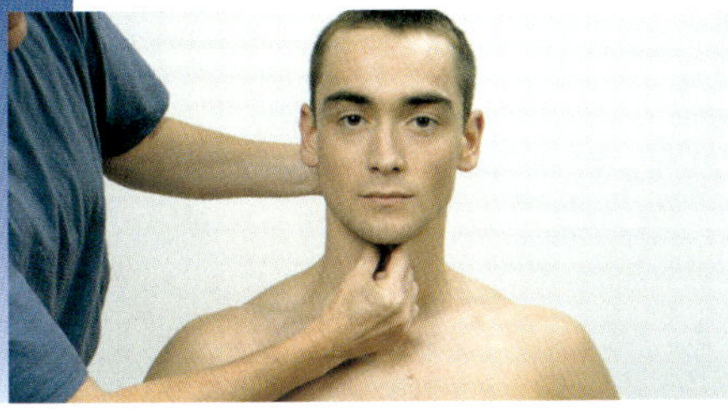

Muskelfunktionsprüfung

Ausgangsstellung: Der Patient sitzt und blickt mit entspanntem Gesicht geradeaus.

Untersuchungsgang: Der Untersucher palpiert mit Daumen und Zeigefinger das Zungenbein und verfolgt dessen Bewegung nach kaudal.

Instruktion: „Schlucken Sie bitte."

Klinische Relevanz

- Das Zungenbein wird bei Resektion einer medialen Halszyste teilweise mitentfernt.

Probleme/Hinweise

- Es ist nicht möglich, die einzelnen infrahyalen Muskeln (untere Zungenbeinmuskulatur) funktionell zu differenzieren.

Musculus digastricus

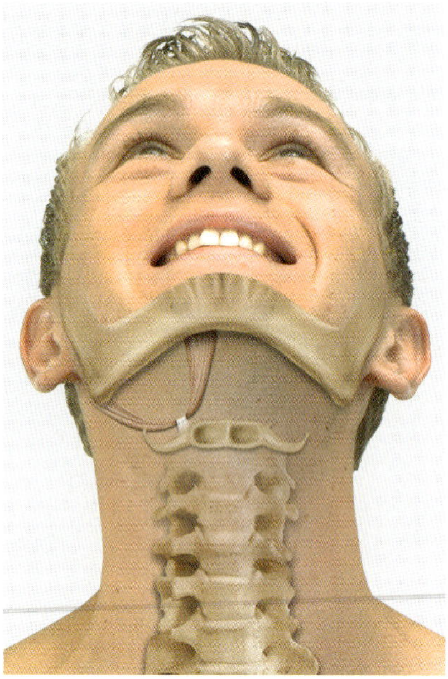

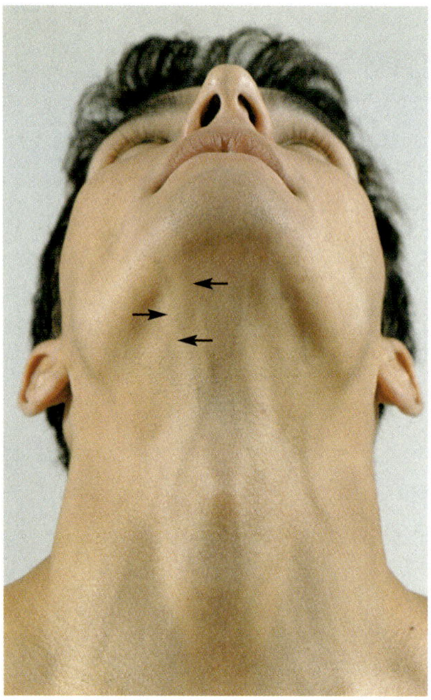

Der M. digastricus kann die Mandibula gegen das festgestellte Zungenbein nach unten ziehen und ist damit ein wichtiger Muskel der aktiven Mundöffnung, z. B. gegen Widerstand. Beim Schlucken hebt er, von der durch die Kaumuskeln festgestellten Mandibula und vom Processus mastoideus aus, das Zungenbein an. Der hintere Bauch kann das Zungenbein auch nach dorsal verlagern. Da das Zungenbein keine echten Gelenke mit dem übrigen Skelett bildet, kann nur die Verlagerung dieses Elementes gegen die Weichteile des Halses als Tätigkeit des Muskels angegeben werden.

Ursprung	Venter posterior: Processus mastoideus des Os temporale
Ansatz	Venter anterior: Unterrand der Mandibula
Innervation	Venter anterior: Nervus mandibularis aus dem Nervus trigeminus (V) Venter posterior: Nervus facialis (VII)
Besonderheiten	Die Zwischensehne des M. digastricus wird über den M. stylohyoideus am Os hyoideum fixiert.

Funktionen

Synergisten	Antagonisten
Os hyoideum	
Anheben des Os hyoideum	
M. mylohyoideus (bei fixierter Mandibula) M. stylohyoideus M. geniohyoideus (bei fixierter Mandibula)	M. sternohyoideus M. thyrohyoideus (bei fixiertem Larynx) M. omohyoideus (schwach)
Verlagerung des Os hyoideum nach dorsal (Venter posterior)	
M. stylohyoideus	M. geniohyoideus M. mylohyoideus M. digastricus, Venter anterior
Verlagerung des Os hyoideum nach ventral (Venter anterior)	
M. geniohyoideus M. mylohyoideus	M. stylohyoideus M. digastricus, Venter posterior
Articulationes temporomandibulares	
Senken des Unterkiefers (bei fixiertem Os hyoideum)	
M. geniohyoideus M. mylohyoideus M. pterygoideus lateralis	M. temporalis M. masseter M. pterygoideus medialis
Articulationes und Disci intervertebrales (HWS) und Articulatio atlantooccipitalis	
Flexion (indirekt)	
M. sternocleidomastoideus (aus gebeugter Kopfhaltung) M. longus capitis M. longus colli (nur HWS) M. scalenus anterior (nur HWS) Mm. infrahyoidei M. mylohyoideus M. stylohyoideus M. geniohyoideus	Autochthone Nackenmuskeln, die an den Kopf ziehen M. sternocleidomastoideus (aus gestreckter Kopfhaltung) M. trapezius, Pars descendens M. levator scapulae

Musculus stylohyoideus

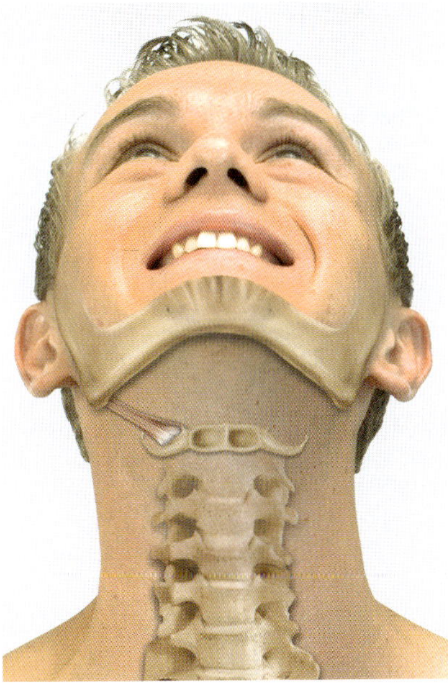

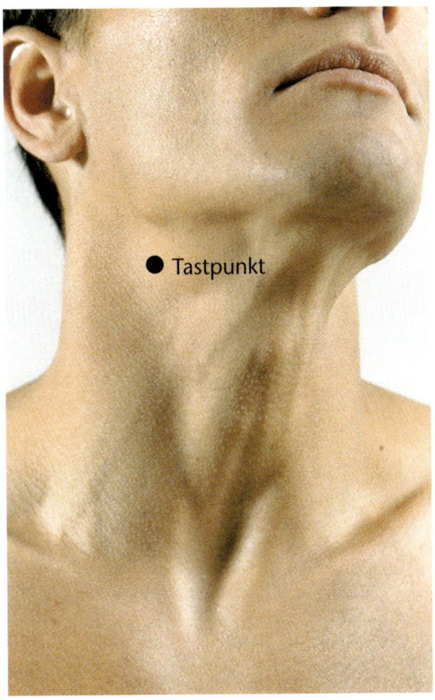

Der M. stylohyoideus hebt das Zungenbein an und verlagert es nach hinten. Dabei verlängert sich der muskulöse Mundboden. Kurz vor seinem Ansatz am Zungenbein umgreift er die Zwischensehne des M. digastricus und fixiert sie so am Zungenbein. Er ist also indirekt auch für die Wirkung des M. digastricus auf das Zungenbein mitverantwortlich.

Ursprung	Processus styloideus des Os temporale
Ansatz	Seitenrand des Corpus ossis hyoidei
Innervation	Nervus facialis (VII)
Besonderheiten	Der Muskel fixiert die Zwischensehne des M. digastricus am Os hyoideum.

Funktionen

Synergisten	Antagonisten
Os hyoideum	
Anheben des Os hyoideum	
M. digastricus M. geniohyoideus (bei fixierter Mandibula) M. mylohyoideus (bei fixierter Mandibula)	M. sternohyoideus M. thyrohyoideus (bei fixiertem Larynx) M. omohyoideus (schwach)
Verlagerung des Os hyoideum nach dorsal	
M. digastricus, Venter posterior	M. geniohyoideus M. mylohyoideus M. digastricus, Venter anterior
Articulationes und Disci intervertebrales (HWS) und Articulatio atlantooccipitalis	
Flexion (indirekt)	
M. sternocleidomastoideus (aus gebeugter Kopfhaltung) M. longus capitis M. longus colli (nur HWS) M. scalenus anterior (nur HWS) Mm. infrahyoidei M. mylohyoideus M. digastricus M. geniohyoideus	Autochthone Nackenmuskeln, die an den Kopf ziehen M. sternocleidomastoideus (aus gestreckter Kopfhaltung) M. trapezius, Pars descendens M. levator scapulae

Musculus mylohyoideus

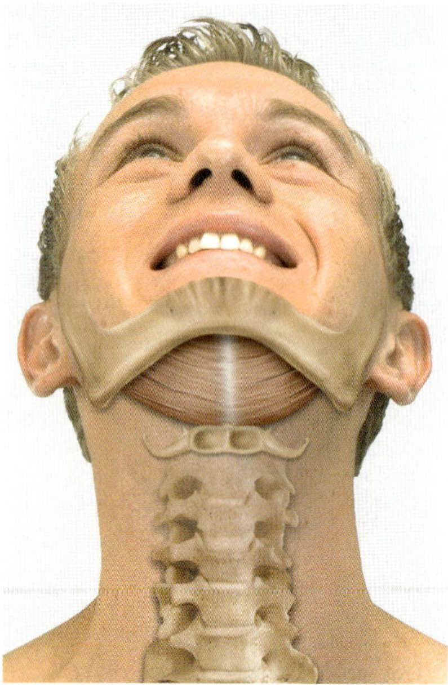

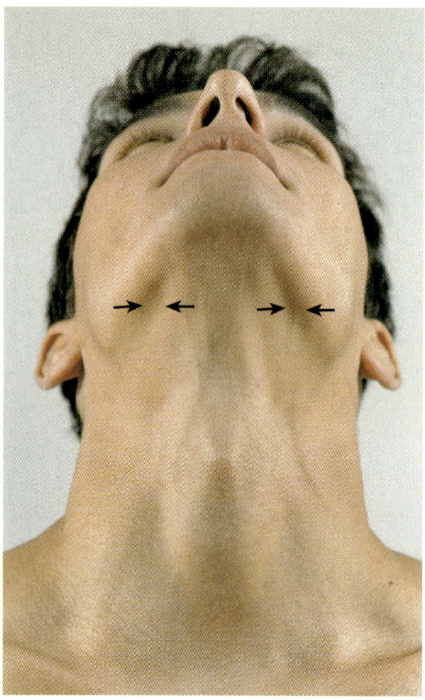

Der M. mylohyoideus kann, je nach seinem Punctum fixum, die Mandibula gegen das festgestellte Zungenbein nach unten ziehen oder, wie beim Schlucken, von der durch die Kaumuskeln festgestellten Mandibula aus, das Zungenbein heben und nach ventral verlagern und damit helfen, die Zunge gegen den Gaumen zu drücken. In jedem Falle hebt und strafft sich der Mundboden, was ebenfalls hilft, beim Schlucken die Zunge gegen das Dach der Mundhöhle zu pressen. Da das Zungenbein keine echten Gelenke mit dem übrigen Skelett bildet, kann nur die Verlagerung dieses Elementes gegen die Weichteile des Halses als Tätigkeit des Muskels angegeben werden.

Ursprung	Linea mylohyoidea an der Innenfläche der Mandibula
Ansatz	kranialer Rand des Corpus ossis hyoidei
Innervation	Nervus mylohyoideus aus dem Nervus mandibularis des Nervus trigeminus (V)
Besonderheiten	Die Muskeln beider Seiten verflechten sich in einer medianen Raphe, die von der Mandibula zum Os hyoideum verläuft. So entsteht der muskuläre Mundboden.

Funktionen

Synergisten	Antagonisten
Os hyoideum	
Anheben des Os hyoideum	
M. digastricus (bei fixierter Mandibula) M. stylohyoideus M. geniohyoideus (bei fixierter Mandibula)	M. sternohyoideus M. thyrohyoideus (bei fixiertem Larynx) M. omohyoideus (schwach)
Verlagerung des Os hyoideum nach ventral	
M. geniohyoideus M. digastricus, Venter anterior	M. stylohyoideus M. digastricus, Venter posterior
Articulationes temporomandibulares	
Senken des Unterkiefers	
M. digastricus M. geniohyoideus M. pterygoideus lateralis	M. temporalis M. masseter M. pterygoideus medialis
Articulationes und Disci intervertebrales (HWS) und Articulatio atlantooccipitalis	
Flexion (indirekt)	
M. sternocleidomastoideus (aus gebeugter Kopfhaltung) M. longus capitis M. longus colli (nur HWS) M. scalenus anterior (nur HWS) Mm. infrahyoidei M. stylohyoideus M. digastricus M. geniohyoideus	Autochthone Nackenmuskeln, die an den Kopf ziehen M. sternocleidomastoideus (aus gestreckter Kopfhaltung) M. trapezius, Pars descendens M. levator scapulae

Musculus geniohyoideus

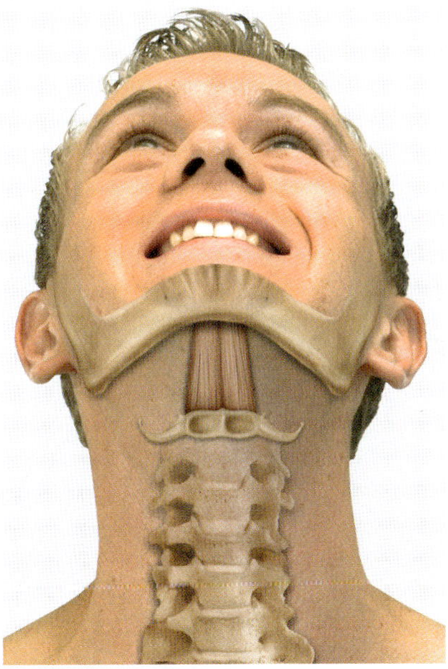

Der M. geniohyoideus kann, je nach seinem Punctum fixum, die Mandibula gegen das festgestellte Zungenbein nach unten ziehen oder, wie beim Schlucken, von der durch die Kaumuskeln festgestellten Mandibula aus, das Zungenbein heben und nach ventral verlagern. Beim Schlucken verkürzt er den muskulösen Mundboden und weitet zugleich den Pharynx. Da das Zungenbein keine echten Gelenke mit dem übrigen Skelett bildet, kann nur die Verlagerung dieses Elementes gegen die Weichteile des Halses als Tätigkeit des Muskels angegeben werden.

Ursprung	Spina mentalis
Ansatz	Vorderfläche des Corpus ossis hyoidei
Innervation	Ansa cervicalis, C1–C2 via Nervus hypoglossus (XII)

Funktionen

Synergisten	Antagonisten
Os hyoideum	
Anheben des Os hyoideum	
M. digastricus (bei fixierter Mandibula)	M. sternohyoideus
M. stylohyoideus	M. thyrohyoideus (bei fixiertem Larynx)
M. mylohyoideus (bei fixierter Mandibula)	M. omohyoideus (schwach)
Verlagerung des Os hyoideum nach ventral	
M. mylohyoideus	M. stylohyoideus
M. digastricus, Venter anterior	M. digastricus, Venter posterior
Articulationes temporomandibulares	
Senken des Unterkiefers	
M. digastricus	M. temporalis
M. mylohyoideus	M. masseter
M. pterygoideus lateralis	M. pterygoideus medialis
Articulationes und Disci intervertebrales (HWS) und Articulatio atlantooccipitalis	
Flexion (indirekt)	
M. sternocleidomastoideus (aus gebeugter Kopfhaltung)	Autochthone Nackenmuskeln, die an den Kopf ziehen
M. longus capitis	M. sternocleidomastoideus (aus gestreckter Kopfhaltung)
M. longus colli (nur HWS)	M. trapezius, Pars descendens
M. scalenus anterior (nur HWS)	M. levator scapulae
Mm. infrahyoidei	
M. mylohyoideus	
M. digastricus	
M. stylohyoideus	

Folgende Muskeln werden gemeinsam getestet:

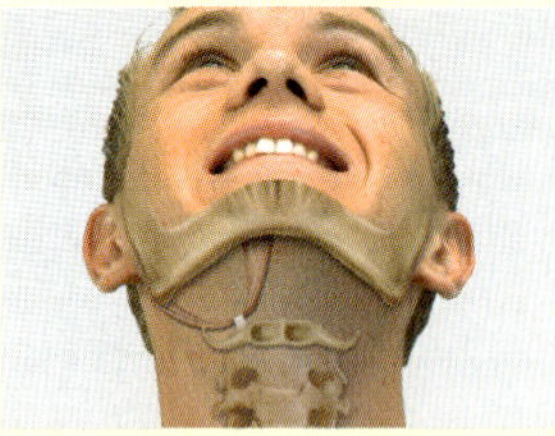

M. digastricus, S. 328

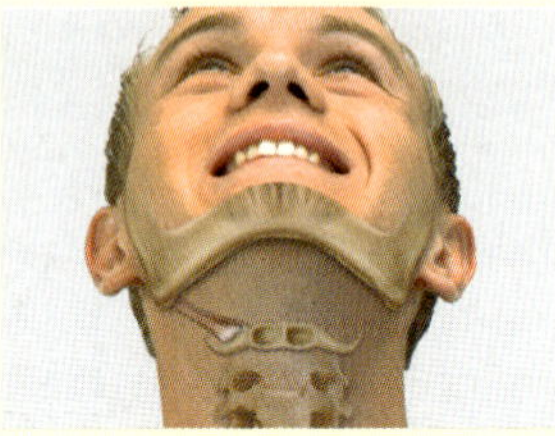

M. stylohyoideus, S. 329

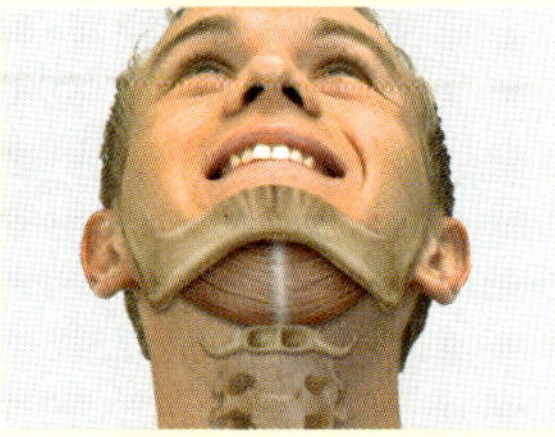

M. mylohyoideus, S. 330

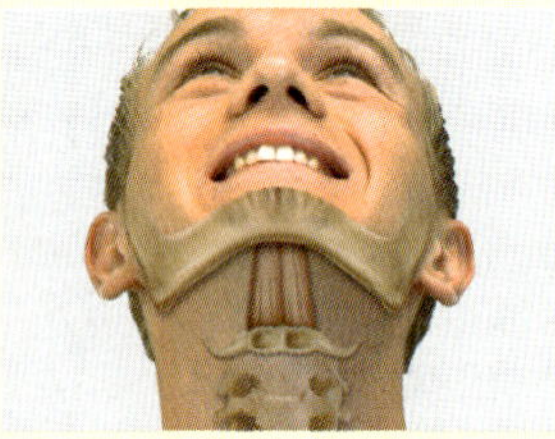

M. geniohyoideus, S. 331

Muskelfunktionsprüfung

Muskelaktivität

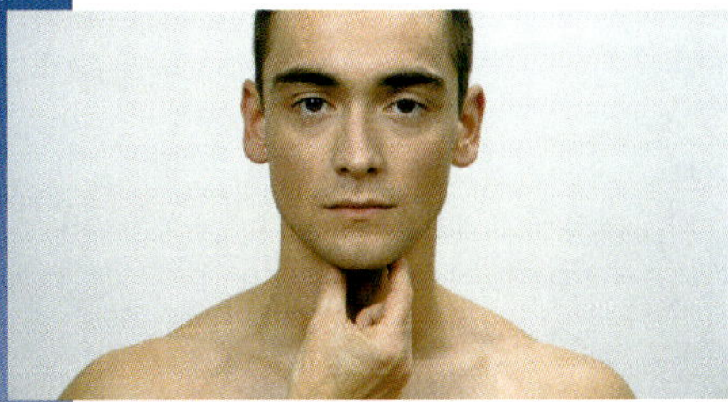

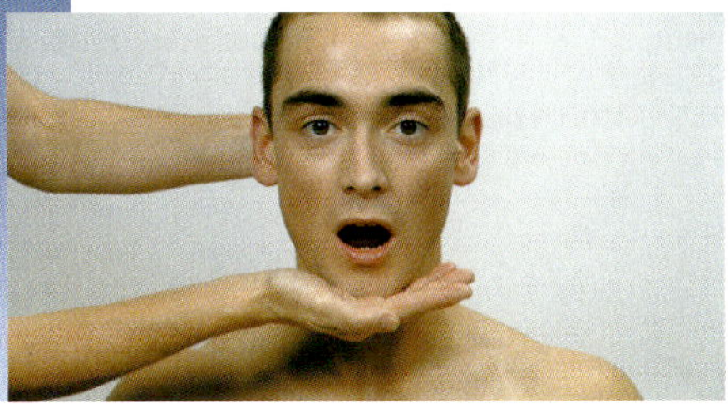

Ausgangsstellung: Der Patient sitzt und blickt mit entspanntem Gesicht geradeaus.

Untersuchungsgang: Der Untersucher palpiert mit Daumen und Zeigefinger das Zungenbein und verfolgt dessen Bewegung nach kranial.

Instruktion: „Schlucken Sie bitte."

Alternative:

Ausgangsstellung: Der Patient sitzt und blickt mit entspanntem Gesicht geradeaus.

Untersuchungsgang: Der Untersucher fixiert mit einer Hand den Hinterkopf, mit der anderen gibt er Widerstand unter dem Kinn in Richtung Mundschluss.

Instruktion: „Öffnen Sie den Mund, indem Sie den Unterkiefer in meine Hand drücken."

Klinische Relevanz

- Die suprahyale Muskulatur (obere Zungenbeinmuskulatur) ist beim Kauen und Schlucken sowie bei der Artikulation aktiv.
- Bei einer Verknöcherung des Lig. stylohyoideum wird das Os hyoideum unbeweglich im Hals fixiert.

Probleme/Hinweise

- Es ist nicht möglich, die einzelnen suprahyalen Muskeln funktionell zu differenzieren.

Dehntests

M. scalenus anterior und M. scalenus medius

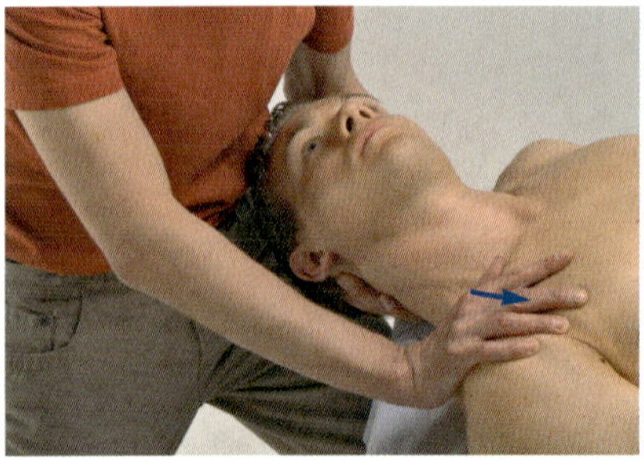

Durchführung
Der Therapeut führt eine leichte Traktion aus und bewegt die HWS und den Kopf in die Extension, Lateralflexion zur Gegenseite und Rotation zur gleichen Seite.
Der Patient wird aufgefordert, auszuatmen. Der Therapeut bewegt nun die 1. und 2. Rippe des Patienten maximal nach kaudal.

Befund
Es liegt eine Muskelverkürzung vor, wenn die Bewegung nicht im vollen Ausmaß durchführbar und das Endgefühl weich-elastisch ist.
Der Patient gibt ein Dehngefühl im Muskelverlauf an.

M. sternocleidomastoideus

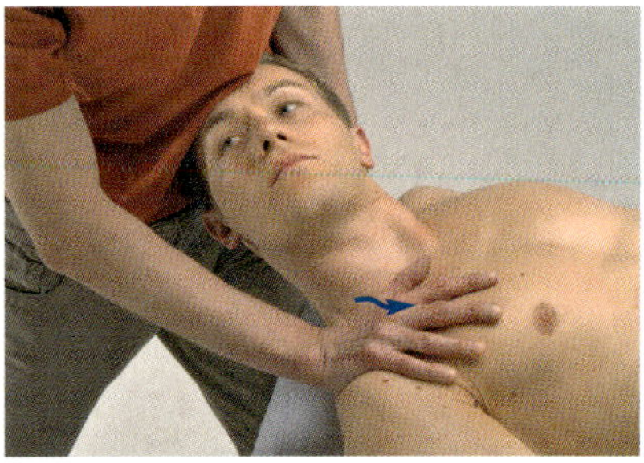

Durchführung
Der Therapeut führt eine leichte Traktion aus und bewegt die HWS und den Kopf des Patienten in die Flexion, maximale Rotation zur gleichen Seite und Lateralflexion zur Gegenseite.
Er schiebt das Sternum und das sternale Ende der Klavikula maximal nach kaudal und dorsal.

Befund
Es liegt eine Muskelverkürzung vor, wenn die Bewegung nicht im vollen Ausmaß durchführbar und das Endgefühl weich-elastisch ist.
Der Patient gibt ein Dehngefühl im Muskelverlauf an.

Supra- und infrahyale Muskulatur (beidseits)

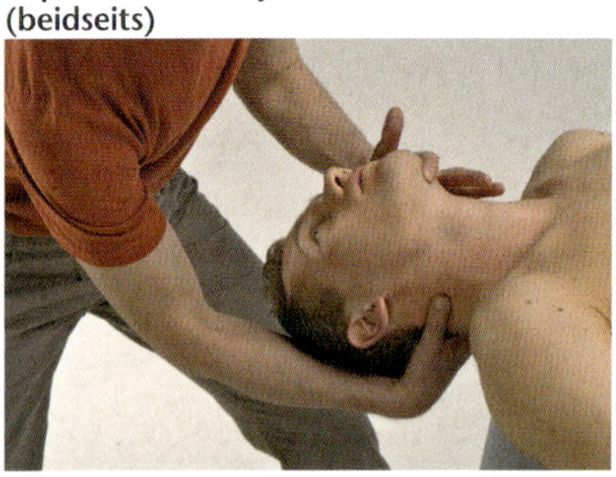

Durchführung
Der Therapeut bewegt den Kopf und die HWS des Patienten bei geschlossenem Mund in die maximale Extension.

Befund
Ist die Bewegung eingeschränkt, soll der Patient den Mund öffnen.
Ist jetzt mehr Extension der HWS möglich, liegt eine Verkürzung der hyalen Muskulatur vor.
Das Endgefühl ist weich-elastisch.
Der Patient gibt ein oberflächliches Dehngefühl im ventralen Halsbereich an.

Nerven der Hals-Region									
Nerv	**Innervierte Muskeln**	**Bezeichnung**							
N. trigeminus		**5. Hirnnerv**							
	M. digastricus, v. anterior								
	M. mylohyoideus								
N. facialis		**7. Hirnnerv**							
	M. digastricus, v. posterior								
	M. stylohyoideus								
N. accessorius		**11. Hirnnerv**							
	M. sternocleidomastoideus								
		C1	C2	C3	C4	C5	C6	C7	C8
Plexus cervicalis									
	M. sternocleidomastoideus								
	M. longus capitis								
	M. longus colli								
	M. sternohyoideus								
	M. omohyoideus								
	M. sternothyroideus								
	M. thyrohyoideus								
	M. geniohyoideus								
R. ventralis									
	M. rectus capitis anterior								
	M. rectus capitis lateralis								
	M. scalenus anterior								
	M. scalenus medius								
	M. scalenus posterior								
N. occipitalis major									
N. occipitalis minor									

6 Kopf

Die Mimische Muskulatur

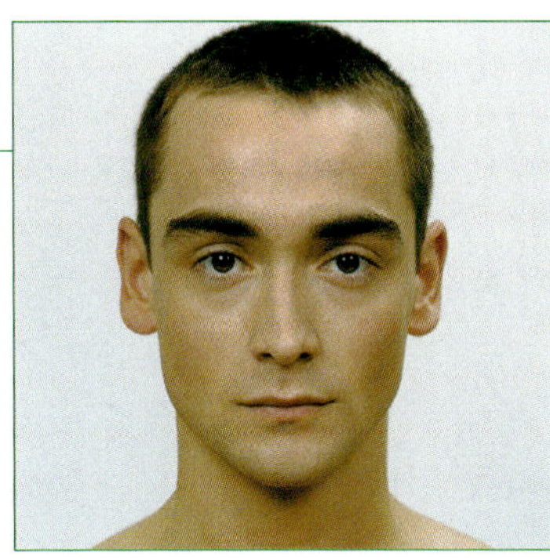

Musculus epicranius

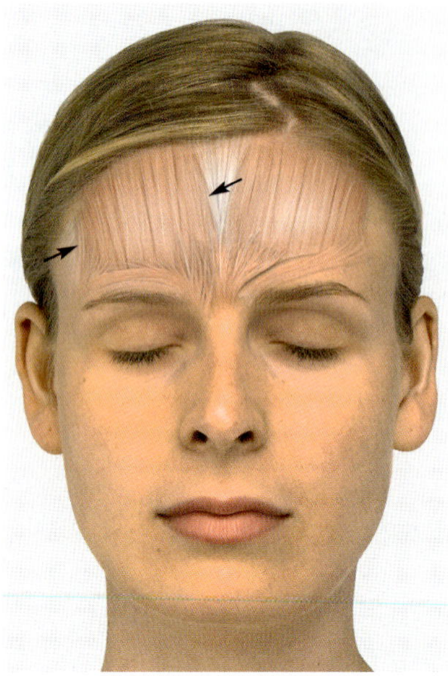

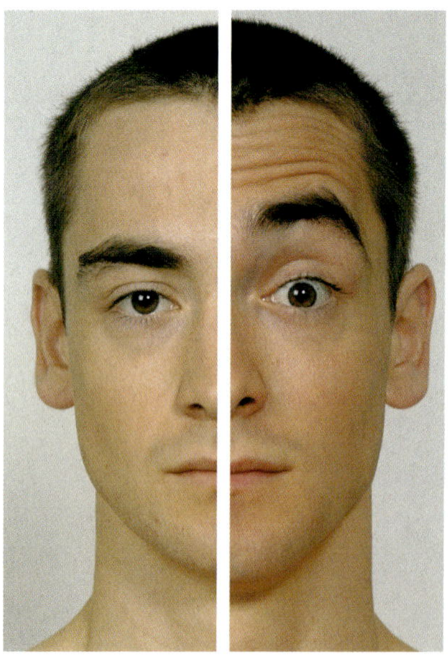

Der M. epicranius kann die Augenbrauen anheben und dadurch die Stirn in tiefe Querfalten legen. Er wird damit zu einem wesentlichen Antagonisten des M. orbicularis oculi und öffnet die Lidspalte gemeinsam mit dem M. levator palpebrae superioris. Dies geschieht durch den Venter frontalis, der dafür auf die Mithilfe des Venter occipitalis angewiesen ist. Letzerer fixiert durch seine Kontraktion die Galea aponeurotica als Punctum fixum für den Venter frontalis. Der M. temporoparietalis ist unregelmäßig und nur rudimentär ausgebildet.

Ursprung

M. occipitofrontalis:
Venter occipitalis: kurze, sehnige Fasern von der Linea nuchalis suprema
Venter frontalis: mittlere Fasern setzen sich aus dem M. procerus fort, die lateralen Fasern verbinden sich mit denen des M. corrugator supercilii und des M. orbicularis oculi
M. temporoparietalis: Schläfenhaut, Fascia temporalis

Ansatz

M. occipitofrontalis:
Venter occipitalis: Galea aponeurotica
Venter frontalis: Galea aponeurotica, ventral der Sutura coronaria
M. temporoparietalis: Galea aponeurotica

Innervation

Venter occipitalis: Nervus auricularis posterior aus dem N. facialis (VII)
Venter frontalis: Rami temporales aus dem N. facialis (VII)
M. temporoparietalis: Rami temporales aus dem N. facialis (VII)

Besonderheiten

Der M. occipitofrontalis und der meist unscheinbare M. temporoparietalis werden zusammen als M. epicranius bezeichnet.

Muskelfunktionsprüfung

Muskelaktivität

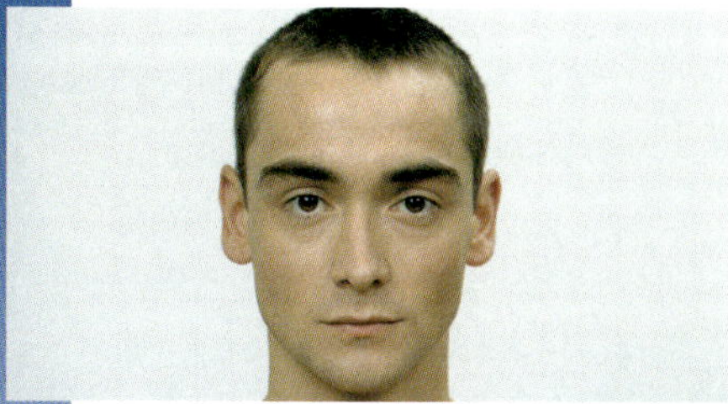

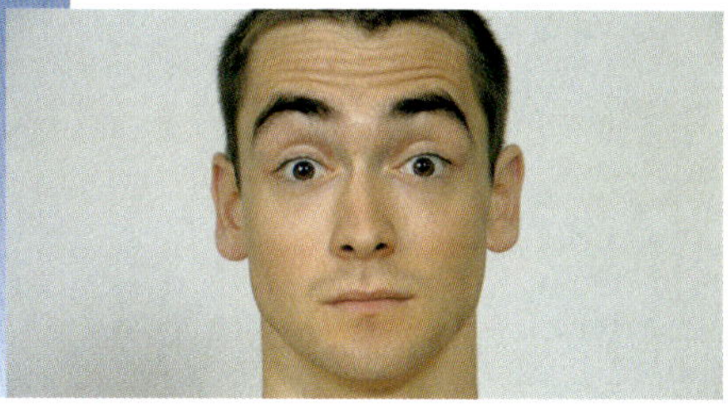

Ausgangsstellung: Der Patient schaut mit entspanntem Gesicht geradeaus.

Untersuchungsgang: Der Untersucher beobachtet das Gesicht des Patienten.

Instruktion: „Ziehen Sie Ihre Augenbrauen hoch und legen Sie die Stirn in Falten."

Klinische Relevanz

- Im Gegensatz zu einer peripheren Fazialisparese bleibt bei einer zentralen Fazialisparese die Funktion des Venter M. epicranius erhalten.

Probleme/Hinweise

- Diese Muskelaktivität ist nur in Zusammenarbeit des Venter frontalis und des Venter occipitalis des M. epicranius möglich.

Musculus corrugator supercilii

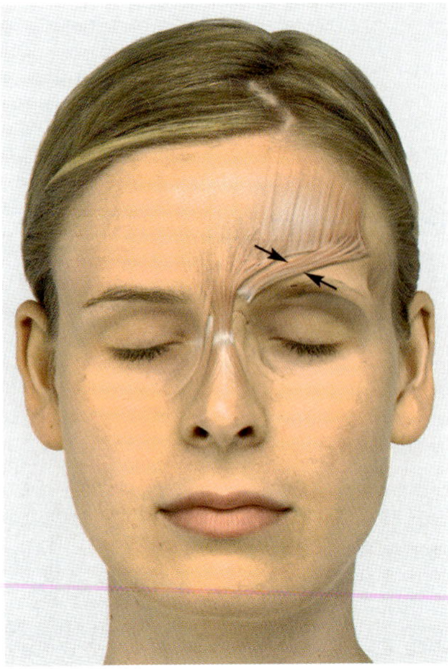

Der M. corrugator supercilii zieht die medialen Augenbrauen nach medial und kaudal und erzeugt damit senkrechte Fältchen zwischen ihnen und über der Nasenwurzel.

Ursprung	Pars nasalis ossis frontalis
Ansatz	Galea aponeurotica Haut oberhalb des mittleren Drittels der Augenbraue
Innervation	Rami temporales des Nervus facialis (VII)

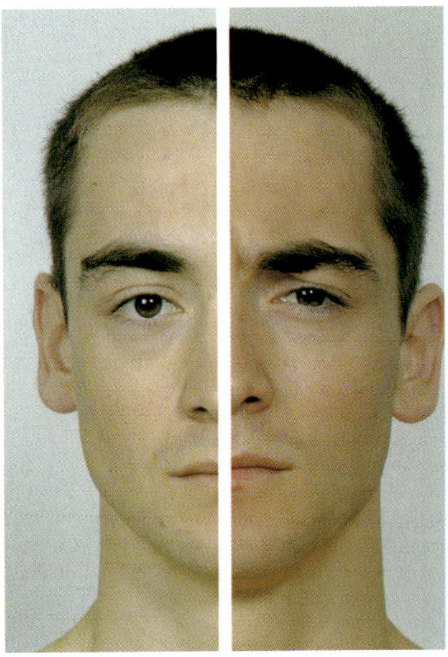

Muskelaktivität

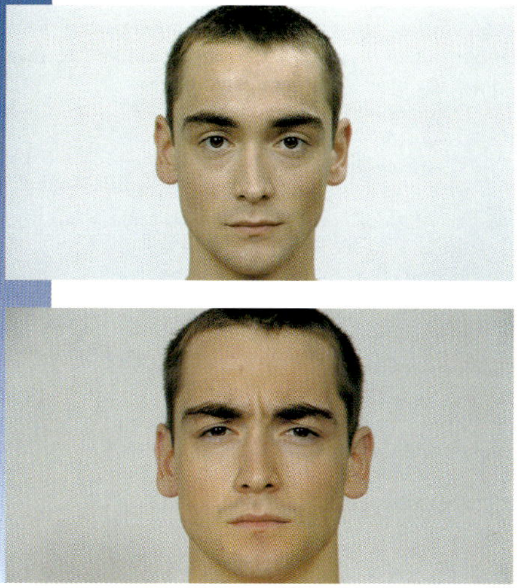

Muskelfunktionsprüfung

Ausgangsstellung: Der Patient schaut mit entspanntem Gesicht geradeaus.

Untersuchungsgang: Der Untersucher beobachtet aufmerksam das Gesicht des Patienten.

Instruktion: „Ziehen Sie Ihre Augenbrauen zur Nase hin zusammen."

Klinische Relevanz

- Grelles Licht führt im Rahmen einer Schutzreaktion zu einer Kontraktion des M. corrugator supercilii.

Probleme/Hinweise

- Die Bewegung erfolgt in der Regel unter Mithilfe des M. depressor supercilii.

Musculus procerus

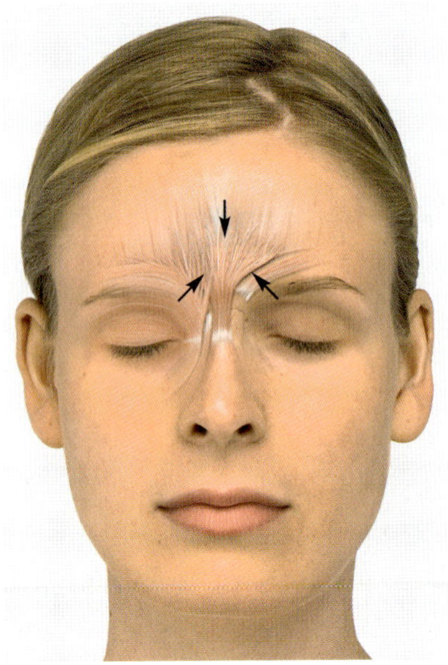

Der M. procerus zieht, gemeinsam mit dem M. corrugator supercilii, die Haut der medialen Augenbrauen zur Nasenwurzel hinunter und bewirkt damit tiefe Querfalten über der Nasenwurzel.

Ursprung	unterer Anteil des Os nasale oberer Anteil des Nasenknorpels
Ansatz	Haut der Stirn, zwischen den Augenbrauen
Innervation	Rami buccales des Nervus facialis (VII)

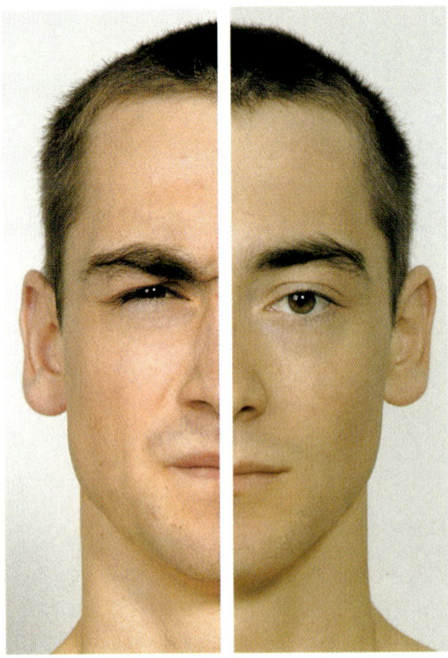

Muskelaktivität

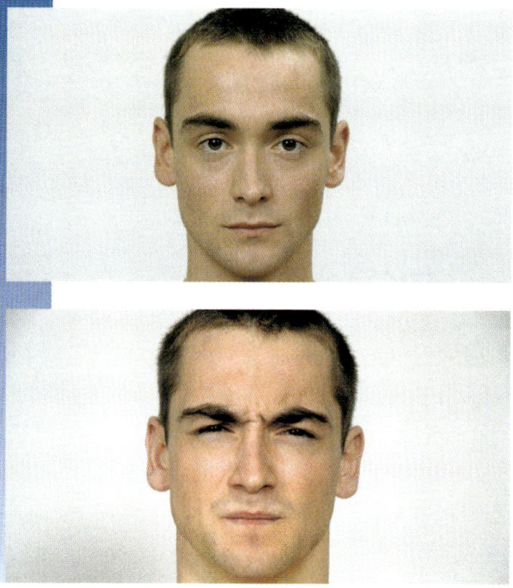

Muskelfunktionsprüfung

Ausgangsstellung: Der Patient schaut mit entspanntem Gesicht geradeaus.

Untersuchungsgang: Der Untersucher beobachtet das Gesicht des Patienten.

Instruktion: „Ziehen Sie Ihre Augenbrauen herunter."

Klinische Relevanz

- Der M. procerus gibt dem Gesicht einen wütenden Ausdruck.

Probleme/Hinweise

- Der M. procerus kann fehlen. Manchmal ist es dem Patient auch nicht möglich, ihn willkürlich zu aktivieren.

Musculus orbicularis oculi

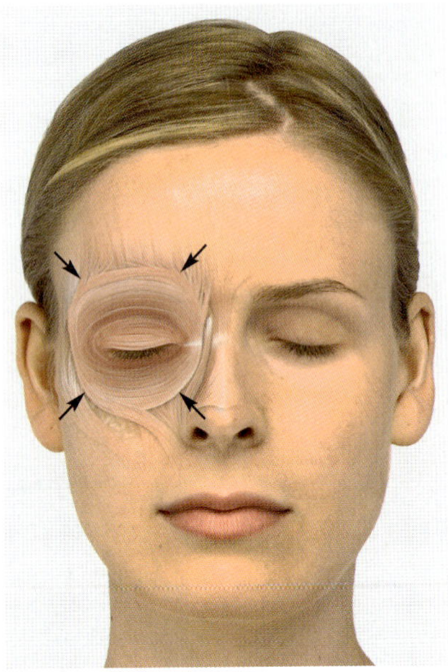

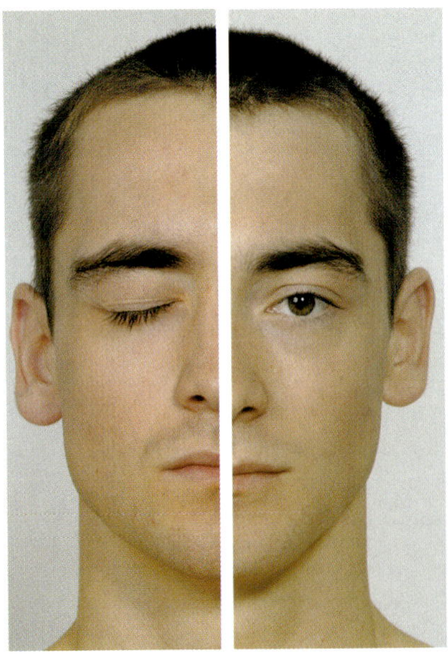

Der M. orbicularis oculi kann mit seinen beiden Teilen, der Pars palpebralis und der Pars orbitalis, die Lidspalte einengen und wirkt damit als Gegenspieler des M. levator palpebrae superioris bzw. der Mm. tarsales superior und inferior. Beim Lachen erzeugt er die typischen Lachfältchen, die vom lateralen Augenwinkel zur Seite hin ausstrahlen.

Ursprung	medialer Teil der Orbita (nasaler Anteil des Processus frontalis maxillae, Crista lacrimalis anterior und Ligamentum palpebrale mediale)
Ansatz	Pars palpebralis: Haut des Oberlides und des Unterlides Pars orbitalis: breit gefächert an der Haut der Orbita, der Stirn und den Wangen
Innervation	Rami temporales und zygomatici des Nervus facialis (VII)

Muskelaktivität

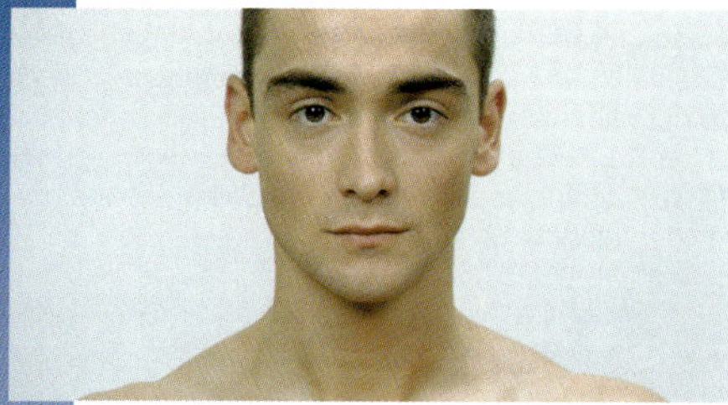

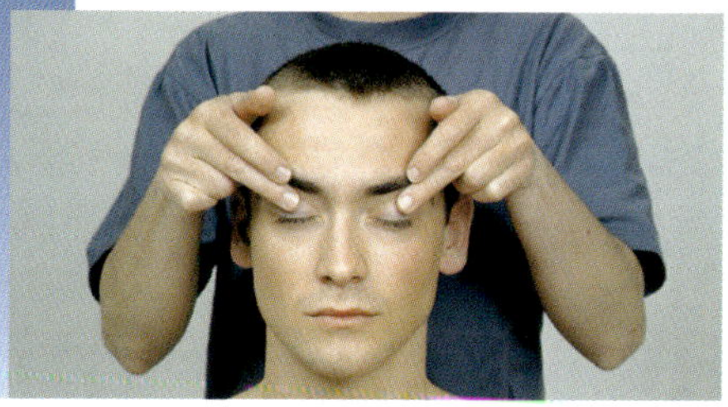

Muskelfunktionsprüfung

Ausgangsstellung: Der Patient schaut mit entspanntem Gesicht geradeaus.

Untersuchungsgang: Der Untersucher gibt Widerstand an den geschlossenen Augenlidern.

Instruktion: „Halten Sie die Augen geschlossen."

Klinische Relevanz

- Bei einer zentralen Fazialisparese kann es sein, dass der M. orbicularis oculi, da er zentral bilateral innerviert wird, nicht sonderlich betroffen ist.
- Patienten mit einer Lähmung des M. orbicularis oculi können das Auge nicht schließen (Lagophthalmus). Bei dem Versuch das Auge zu schließen, sieht man die physiologische Rotation des Bulbus nach oben (Bell-Phänomen).

Probleme/Hinweise

- Wenn die Augen fest verschlossen sind, ist hauptsächlich die Pars orbitalis des M. orbicularis oculi aktiviert; sind sie sanft geschlossen, ist es eher die Pars palpebrae, die aktiviert ist.
- Die Falten im lateralen Augenwinkel, die durch die Tätigkeit des M. orbicularis oculi entstehen, können im Alter dauerhaft bleiben und werden dann als „Krähenfüße" bezeichnet.

Musculus levator palpebrae superioris

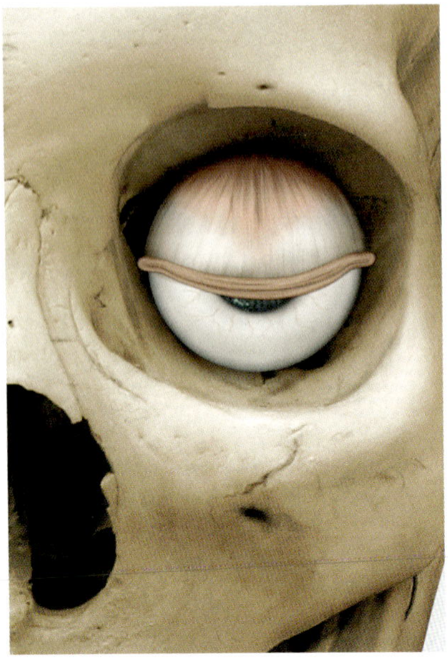

Der M. levator palpebrae superioris gehört nach seiner Innervation und Herkunft zu den Muskeln der Orbita. Da seine Prüfung gemeinsam mit der mimischen Gesichtsmuskulatur erfolgt, wird er hier bei der mimischen Muskulatur abgehandelt. Er hebt das Oberlid und regelt damit die Weite der Lidspalte und ist am Lidschlag beteiligt. Die Feinabstimmung der Retraktion von Ober- und Unterlid regeln allerdings die Mm. tarsales superior und inferior und das sympathische Nervensystem.

Ursprung	kaudale Fläche der Ala minor des Os sphenoidale kranial und ventral des Canalis opticus
Ansatz	Lidplatte (Tarsus) und Haut des Oberlides
Innervation	Ramus superior des Nervus oculomotorius (III)

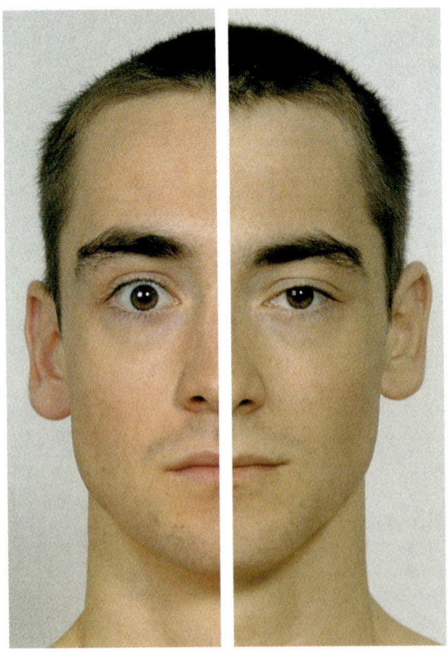

Muskelfunktionsprüfung

Muskelaktivität

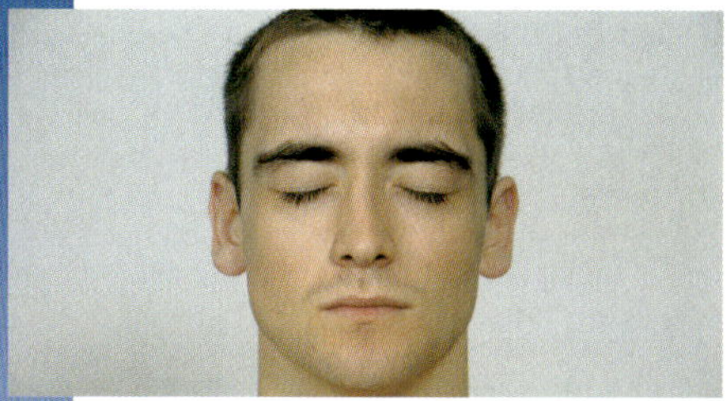

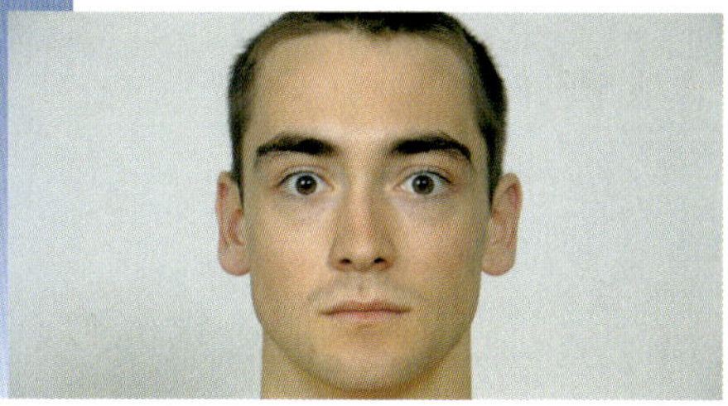

Ausgangsstellung: Der Patient richtet den Kopf mit entspanntem Gesicht und geschlossenen Augen geradeaus.

Untersuchungsgang: Der Untersucher beobachtet das Gesicht des Patienten.

Instruktion: „Öffnen Sie Ihre Augen und lassen Sie dabei die Stirn entspannt."

Klinische Relevanz

- Wenn der M. levator palpebrae superioris gelähmt ist, hängt das Oberlid (= Ptosis).
- Der M. levator palpebrae superioris besteht aus quergestreifter Skelettmuskulatur, die durch den Nervus oculomotorius versorgt wird. Ein glatter Muskel, M. tarsalis superior, wird über postganglionäre, sympathische Fasern aus dem Ganglion cervicale superius versorgt. Eine Blockade des Ganglions, wie sie beispielsweise zur Behandlung der Sudeck-Dystrophie (sympathische Reflexdystrophie) durchgeführt wird, hat auf der ipsilateralen Seite ein herunterhängendes Oberlid zur Folge.
- Der M. levator palpebrae superioris ist im Wachzustand auf Dauer aktiviert, es sei denn, die Augen sind geschlossen.

Probleme/Hinweise

- Es kann vorkommen, dass der Patient zusätzlich den M. occipitofrontalis aktiviert.

Musculus nasalis

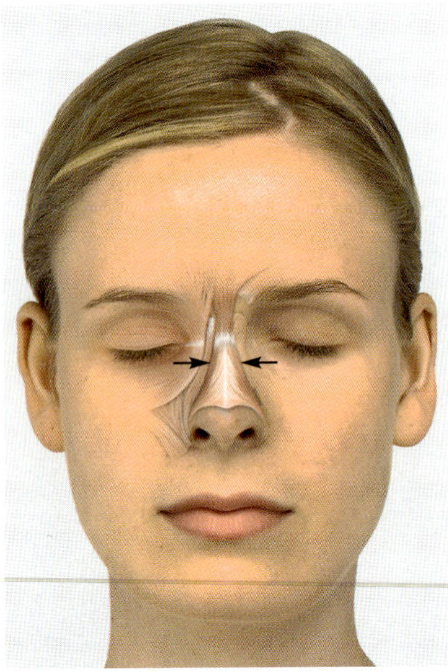

Der obere Teil des M. nasalis (Pars alaris) weitet die Nasenöffnung und „bläht die Nüstern". Damit kann er helfen, die Atemarbeit zu vermindern. Die untersten Anteile des Muskels und einige Fasern, die zum Septum laufen (Pars transversa) können die Nasenöffnung auch verengen und die Nasenspitze ein wenig nach kaudal ziehen.

Ursprung	Maxilla Jugum alveolare des seitlichen Schneidezahns und des Eckzahns
Ansatz	Nasenflügel, Rand des Nasenloches Cartilago nasi lateralis Sehnenplatte des Nasenrückens
Innervation	Rami buccales des Nervus facialis (VII)

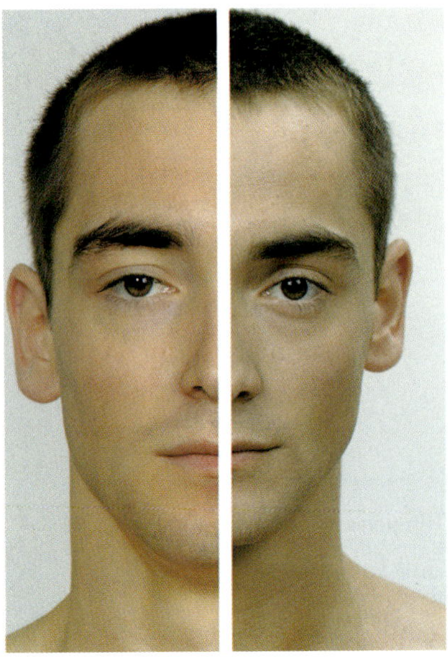

Muskelfunktionsprüfung

Muskelaktivität

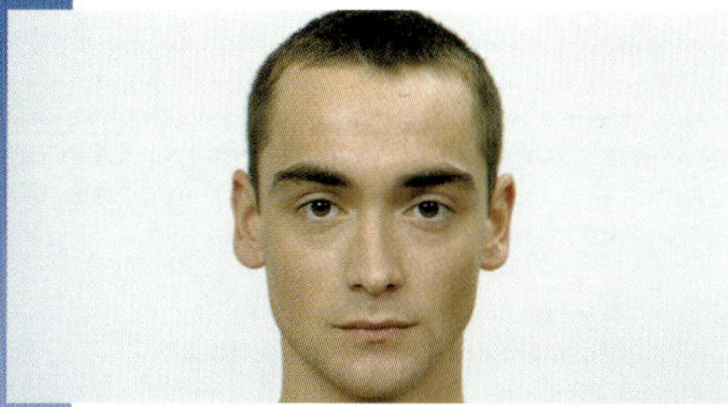

Ausgangsstellung: Der Patient schaut mit entspanntem Gesicht geradeaus.

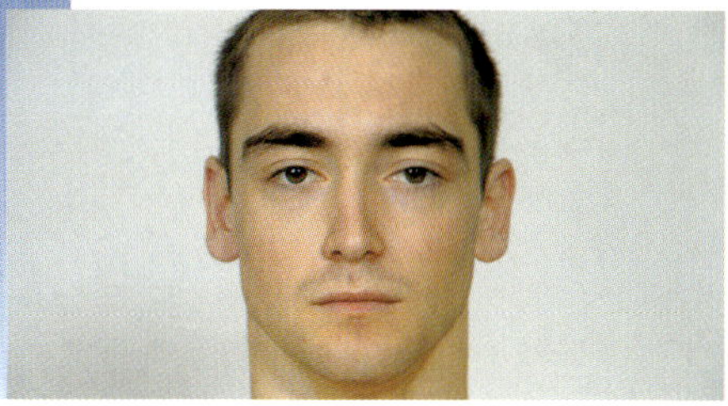

Untersuchungsgang: Der Untersucher beobachtet das Gesicht des Patienten.

Instruktion: „Ziehen Sie die Nasenflügel nach unten."

Probleme/Hinweise

- Es kann sein, dass der Patient den M. nasalis nicht isoliert aktivieren kann.
- Wenn der Patient die Bewegung nicht willkürlich ausführen kann, könnte es ihm helfen, wenn Sie ihn bitten, tief und langsam durch die Nase einzuatmen.

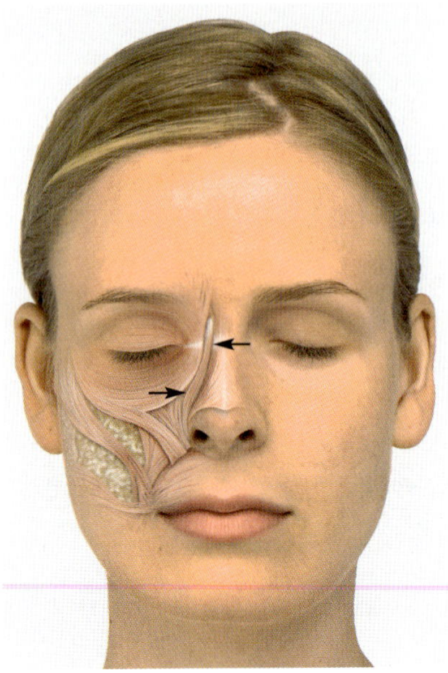

Musculus levator labii superioris alaeque nasi

Der M. levator labii superioris alaeque nasi hebt mit dem M. levator labii superioris gemeinsam die Oberlippe. Da er mit einigen Fasern auch am lateralen Umfang der Nasenöffnung ansetzt, vermag er den freien Nasenrand etwas anzuheben, vor allem bei der Einatmung. Dadurch wird das Zusammenfallen der Nasenflügel durch den Unterdruck im Vestibulum nasi verhindert und der Strömungswiderstand in diesem Teil der Nasenhöhle reduziert. Diese Funktion wird vom M. nasalis unterstützt.

Ursprung	Processus frontalis maxillae Muskelmasse des M. orbicularis oculi
Ansatz	Nasenflügel, Oberlippe lateraler und dorsaler Umfang der Nasenöffnung
Innervation	Rami zygomatici des Nervus facialis (VII)

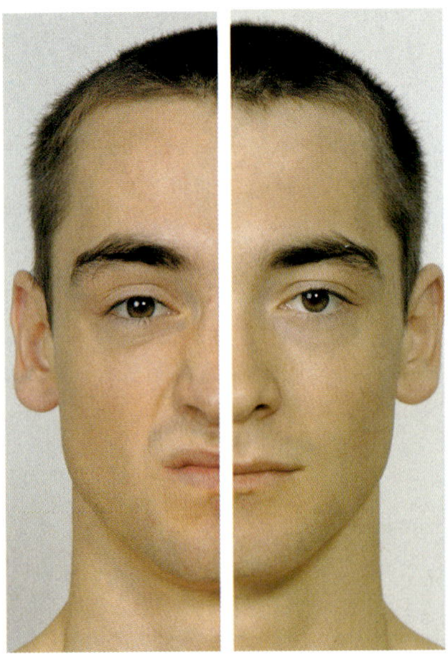

Muskelaktivität

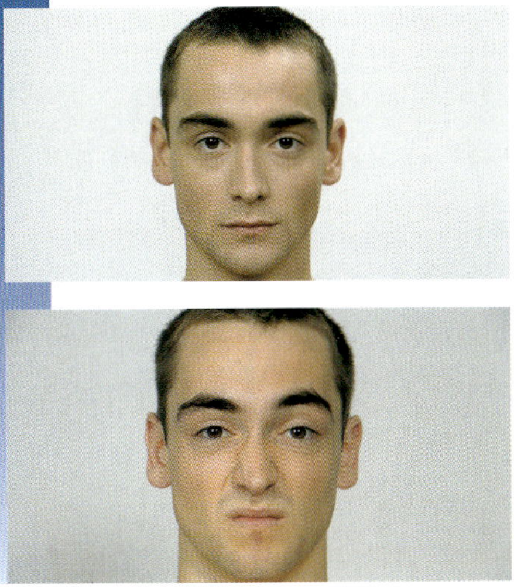

Muskelfunktionsprüfung

Ausgangsstellung: Der Patient schaut mit entspanntem Gesicht geradeaus.

Untersuchungsgang: Der Untersucher beobachtet das Gesicht des Patienten.

Instruktion: „Heben Sie die Nasenflügel an."

Klinische Relevanz

- Der M. levator labii superioris alaeque nasi tritt bei der Atemnot des Säuglings verstärkt in Aktion („Nasenflügelatmung").

Musculus levator labii superioris

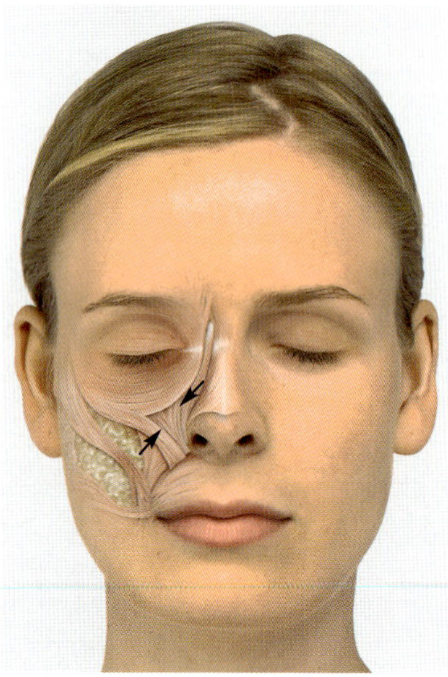

Der M. levator labii superioris hebt die Oberlippe und vertieft die Nasolabialfalte. Die vorderen Oberkieferzähne und das Zahnfleisch werden dann sichtbar. Der Muskel wird beim kräftigen Lachen angespannt.

Ursprung	Margo infraorbitalis maxillae Processus frontalis maxillae
Ansatz	Oberlippe M. orbicularis oris
Innervation	Rami zygomatici des Nervus facialis (VII)

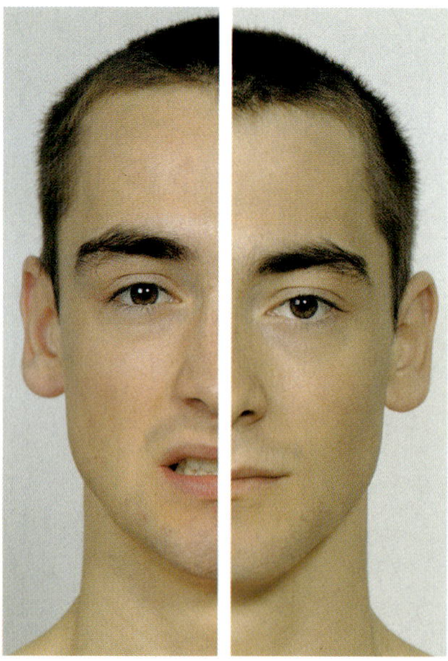

Muskelfunktionsprüfung

Muskelaktivität

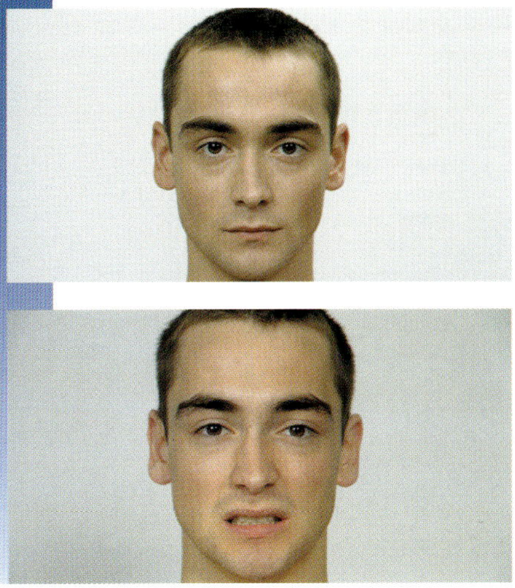

Ausgangsstellung: Der Patient schaut mit entspanntem Gesicht geradeaus.

Untersuchungsgang: Der Untersucher beobachtet das Gesicht des Patienten.

Instruktion: „Ziehen Sie Ihre Oberlippe hoch!"

Probleme/Hinweise

- Der M. levator labii superioris wird in seiner Funktion vom M. levator labii superioris alaeque nasi und vom M. zygomaticus minor unterstützt.

Musculus zygomaticus major

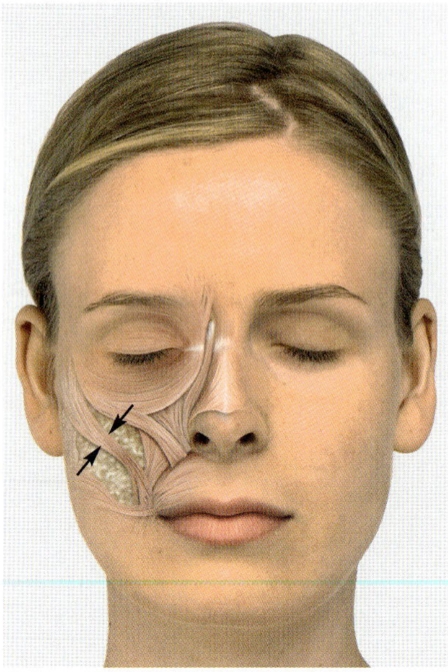

Der M. zygomaticus major hebt die Mundwinkel und vertieft – etwa beim Lachen – die Nasolabialfalte. Dabei wirkt er mit dem M. levator anguli oris zusammen.

Ursprung	zentrale Anteile des Os zygomaticum, ventral der Sutura temporozygomatica Fascia parotidea
Ansatz	Haut des Mundwinkels, Lippen
Innervation	Rami zygomatici des Nervus facialis (VII)

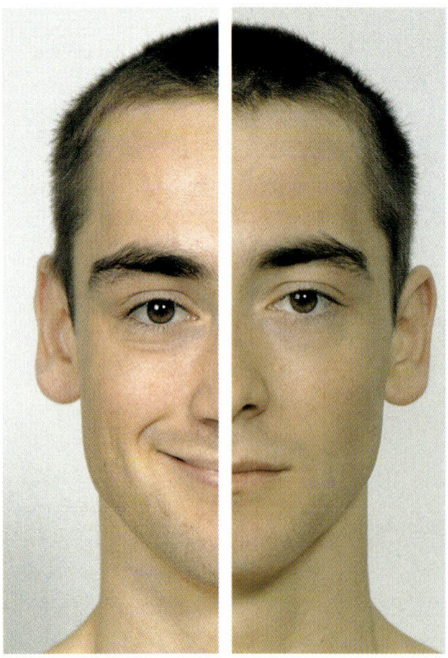

Musculus zygomaticus minor

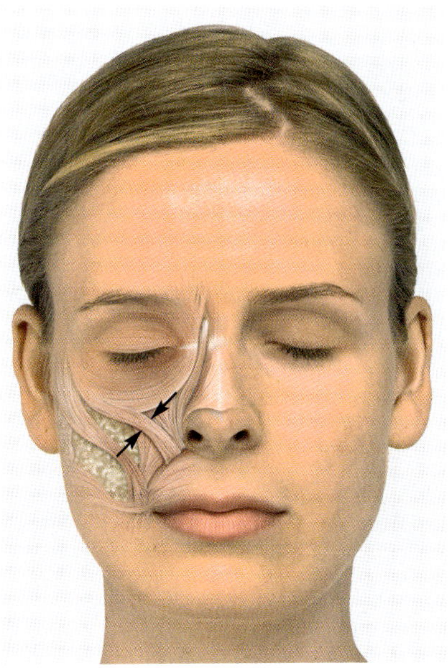

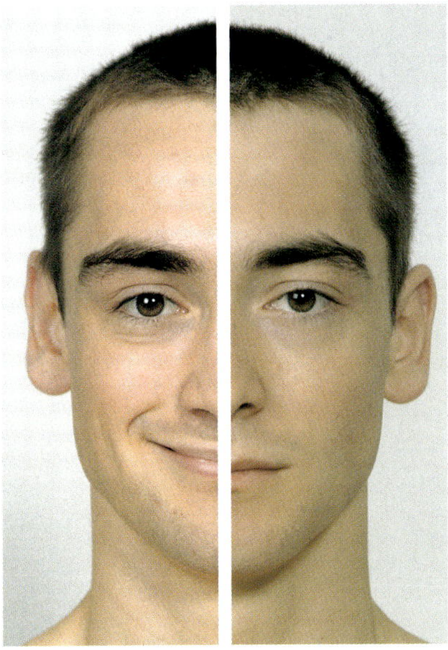

> Der M. zygomaticus minor wirkt vergleichbar dem M. levator labii superioris als Heber der Oberlippe.

Ursprung	mediale Anteile des Os zygomaticum, dorsal der Sutura zygomaticomaxillaris
Ansatz	laterale Anteile der Oberlippe
Innervation	Rami zygomatici des Nervus facialis (VII)

Folgende Muskeln werden gemeinsam getestet:

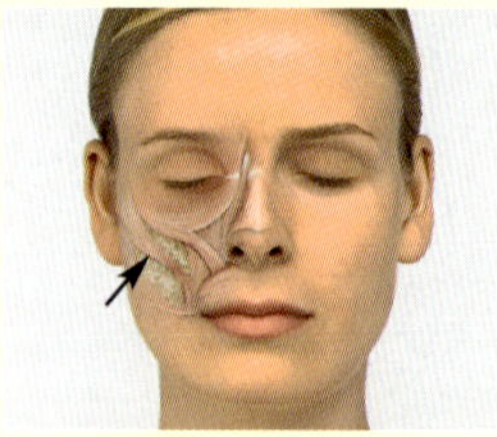

M. zygomaticus major, S. 352

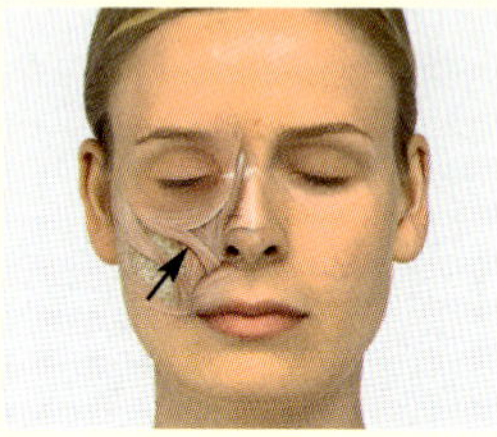

M. zygomaticus minor, S. 353

Muskelfunktionsprüfung

Muskelaktivität

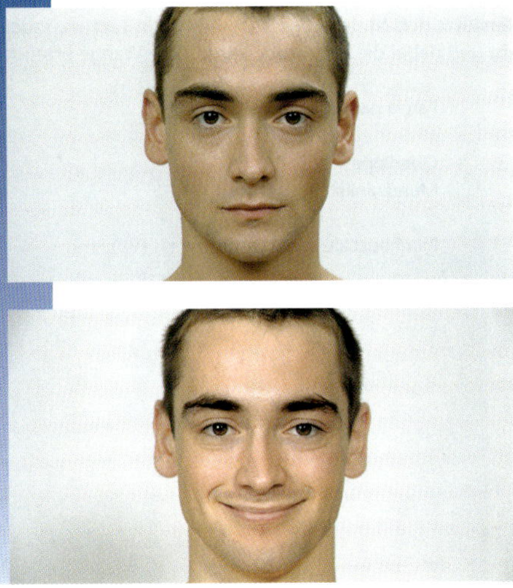

Ausgangsstellung: Der Patient schaut mit entspanntem Gesicht geradeaus.

Untersuchungsgang: Der Untersucher beobachtet das Gesicht des Patienten.

Instruktion: „Lächeln Sie."

Klinische Relevanz

- Bei einer (peripheren oder zentralen) Fazialisparese zeigt sich die Schwäche der ipsilateralen Muskulatur an herunterhängenden Lippen.

Probleme/Hinweise

- Das Lächeln und Lachen erfolgt unter der Mithilfe des M. risorius.
- Der M. zygomaticus major und der M. zygomaticus minor arbeiten zusammen. Durch Kontraktion beider Muskeln tritt die Nasolabialfalte deutlich hervor.

Musculus levator anguli oris

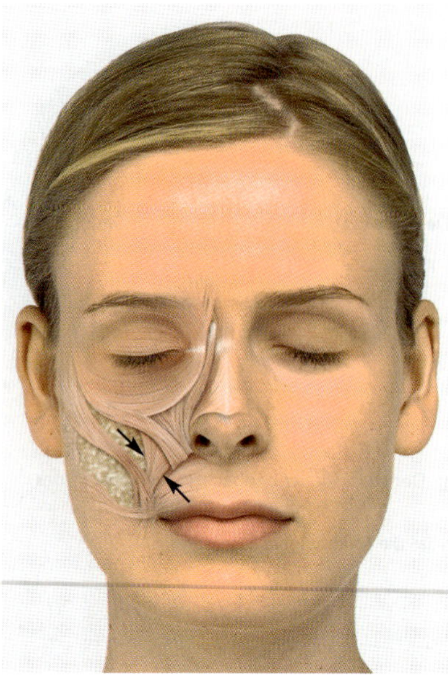

Der M. levator anguli oris hebt die Mundwinkel und verstärkt damit die Nasolabialfalte. Er ist der wichtigste Lachmuskel, gemeinsam mit dem M. risorius.

Ursprung	Margo infraorbitalis maxillae Processus frontalis maxillae Muskelmasse des M. orbicularis oris
Ansatz	Oberlippe
Innervation	Rami zygomatici des Nervus facialis (VII)

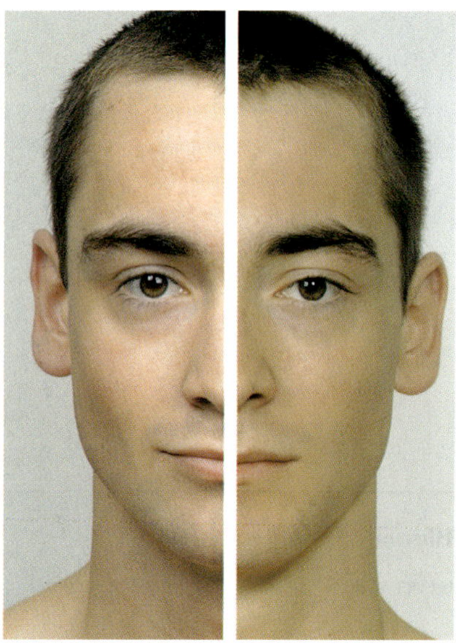

Muskelfunktionsprüfung

Muskelaktivität

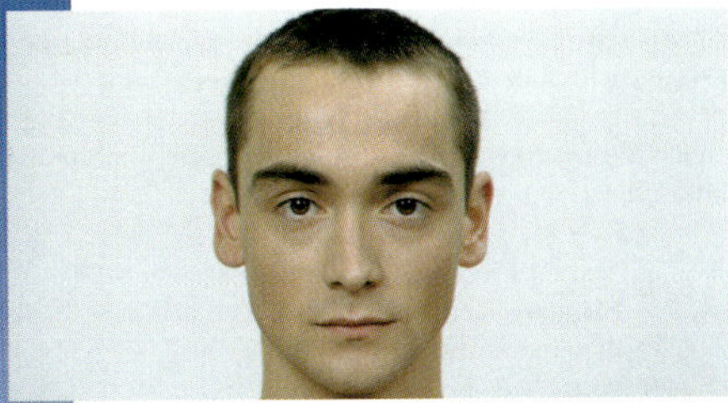

Ausgangsstellung: Der Patient schaut mit entspanntem Gesicht geradeaus.

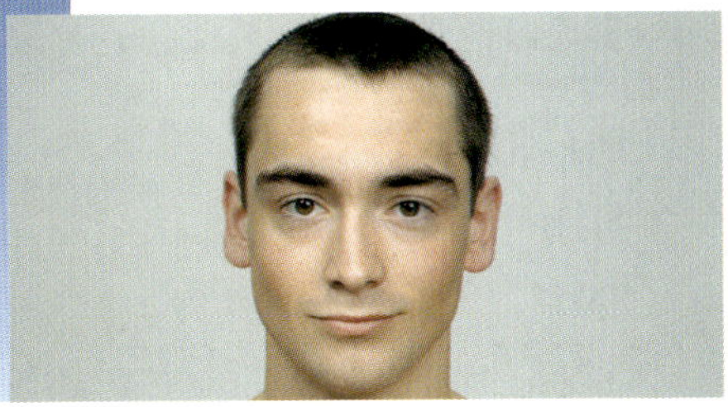

Untersuchungsgang: Der Untersucher beobachtet das Gesicht des Patienten.

Instruktion: „Ziehen Sie beide Mundwinkel nach oben."

Musculus buccinator

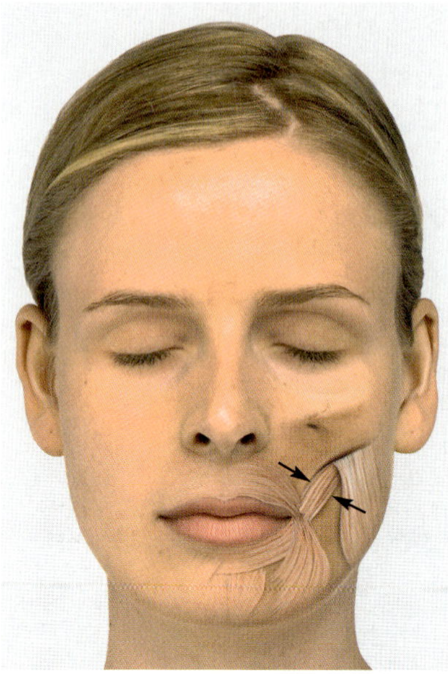

Der M. buccinator kann den Mundwinkel zurückziehen und dabei antagonistisch zum M. orbicularis oris wirken. Beim Kauen wirkt er jedoch synergistisch mit diesem Muskel, der den Nahrungsbissen aus dem seitlichen Vestibulum oris wieder zwischen die Zähne transportiert. Dabei hilft auch die Zunge mit. Als „Trompetermuskel" hilft er bei der Austreibung der Luft aus der Mundhöhle.

Ursprung	Maxilla: Processus alveolaris im Bereich des ersten Molaren Mandibula: entlang des Processus alveolaris im Bereich der hinteren Molaren Raphe pterygomandibularis
Ansatz	Mundwinkel, wo er sich zum Teil mit dem M. orbicularis oris verbindet
Innervation	Rami buccales des Nervus facialis (VII)
Besonderheiten	Der M. buccinator bildet die muskulöse Grundlage der Wange.

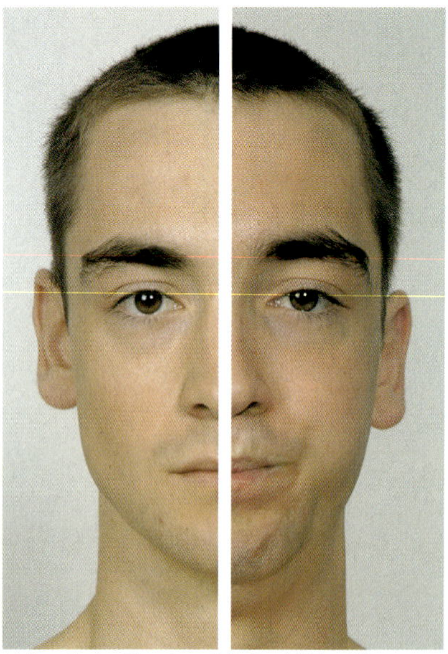

M. buccinator über der mit Luft geblähten Wange angespannt.

Muskelfunktionsprüfung

Muskelaktivität

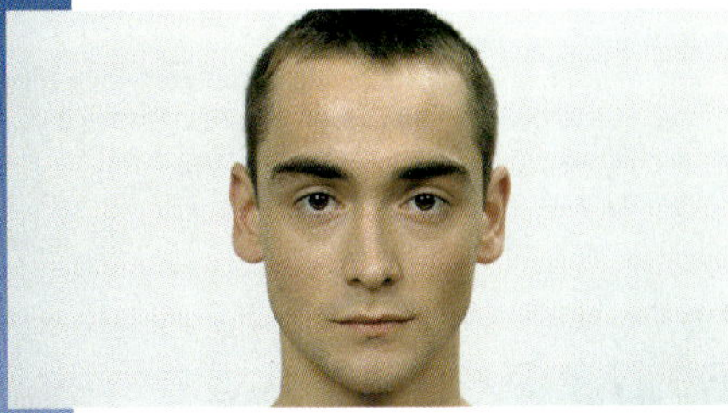

Ausgangsstellung: Der Patient schaut mit entspanntem Gesicht geradeaus.

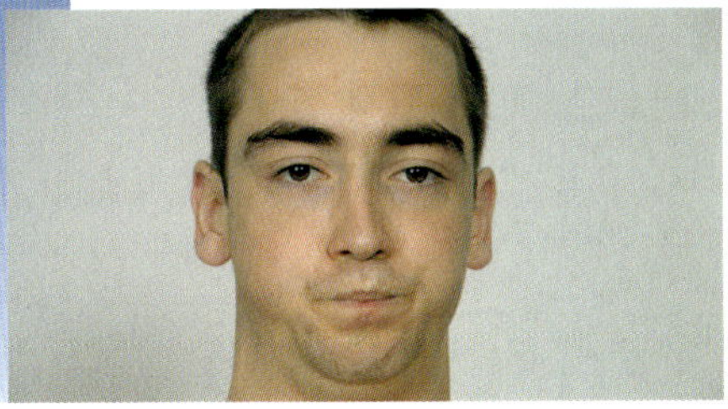

Untersuchungsgang: Der Untersucher beobachtet das Gesicht des Patienten.

Instruktion: „Halten Sie die Lippen geschlossen und stellen Sie sich vor, Sie wollen die Atemluft in das Mundstück einer Trompete blasen."

Klinische Relevanz

- Bei einer (peripheren oder zentralen) Fazialisparese zeigt sich die Schwäche der ipsilateralen Muskulatur an herunterhängenden Lippen.

Musculus orbicularis oris

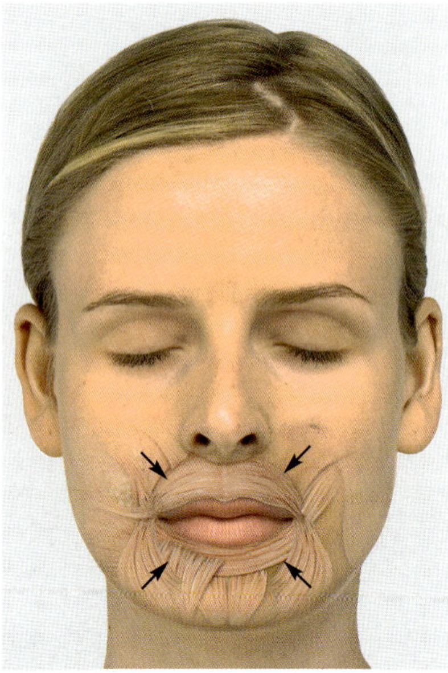

Der M. orbicularis oris ist die Grundlage des Bewegungsapparates der Lippen. Der weiter von der Mundöffnung entfernte Teil des Muskelringes kann die Mundöffnung verkleinern und das Lippenrot dabei vorstülpen, wie etwa beim Pfeifen. Kontrahiert sich nur der Teil, der im Lippenrot an der Lippenkante liegt, so wird das Lippenrot nach innen gegen die Frontzähne geneigt und damit der sichtbare Teil verkleinert. Die Tonisierung des Muskels ist wichtig für die Rückhaltung des Speichels, der bei einer Lähmung aus dem Mundwinkel austritt. Antagonistisch wirken alle mimischen Muskeln, die die Lippen oder Mundwinkel nach lateral oder oben bzw. unten ziehen und damit die Mundspalte weiten.

Ursprung	Mandibula Maxilla periorale Haut
Ansatz	Lippen
Innervation	Rami buccales und Ramus marginalis mandibulae des Nervus facialis (VII)

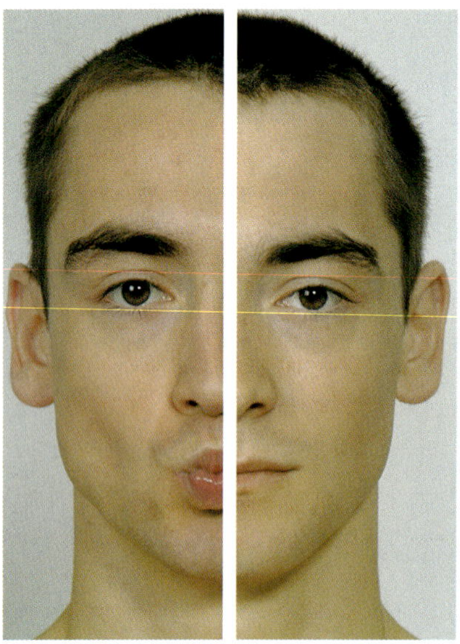

Muskelfunktionsprüfung

Muskelaktivität

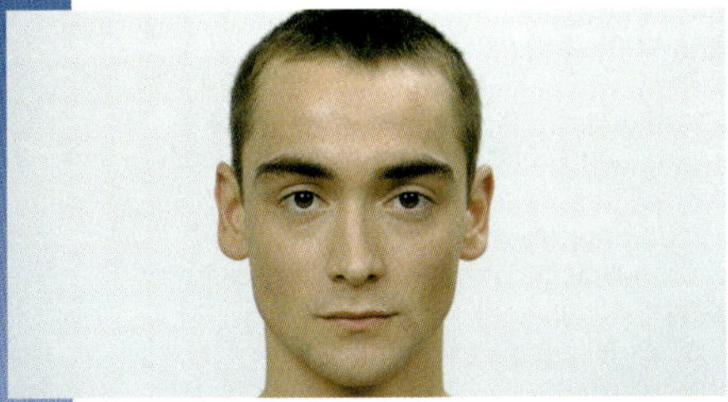

Ausgangsstellung: Der Patient schaut mit entspanntem Gesicht geradeaus.

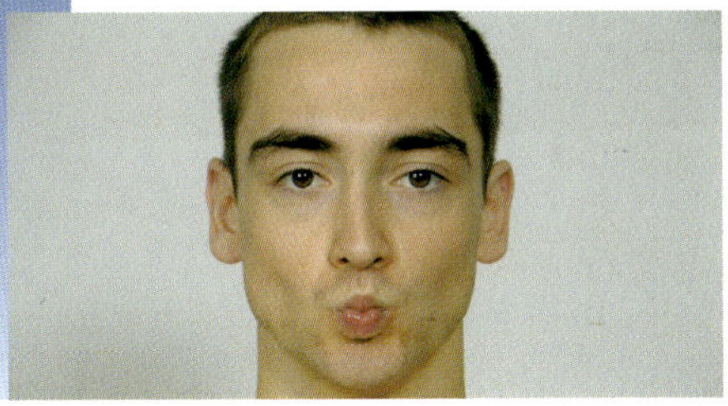

Untersuchungsgang: Der Untersucher beobachtet das Gesicht des Patienten.

Instruktion: „Spitzen Sie Ihre Lippen."

Klinische Relevanz

- Bei einer (peripheren oder zentralen) Fazialisparese zeigt sich die Schwäche der ipsilateralen Muskulatur an herunterhängenden Lippen.

Probleme/Hinweise

- Achten Sie darauf, dass die Lippen wirklich gespitzt werden und nicht einfach zusammengepresst sind, da diese Bewegung durch andere Muskeln ausgeführt wird.

Musculus depressor anguli oris

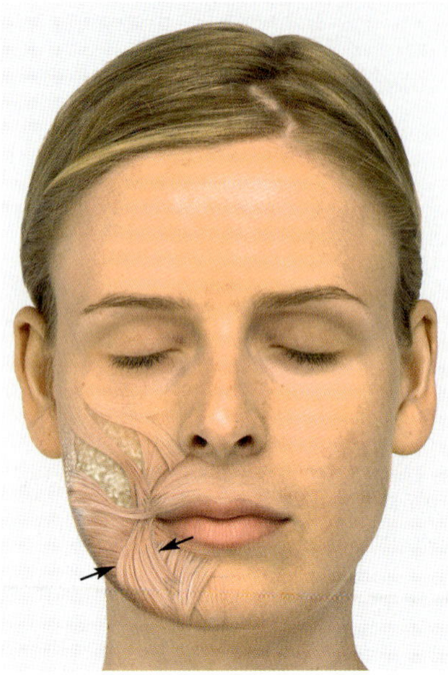

Der M. depressor anguli oris zieht den Mundwinkel nach unten und flacht dabei die Nasolabialfalte ab.

Ursprung	Unterrand der Mandibula, kaudal des Foramen mentale
Ansatz	Lippen Wange, lateral des Mundwinkels
Innervation	Ramus marginalis mandibulae des Nervus facialis (VII)

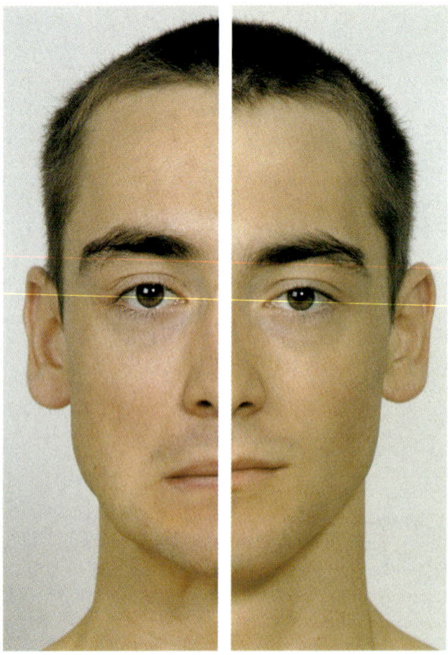

Muskelaktivität

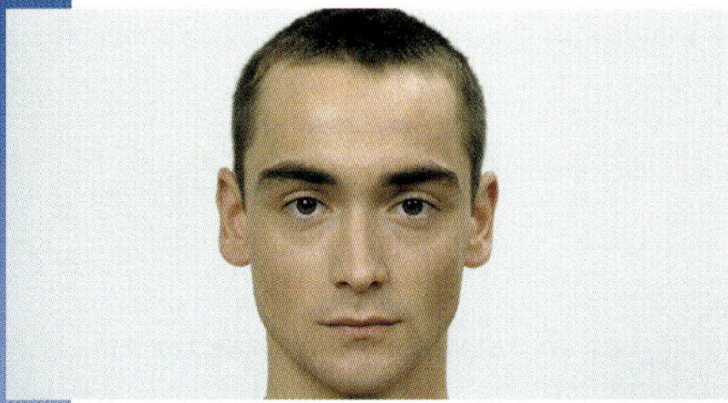

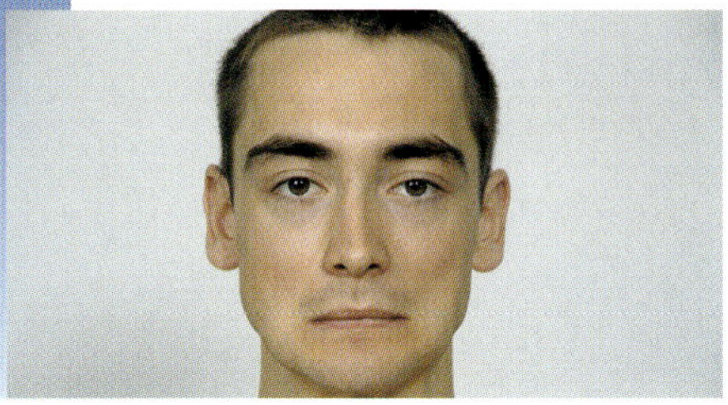

Muskelfunktionsprüfung

Ausgangsstellung: Der Patient schaut mit entspanntem Gesicht geradeaus.

Untersuchungsgang: Der Untersucher beobachtet das Gesicht und den Halsbereich des Patienten.

Instruktion: „Ziehen Sie die Mundwinkel nach unten."

Klinische Relevanz

- Der M. depressor anguli oris erzeugt einen Ausdruck der Traurigkeit.

Probleme/Hinweise

- Der M. depressor anguli oris und das Platysma sind an dieser Bewegung gemeinsam beteiligt.

Musculus depressor labii inferioris

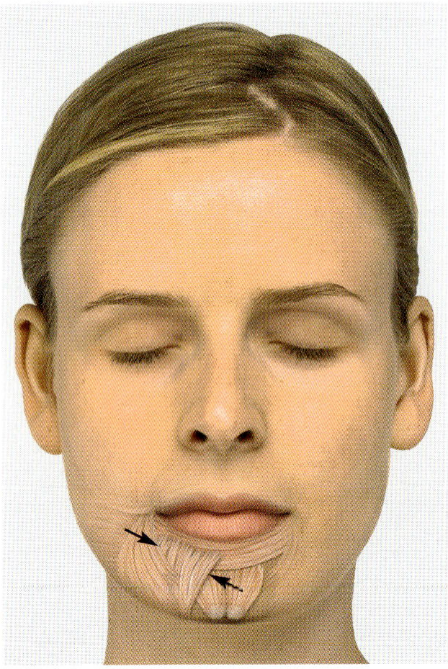

Der M. depressor labii inferioris zieht die Unterlippe in breiter Front nach unten, sodass die vorderen Unterkieferzähne sichtbar werden. Er vertieft damit die Falte zwischen Unterlippe und Kinn.

Ursprung	Basis mandibulae, mediokaudal des Foramen mentale
Ansatz	Unterlippe
Innervation	Ramus marginalis mandibulae des Nervus facialis (VII)

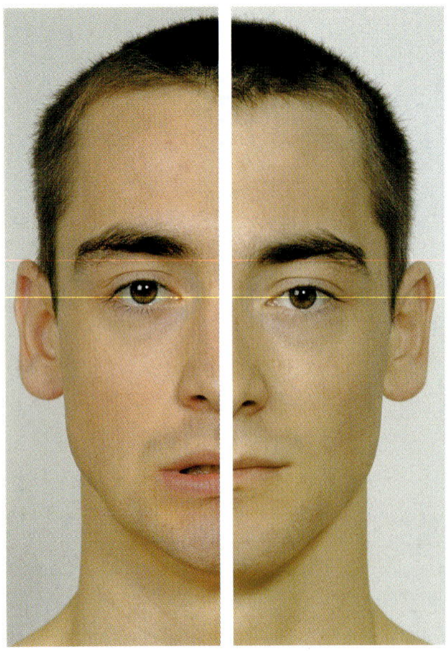

Muskelfunktionsprüfung

Muskelaktivität

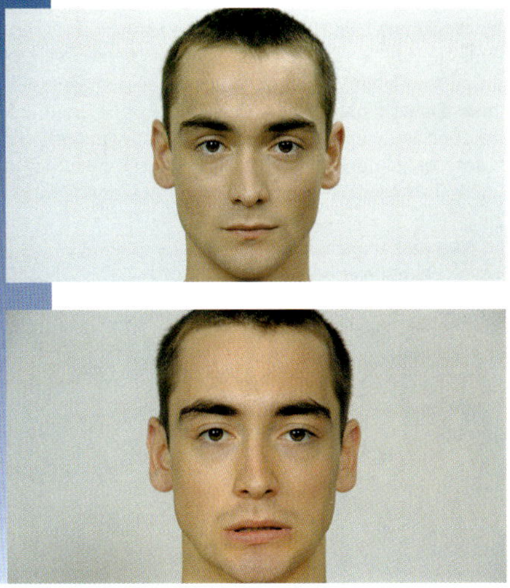

Ausgangsstellung: Der Patient schaut mit entspanntem Gesicht geradeaus.

Untersuchungsgang: Der Untersucher beobachtet das Gesicht des Patienten.

Instruktion: „Ziehen Sie die Unterlippe breit nach unten."

Platysma

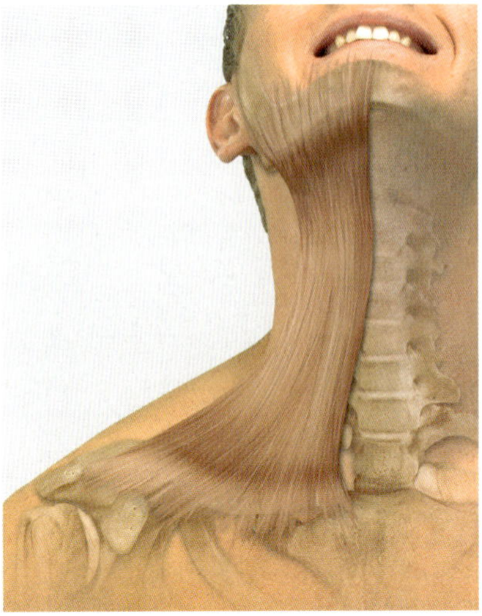

Das Platysma kann als Hautmuskel des Halses, besonders beim Erschrecken oder bei der willkürlichen Anspannung, die Haut im Bereich des vorderen Halses vom Unterkiefer bis über die Schlüsselbeine anspannen und wird dann häufig mit seinen einzelnen Muskelsträngen durch die Haut sichtbar. Dabei senken sich auch die Unterlippe und die Mundwinkel. Der Muskel ist beim Menschen ein wohl weitgehend funktionsloses Rudiment. Bei den Menschenaffen tonisiert der Muskel noch den Kehlsack und verstärkt damit dessen Resonanz. Die Wirkungen auf die Halswirbelsäule oder das Kiefergelenk sind vernachlässigbar.

Ursprung	Basis mandibulae Fascia parotidea
Ansatz	Haut kaudal der Clavicula Fascia pectoralis
Innervation	Ramus colli des Nervus facialis (VII)

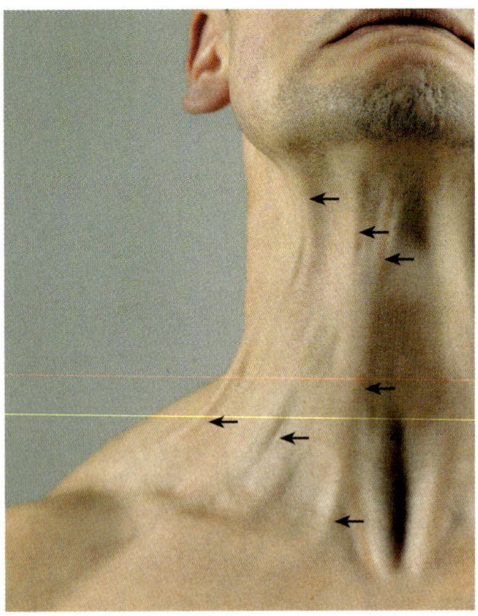

Muskelaktivität

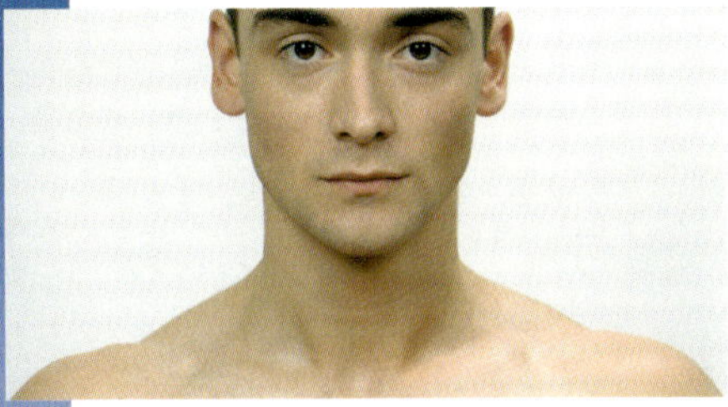

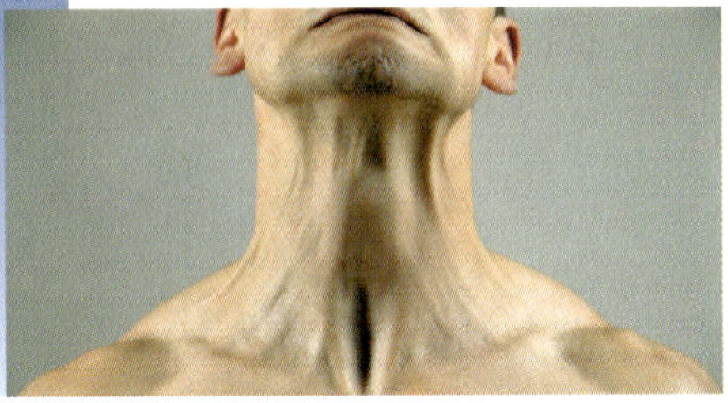

Muskelfunktionsprüfung

Ausgangsstellung: Der Patient schaut mit entspanntem Gesicht geradeaus.

Untersuchungsgang: Der Untersucher beobachtet das Gesicht und den Halsbereich des Patienten.

Instruktion: „Ziehen Sie die Mundwinkel und die Unterlippe kräftig nach unten und zur Seite, und spannen Sie die Haut über dem Hals an."

Musculus masseter

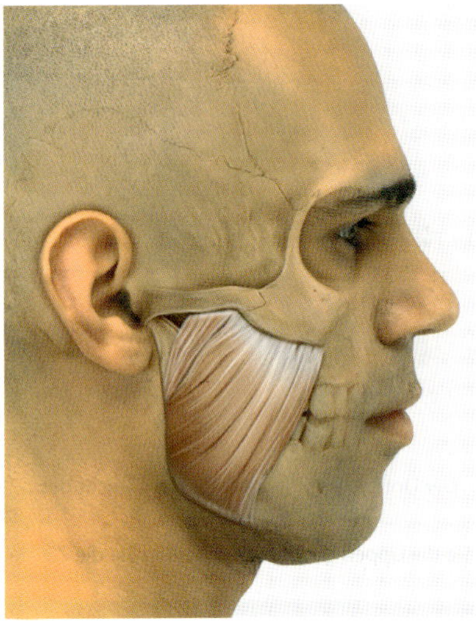

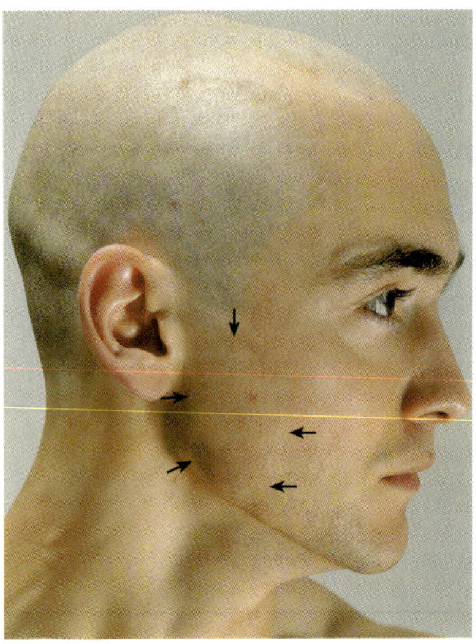

Der M. masseter schließt sehr kraftvoll die Kiefer. Darüber hinaus kann er mit der Pars superficialis den Unterkiefer vorschieben.

Ursprung	Pars superficialis: Unterrand und vordere zwei Drittel des Arcus zygomaticus Pars profunda: hinteres Drittel und Innenfläche des Arcus zygomaticus
Ansatz	Pars superficialis: Angulus mandibulae und Tuberositas masseterica Pars profunda: Außenfläche des Ramus mandibulae
Innervation	Nervus massetericus aus dem Nervus mandibularis des Nervus trigeminus (V)

Funktionen

Synergisten	Antagonisten
Articulationes temporomandibulares	
Anheben des Unterkiefers	
M. temporalis M. pterygoideus medialis	M. digastricus M. mylohyoideus M. geniohyoideus M. pterygoideus lateralis
Vorschieben des Unterkiefers (Pars superficialis)	
M. pterygoideus lateralis M. pterygoideus medialis M. temporalis (vertikale, an die Orbita grenzende Fasern – schwach)	M. temporalis (horizontale, über dem Ohr liegende Fasern) M. masseter, Pars profunda Zungenbeinmuskulatur

Muskelfunktionsprüfung

Muskelaktivität

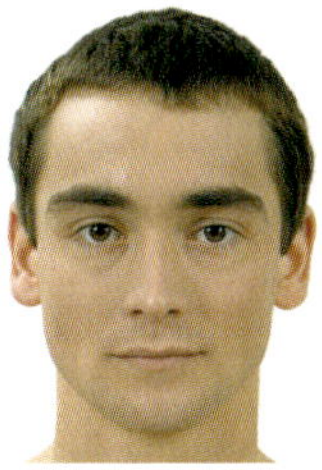

Ausgangsstellung: Der Patient schaut mit entspanntem Gesicht geradeaus.

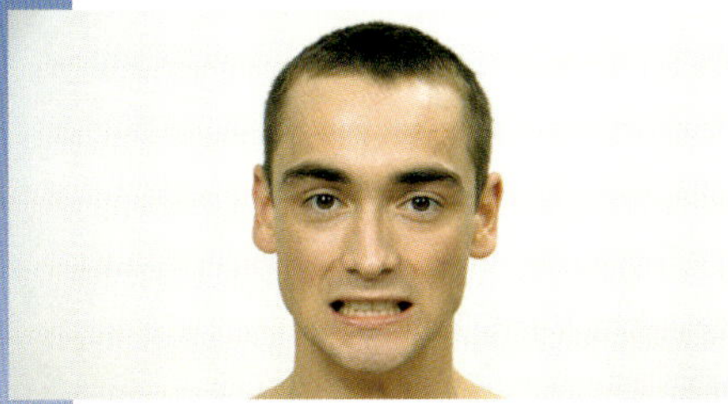

Untersuchungsgang: Der Untersucher beobachtet das Gesicht des Patienten.

Instruktion: „Lassen Sie die Lippen geöffnet und beißen Sie die Zähne aufeinander."

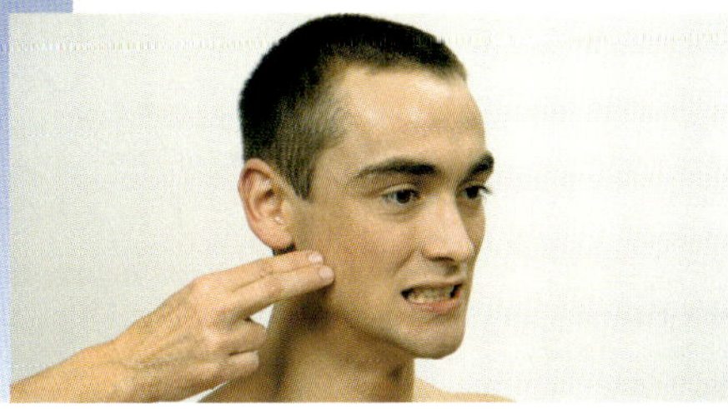

Untersuchungsgang: Der Untersucher palpiert den M. masseter.

Instruktion: „Lassen Sie die Lippen geöffnet und versuchen Sie, die Zähne aufeinander zu beißen."

Klinische Relevanz

- In Folge eines Schädel-Hirn-Traumas kann der M. masseter ein spastisches Reaktionsmuster zeigen. Dadurch können Schwierigkeiten beim Mundöffnen und schweres Zähneknirschen (Bruxismus) entstehen.
- Wenn der M. masseter gelähmt ist, kann der Patient dessen Funktion durch den medialen M. pterygoideus und den M. temporalis ersetzen.

Probleme/Hinweise

- Der M. temporalis und der M. pterygoideus medialis unterstützen den M. masseter in seiner Funktion.

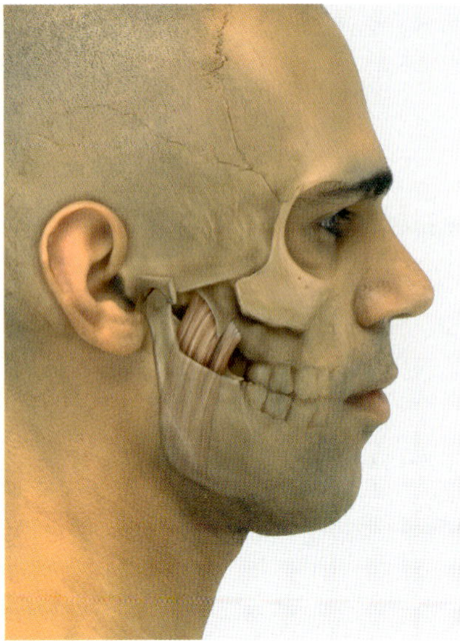

Musculus pterygoideus medialis

Der M. pterygoideus medialis schließt kraftvoll die Kiefer und zieht den Unterkiefer ein wenig nach vorn.

Ursprung	Fossa pterygoidea des Os sphenoidale Lamina lateralis des Processus pterygoideus
Ansatz	Innenfläche des Angulus mandibulae Tuberositas pterygoidea
Innervation	Nervus pterygoideus medialis aus dem Nervus mandibularis des Nervus trigeminus (V_3)

Funktionen

Synergisten	Antagonisten
Articulationes temporomandibulares	
Anheben des Unterkiefers	
M. temporalis M. masseter	M. digastricus M. mylohyoideus M. geniohyoideus M. pterygoideus lateralis
Vorschieben des Unterkiefers	
M. pterygoideus lateralis M. masseter, Pars superficialis M. temporalis (vertikale, an die Orbita grenzende Fasern – schwach)	M. temporalis (horizontale, über dem Ohr liegende Fasern)

Muskelfunktionsprüfung

Muskelaktivität

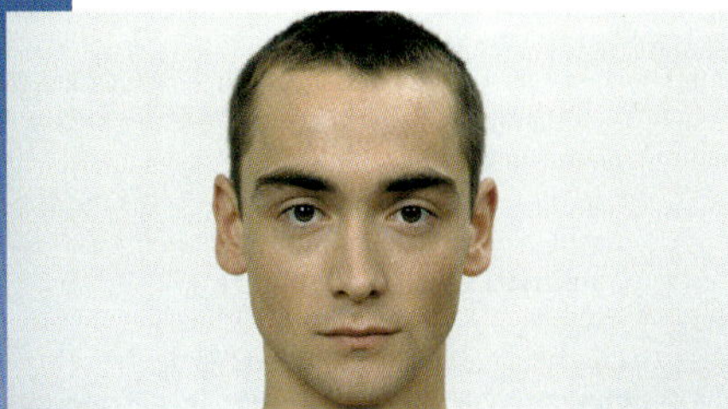

Ausgangsstellung: Der Patient schaut mit entspanntem Gesicht geradeaus.

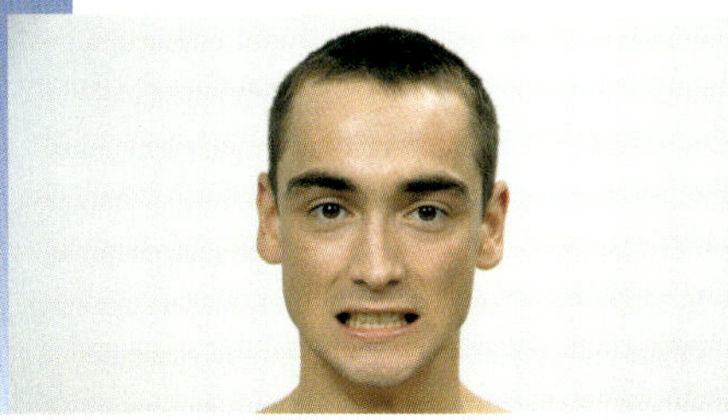

Untersuchungsgang: Der Untersucher beobachtet das Gesicht des Patienten.

Instruktion: „Lassen Sie die Lippen geöffnet und beißen Sie die Zähne aufeinander.“

Probleme/Hinweise

- Der M. pterygoideus medialis kann den Unterkiefer auch seitlich verschieben (Mahlbewegung beim Kauen).

Musculus pterygoideus lateralis

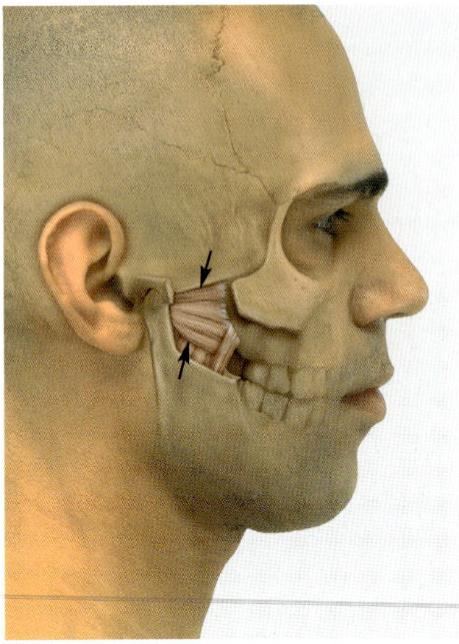

Der M. pterygoideus lateralis tritt von vorn kommend an den Unterkiefer heran und kann sowohl den Unterkieferknochen selbst (Pars inferior) als auch den Diskus des Kiefergelenkes (Pars superior) vorziehen. Er ist damit ein wesentlicher Öffner der Kiefer.

Ursprung	Caput superius: Facies temporalis der Ala major ossis sphenoidalis Caput inferius: laterale Fläche der Lamina lateralis des Processus pterygoideus
Ansatz	Caput superius: Fovea pterygoidea des Processus condylaris, Vorderrand des Discus articularis des Kiefergelenkes Caput inferius: Fovea pterygoidea des Processus condylaris
Innervation	Nervus pterygoideus lateralis aus dem Nervus mandibularis des Nervus trigeminus (V)

Funktionen

Synergisten	Antagonisten
Articulationes temporomandibulares	
Vorschieben des Unterkiefers	
M. pterygoideus lateralis M. pterygoideus medialis M. masseter, Pars superficialis M. temporalis (vertikale, an die Orbita grenzende Fasern – schwach)	M. temporalis (horizontale, über dem Ohr liegende Fasern) M. masseter, Pars profunda

Muskelaktivität

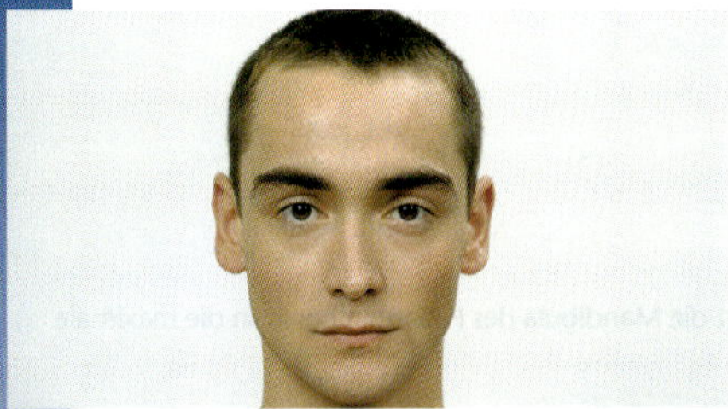

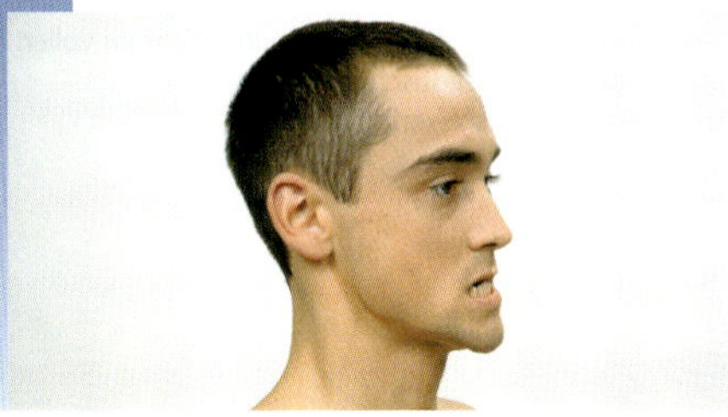

Muskelfunktionsprüfung

Ausgangsstellung: Der Patient schaut mit entspanntem Gesicht geradeaus.

Untersuchungsgang: Der Untersucher beobachtet das Gesicht und den Unterkiefer des Patienten.

Instruktion: „Öffnen Sie den Mund ein wenig und bewegen Sie den Unterkiefer nach vorne."

Lingua – innere Zungenmuskeln

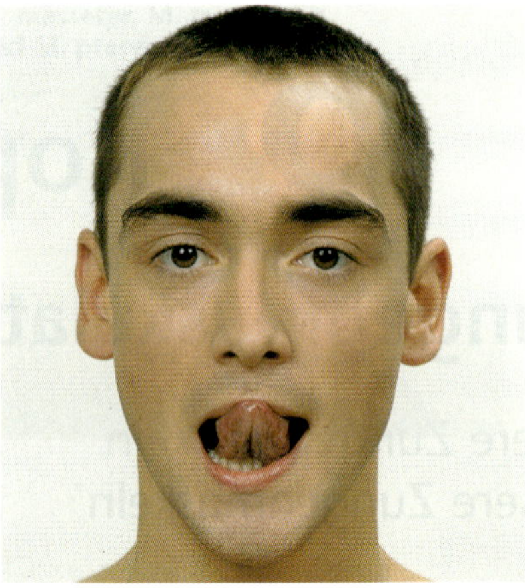

Die so genannten Binnenmuskeln verformen die Zunge. Welche Wirkung sie jeweils haben, hängt von den zeitgleich kontrahierten anderen Binnenmuskeln ab. Antagonistisch wirkt der Gewebsdruck, der sich bei der Kontraktion der Binnenmuskeln in der Zunge aufbaut (Prinzip des Wasserkissens).
Der M. longitudinalis superior kann die Zunge verkürzen und verbreitern und die Zungenspitze anheben.
Der M. longitudinalis inferior kann die Zunge verkürzen und verbreitern und die Zungenspitze senken.
Der M. transversus linguae kann die Zunge verschmälern, in die Länge strecken und die seitlichen Zungenränder aufwölben.
Der M. verticalis linguae kann die Zunge abflachen, verbreitern und verringern.

Ursprung

M. longitudinalis superior: Radix linguae
M. longitudinalis inferior: Radix linguae
M. transversus linguae: Seitenrand der Zunge
M. verticalis linguae: Aponeurosis linguae

Ansatz

M. longitudinalis superior: Apex linguae
M. longitudinalis inferior: Apex linguae
M. transversus linguae: Seitenrand der Zunge
M. verticalis linguae: Unterfläche der Zunge

Innervation

Nervus hypoglossus (XII)

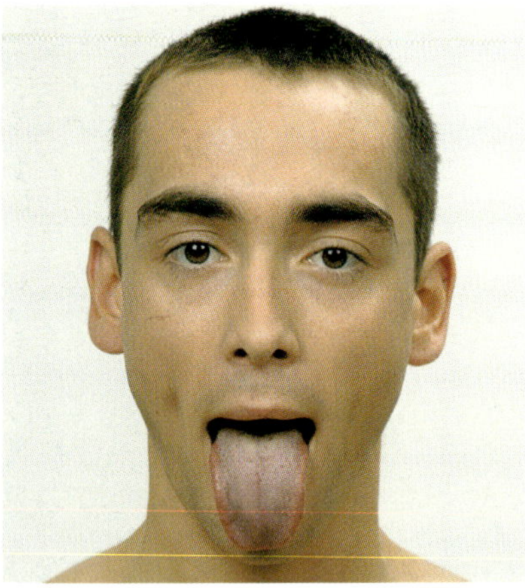

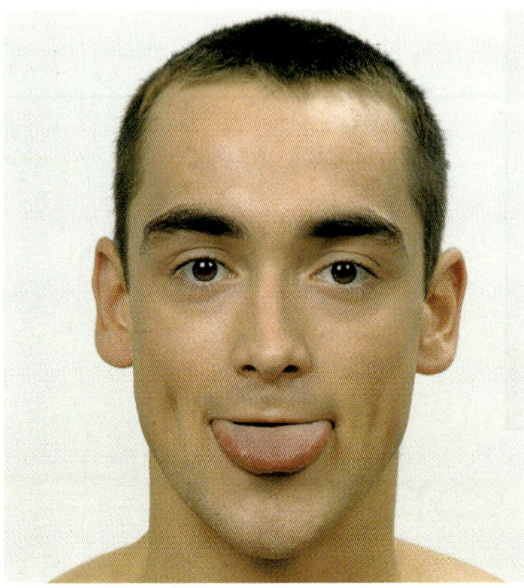

Muskelfunktionsprüfung

Muskelaktivität

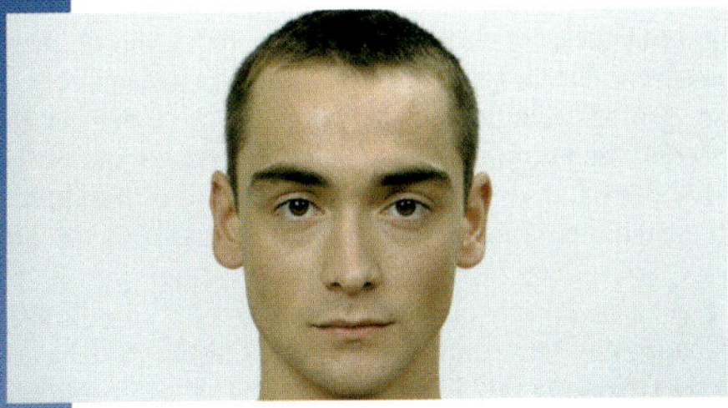

Ausgangsstellung: Der Patient schaut mit entspanntem Gesicht geradeaus.

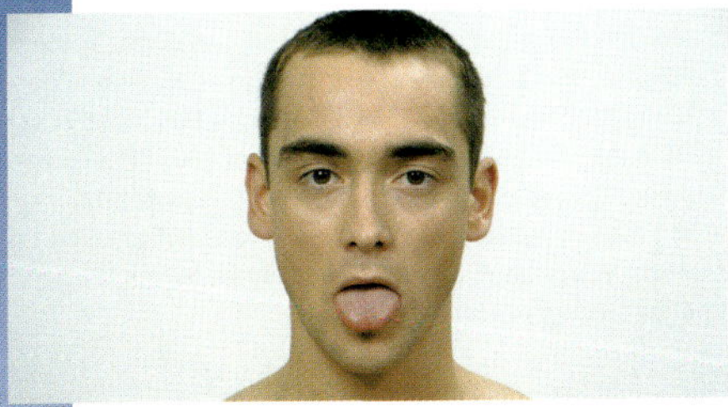

Untersuchungsgang: Der Untersucher beobachtet die Bewegungen der Zunge.

Instruktion: „Strecken Sie Ihre Zunge heraus und ziehen Sie sie dann wieder zurück."

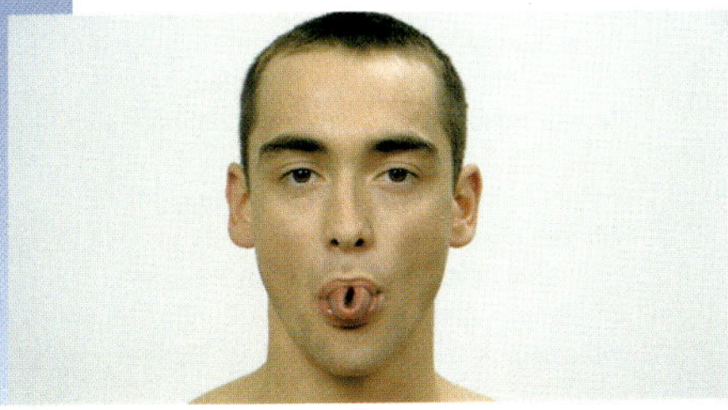

Untersuchungsgang: Der Untersucher beobachtet die Bewegungen der Zunge.

Instruktion: „Rollen Sie Ihre Zunge und machen Sie sie danach wieder flach."

Klinische Relevanz

- Bei einer Schädigung des Nervus hypoglossus (N. XII) weicht die Zungenspitze zur geschädigten Seite ab.
- Die Beweglichkeit der Zunge kann durch eine Verdickung und Verkürzung des Zungenbändchens im Rahmen der progressiven systemischen Sklerose eingeschränkt sein.

Probleme/Hinweise

- Es kann für den Patienten schwierig sein, einige dieser Bewegungen „auf Kommando" auszuführen. Die Aktivität der inneren Zungenmuskeln kann jedoch manchmal im Übergang zwischen verschiedenen Bewegungen beobachtet werden.

Lingua – äußere Zungenmuskeln

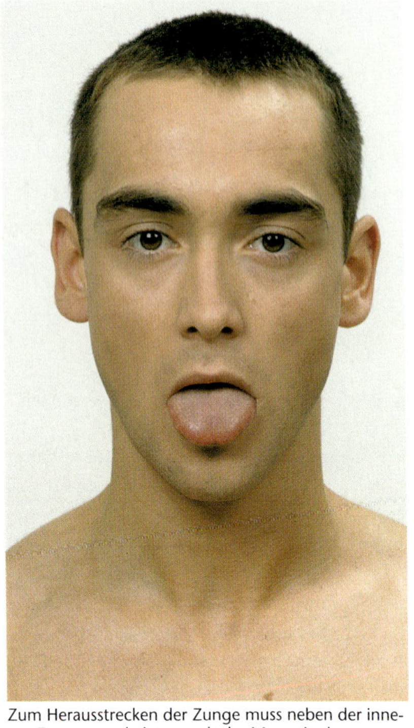

Zum Herausstrecken der Zunge muss neben der inneren Zungenmuskulatur auch der M. genioglossus angespannt werden.

Die äußere Zungenmuskulatur bewegt die ganze Zunge in der Mundhöhle. Je nach der Lage der Muskeln können sie die Zunge vor- oder zurückziehen bzw. anheben oder senken.
Der M. genioglossus zieht die Zunge nach vorne und unten. Bei der Einleitung des Abbeißens empfängt so die Zunge mit ihren Geschmacksknospen den Bissen. Wie alle äußeren Zungenmuskeln verlagert er die Zunge als Ganzes in die Mundhöhle oder auch aus dieser heraus, wenn die Binnenmuskeln gleichzeitig eine Streckung der Zunge in die Länge bewirken.
Der M. hyoglossus zieht den Zungengrund nach hinten und unten und drückt den Nahrungsbissen beim Schlucken so nach unten in Richtung Ösophagus. Diese Funktion schließt sich unmittelbar an die Einleitung des Schluckens durch den M. styloglossus an.
Der M. chondroglossus entspricht in seiner Wirkung dem M. hyoglossus.
Der M. styloglossus zieht den Zungengrund nach hinten und oben. Seine Anspannung leitet nach dem Kauen die Phase des Schluckens ein, bei der der Bissen gegen den Gaumen gedrückt und so der Schluckreflex ausgelöst wird. Auch für das Saugen ist der Muskel wichtig, weil er die Zunge wie den Kolben einer Spritze in der Mundhöhle zurückzieht.
Der M. palatoglossus verengt, gemeinsam mit dem M. palatopharyngeus, den Isthmus faucium beim Schlucken. Er könnte den weichen Gaumen senken, wenn dieser nicht durch die Mm. tensor und levator veli palatini zeitgleich angehoben und verspannt würde. So wirkt er beim Schlucken auf die Zunge und hebt sie an.

Ursprung

M. genioglossus: Innenfläche der Mandibula
M. hyoglossus: Cornu majus und Corpus ossis hyoidei
M. chondroglossus: Cornu minus ossis hyoidei
M. styloglossus: Processus styloideus
M. palatoglossus: Aponeurosis palatina

Ansatz

M. genioglossus: Aponeurosis linguae
M. hyoglossus: Aponeurosis linguae (lateral)
M. chondroglossus: Aponeurosis linguae
M. styloglossus: Seitenrand der Zunge
M. palatoglossus: Einstrahlung in die Binnenmuskulatur

Innervation

M. genioglossus, M. hyoglossus, M. chondroglossus und M. styloglossus: Nervus hypoglossus (XII)
M. palatoglossus: Nervus glossopharyngeus (IX) und Nervus vagus (X)

Muskelfunktionsprüfung

Muskelaktivität

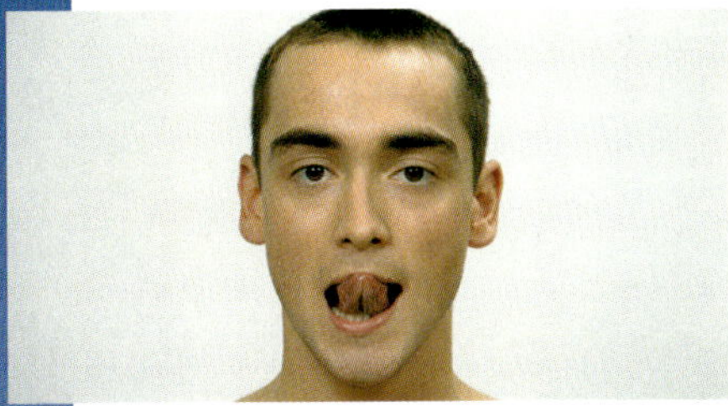

Ausgangsstellung: Der Patient schaut mit entspanntem Gesicht geradeaus.

Untersuchungsgang: Der Untersucher beobachtet die Bewegungen der Zunge.

Instruktion: „Strecken Sie Ihre Zunge heraus und heben und senken Sie Ihre Zunge."

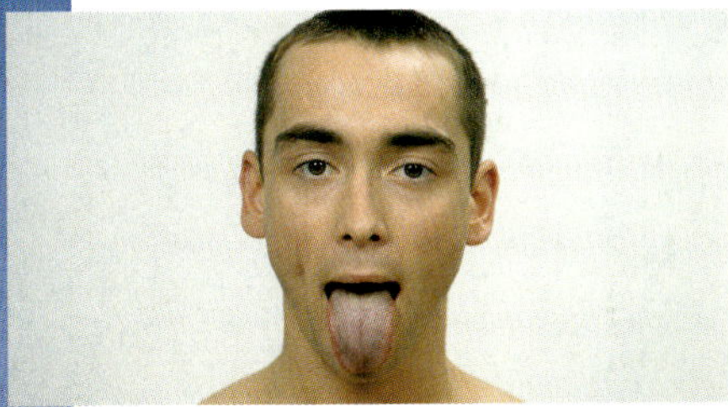

Untersuchungsgang: Der Untersucher beobachtet die Bewegungen der Zunge.

Instruktion: „Strecken Sie Ihre Zunge heraus und bewegen Sie Ihre Zungenspitze nach unten."

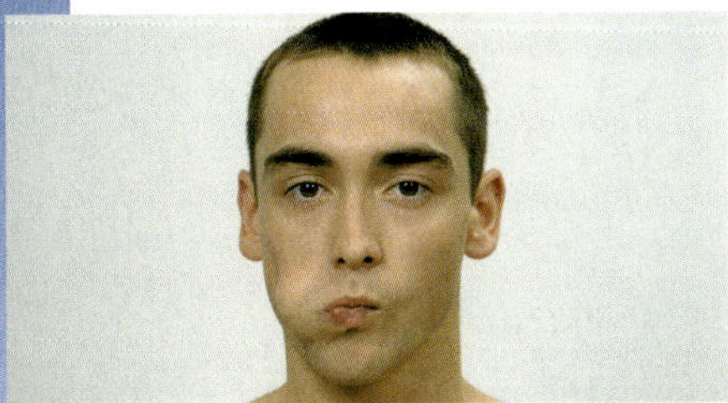

Untersuchungsgang: Der Untersucher beobachtet die Bewegungen der Zunge.

Instruktion: „Bewegen Sie die Zungenspitze zuerst zur Innenseite Ihrer rechten Wange, dann zur Innenseite Ihrer linken Wange."

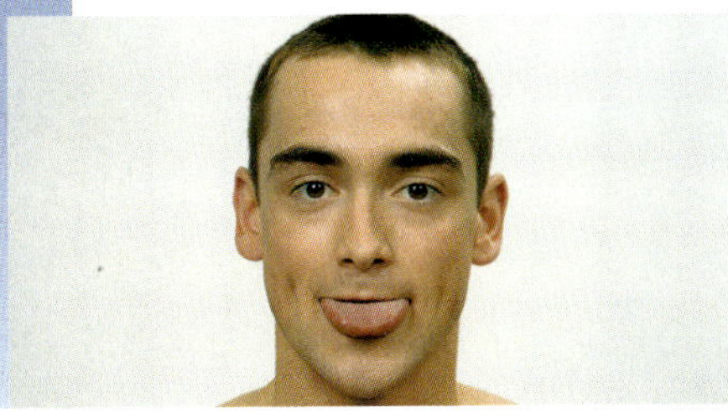

Untersuchungsgang: Der Untersucher beobachtet die Bewegungen der Zunge.

Instruktion: „Strecken Sie Ihre Zunge heraus und machen Sie sie dabei möglichst breit und flach."

Nerven der Kopf-Region		
Nerv	**Innervierte Muskeln**	**Bezeichnung**
N. oculomotorius		3. Hirnnerv
	M. levator palpebrae superioris	
	M. rectus superior	
	M. rectus inferior	
	M. obliquus inferior	
	M. rectus medialis	
N. trochlearis		4. Hirnnerv
	M. obliquus superior	
N. trigeminus		5. Hirnnerv
	M. temporalis	
	M. masseter	
	M. pterigoideus medialis	
	M. pterigoideus lateralis	
N. abducens		6. Hirnnerv
	M. rectus lateralis	
N. facialis		7. Hirnnerv
	M. epicranius	
	M. corrugator supercilii	
	M. procerus	
	M. orbicularis oculi	
	M. nasalis	
	M. lavator labii superioris alaeque nasi	
	M. levator labii superioris	
	M. zygomaticus major/minor	
	M. risorius	
	M. levator anguli oris	
	M. buccinator	
	M. orbicularis oris	
	M. depressor anguli oris	
	M. depressor labii inferioris	
	M. mentalis	
	M. platysma	
N. hypoglossus		12. Hirnnerv
	Innere Zungenmuskeln	

Autoren

Dr. rer. nat. Dr. med. Klaus-Peter Valerius
Studium der Biologie mit Schwerpunkt Anthropologie und Wirbeltiermorphologie in Berlin und Göttingen, Studium der Humanmedizin in Gießen; seit 1990 Tätigkeit als wissenschaftlicher Mitarbeiter am Institut für Anatomie und Zellbiologie der Universität Gießen; Mitarbeit in den Lehrveranstaltungen im vorklinischen Studium der Humanmedizin in den Fächern Anatomie und Biologie.

Astrid Frank
Ausgebildete Physiotherapeutin mit Tätigkeiten in den Bereichen Orthopädie, Chirurgie, Gynäkologie, Innere Med., u. Pädiatrie; seit 1981 Lehrerin an der Ausbildungsstätte für Physiotherapeuten „Rudolf-Klapp-Schule" in Marburg, Schwerpunkt Orthopädie; 1992 bis 1998 Mitglied im Instruktorenrat von Dr. Brügger in Murnau und St. Peter-Ording (Funktionskrankheiten des Bewegungsapparates), in diesen Bereichen zuständig für die Fort- und Weiterbildung von Physiotherapeuten und Ärzten; seit 2002 freie Mitarbeiterin in einer Praxis für Physiotherapie.

Dr. med. Bernard C. Kolster
Im Anschluss an die Ausbildung zum Physiotherapeuten Studium der Humanbiologie und Humanmedizin in Marburg; klinische Weiterbildung in Physikalischer Medizin und anderen Disziplinen; spezielle Schwerpunkte in der Darstellung und Anwendung von Reflextherapeutischen Verfahren; Autor und Herausgeber wissenschaftlicher Fachbücher aus den Bereichen Medizin, Physiotherapie, Naturheilverfahren und Physikalischer Medizin.

Christine Hamilton
Studium der Physiotherapie mit Abschluss Graduated Bachelor of Physiotherapy, University of Queensland, 1979; arbeitete bis 1986 in Bern (Schweiz) und lebt seit 1987 in Deutschland. 1993 bis 1995 Forschungsaufenthalt in Brisbane (Australien). 1995 Qualifikation zum Master und Research Master im Fachgebiet „tiefe Muskelfunktion und Rückenbeschwerden"; Mitglied der „Gelenkstabilitätsforschungsgruppe" der University of Queensland, (Australien) unter der Leitung von Dr. Carolyn Richardson.

Dr. med. Enrique Alejandre Lafont
Studium der Humanmedizin an der Universität Gießen. Seit 2004 Assistenzarzt. Weiterbildung zum Facharzt für Radiologie (ein klinisches Jahr in der Chirurgie). 12 Jahre aktiver Leichtathlet, seit neun Jahren Kraftsport.

Roland Kreutzer
Physiotherapeut und Instruktor für Brügger-Therapie, wissenschaftlicher Mitarbeiter und Dozent an der Philipps-Universität Marburg, Fachbereich Medizin.

Anhang

Literatur

Index

A-Z

Segmentzonen ventral

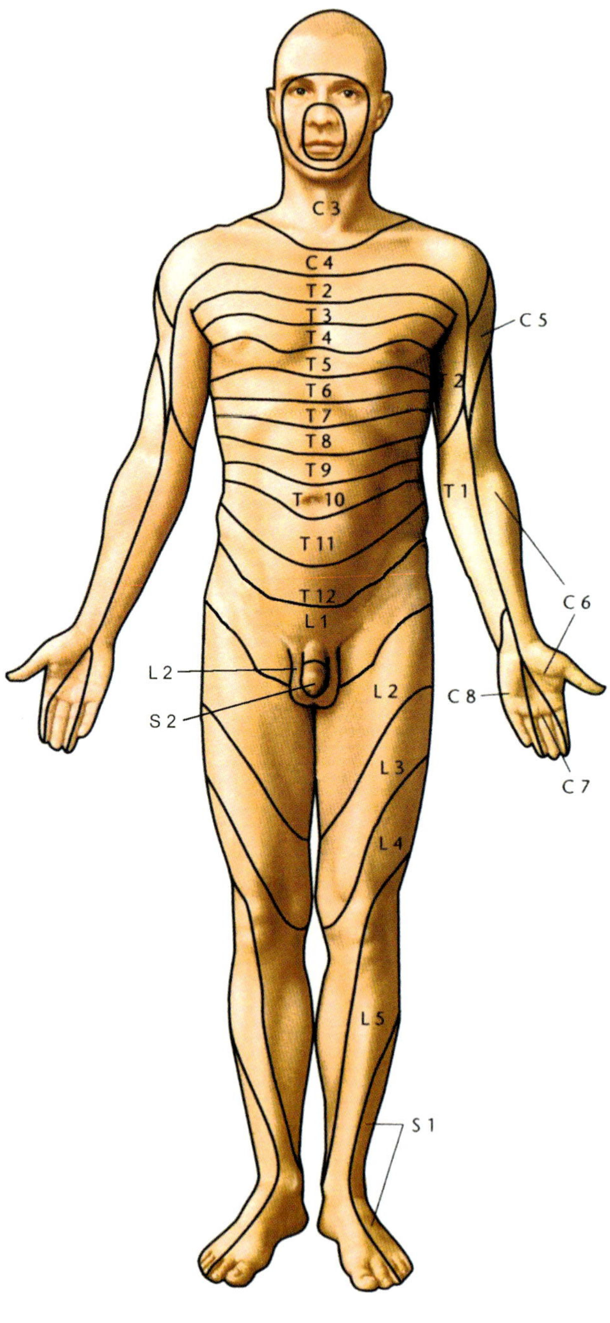

Segmentzonen dorsal

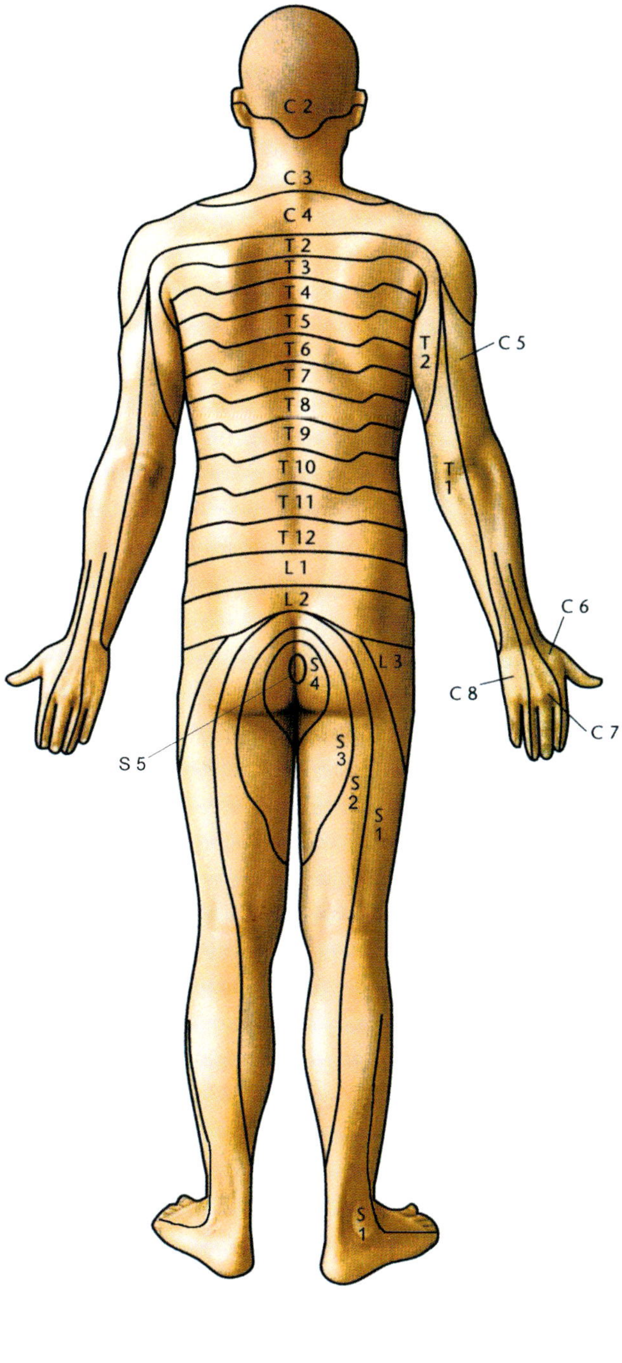

Muskelaufstellung nach Innervation und Innervationshöhe

Die in der Literatur und Physiotherapie gängigen Kennmuskeln sind blau hervorgehoben

C1

M. longus capitis
M. obliquus capitis superior
M. omohyoideus
M. rectus capitis anterior
M. rectus capitis posterior major
M. rectus capitis posterior minor
M. semispinalis capitis
M. sternohyoideus
M. sternothyroideus
M. thyrohyoideus

C2

M. longus capitis
M. obliquus capitis inferior
M. omohyoideus
M. rectus capitis anterior
M. rectus capitis posterior major
M. semispinalis capitis
M. sternocleidomastoideus
M. sternohyoideus
M. sternothyroideus
M. trapezius, Pars descendens
M. thyrohyoideus

C3

Diaphragma
M. iliocostalis cervicis
M. levator scapulae
M. longissimus capitis
M. longus capitis
M. longus colli
M. multifidus cervicis
M. omohyoideus
M. rotator cervicis
M. semispinalis capitis
M. splenius capitis
M. sternohyoideus
M. sternothyroideus
M. trapezius, Pars descendens

C4

Diaphragma
M. iliocostalis cervicis
M. levator scapulae
M. longissimus capitis
M. longissimus cervicis
M. longus capitis
M. longus colli
M. multifidus cervicis
M. omohyoideus
M. rhomboideus major
M. rhomboideus minor
M. rotator cervicis
M. scalenus medius
M. semispinales cervicis
M. semispinalis capitis
M. splenius capitis
M. sternohyoideus
M. sternothyroideus
M. supraspinatus
M. trapezius, Pars descendens

C5

Diaphragma
M. biceps brachii
M. brachialis
M. brachioradialis
M. coracobrachialis
M. deltoideus, Pars acromialis
M. deltoideus, Pars clavicularis
M. deltoideus, Pars spinalis
M. iliocostalis cervicis
M. infraspinatus
M. levator scapulae
M. longissimus capitis
M. longissimus cervicis
M. longus colli
M. multifidus cervicis
M. pectoralis major, Pars clavicularis
M. pectoralis major, Pars sternocostalis
M. rhomboideus major
M. rotator cervicis
M. scalenus anterior
M. scalenus medius
M. semispinales cervicis
M. semispinalis capitis
M. serratus anterior
M. splenius capitis
M. splenius cervicis

Zuordnung der Muskeln zu den Seiten siehe Index

M. subclavius
M. subscapularis
M. supinator
M. supraspinatus
M. teres major
M. teres minor

C6
M. abductor pollicis longus
M. biceps brachii
M. brachialis
M. brachioradialis
M. coracobrachialis
M. deltoideus, Pars acromialis
M. deltoideus, Pars clavicularis
M. deltoideus, Pars spinalis
M. extensor carpi radialis brevis
M. extensor carpi radialis longus
M. extensor carpi ulnaris
M. extensor digiti minimi
M. extensor digitorum
M. extensor indicis
M. extensor pollicis brevis
M. extensor pollicis longus
M. flexor carpi radialis
M. iliocostalis cervicis
M. infraspinatus
M. latissimus dorsi
M. longissimus capitis
M. longissimus cervicis
M. longus colli
M. multifidus cervicis
M. pectoralis major, Pars clavicularis
M. pectoralis major, Pars sternocostalis
M. pectoralis minor
M. pronator quadratus
M. pronator teres
M. rotator cervicis
M. scalenus anterior
M. scalenus medius
M. semispinalis capitis
M. serratus anterior
M. serratus posterior superior
M. spinalis capitis
M. splenius cervicis
M. subclavius
M. subscapularis
M. supinator
M. supraspinatus
M. teres major
M. teres minor
M. triceps brachii

C7
M. abductor pollicis brevis
M. abductor pollicis longus
M. anconeus
M. brachialis
M. coracobrachialis
M. extensor carpi radialis brevis
M. extensor carpi radialis longus
M. extensor carpi ulnaris
M. extensor digiti minimi
M. extensor digitorum
M. extensor indicis
M. extensor pollicis brevis
M. extensor pollicis longus
M. flexor carpi radialis
M. flexor carpi ulnaris
M. flexor digitorum profundus
M. flexor digitorum superficialis
M. flexor pollicis brevis
M. flexor pollicis longus
M. iliocostalis cervicis
M. latissimus dorsi
M. longissimus capitis
M. longissimus cervicis
M. multifidus cervicis
M. opponens pollicis
M. palmaris brevis
M. palmaris longus
M. pectoralis major, Pars clavicularis
M. pectoralis major, Pars sternocostalis
M. pectoralis minor
M. pronator quadratus
M. pronator teres
M. rotator cervicis
M. rotator thoracis
M. scalenus anterior
M. scalenus medius
M. scalenus posterior
M. semispinales cervicis
M. serratus anterior
M. serratus posterior superior
M. spinalis capitis
M. spinalis cervicis

M. lumbricales pedis
M. obturatorius internus
M. piriformis
M. plantaris
M. quadratus plantae
M. semimembranosus
M. semitendinosus
M. soleus
M. sphincter ani externus
M. tibialis posterior
M. transversus perinei profundus
M. transversus perinei superficialis

S3
M. abductor digiti minimi
M. adductor hallucis
M. bulbospongiosus
M. flexor digiti minimi brevis
M. flexor hallucis brevis
M. iliococcygeus
M. interossei dorsales pedis
M. interossei plantares pedis
M. ischiocavernosus
M. ischiococcygeus
M. levator ani
M. lumbricales pedis
M. pubococcygeus
M. puboprostaticus
M. puborectalis
M. pubovaginalis
M. quadratus plantae
M. sphincter ani externus
M. transversus perinei profundus
M. transversus perinei superficialis

S4
M. bulbospongiosus
M. iliococcygeus
M. ischiocavernosus
M. ischiococcygeus
M. levator ani
M. pubococcygeus
M. puboprostaticus
M. puborectalis
M. pubovaginalis
M. sphincter ani externus
M. transversus perinei profundus
M. transversus perinei superficialis

Zuordnung der Muskeln zu den Seiten siehe Index

Hauptmuskeln für die einzelnen Bewegungsmöglichkeiten

Gelenke der oberen und unteren Extremität

Obere Extremität

Schultergelenk

Flexion/Anteversion

M. pectoralis major, Pars sternocostalis 50
M. deltoideus, Pars clavicularis 30
M. biceps brachii, Caput longum 58
M. coracobrachialis 54

Extension/Retroversion

M. latissimus dorsi 44
M. triceps brachii, Caput longum 64
M. teres major 46
M. deltoideus, Pars spinalis 32

Abduktion

M. deltoideus, Pars acromialis 34
M. biceps brachii, Caput longum 58
M. deltoideus, Pars clavicularis 30

Adduktion

M. pectoralis major 48, 50, 52
M. latissimus dorsi 44
M. teres major 46
M. coracobrachialis 54

Innenrotation

M. subscapularis 42
M. pectoralis major, Pars clavicularis 52
M. deltoideus, Pars clavicularis 30
M. latissimus dorsi 44
M. teres major 46

Außenrotation

M. infraspinatus 38
M. teres minor 40
M. deltoideus, Pars spinalis 32

Ellbogengelenk

Flexion

M. brachialis 60
M. biceps brachii 58
M. brachioradialis 62
M. pronator teres 70

Extension

M. triceps brachii 64

Unterarm

Supination

M. supinator 68
M. biceps brachii 58
M. brachioradialis 62

Pronation

M. pronator quadratus 72
M. pronator teres 70
M. brachioradialis 62
M. flexor carpi radialis 82

Handgelenk

Extension

M. extensor digitorum 90
M. extensor carpi radialis longus 76
M. extensor carpi radialis brevis 78
M. extensor carpi ulnaris 80
M. extensor indicis 92

Flexion

M. flexor digitorum superficialis 102
M. flexor digitorum profundus 104
M. flexor carpi ulnaris 86
M. flexor carpi radialis 82
M. flexor pollicis longus 110

Ulnarabduktion

M. flexor carpi ulnaris 86
M. extensor carpi ulnaris 80
M. flexor digitorum profundu 104

Radialabduktion

M. flexor carpi radialis 82
M. extensor carpi radialis longus 76
M. extensor carpi radialis brevis 78
M. flexor pollicis longus 110
M. abductor pollicis longus 112

Einteilung der Muskeln im Myofaszialen System

Obere Extremität

Schultergürtelmuskulatur

2–3	M. trapezius, Pars ascendens
1–2	M. trapezius, Pars transversa
1–2	M. trapezius, Pars descendens
3	M. levator scapulae
2–3	M. rhomboideus major
2–3	M. rhomboideus minor
2–3	M. serratus anterior
1–2	M. pectoralis minor
n.e.	M. subclavius

Schultergelenksmuskulatur

2	M. deltoideus, Pars clavicularis
2	M. deltoideus, Pars spinalis
2	M. deltoideus, Pars acromialis
1	M. supraspinatus
1	M. infraspinatus
1	M. teres minor
1	M. subscapularis
2–3	M. latissimus dorsi
2	M. teres major
2–3	M. pectoralis major, Pars abdominalis
2–3	M. pectoralis major, Pars sternocostalis
2–3	M. pectoralis major, Pars clavicularis
2	M. coracobrachialis

Ellbogengelenksmuskulatur

2–3	M. biceps brachii
2	M. brachialis
2	M. brachioradialis
2–3	M. triceps brachii
1–2	M. anconeus
1–2	M. supinator
1–2	M. pronator teres
1–2	M. pronator quadratus

Handgelenksmuskulatur

3	M. extensor carpi radialis longus
2	M. extensor carpi radialis brevis
2	M. extensor carpi ulnaris
2	M. flexor carpi radialis
2	M. palmaris longus
2	M. flexor carpi ulnaris

Fingergelenksmuskulatur

2	M. extensor digitorum
2	M. extensor indicis
2	M. extensor digiti minimi
1–2	M. extensor pollicis brevis
2–3	M. extensor pollicis longus
1	Mm. lumbricales manus I bis IV
3	M. flexor digitorum superficialis
2	M. flexor digitorum profundus
1–2	M. flexor digiti minimi brevis
2	M. flexor pollicis brevis
3	M. flexor pollicis longus
2	M. abductor pollicis longus
1–2	M. abductor pollicis brevis
1–2	M. abductor digiti minimi
1–2	Mm. interossei dorsales
1–2	Mm. interossei palmares
1–2	M. adductor pollicis
1–2	M. opponens pollicis
1–2	M. opponens digiti minimi
1	M. palmaris brevis

Untere Extremität

Hüftgelenksmuskulatur

2–3	M. gluteus maximus
1–2, 2–3	M. iliopsoas
3	M. sartorius
1–2	M. gluteus medius
2	M. gluteus minimus
3	M. tensor fasciae latae
1	M. pectineus
3	M. adductor longus
2	M. adductor brevis
3	M. gracilis
2	M. adductor magnus
1–2	M. piriformis
1–2	M. gemellus superior
1–2	M. obturatorius internus
1	M. gemellus inferior
1	M. obturatorius externus
1	M. quadratus femoris

1: lokal 2: global eingelenkig 3: global mehrgelenkig n.e.: nicht einteilbar

Kniegelenksmuskulatur

1–2–3	M. quadriceps femoris
3	M. quadriceps femoris
1–2	M. quadriceps femoris
2	M. vastus intermedius
2	M. vastus lateralis
2–3	M. biceps femoris
3	M. semimembranosus
3	M. semitendinosus
1	M. popliteus

Fußgelenksmuskulatur

3	M. gastrocnemius
3	M. plantaris
1–2	M. soleus
1–2	M. tibialis posterior
2–3	M. tibialis anterior
2	M. peroneus longus
1–2	M. peroneus brevis
1–2	M. peroneus tertius

Zehengelenksmuskulatur

1–2	M. extensor hallucis brevis
2–3	M. extensor hallucis longus
1–2	M. extensor digitorum brevis
2–3	M. extensor digitorum longus
2–3	M. flexor hallucis brevis
3	M. flexor hallucis longus
2–3	M. flexor digitorum brevis
3	M. flexor digitorum longus
1–2	M. quadratus plantae
1–2	M. flexor digiti minimi brevis
1–2	Mm. interossei dorsales pedis
2–3	M. abductor hallucis
2–3	M. abductor digiti minimi
1–2	M. adductor hallucis
1–2	Mm. interossei plantares
1–2	Mm. lumbricales pedis

Rumpf

Autochthone Muskulatur, lumbal

2–3	M. iliocostalis lumborum
1–2	Mm. intertransversarii laterales lumborum
1–2	Mm. intertransversarii mediales lumborum
1	Mm. rotatores lumborum
1–2	M. multifidus lumborum

Autochthone Muskulatur, thorakal

3	M. iliocostalis thoracis
3	M. longissimus thoracis
2–3	M. spinalis thoracis
1–2	Mm. rotatores thoracis
1	M. multifidus thoracis
1–2	M. semispinalis thoracis

Autochthone Muskulatur, zervikal

3	M. iliocostalis cervicis
1–2	M. longissimus capitis
1–2	M. longissimus cervicis
2–3	M. splenius cervicis
2–3	M. splenius capitis
1–2	M. spinalis cervicis
1–2	M. spinalis capitis
1–2	Mm. rotatores cervicis
1–2	M. multifidus cervicis
2	M. semispinalis cervicis
2	M. semispinalis capitis
1	M. rectus capitits posterior major
1	M. rectus capitits posterior minor
1	M. obliquus capitis superior
1	M. obliquus capitis inferior

Ventrale Muskulatur, abdominal

3	M. rectus abdominis
2–3	M. obliquus externus abdominis
1	M. obliquus internus abdominis
n.e.	M. cremaster
1–2	M. transversus abdominis
1–2	M. quadratus lumborum

Ventrale Muskulatur, thorakal

1-2	Mm. intercostales externi
1–2	M. serratus posterior superior
1–2	Mm. intercostales interni
1–2	M. serratus posterior inferior
1	Diaphragma

Beckenbodenmuskulatur

1	M. levator ani
1	M. pubovaginalis
1	M. puboprostaticus
1	M. puborectalis
1	M. pubococcygeus
1	M. iliococcygeus
1	M. ischiococcygeus
1–2	M. sphincter ani externus
1–2	M. transversus perinei profundus
1–2	M. transversus perinei superficialis

1	M. ischiocavernosus
1	M. bulbospongiosus

Hals

Ventrale Muskulatur

3	M. sternocleidomastoideus
1–2	M. longus capitis
1	M. rectus capitis anterior
1–2	M. longus colli
2–3	M. scalenus anterior
2–3	M. scalenus medius
2–3	M. scalenus posterior
2	M. sternohyoideus
2–3	M. omohyoideus
2–3	M. sternothyroideus
2	M. thyrohyoideus
2–3	M. digastricus
2–3	M. stylohyoideus
2	M. mylohyoideus
2	M. geniohyoideus

Kopf

Mimische Muskulatur

n.e.	M. epicranius
n.e.	M. corrugator supercilii
n.e.	M. procerus
n.e.	M. orbicularis oculi
n.e.	M. levator palpebrae superioris
n.e.	M. nasalis
n.e.	M. levator labii superioris alaeque nasi
n.e.	M. levator labii superioris
n.e.	M. zygomaticus major
n.e.	M. zygomaticus minor
n.e.	M. risorius
n.e.	M. levator anguli oris
n.e.	M. buccinator
n.e.	M. orbicularis oris
n.e.	M. depressor anguli oris
n.e.	M. depressor labii inferioris
2–3	Platysma

Kaumuskulatur

2–3	M. temporalis
1–2	M. masseter
1–2	M. pterygoideus lateralis
1–2	M. pterygoideus medialis

Zungenmuskulatur

n.e.	Innere Zungenmuskeln
n.e.	Äußere Zungenmuskeln

1: lokal 2: global eingelenkig 3: global mehrgelenkig n.e.: nicht einteilbar

Literatur

BERGMARK, A. (1989): Stability of the lumbar spine. Acta Orthopedia Scandinavica 60 (230): 1–54.

BIEDERMANN, H., G. SHANKS ET AL. (1991): Power spectrum analysis of electromyographic activity: Discriminators in differential assessment of patients with chronic low back pain. Spine 16: 1779–1784.

BOSE, K., R. KANAGASUM ET AL. (1980): Vastus Medialis Oblique: an anatomic and physologic study. Orthopaedics 3: 880–883.

CRESSWELL, A. (1993): Responses of intra-abdominal pressure and abdominal muscle activity during dynamic trunk loading in man. European Journal of Applied Physiology 66: 315–332.

CRISCO, J. AND M. PANJABI (1991): The intersegmental and multisegmental muscles of the lumbar spine: A biomechanical model comparing lateral stabilising potential. Spine 16: 793–799.

DAMIANO, D. (1993): Reviewing muscle cocontraction: Is it a developmental, pathological or motor control issue? Physical and Occupational Therapy in Pediatrics 12: 3-20.

DONISCH, E. W. and J. V. BASMAJIAN (1972): Electromyography of the deep back muscles in man. American Journal of Anatomy 133: 25–36.

ETTEMA, G. J. (2001): Muscle efficiency: the controversial role of elasticity and mechanical energy conversion in stretch-shortening cycles. European Journal of Applied Physiology 85 (5): 457–65.

HALL, T. M. and R. L. ELVEY (1999): Nerve trunk pain: physical diagnosis and treatment. Manual Therapy 4 (2): 63–73.

HIDES, J., M. STOKES ET AL. (1994): Evidence of lumbar spine multifidus muscle wasting ipsilateral to symptoms in patients with low back pain. Spine 19 (2): 165–172.

HIDES, J. A., G. A. JULL ET AL. (2001): Long-term effects of specific stabilizing exercises for first-episode low back pain. Spine 26 (11): 243–248.

HIDES, J. A., C. A. RICHARDSON ET AL. (1995): Multifidus inhibition in acute low back pain: recovery is not spontaneous. Ninth Biennial Conference of the Manipulative Physiotherapists Association of Australia, Gold Coast, Queensland, Australia, Manipulative Therapists Association of Australia.

HIRAYAMA, J., Y. TAKAHASHI ET AL. (2001): Effects of electrical stimulation of the sciatic nerve on background electromyography and static stretch reflex activity of the trunk muscles in rats: possible implications of neuronal mechanisms in the development of sciatic scoliosis. Spine 26 (6): 602–609.

HODGES, P. W. and C. A. RICHARDSON (1996): Inefficient muscular stabilization of the lumbar spine associated with low back pain. A motor control evaluation of transversus abdominis. Spine 21 (22): 2640–2650.

HODGES, P. W. and C. A. RICHARDSON (1997): Feedforward contraction of transversus abdominis is not influenced by the direction of arm movement. Experimental Brain Research 114 (2): 362–370.

HODGES, P. W., SAPSFORD R., PENGEL, L. H. M. (2007): Postural and respiratory functions of the pelvic floor muscles. Neurourol Urodyn. 26 (3): 362-71.

HOFFER, J. and S. ANDREASSEN (1981): Regulation of soleus muscle stiffness in premamillary cats. Journal of Neurophysiology 45 (2): 267–285.

HOGAN, N. (1990): Mechanical impedance of the single- and multi-articular systems. Multiple Muscle Systems: Biomechanics and Movement Organization. J. M. WINTERS and S. L.-W. WOO. 149–164. Springer, New York.

JANDA, V. (1996): Evaluation of muscular dysbalance. Williams & Wilkins, Baltimore.

JOHANSSON, H. and P. SOJKA (1991): Pathophysiological mechanisms involved in the genesis and spread of muscular tension in occupational muscle pain and chronic musculoskeletal pain syndromes: a hypothesis. Medical Hypotheses 35: 196–203.

JULL, G., C. BARRETT ET AL. (1999): Further clinical clarification of the muscle dysfunction in cervical headache. Cephalalgia 19 (3): 179–185.

KANNUS, P., L. JOZA ET AL. (1992a): The effects of training immobilization and remobilization on musculoskeletal tissue: 1. Training and immobilisation. Scandinavian Journal of Medical Science and Sports 2: 100–118.

KANNUS, P., L. JOZA ET AL. (1992b): The effects of training immobilization and remobilization on musculoskeletal tissue: 2. Remobilisation and prevention of immobilisation atrophy. Scandinavian Journal of Medical Science and Sports 2: 164–118.

KENDALL, F., E. MCCREARY ET AL. (1993): Muscle testing and function. Williams & Wilkins, Baltimore.

KIRKALDY-WILLIS, W. H. (1988): Managing low back pain. Churchill Livingstone, New York.

KLEIN-VOGELBACH, S. (2005): Funktionelle Bewegungslehre. Springer, Berlin.

KNUTSON, G. A. (2000): The role of the gamma-motor system in increasing muscle tone and muscle pain syndromes: a review of the Johansson/Sojka hypothesis. Journal of Manipulative Physiology and Therapeutics 23 (8): 564–572.

LIEB, F. J. and J. PERRY (1968): Quadriceps function: an antomical and mechanical study using amputated limbs. Journal of Bone and Joint Surgery 50: 1535–1548.

LLOYD, D. G. (2001): Rationale for training programs to reduce anterior cruciate ligament injuries in Australian football. Journal of Orthopedic Sports and Physical Therapy 31 (11): 645–654.

MACINTOSH, J. E., N. BOGDUK ET AL. (1993): The effects of flexion on the geometry and actions of the lumbar spine erector spinae. Spine 18 (7): 884–893.

MACINTOSH, J. E., F. VALENCIA ET AL. (1986): The morphology of the human lumbar multifidus. Clinical Biomechanics 1:196–204.

Mandell, P., E. Weitz et al. (1993): Isokinetic trunk strength and lifting strength measures: Differences and similarities between low-back-injured and non-injured workers. Spine 18 (16): 2491–2501.

Mannion, A. F., M. Muntener et al. (1999): A randomized clinical trial of three active therapies for chronic low back pain. Spine 24 (23): 2435–2448.

Morrish, G. M. and W. C. Woledge (1997): Comparison of the activation of muscles moving the patella with normal subjects and patients with chronic patellofemoral problems. Scandinavian Journal to Rehabilitations Medicine 29: 43–48.

Nadler, S. F., G. A. Malanga et al. (2002): Hip muscle imbalance and low back pain in athletes: influence of core strengthening. Medicine Science Sports Exercise 34 (1): 9–16.

Ng, G. and C. A. Richardson (1990): The effects of training triceps surae using progressive speed loading. Physiotherapy Theory and Practice 6: 77–84.

OSullivan, P. B., L. T. Twomey et al. (1997): Evaluation of specific stabilization exercises in the treatment of chronic low back pain with radiological diagnosis of spondylolysis or spondylolithesis. Spine 22: 2959–2967.

Panjabi, M. (1992a): The stabilizing system of the spine. Part I. Function, dysfunction, adaptation and enhancement: Journal of Spinal Disorders 5 (4): 383–389.

Panjabi, M. (1992b): The stabilizing system of the spine. Part II. Neutral zone and stability hypothesis. Journal of Spinal Disorders 5 (4): 390–397.

Richardson, C., G. Jull et al. (1995). The place of physical therapy in rehabilitation of the back: The rehabilitation of active stabilization in prevention and treatment of low back pain. 12th World congress of the International federation of physical medicine and rehabilitation, Sydney, Australia 1995.

Richardson, C., G. Jull et al. (1999): Therapeutic Exercise for Spinal Segmental Stabilization in Low Back Pain: Scientific basis and clinical approach. Churchill Livingstone, London.

Richardson, C. A. and M. I. Bullock (1986): Changes in muscle activity during fast, alternating flexion-extension exercises of the knee. Scandinavian Journal of Rehabilitative Medicine 18: 51–58.

Sahrmann, S. (1990): Diagnosis and treatment of muscle imbalances associated with regional pain syndromes. School of Medicine, University of Washington, Washington.

Schifferdecker-Hoch, F. and A. Denner (1999): Mobilitäts-, Muskelkraft- und Muskelleistungsfähigkeitsparameter der Wirbelsäule. Manuelle Medizin 37: 30–33.

Twomey, L. T. and J. R. Taylor (1983): Sagittal movement of the human lumbar vertebral; column: a quantitative study of the role of the posterior vertebral elements. Achives of Physical Rehabiliatative Medicine 64: 322–325.

van den Berg, F. (1999): Strukturen der Funktionseinheit Gelenk. In: Angewandte Physiologie, Band 1: 181–196. Thieme, Stuttgart.

Wang, H. K., A. Macfarlane et al. (2000): Isokinetic performance and shoulder mobility in elite volleyball athletes from the United Kingdom. British Journal of Sports Medicine 34 (1): 39–43.

Wilke, H. J., S. Wolf et al. (1995): Stability increase of the lumbar spine with different muscle groups. A biomechanical in vitro study. Spine 20 (2): 192–198.

Zhao, W. P., Y. Kawaguchi et al. (2000): Histochemistry and morphology of the multifidus muscle in lumbar disc herniation: comparative study between diseased and normal sides. Spine 25 (17): 2191–2199.

Referenzliteratur

Benninghoff, A. (2008): Anatomie 1: Makroskopische Anatomie, Histologie, Embryologie, Zellbiologie. Band 1, Urban & Fischer, München.

Brügger, A. (1986): Die Erkrankungen des Bewegungsapparates und seines Nervensystems. Gustav Fischer, New York

Clarijs, J. P. et al.: Compendium topografische en kinesiologische Ontleekunde. Vrije Universiteit Brussel (unveröffentlicht).

Cody, J. (1991): Visualizing muscles: A new ecorche approach to surface anatomy. University Press of Kansas, Lawrence, KS.

Cutter, N. C., C. G. Kevorkian (1999): Handbook of Manual Muscle Testing. McGraw Hill, New York.

Field, D. (2006): Field's anatomy, palpation and surface markings. Butterworth Heinemann, Oxford.

Hahn von Dorsche, H., Dittel, R. (2005): Anatomie des Bewegungssystems. Neuromedizin Verlag, Bad Hersfeld

Henne-Bruns, D. et al. (2001): Chirurgie, Thieme, Stuttgart.

Hislop, H. J., J. Montgomery (2000): Daniels' und Worthinghams Muskeltests. Urban & Fischer, München.

Kendall, F. P. et al. (2001): Muskeln. Urban & Fischer, München.

Leonhardt, H., B. Tillmann, G. Töndury, K. Zilles (1998): Rauber/Kopsch, Anatomie des Menschen, in 4 Bänden. Thieme, New York.

Palastanga, N., D. Field, R. Soames (2002): Anatomy and human movement. 4. Auflage, Butterworth-Heinemann, Oxford.

Rössler H.,W. Rüther (2000): Orthopädie. Urban & Fischer, München.

Sobotta, J. (2007): Atlas der Anatomie des Menschen: Allgemeine Anatomie – Bewegungsapparat – Innere Organe – Neuroanatomie. Urban & Fischer, München.

Terminologia Anatomica (1998): Thieme, Stuttgart.

Trepel, M. (2008): Neuroanatomie. Urban & Fischer, München.

Wayne, A. W., Mitchell, L. R., Vogl, D. (2007): Gray's Anatomie für Studenten. Urban & Fischer in Elsevier, München.

Index